全国卫生职业教育"十三五"规划教材

高等院校数字化融媒体特色教材

Anatomy，Histology and Embryology

解剖学与组织胚胎学

朱有才 颜绍雄 ／主编

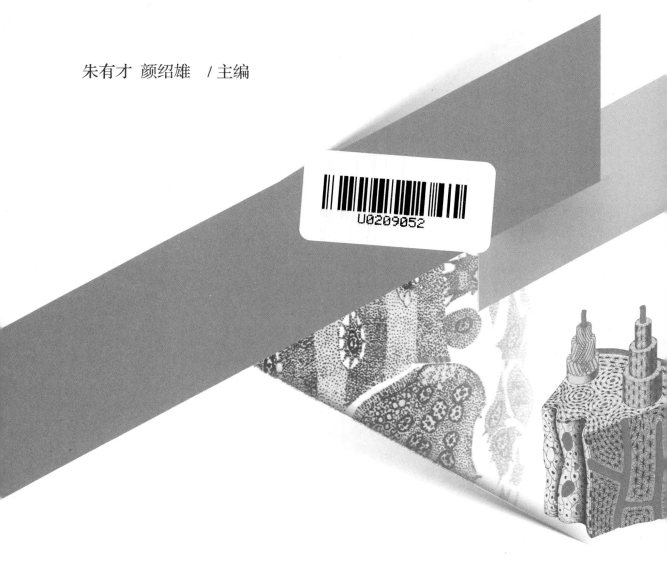

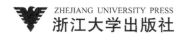

ZHEJIANG UNIVERSITY PRESS

浙江大学出版社

图书在版编目（CIP）数据

解剖学与组织胚胎学 / 朱有才，颜绍雄主编. —杭州：浙江大学出版社，2019.1
ISBN 978-7-308-18889-0

Ⅰ.①解… Ⅱ.①朱… ②颜… Ⅲ.①人体解剖学—高等职业教育—教材 ②人体组织学—人体胚胎学—高等职业教育—教材 Ⅳ.①R32

中国版本图书馆 CIP 数据核字（2019）第 004501 号

解剖学与组织胚胎学

朱有才　颜绍雄　主编

策划编辑	阮海潮(1020497465@qq.com)	
责任编辑	阮海潮	
责任校对	王元新	
封面设计	春天书装	
出版发行	浙江大学出版社	
	（杭州市天目山路 148 号　邮政编码 310007）	
	（网址：http://www.zjupress.com）	
排　　版	杭州中大图文设计有限公司	
印　　刷	浙江省邮电印刷股份有限公司	
开　　本	787mm×1092mm　1/16	
印　　张	27	
字　　数	674 千	
版印次	2019 年 1 月第 1 版　2019 年 1 月第 1 次印刷	
书　　号	ISBN 978-7-308-18889-0	
定　　价	86.00 元	

全国卫生职业教育"十三五"规划教材

高等院校数字化融媒体特色教材

《解剖学与组织胚胎学》

编委会名单

主　编　朱有才（红河卫生职业学院）

　　　　　颜绍雄（昭通卫生职业学院）

副主编　杨兴文（红河卫生职业学院）

　　　　　李一忠（大理护理职业学院）

　　　　　陈绍县（昭通卫生职业学院）

　　　　　蔡茂聪（普洱卫生学校）

　　　　　林正彬（红河卫生职业学院）

　　　　　陈跃祥（大理护理职业学院）

　　　　　施荣庆（保山中医药高等专科学校）

编　委　（按姓氏笔画为序）

　　　　　王　峰（红河卫生职业学院）

　　　　　王灿彪（大理护理职业学院）

　　　　　方　杰（曲靖医学高等专科学校）

　　　　　严　颖（昭通卫生职业学院）

　　　　　苏艳英（大理护理职业学院）

　　　　　李成俊（红河卫生职业学院）

　　　　　陈　楠（红河卫生职业学院）

　　　　　施骥文（大理护理职业学院）

　　　　　唐仁美（昭通卫生职业学院）

　　　　　盘　梅（红河卫生职业学院）

　　　　　韩朝智（楚雄医药高等专科学校）

　　　　　谢冬梅（昭通卫生职业学院）

前　言

为认真落实《国务院关于大力推进职业教育改革与发展的决定》中提出的"积极推进课程和教材改革，开发和编写反映新知识、新技术、新工艺、新方法，具有职业教育特色的课程和教材"的要求，并使本书突出思想性、科学性、先进性、启发性和实用性，本书编委会进行了充分调查研究，先后多次组织了全国部分医学专科院校的资深教师召开专家座谈会，听取意见和建议，最终在相关资深专业教师的积极参与和共同努力下，编写了《解剖学与组织胚胎学》。本教材除可以作为高等卫生职业教育相关医药卫生专业的教材外，还可供在职医药卫生人员自学参考。

本教材坚持"以服务为宗旨，以岗位需求为导向"的职业教育办学方针，培养具有良好职业道德、职业素养、人文精神以及评判性思维能力的高素质应用型医药人才。本教材体现了编者教学改革和专业建设的最新成果。编写的内容尽可能做到贴近专业教学目标，满足岗位需求，符合学生实际，突出实用性和针对性。每章前设置学习要点，主要体现教学大纲的基本要求，引导学生高效学习，突出基本理论、基本知识和基本技能，强调职业需要；本教材提倡 APP 教学模式，在每章的开头和结尾都设置了二维码，学生可以通过扫描二维码预习当前章节的教学 PPT 和完成相应的课后练习，以此保证学习方法的先进性、有效性和深入性，切实提高教师的教学效率和学生的学习效果。

在本教材的编写过程中，我们参考了国内外的相关教材和著作，在此表示真诚的感谢。

由于编者编写水平有限，书中不足之处在所难免，恳请使用本教材的同仁批评指正。

朱有才

2018 年 11 月

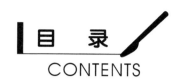
CONTENTS

第一篇　人体解剖学

第一章　运动系统 ………………………………………………………… **9**

绪　　论

教学PPT

一、人体解剖学与组织胚胎学的概念及其在医学教育中的地位

　　人体解剖学与组织胚胎学是研究人体正常形态结构、发生发育及其与功能关系的科学，是医学教育中重要的基础课程之一，也是医学院校中最具特色的基础课程，与医学其他各学科关系极为密切，其主要任务是探讨和阐明人体各器官、组织的形态特征、位置毗邻、发生发育规律及其功能意义。对人体各器官、组织的形态结构若无正确的认识，就无法区分正常与异常，也不可能充分理解人体各器官和系统的生理功能、病理和病理生理的发展过程，在医学教育中，首先开设人体解剖学与组织胚胎学课程，目的即在于此。

　　(一)解剖学

　　解剖学(anatomy)包括系统解剖学、局部解剖学和断层解剖学。按照人体各功能系统描述人体器官形态结构的科学，称**系统解剖学**(systematic anatomy)。在系统解剖学的基础上，为适应临床应用的需要，以某一局部为中心，描述各器官的分布、位置关系的科学，称**局部解剖学**(regional anatomy)。为适应 X 线计算机断层扫描成像、B 型超声或磁共振成像等的应用，研究人体不同层面上各器官形态结构、毗邻关系的科学，称**断层解剖学**(sectional anatomy)。随着医学与生物学的迅猛发展，形态学的研究已进入分子生物学水平，对人体的研究会更加深入，将会有一些新的学科不断从解剖学中划分出去，但广义上仍属于解剖学的范畴。

　　(二)组织学

　　组织学(histology)是解剖学的一个分支，包括细胞学、基本组织和器官组织学，是借助光学显微镜或电子显微镜研究人体的微细结构、超微结构或分子水平的结构及相关功能关系的一门科学。组织学的发展以解剖学进展为前提，以细胞学的发展为基础，又与胚胎学的发展密不可分。作为一名医学生，只有系统掌握人体微细结构的基本知识，才能更好地学习、分析与理解机体生理过程和病理现象，才能进一步学好其他医学基础课程和临床各学科课程。

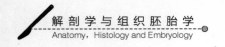
(三)胚胎学

胚胎学(embryology)主要研究人体胚胎发育的形态、结构形成及变化特点或规律,包括生殖细胞发生、受精、胚胎发育、胚胎与母体的关系以及先天畸形等。

现代胚胎学的研究内容更丰富多彩,如其中的**生殖工程学**(reproductive engineering)通过体外受精、早期胚胎培养、胚胎移植、卵质内单精子注射、配子与胚胎冷冻等技术,可望获得人们期望的新生个体。试管婴儿和克隆动物是现代胚胎学最著名的成就。对医学生来讲,只有学习了胚胎学之后,才算真正地了解个体的人是如何来到世间的,体内各系统、器官和细胞是如何发生演化的,才能更准确地理解解剖学、组织学、病理学、遗传学以及免疫学等学科的某些内容或概念。所以,胚胎学知识有广泛的临床应用价值。

二、人体解剖学与组织胚胎学发展简史

在我国战国时期(公元前 500 年)的第一部医学著作《黄帝内经》中,已明确提出了"解剖"的认识方法,并明确提出"解剖"一词,载有关于内脏器官的形态、位置、大小、容积和重量等调查数据。书中已有心、肝、脾、肺、肾、胃、大肠和小肠等器官名称,至今为我国现代解剖学和医学所沿用,这是世界上最早的人体解剖学。

公元前 500—前 300 年的古希腊,著名的哲学家、名医 Hippocrates 和 Aristotle 都进行过动物的解剖并著有论著。古罗马名医 Galen 的论著《医经》是 16 世纪以前西方医学的权威巨著。

15—16 世纪,欧洲文艺复兴时期,科学和艺术的春天到来,促进了解剖学蓬勃发展。A. Vesalius(1514—1564)冒着受宗教迫害的危险,亲自从事人体解剖,进行细致的观察,最终在 1543 年出版了《人体构造》这一划时代的解剖巨著,较系统地记录了人体器官的形态构造,成为现代解剖学的奠基人。

17 世纪,解剖生理学家 W. Harvey(1578—1657)首次提出心血管是一套封闭的管道系统,开创了动物实验研究的新道路,为生理学的独立发展产生巨大影响。意大利人 M. Malpinghi (1628—1694)观察了动物、植物的微细结构,为组织学从解剖学中派生出来并形成一门新的学科奠定了基础。

组织学发展迄今为止已有 300 余年历史。法国人 Bichat(1771—1802)用放大镜观察解剖组织,德国学者 Schleiden(1804—1881)和 Schwann(1810—1882)于 1838—1839 年分别指出细胞是一切植物和动物的结构和功能的基本单位,创立了细胞学说。19 世纪中期以后,随着光学显微镜、切片技术及染色方法的不断改进与充实,推动着组织学的继续发展。20 世纪 40 年代电子显微镜问世,至今已广泛用于观察细胞和组织的微细结构及其不同状态下的变化,使人类对生命现象结构基础的认识进入到更微细的境界。

我国组织学研究起始于 20 世纪初,是从人体解剖学划分出来的一门较年轻的学科。

三、人体的分部与器官系统

人体从外形上可分成十个大的局部,每一个大局部又可细分为若干个较小的局部。人体重要的局部有头部(分为颅、面部)、颈部(分为颈、项部)、背部、胸部、腹部、盆会阴部(后四部合称躯干部)和左、右上肢(分为上肢带和自由上肢两部分,自由上肢又分为上臂、前臂和手三部分)与左、右下肢(分为下肢带和自由下肢两部分,自由下肢又分为大腿、小腿和足三部分)。

人体的基本结构和功能单位是细胞。由许多形态相似、功能相近的细胞与细胞间质共同构成组织。人体有四大基本组织(包括上皮组织、结缔组织、肌组织和神经组织)。几种不同的组织相互结合,形成具有一定形态、可以完成特定生理功能的器官。人体中共同完成某一方面功能的器官联合在一起组成系统,人体共有九大系统,即运动系统、消化系统、呼吸系统、泌尿系统、生殖系统、脉管系统、感觉器系统、神经系统、内分泌系统。

四、人体解剖学与组织胚胎学常用术语

为了正确地描述人体各系统、器官的形态、位置及其相互关系,统一规定了标准姿势(解剖学姿势),确定了常用方位和切面的术语。

(一)标准姿势(解剖学姿势)

身体直立,两眼向正前方平视,上肢自然下垂于躯干的两侧,掌心向前,两足并拢,足尖向前。

(二)常用方位术语

按标准姿势,规定了一些表示方位的术语(图 0-1)。

1.上和下 近颅者为上,又称颅侧,近足者为下,又称尾侧。

2.前和后 近腹者为前,又称腹侧,近背者为后,又称背侧。

3.内和外 近体腔或内腔为内,远离体腔或内腔者为外,常用于空腔器官的描述。

4.内侧和外侧 近正中矢状面的为内侧,远正中矢状面的为外侧。

5.近侧和远侧 距肢体附着部较近者为近侧,较远者为远侧,常用于四肢的描述。

6.浅和深 近皮肤者为浅,远离皮肤者为深,常用于身体各部层次结构的描述。

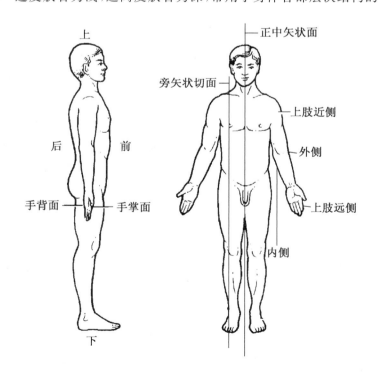

图 0-1 解剖学姿势和方位术语

(三)常用切面术语

1.轴　根据标准姿势，人体有 3 种互相垂直的轴(图 0-2)。

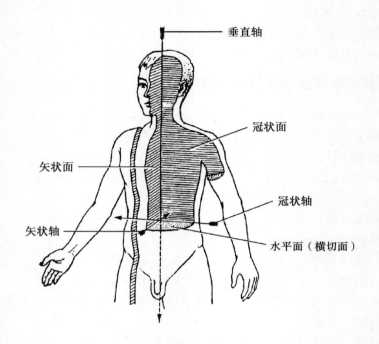

图 0-2　人体的轴和面

(1)矢状轴　前后方向，与身体的长轴成垂直的轴。

(2)冠状轴(额状轴)　左右方向，与矢状轴成直角交叉的轴。

(3)垂直轴　上下方向，垂直于水平面，与人体的长轴平行。

2.面　根据上述 3 种轴，人体有 3 个面(图 0-3)。

(1)矢状面　按矢状轴方向，将人体纵切为左、右两部分。通过正中线将人体分为左右对称两半的矢状面为正中矢状面。

(2)冠状面(额状面)　按冠状轴方向，将人体纵切为前、后两部分。

(3)水平面(横切面)　与矢状面和冠状面都互相垂直的面，将人体横切为上、下两部分。

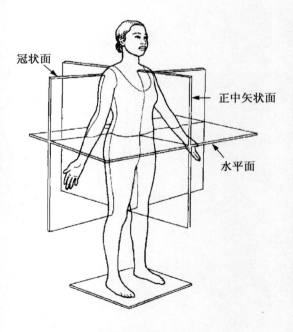

图 0-3　人体的面

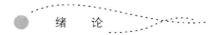

五、学习人体解剖学与组织胚胎学应树立的基本观点和采用的方法

(一)形态结构与功能相结合的观点

每个器官的形态结构是其功能活动的基础,功能的变化影响着器官形态结构的改变,形态结构的变化也必然导致功能的改变。因此,形态与功能两者既相互联系又相互制约。例如,合成蛋白质的细胞,其核酸代谢及基因表达旺盛,所以核仁明显,胞质呈嗜碱性,粗面内质网及高尔基复合体发达等;又如红细胞有丰富的血红蛋白,则具有结合和携带氧气的功能。学习时联系功能会容易理解并记住这些细胞、组织的结构,而不需要死记硬背。

(二)理论与实际密切联系的观点

人体形态学是一门以形态结构为主的学科,要重视实验,把理论知识与尸体解剖、标本、模型、组织切片和活体观察结合起来,通过观察、分析、比较,然后再记忆,并联系临床和其他医学基础知识,达到活学活用。

(三)局部与整体统一的观点

人体的各种细胞、组织、器官都是整体中不可分割的一部分,它们通过神经—体液的联系和调节构成有机的统一体。器官与器官之间、器官与整体之间在结构和功能上是互相联系、互相影响的。在学习各组织、各器官、各系统时,不要孤立地看待一种组织、一个器官、一个系统,要注意前后联系,融会贯通。在显微镜下观察组织切片,要从整体上理解断面结构的内在联系。一个细胞由于所切的部位不同,在断面上也不同,如有的没有细胞核,有的有细胞核。又如管状器官由于所切的部位不同,在断面上也不同。

(四)进化发展的观点

人体发生与形成是动态的过程,如从受精卵到胎儿娩出,胚胎经过一系列的变化。人类是由低等动物经过长期进化发展而来的。所以,在学习中要把握每一过程的变化,包括时间、空间、结构的相互关系,树立动态概念。联系必要的种系发生和个体发生的有关知识,说明人体各器官的形态结构形成的各种因素,充分认识生物界的进化发展规律,以及人类社会活动对人体形态结构的影响。人体器官的变异和畸形就是由于胚胎发育过程的返祖或进化、发育不全或过度所造成的。变异是指对外观或功能影响不大的个体差异;畸形是指严重影响外观或功能的形态结构的异常。

思考与练习

一、选择题

1.下列关于标准解剖学姿势的说法,错误的是　　　　　　　　　　　　　(　)

    A. 身体直立

    B. 两眼平视前方

    C. 双下肢靠拢,足尖向前

    D. 两手掌掌心向前

    E. 两手掌掌心相对

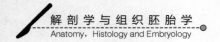
2.下列哪组是以皮肤为标准的方位术语　　　　　　　　　　　　（　　）

　　A.上和下　　　　　　　　B.浅和深　　　　　　　　C.前和后

　　D.内和外　　　　　　　　E.近侧和远侧

二、简答题

1.何谓标准解剖学姿势？

2.何谓正中矢状面？人体有无正中冠状面？

（朱有才）

参考答案

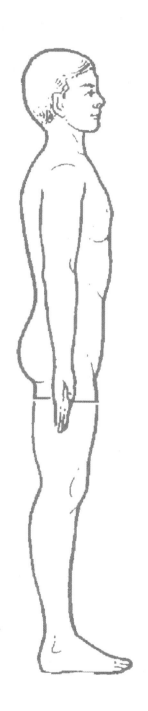

第一篇

人体解剖学

第一章 运动系统

【学习要点】

1. 骨的形态和构造。

2. 骨连结的分类,关节的基本结构、辅助结构及运动形式。

3. 椎骨的一般形态及各部椎骨的主要特征。

4. 胸骨的分部及胸骨角的意义。

5. 椎骨的连结及脊柱整体观,胸廓的组成。

6. 颅骨的名称、位置及颅的整体观。

7. 四肢骨的名称、位置及主要骨的形态结构。

8. 颞下颌、肩、肘、腕、髋、膝、踝关节的组成及运动形式。

9. 男女性骨盆差异。

10. 肌的形态和构造,起止、配布与作用,辅助装置。

11. 全身各部的主要肌(群)的位置、形态和作用。

12. 全身重要的肌性标志。

教学 PPT

运动系统由骨、骨连结和骨骼肌构成,约占成人体重的 60%。全身各骨借骨连结相连形成骨骼,构成人体的支架,赋予人体基本形态,支持体重,保护内脏。骨骼肌附着于骨,在神经系统调控下进行收缩和舒张,牵引骨改变位置和角度,产生运动。在运动过程中,骨起着杠杆作用,骨连结为运动的枢纽,骨骼肌为运动的动力器官。

第一节 骨与骨连结

一、概述

骨(bone)是人体重要的器官之一,骨主要由骨组织(骨细胞、胶原纤维和基质)构成,具有一定的形态,外被骨膜,内容骨髓,含有丰富的血管、淋巴管及神经。骨具有一定的功能,能不断进行新陈代谢和生长发育,并有修复、再生和重塑的能力。经常锻炼可促进骨的良好发育,长期废用则出现骨质疏松。骨基质中沉积有大量钙盐和磷酸盐,是人体钙、磷的储存库,参与体内钙、磷代谢。骨髓有造血功能。

(一)骨的形态和分类

正常成年人有 206 块骨(图 1-1),按照所在部位可分为颅骨、躯干骨和四肢骨三部分,前两者构成人体中轴,合称中轴骨。按照形态的不同,骨可分为长骨、短骨、扁骨和不规则骨四类。

1. **长骨**(long bone) 呈长管状,分一体两端,分布于四肢。体又称骨干,内有空腔称髓腔。两端膨大称骺。干骺相邻部位称干骺端,幼年时保留有骺软骨,骺软骨细胞不断分裂增殖和骨化,使骨不断增长。

2. **短骨**(short bone) 多呈立方体,常成群分布于四肢连结牢固且运动灵活的部位,如 8 块腕骨、7 块跗骨。

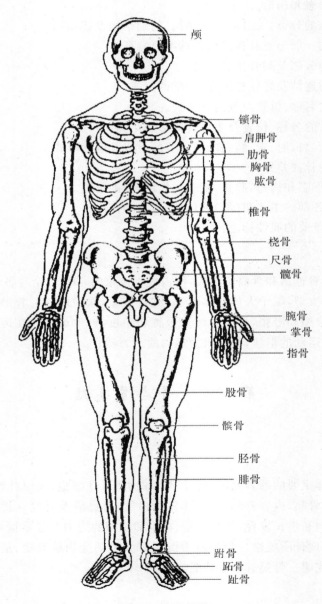

图 1-1　全身骨骼

3. 扁骨（flat bone） 呈扁平板状，主要参与人体体腔的构成，如肋骨、胸骨及颅盖各骨。

4. 不规则骨（irregular bone） 形状不规则，如椎骨、髋骨等。

另外，发生在一些肌腱内的小骨称籽骨，髌骨是人体最大的籽骨。骨根据发生的不同，可分为膜化骨和软骨化骨。有的骨由膜化骨和软骨化骨组成，则称复合骨，如枕骨。

（二）骨的构造

骨主要由骨质、骨膜和骨髓三部分构成（图1-2）。

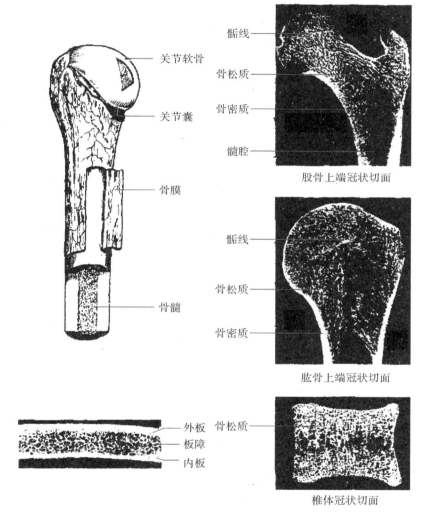

关节软骨
关节囊
骨膜
骨髓

骺线
骨松质
骨密质
髓腔

股骨上端冠状切面

骺线
骨松质
骨密质

肱骨上端冠状切面

外板
板障
内板

骨松质

椎体冠状切面

图 1-2 骨的构造

1. 骨质（bone substance） 由骨组织构成，分骨密质和骨松质。骨密质质地致密、抗压力较强，主要分布于长骨骨干和其他松质骨表面。骨松质呈海绵状，由骨小梁相互交织排列而成，分布于长骨两端和松质骨内部。

2. 骨膜（periosteum） 骨除关节面外，新鲜骨其余部分表面均覆有骨膜。覆盖于骨表面的骨膜称为骨外膜；衬贴于骨髓腔内面和松质间隙内的骨膜称为骨内膜。骨膜由纤维结缔组织构成，含有丰富的血管、神经，并具有骨祖细胞和破骨细胞，对骨具有营养、感觉和再生作用。行骨折手术时如果骨膜剥离太多或损伤过大,都会导致骨折愈合延迟,甚至不愈合。

3.**骨髓**(bone marrow)　是充填于骨髓腔和骨松质间隙中的软组织,为人出生后的唯一造血器官。幼年时,全身骨髓均含有不同发育阶段的红细胞、血小板和白细胞,具有造血功能,呈红色,称红骨髓。5岁以后,一部分红骨髓逐渐被脂肪组织取代而失去造血功能,呈黄色,称黄骨髓。当机体失血过多或严重贫血时,部分黄骨髓可转化为红骨髓而恢复造血功能。而椎骨、髂骨、胸骨、肋骨及肱骨和股骨近端松质内,终身都是红骨髓,因此临床常选髂前上棘或髂后上棘等处进行骨髓穿刺,检查骨髓象。

(三)骨的化学成分和物理特性

骨主要由约1/3的有机质和约2/3的无机质组成。有机质主要是骨胶原纤维束和黏多糖蛋白,构成骨的支架并赋予骨弹性和韧性。无机质主要是碱性磷酸钙,赋予骨硬度。幼年时有机质和无机质比例为1：1,骨弹性较大,柔软,易发生变性,骨折时折而不断,称青枝骨折。成年时有机质和无机质比例为3：7,该比例最为合适,故骨具有很大的硬度和一定的弹性,较坚韧。老年人有机质和无机质比例为2：8,较脆,极易发生骨折。

(四)骨的发生和生长

骨发生于中胚层的间充质,从胚胎第8周开始发生,间充质先分化成膜状,之后有的在膜的基础上骨化,称膜内成骨;有的先发育成软骨,之后再骨化,称软骨内成骨。骨的生长发育受多种因素的影响,神经、内分泌、营养、疾病以及一些物理、化学因素均可影响骨的生长发育。

(五)骨连结

骨与骨之间的连结装置,称为骨连结,根据结构特点可分为直接连结和间接连结(图1-3)。

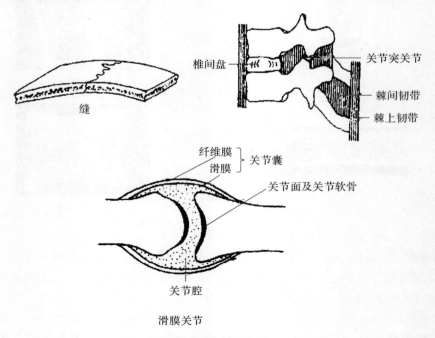

图 1-3　骨连结的分类

1. 直接连结 骨与骨之间借纤维结缔组织或软骨相连,连结无缝隙,稳固性较大,灵活性小。根据连结物的不同分为**纤维连结**(fibrous joint)、**软骨连结**(cartilaginous joint)和**骨性结合**(synostosis)。

(1)纤维连结 两骨之间借纤维结缔组织相连,可分为**韧带连结**(syndesmosis)和**缝**(suture)。

1)韧带连结:两骨之间借条索状或膜状纤维结缔组织相连结,如棘间韧带、前臂骨间膜等。

2)缝:两骨间借少量结缔组织相连,如颅骨间的冠状缝、矢状缝等。

(2)软骨连结 两骨之间借软骨相连结,可分为**透明软骨结合**(synchondrosis)和**纤维软骨联合**(symphysis)。

1)透明软骨结合:如骺软骨、蝶枕软骨等,软骨连结为暂时性连结,随着年龄的增长最终变成骨性结合。

2)纤维软骨联合:如椎间盘、耻骨联合等。

(3)骨性结合 两骨之间借骨组织连结,常由纤维连结和透明软骨骨化而成,如5块骶椎融合成骶骨以及髂骨、坐骨、耻骨融合成髋骨。

2. 间接连结 间接连结也称滑膜关节,简称**关节**(articulation),是骨连结的最高级形式,关节的相对骨面间互相分离,之间为充以滑液的腔隙,借其周围的结缔组织囊相连结,因而一般具有较大的活动性。

(1)关节的基本结构(图1-4)

1)**关节面**(articular surface):是参与组成关节的各相关骨的接触面。每一关节至少包括两个关节面,一般为一凸一凹,凸者称为关节头,凹者称为关节窝。关节面上终生被覆**关节软骨**(articular cartilage)。关节软骨多数由透明软骨构成,少数为纤维软骨,其厚薄因不同的关节和年龄而异。关节软骨不仅使粗糙不平的关节面变为光滑,同时在运动时可减少关节面的摩擦,缓冲震荡和冲击。

2)**关节囊**(articular capsule):为纤维结缔组织膜构成的囊,包在关节的周围,封闭关节腔,分内、外两层,外层为纤维层,厚而坚韧,由致密结缔组织构成,含有丰富的血管和神经。内层为滑膜层,薄而光滑,由疏松结缔组织构成,能产生滑液,具有润滑作用。

3)**关节腔**(articular cavity):为关节囊滑膜层和关节面共同围成的密闭腔隙,腔内有少量滑液,呈负压,对维持关节的稳固有一定的作用。

(2)关节的辅助结构 关节的辅助结构包括韧带、半月板和关节唇等(图1-4)。这些辅助结构对增强关节的稳定性及活动性起重要作用。

1)**韧带**(ligament):是连于相邻两骨之间的致密纤维结缔组织束,有增加关节稳固性和限制关节过度运动的作用,可分为关节囊内的囊内韧带和关节囊外的囊外韧带。

2)**关节盘**(articular disc)和**关节唇**(articular labrum):关节盘是垫于两关节面之间的纤维软骨,其周缘附于关节囊,将关节分为两部,其存在使关节面更加合适,同时可缓冲外力对关节的冲击和震荡。关节唇是附着于关节窝周缘的纤维软骨,其存在可加深关节窝、增大关节面,从而增加了关节的稳固性。

3)**滑膜襞**(synovial fold)和**滑膜囊**(synovial capsule):某些关节的滑膜层折叠突入关节腔形成滑膜襞,滑膜呈囊状膨出形成滑膜囊,起充填和减少摩擦的作用。

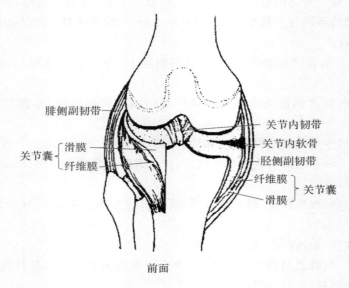

腓侧副韧带

关节囊 { 滑膜 纤维膜

关节内韧带
关节内软骨
胫侧副韧带
纤维膜 } 关节囊
滑膜

前面

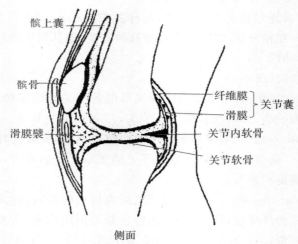

髌上囊

髌骨

滑膜襞

纤维膜 } 关节囊
滑膜
关节内软骨
关节软骨

侧面

图 1-4　滑膜关节的构造

（3）关节的运动

1）**屈和伸**（flexion and extension）：是关节沿冠状轴所做的运动，关节的两骨角度变小为屈，反之为伸。

2）**内收和外展**（adduction and abduction）：是关节沿矢状轴所做的运动，向正中矢状面靠拢的运动为内收，反之为外展。

3）**旋转**（rotation）：是关节沿垂直轴所做的运动，骨的前面转向内侧称旋内，转向外侧称旋外。前臂手背转向前方的运动称旋前，反之称旋后。

4）**环转**（circumduction）：是关节沿冠状轴和矢状轴所做的复合运动，即屈、展、伸、收的连贯动作。骨的近端在原位转动，远端做圆周运动。

二、躯干骨及其连结

(一)躯干骨

躯干骨包括 24 块椎骨、1 块骶骨、1 块尾骨、1 块胸骨和 12 对肋,共有 51 块。

1.椎骨(vertebrae)　幼年时椎骨为 32 或 33 块,包括颈椎 7 块,胸椎 12 块,腰椎 5 块,骶椎 5 块,尾椎 3～4 块。成年后 5 块骶椎融合成 1 块骶骨,3～4 块尾椎融合成 1 块尾骨。

(1)椎骨的一般形态(图 1-5)　由前方短圆柱形的椎体和后方板状的椎弓组成。

1)**椎体**(vertebral body):是椎骨负重的主要部分,内部充满骨松质,表面的骨密质较薄,上下面皆粗糙,借椎间纤维软骨与邻近椎骨相连结。椎体后面微凹陷,与椎弓共同围成**椎孔**(vertebral foramen)。各椎孔贯通,构成容纳脊髓的**椎管**(vertebral canal)。

2)**椎弓**(vertebral arch):是弓形骨板。椎弓连接椎体的缩窄部分称**椎弓根**(pedicle of vertebral arch)。椎弓根的上、下缘各有一切迹,分别称为椎上、下切迹。相邻椎骨的椎上、下切迹共同围成**椎间孔**(intervertebral foramen),有脊神经和血管通过。两侧椎弓根向后内扩展变宽的部分,称**椎弓板**(lamina of vertebral arch),两侧在中线汇合。由椎弓发出 7 个突起:**棘突**(spinous process)1 个,由椎弓后面正中伸向后方或后下方,尖端可在体表扪到。**横突**(transverse process)1 对,从椎弓根与椎弓板移行处伸向两侧。棘突和横突都是肌和韧带的附着处。**关节突**(articular process)2 对,在椎弓根与椎弓板结合处分别向上、下方突起,即上关节突和下关节突,相邻关节突构成关节突关节。

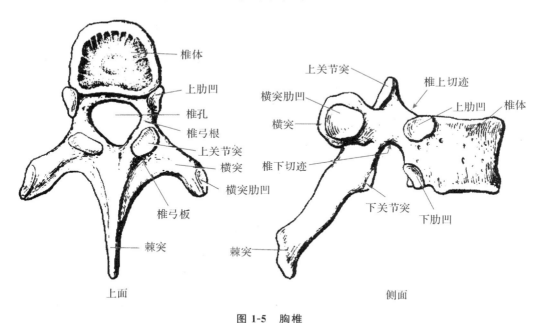

图 1-5　胸椎

(2)各部椎骨的特征

1)**颈椎**(cervical vertebrae)(图 1-6):椎体小、椎孔大,椎体横断面呈椭圆形,横突上有横突孔,第 2～6 颈椎的棘突较短,棘突末端分叉。

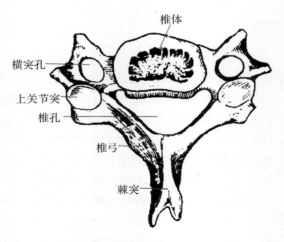

椎体

横突孔

上关节突

椎孔

椎弓

棘突

图 1-6　颈椎（上面）

第 1 颈椎又称寰椎（图 1-7），呈环状，无椎体、棘突和关节突，由前弓、后弓及两个侧块组成。前弓较短，后面正中有齿突凹，与枢椎的齿突相关节。

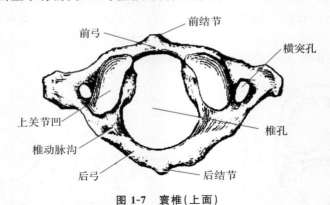

前弓　　前结节　　横突孔

上关节凹

椎动脉沟

后弓　　后结节　　椎孔

图 1-7　寰椎（上面）

第 2 颈椎又称枢椎（图 1-8），其特点是椎体向上伸出齿突，与寰椎齿突凹相关节。

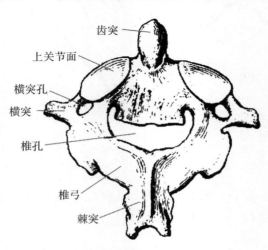

齿突

上关节面

横突孔

横突

椎孔

椎弓

棘突

图 1-8　枢椎（上面）

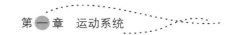

第7颈椎又名隆椎,其特点是棘突特别长,末端不分叉,活体易于触及,常作为计数椎骨序数的标志。

2)**胸椎**(thoracic vertebrae)(图1-5):椎体横断面呈心形,椎体两侧、横突末端前面有椎体上、下肋凹和横突肋凹,棘突较长,向后下方呈叠瓦状排列。

3)**腰椎**(lumbar vertebrae)(图1-9):椎体粗壮,横断面呈肾形,棘突宽短,呈板状水平后伸。相邻棘突间隙较宽,临床上可在此做腰椎穿刺术。

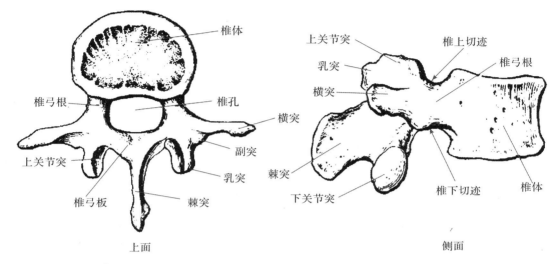

图1-9 腰椎

4)**骶骨**(sacrum)(图1-10):由5块骶椎融合而成,呈三角形,底在上,尖向下,盆面(前面)凹陷,上缘中份向前隆凸,称**岬**(promontory)。盆面中部有四条横线,是椎体融合的痕迹。横线两端有4对骶前孔。背面粗糙隆凸,正中线上有骶正中嵴,嵴外侧有4对骶后孔。

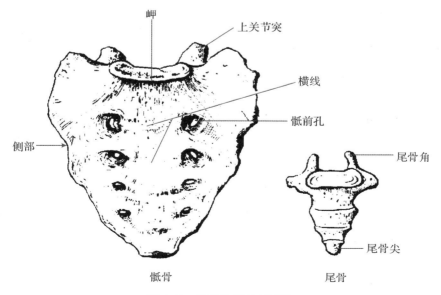

图1-10 骶骨和尾骨(前面)

骶前、后孔均与骶管相通,分别有骶神经前、后支通过。骶管由骶椎的椎孔连结而成,它上通椎管,下端的裂孔称**骶管裂孔**(sacral hiatus),裂孔两侧有向下突出的**骶角**(sacral cornu),骶管麻醉常以骶角作为标志。骶骨外侧部上宽下窄,上份有耳状面与髂骨的耳状面构成骶髂关节。

5)**尾骨**(coccyx)(图 1-11):由 3～4 块退化的尾椎融合而成,上接骶骨,下端游离为尾骨尖。

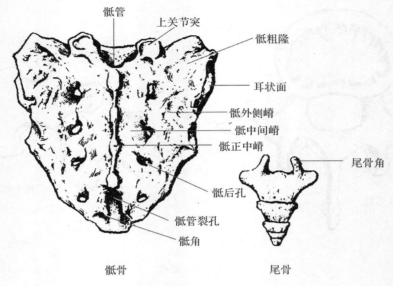

图 1-11　骶骨和尾骨(后面)

2.**胸骨**(sternum)(图 1-12)　是 1 块扁骨,位于胸前部正中,**胸骨柄**(manubrium sterni)上宽下窄,上缘中份有一凹陷为**颈静脉切迹**(jugular notch),两侧有锁切迹与锁骨相连结。柄外侧缘上份接第 1 肋。柄与体连结处微向前突,称**胸骨角**(sternal angle),可在体表扪及,两侧的肋切迹与第 2 肋软骨相连结,是计数肋的重要标志。胸骨角向后平对第 4 胸椎体下缘。**胸骨体**(body of sternum)呈长方形,外侧缘接第 2～7 肋软骨。**剑突**(xiphoid process)薄而细长,形状变化较大,下端游离。

3.**肋**(rib)　由肋骨和肋软骨组成,共 12 对。第 1～7 对肋前端借肋软骨直接与胸骨相连,称真肋。第 8～10 对肋前端借肋软骨连在上位肋软骨,形成**肋弓**(costal arch),称假肋。第 11～12 对肋前端游离于腹壁肌层中,称浮肋。

肋骨(costal bone)(图 1-13)属扁骨,分为前、后两端和体。后端膨大,称肋头,有关节面与椎体肋凹相关节。外侧稍细,称肋颈。颈外侧的粗糙隆起,称肋结节,有关

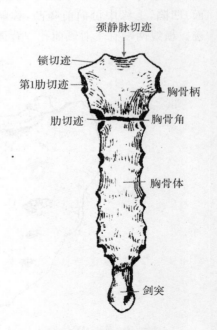

图 1-12　胸骨(前面)

节面与横突肋凹相关节。肋体扁而长,分内、外两面和上、下两缘。内侧面下缘处有肋沟,肋间血管和神经沿此沟走行。肋体后份急转弯处称为**肋角**(costal angle)。**肋软骨**(costal cartilage)位于各肋骨的前端,由透明软骨构成,终生不骨化。

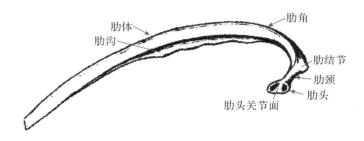

第6肋骨

图 1-13　肋骨

(二)躯干骨的连结

躯干骨借骨连结主要构成脊柱和胸廓。

1. 脊柱(vertebral column)　由躯干骨的 24 块椎骨、1 块骶骨和 1 块尾骨借骨连结形成。

(1)椎骨间的连结(图 1-14)

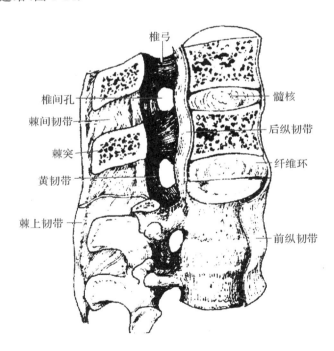

图 1-14　椎骨间的连结

1)**椎间盘**(intervertebral disc):是连结相邻两个椎体间的纤维软骨,由中央的髓核和周边的纤维环构成。纤维环由多层同心圆排列的纤维软骨构成,髓核由富有弹性的胶状物构成(图 1-15)。椎间盘坚韧而又有弹性,既牢固连结两个椎体,又可使两个椎体之间有少量的活动。当纤维环破裂时,髓核容易向后外侧脱出,突入椎管或椎间孔,压迫相邻的脊髓或神经根引起牵涉性痛,临床上称为椎间盘脱出症。

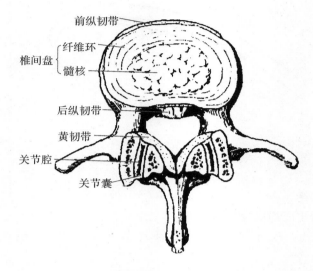

图 1-15　椎间盘

2)**前纵韧带**(anterior longitudinal ligament):为紧贴各椎体前面,上起枕骨,下达第 1 或第 2 骶椎的纤维束,有防止脊柱过度后伸的作用。

3)**后纵韧带**(posterior longitudinal ligament):为位于各椎体后面,上起枢椎,下达骶管的纤维束,有限制脊柱过度前屈的作用。

(2)椎弓间的连结

1)**黄韧带**(ligamenta flava):连于相邻两椎弓板之间的韧带,由黄色弹性纤维构成,具有协助围成椎管和限制脊柱过度前屈的作用。

2)**棘间韧带**(interspinous ligament):连于相邻两棘突之间的薄层纤维。

3)**棘上韧带**(supraspinous ligament)和**项韧带**(ligamentum nuchae):棘上韧带是连于胸、腰、骶椎棘突的尖端的纵行韧带,自第 7 颈椎以上增宽变薄,改名为项韧带。

4)**横突间韧带**(intertransverse ligament):为连于相邻椎骨两横突之间的纤维索。

5)**关节突关节**(zygapophysial joint):由相邻椎骨的上下关节突的关节面构成。

6)**寰枕关节**(atlantooccipital joint):由寰椎侧块的上关节凹与枕骨的枕髁构成。

7)**寰枢关节**(atlantoaxial joint):由寰椎和枢椎构成,包括左、右寰枢外侧关节和寰枢正中关节。

(3)脊柱的整体观(图 1-16)

1)脊柱的侧面观:从侧面观察,可见脊柱有颈、胸、腰、骶四个生理弯曲。其中颈曲和腰曲凸向前,胸曲和骶曲凸向后。

2)脊柱的前面观:从前面观察脊柱,可见椎体从第 2 颈椎向下逐渐增大。

3)脊柱的后面观:从后面看,可见各部椎骨的棘突连贯成一纵嵴,胸椎各棘突排列成叠

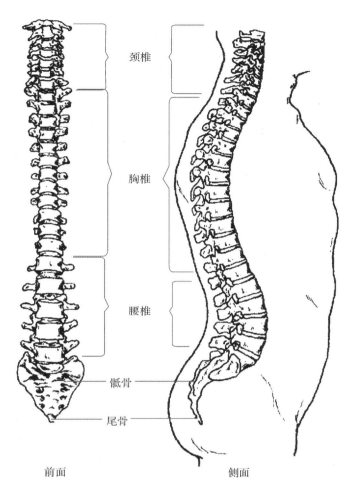

颈椎

胸椎

腰椎

骶骨

尾骨

前面　　　　　　　　　　　　侧面

图 1-16　脊柱

瓦状。

（4）脊柱的功能　脊柱除支持体重、保护内脏外，还可做前屈、后伸、侧屈和旋转运动。脊柱各部的运动形式和范围不同，这主要取决于关节突关节的方位和形状、椎间盘的厚度、韧带的位置及厚薄等，同时也与年龄、性别和锻炼程度有关。在颈部，颈椎关节突的关节面略呈水平位，关节囊松弛，椎间盘较厚，故屈伸及旋转运动的幅度较大。在胸部，胸椎与肋骨相连，椎间盘较薄，关节突的关节面呈冠状位，棘突呈叠瓦状，这些因素限制了胸椎的运动，故活动范围较小。在腰部，椎间盘最厚，屈伸运动灵活，关节突的关节面几乎呈矢状位，限制了旋转运动。由于颈腰部运动灵活，故损伤也较多见。

2.胸廓（thorax）（图 1-17）　由 12 块胸椎、12 对肋、1 块胸骨借骨连结共同构成。

（1）**肋椎关节**（costovertebral joint）　肋骨与胸椎的连结。

1）**肋头关节**（joint of costal head）：由肋头的关节面和与之相应的胸椎体的肋凹构成。

2）**肋横突关节**（costotransverse joint）：由肋结节关节面和与之相应的横突肋凹构成。

（2）**胸肋关节**（sternocostal joint）　由第 2～7 肋软骨和胸骨相应的肋切迹构成。

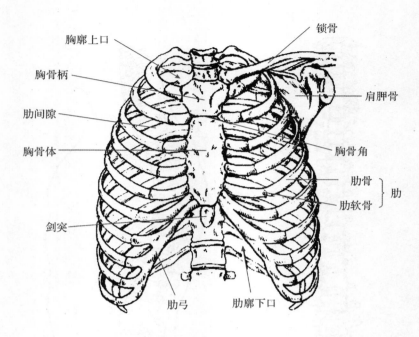

图 1-17　胸廓（前面）

（3）胸廓的整体观及其运动　成人胸廓近似圆锥形，上窄下宽，前后扁平，容纳胸腔和部分腹腔脏器。胸廓有上、下两口和前、后、外侧壁。胸廓上口较小，朝向前上方，由第 1 胸椎体、第 1 肋和胸骨柄上缘围成，是胸腔和颈部的通道。胸廓下口较宽大，朝向下，由第 12 胸椎、第 12 及 11 肋前端、肋弓和剑突围成。两侧肋弓在中线构成向下开放的胸骨下角。剑突又将胸骨下角分成左、右剑肋角。

胸廓主要参与呼吸运动，吸气时，在肌作用下，肋的前部抬高，伴以胸骨上升，从而加大胸廓前后径。肋上抬时，肋体向外扩展，加大胸廓横径，使胸腔容积增大。呼气时正好相反。胸腔容积的改变，促成了肺的呼吸。

三、颅骨及其连结

颅（skull）位于脊柱上方，由 23 块颅骨围成（中耳的 3 对听小骨未计入）。颅骨多为扁骨或不规则骨。除下颌骨和舌骨以外，其他的颅骨借缝或软骨牢固连结。颅分为后上方的脑颅和前下方的面颅，两者以眶上缘和外耳门上缘的连线为分界线。

（一）脑颅骨

脑颅骨（图 1-18）共 8 块，包括成对的颞骨和顶骨，不成对的额骨、筛骨、蝶骨和枕骨，围成颅腔，容纳脑。颅腔顶称颅盖，由额骨、枕骨和顶骨构成；底由中部的蝶骨、后方的枕骨、两侧的颞骨、前方的额骨和筛骨构成。

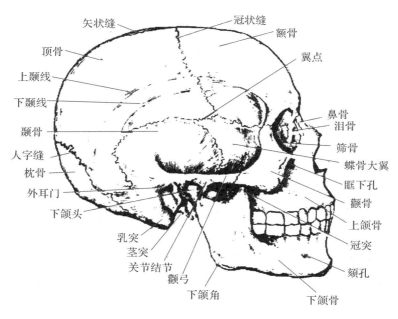

图 1-18　颅的侧面观

(二)面颅骨

面颅骨(图 1-19)共 15 块,包括成对的上颌骨、颧骨、鼻骨、泪骨、腭骨及下鼻甲,不成对的犁骨、下颌骨及舌骨,构成眶、鼻腔、口腔和面部的骨性支架。

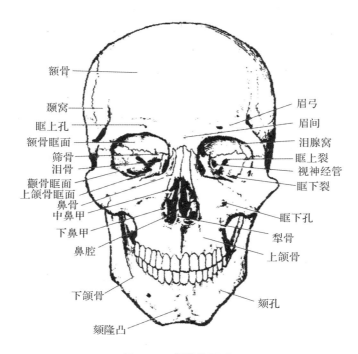

图 1-19　颅的前面观

下颌骨(mandible)分一体两支。下颌体呈弓板状,有上下两缘和内外两面。上缘为牙槽弓,有容纳下牙根的牙槽。下缘圆钝,为下颌底。外侧面前部有颏孔。内侧面正中有2对颏棘。下颌支为体后方上突的方形骨板,末端由前向后有2突起分别称冠突和髁突,髁突上端膨大为下颌头,与下颌窝相关节,两者间为凹陷的下颌切迹。下颌支后缘与下颌底交界处称下颌角。下颌支内面中央有下颌孔。

(三)颅的整体观

1. 颅顶面观　呈卵圆形,前宽后窄。顶骨中央最隆凸处,称顶结节。颅的上面称颅盖。有三条缝:位于额骨与两侧顶骨的冠状缝,两顶骨之间的矢状缝,两侧顶骨与枕骨之间的人字缝。

2. 颅侧面观　由额骨、蝶骨、顶骨、颞骨及枕骨构成。侧面中部有外耳门,向内通外耳道,外耳门后下方为乳突,可在体表摸到,前方的弓形突起称颧弓。颧弓将颅侧面分为上方的颞窝和下方的颞下窝。在颞窝内侧壁有额骨、顶骨、颞骨和蝶骨四骨汇合处,形似“H”形的缝,称为翼点,此处最为薄弱,易发生骨折,内面有脑膜中动脉前支通过,骨折时易损伤该血管致颅内出血(图1-18)。

3. 颅前面观　颅的前面观可分为眶、骨性鼻腔和骨性口腔(图1-19)。

(1)眶(orbit)　容纳眼球及其附属结构,呈四棱锥形,分为底、尖和四壁。眶尖朝向后内,有视神经管通颅中窝。眶底即眶口,朝向外,呈四边形,由四缘围成,眶上缘内中1/3处有眶上切迹(孔),眶下缘中点下方有眶下孔。四壁为:上壁由额骨眶部和蝶骨小翼构成,前外侧份有泪腺窝,与外侧壁交界处有眶上裂通颅中窝;下壁由上颌骨构成,与外侧壁交界处有眶下裂,其中部向前有眶下沟,向前导入眶下管,开口于眶下孔;内侧壁由上颌骨、泪骨、蝶骨、筛骨构成,前下份有泪囊窝;外侧壁由颧骨和蝶骨构成。

(2)骨性鼻腔(bony nasal cavity)　位于面颅中央,由犁骨和筛骨垂直板构成的骨性鼻中隔分成左右两个腔,每个鼻腔有四壁、两口。其中外侧壁(图1-20)有向下突出的三个骨

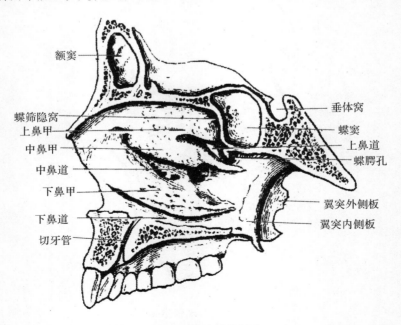

图1-20　鼻腔的外侧壁

片,自上而下分别称为上鼻甲、中鼻甲和下鼻甲。各鼻甲下方的间隙,分别称为上鼻道、中鼻道和下鼻道。前方开口称梨状孔,后方开口称鼻后孔,通鼻咽。

（3）**鼻旁窦**（paranasal sinuses）　是上颌骨、额骨、蝶骨及筛骨内的含气空腔,位于鼻腔周围并开口于鼻腔（图 1-21、图 1-22）。

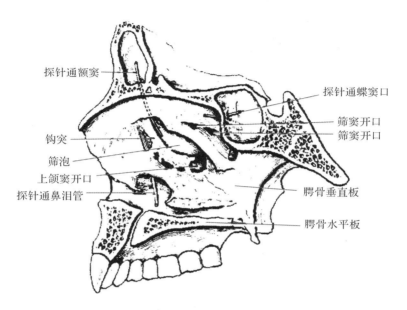

图 1-21　鼻腔外侧壁（切除部分鼻甲）

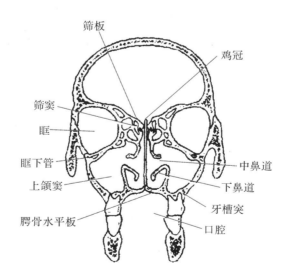

图 1-22　颅冠状切面

额窦居眉弓深面,左右各一,窦口向后下,开口于中鼻道前部。筛窦也称筛小房,是筛骨的腔隙,呈蜂窝状,位于筛骨迷路内,分前、中、后筛窦。前、中筛窦开口于中鼻道,后筛窦开口于上鼻道。蝶窦位于蝶骨体内,向前开口于蝶筛隐窝。上颌窦位于上颌骨体内。窦顶为眶下壁,底为上颌骨牙槽突,与第一、二磨牙及第二前磨牙紧邻。前壁的凹陷处称尖牙窝,骨质最薄,开口于中鼻道。窦口高于窦底,故窦内积液时直立体位不易引流。

(4)**骨性口腔**(oral cavity) 由上颌骨、腭骨及下颌骨围成。

4.颅底内面观 颅底内面凹凸不平,呈阶梯状,由前向后为颅前窝、颅中窝和颅后窝(图1-23)。

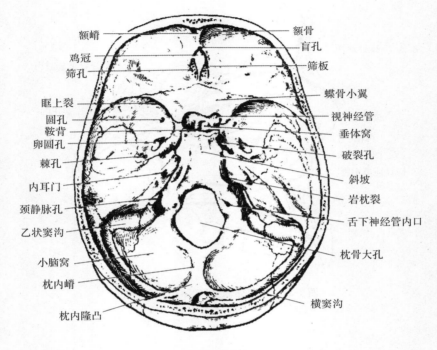

图1-23 颅底内面观

(1)**颅前窝**(anterior cranial fossa) 由额骨眶部、筛骨的筛板和蝶骨小翼构成。其中部有一隆起,称鸡冠,鸡冠两侧为筛板,筛板上的小孔称筛孔,有嗅神经通过。

(2)**颅中窝**(middle cranial fossa) 由蝶骨体和大翼、颞骨岩部等构成。中央是蝶骨体,上面有垂体窝,窝的前外侧有视神经管,视神经管外侧斜行裂隙称眶上裂,在蝶骨体两侧,由前往后依次为圆孔、卵圆孔、棘孔3对孔,分别有三叉神经的上颌神经支、下颌神经支和脑膜中动脉通过。在蝶骨、颞骨、枕骨交界处有一不规则裂孔,称破裂孔,有颈内动脉通过。

(3)**颅后窝**(posterior cranial fossa) 主要由枕骨和颞骨岩部后面构成,有枕骨大孔、舌下神经管内口、内耳门、颈静脉孔、横窦沟、乙状窦沟、枕内隆凸等结构。

5.颅底外面观(图1-24) 颅底外面高低不平,由前向后可见由两侧牙槽突合成的牙槽弓和由上颌骨腭突与腭骨水平板构成的骨腭。骨腭正中有腭中缝,其前端有切牙孔,通切牙管;近后缘两侧有腭大孔。骨腭上方被鼻中隔后缘(犁骨)分成左右两半的是鼻后孔。鼻后孔两侧的垂直骨板,即翼突内侧板。翼突外侧板根部后外方,可见较大的卵圆孔和较小的棘孔。鼻后孔后方中央可见枕骨大孔,后者前方为枕骨基底部,与蝶骨体直接结合(25岁以前借软骨结合);枕骨大孔两侧有椭圆形关节面,称枕髁,髁前外侧稍上有舌下神经管外口;髁后方有不恒定的髁管开口。枕髁外侧,枕骨与颞骨岩部交界处有一不规则的孔,称颈静脉孔,其前方的圆形孔,为颈动脉管外口。颈静脉孔的后外侧,有细长的茎突,茎突根部后方有茎乳孔。颧弓根部后方有下颌窝,与下颌头相关节。窝前缘的隆起,称关节结节。蝶骨、枕骨基底部和颞骨岩部汇合处围成不规则的破裂孔,为软骨所封闭。

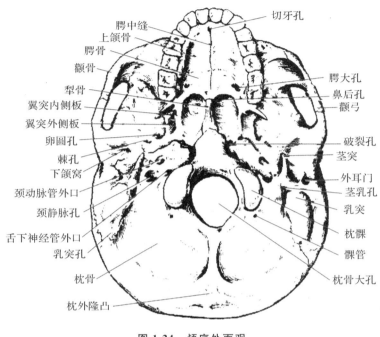

图 1-24　颅底外面观

(四)颅骨的连结

颅骨之间多借缝、软骨或骨直接连结,十分牢固。**颞下颌关节**(temporomandibular joint)(图 1-25)是唯一可动的滑膜关节。

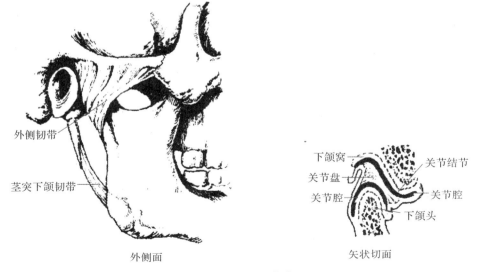

外侧面　　　　　　　　　　　矢状切面

图 1-25　颞下颌关节

颞下颌关节由下颌骨的下颌头与颞骨的下颌窝和关节结节组成。其结构特点为：关节面接触面积小，稳定性差；关节囊松弛，囊外有外侧韧带加强；囊内有关节盘，将关节腔分为上、下两部；关节囊前部薄弱，易向前脱位。颞下颌关节属于联合关节，须两侧同时运动，可做上提、下降、前后运动、侧方运动。

（五）新生儿颅的特征和出生后的变化

新生儿颅顶各骨尚未完全发育，骨缝间充填结缔组织膜，在多骨交界处，间隙的膜较大，称颅囟（cranial fontanelle）（图1-26）。颅囟主要有：前囟，单个，是最大的闭合最晚的囟，呈菱形，位于矢状缝与冠状缝相接处，出生后1～2岁闭合。后囟呈三角形，位于矢状缝与人字缝汇合处，出生后不久闭合。蝶囟和乳突囟成对，分别位于顶骨前下角和后下角，出生后不久闭合。

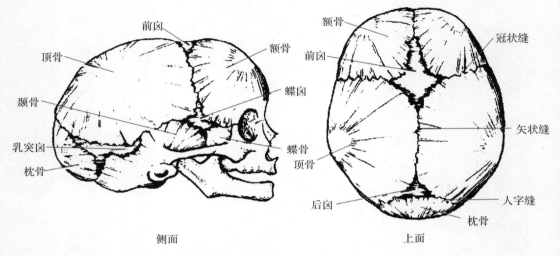

图1-26　新生儿颅

颅骨的出生后变化：出生后到7岁是颅的生长期，颅生长最快。因出牙和鼻旁窦相继出现（胎儿时期鼻旁窦部发达），使面颅迅速扩大。7岁到性成熟期是相对静止期，颅生长缓慢，逐渐出现性别差异。性成熟期到25岁为成长期，性别差异更加明显。老年因骨质吸收，颅骨变薄，随牙脱落，面部变短小。

四、上肢骨及其连结

（一）上肢骨

上肢骨由上肢带骨和自由上肢骨组成。上肢带骨包括锁骨和肩胛骨。自由上肢骨包括肱骨、尺骨、桡骨、腕骨、掌骨和指骨。

1.**锁骨**（clavicle）　位于胸廓前上方，呈"∽"形，全长均可摸到（图1-27）。内侧2/3凸向前，外侧1/3凸向后，内侧端粗大为胸骨端，有关节面与胸骨柄两侧构成胸锁关节。外侧端扁平为肩峰端，与肩胛骨的肩峰相关节。锁骨对固定上肢、支持肩胛骨、便于上肢灵活运动起重要作用。锁骨中、外1/3交界处易发生骨折。

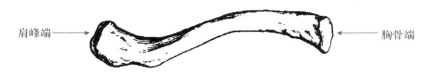

图 1-27　左侧锁骨(上面)

2. **肩胛骨**(scapula)　为三角形扁骨,位于胸廓后外侧的上份,介于第 2 到第 7 肋骨之间,可分 2 面、3 缘和 3 个角。腹侧面或肋面与胸廓相对,为一大的浅窝,称肩胛下窝。背侧面有一横嵴,称肩胛冈。冈上、下方的浅窝,分别称冈上窝和冈下窝。肩胛冈向外侧延伸的扁平突起,称肩峰,与锁骨的肩峰端相接。上缘短而薄,外侧份有肩胛切迹,切迹外侧有向前的指状突起称喙突。内侧缘薄而锐利,邻近脊柱,故又称脊柱缘。外侧缘肥厚,邻近腋窝,又称腋缘。上角为上缘与脊柱缘汇合处,平对第 2 肋。下角为脊柱缘与腋缘汇合处,平对第 7 肋或第 7 肋间隙,为计数肋的标志。外侧角为腋缘与上缘汇合处,最肥厚,有一朝向外侧方的梨形浅窝,称关节盂,与肱骨头相关节。盂上、下方各有一粗糙隆起,分别称盂上结节和盂下结节(图 1-28)。

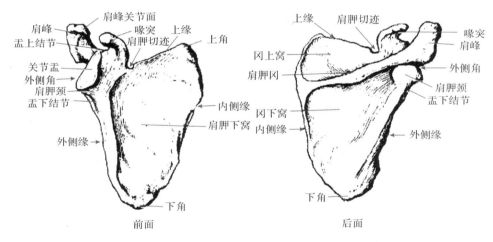

图 1-28　肩胛骨

3. **肱骨**(humerus)　为典型的长骨(图 1-29)。上端膨大,有半球形的肱骨头。头周围稍细的部分称解剖颈,肱骨头外侧和前方有大结节和小结节,头体交界处稍细的部分,称外科颈,是肱骨骨折的好发部位。肱骨体外上方有一粗糙骨面称三角肌粗隆,后面中份有由内上斜向外下的桡神经沟,有桡神经经过,肱骨中部骨折可伤及桡神经。下端内侧部有肱骨滑车、内上髁。内上髁的后下方有一浅沟,称尺神经沟,有尺神经通过。当发生内上髁骨折时,可伤及尺神经。外侧部有肱骨小头、外上髁。下端的后面有鹰嘴窝,前面有冠突窝。

4. **尺骨**(ulna)　位于前臂内侧部,分一体两端。上端粗大,前面有一半圆形深凹,称滑车切迹,与肱骨滑车相关节。切迹后上方的突起称鹰嘴,前下方的突起称冠突。冠突外侧面有桡切迹,与桡骨头相关节;冠突下方的粗糙隆起,称尺骨粗隆。尺骨体上段粗,下段细,外缘锐利,为骨间缘,与桡骨的骨间缘相对。下端为尺骨头,其前、外、后有环状关节面与桡骨的尺切迹相关节,下面光滑,借三角形的关节盘与腕骨隔开。尺骨头后内侧向下的突起,称为尺骨茎突(图 1-30)。

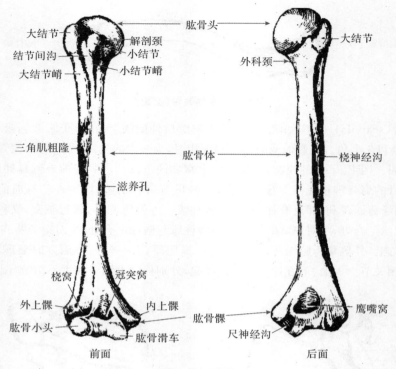

图 1-29　肱骨

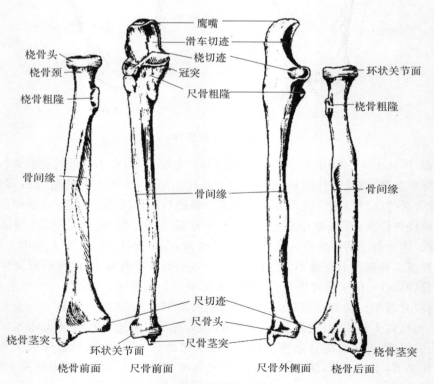

图 1-30　桡骨和尺骨

5. **桡骨**（radius）　上端称桡骨头,上面有关节凹,头周围有环状关节面。桡骨头下方缩细部分称桡骨颈,桡骨颈内下方的突起称桡骨粗隆。下端内侧面有尺切迹,下面有腕关节面,下端外侧部向下突出称桡骨茎突。骨体呈三棱柱形(图1-30)。

6. **手骨**（bones of hand）　包括腕骨、掌骨和指骨,每侧27块(图1-31)。

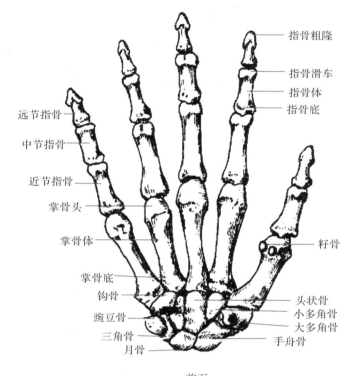

图 1-31　手骨

（1）**腕骨**（carpal bones）　属于短骨,8块,近侧列由桡侧向尺侧依次为手舟骨、月骨、三角骨和豌豆骨。远侧列为大多角骨、小多角骨、头状骨和钩骨。

（2）**掌骨**（metacarpal bones）　属于长骨,5块,其近侧端为底,中间为体,远侧端为头。由外侧向内侧依次为第1~5掌骨。

（3）**指骨**（phalanges of fingers）　属于长骨,共14块,除拇指两节外,其余均3节。由近侧至远侧依次为近节、中节和远节指骨。每节都分底、体和头三部分。

(二)上肢骨的连结

上肢骨的连结包括上肢带骨的连结和自由上肢骨的连结。

1. 上肢带骨的连结

（1）**胸锁关节**（sternoclavicular joint）(图1-32)　是上肢骨与躯干骨连结的唯一关节,由锁骨的胸骨端和胸骨的锁切迹及第一肋软骨的上面构成,属多轴关节,关节囊内有关节盘,将关节腔分为外上和内下两部分。关节盘使关节头和关节窝相适应,由于关节盘下缘附着于第1肋软骨,所以能阻止锁骨向内上方脱位。胸锁关节的活动度虽小,但以此为支点扩大了上肢的活动范围。

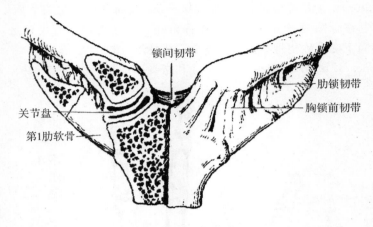

图 1-32　胸锁关节

（2）**肩锁关节**（acromioclavicular joint）　由锁骨的肩峰端与肩峰的关节面构成，关节活动度小。关节的上方有肩锁韧带加强，关节囊和锁骨下方有坚韧的喙锁韧带连于喙突。

（3）**喙肩韧带**（coracoacromial ligament）　为三角形的扁韧带，连于肩胛骨的喙突与肩峰之间，它与喙突、肩峰共同构成喙肩弓，架于肩关节上方，有防止肱骨头向上脱位的作用。

2. 自由上肢骨连结

（1）**肩关节**（shoulder joint）（图 1-33）　由肱骨头与肩胛骨的关节盂构成，是典型的球窝关节。其特点是肱骨头大，关节盂浅而小，关节盂周缘有纤维软骨构成的盂唇加深关节窝；关节囊薄而松弛，囊内有肱二头肌长头腱通过，囊的上方附着于关节盂周缘，下方附着于肱骨解剖颈，囊的上、前、后方有肌肉加强，下壁薄弱，肩关节脱位时，易朝前下方脱位。肩关节为全身最灵活的关节，能做屈和伸、内收和外展、旋内和旋外及环转运动。

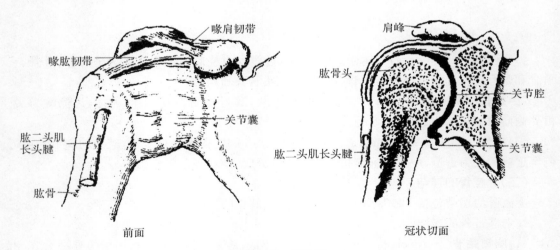

图 1-33　肩关节

（2）**肘关节**（elbow joint）（图 1-34） 肘关节是由肱骨下端与桡、尺骨上端构成的复合关节，包括 3 个关节。

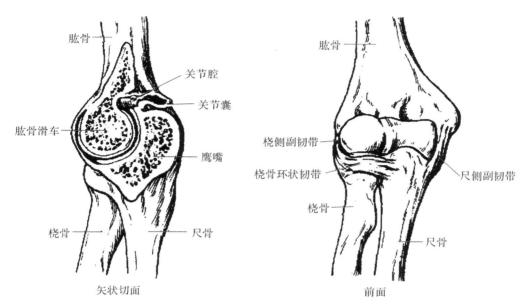

矢状切面 前面

图 1-34 肘关节

1）**肱尺关节**（humeroulnar joint）：由肱骨滑车与尺骨滑车切迹构成。

2）**肱桡关节**（humeroradial joint）：由肱骨小头与桡骨头关节凹构成。

3）**桡尺近侧关节**（proximal radioulnar joint）：由桡骨头环状关节面与尺骨桡切迹构成。

上述 3 个关节包在同一个关节囊内，囊的前、后壁薄弱，两侧有桡侧副韧带和尺侧副韧带加强。在桡骨环状关节面周围有桡骨环状韧带，其两端附于尺骨桡切迹的前、后缘，与尺骨桡切迹共同构成一个上口大、下口小的骨纤维环容纳桡骨头，防止桡骨头脱出。肘关节的运动以肱尺关节为主，主要做屈、伸运动。桡尺近侧关节与桡尺远侧关节联合可使前臂做旋前和旋后运动。

肱骨内、外上髁和尺骨鹰嘴都易在体表扪及。当肘关节伸直时，此三点位于一条直线上，当肘关节屈至 90°时，此三点的连线构成一尖端朝下的等腰三角形。当肘关节发生脱位时，鹰嘴移位，三点位置关系发生改变。

3. 前臂骨的连结

（1）**前臂骨间膜**（interosseous membrane of forearm） 前臂骨间膜是连结尺、桡骨体之间的纤维膜，纤维方向是从桡骨斜向下内达尺骨。

（2）**桡尺远侧关节**（distal radioulnar joint） 由尺骨头环状关节面构成关节头，由桡骨的尺切迹及自下缘至尺骨茎突根部的关节盘共同构成关节窝。关节盘将尺骨与腕骨分开。

4. **手关节**（joints of hand） 包括桡腕关节、腕骨间关节、腕掌关节、掌骨间关节、掌指关节、指骨间关节（图 1-35）。

桡腕关节（radiocarpal joint）由桡骨下端的关节面和尺骨头下方的关节盘构成关节窝，由手舟骨、月骨、三角骨构成关节头。桡腕关节是典型的椭圆关节，该关节可做屈、伸、收、展

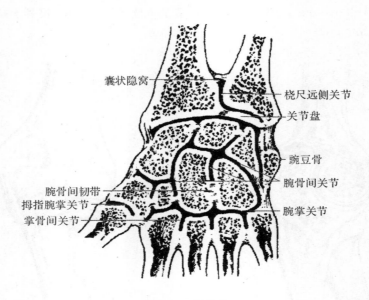

图 1-35 手关节

和环转运动。

除桡腕关节外，手的关节还有**腕骨间关节**（intercarpal joint）、**腕掌关节**（carpometacarpal joint）、**掌指关节**（metacarpophalangeal joint）和**指骨间关节**（interphalangeal joint of hand）。其中前两者活动范围很小。掌指关节可做屈、伸、收、展和环转运动。指骨间关节可做屈、伸运动。拇指腕掌关节是由大多角骨与第 1 掌骨底构成的鞍状关节，可做屈、伸、收、展、环转和对掌运动。

五、下肢骨及其连结

（一）下肢骨

下肢骨包括下肢带骨和自由下肢骨。

1. 下肢带骨　**髋骨**（hip bone）位于盆部，是不规则骨，由髂骨、坐骨和耻骨三者愈合而成。在三骨愈合处的外侧面形成深陷的窝为髋臼。窝内半月形的关节面称月状面。窝的中央未形成关节面的部分，称髋臼窝。髋臼边缘下部的缺口称髋臼切迹。坐骨和耻骨围成的孔，称为闭孔（图 1-36）。

（1）**髂骨**（ilium）　位于髋骨的后上部，分体和翼两部分，翼上缘肥厚。髂骨翼内侧面的浅窝称髂窝，窝的下界有一斜行隆起线，称弓状线，其后上方有耳状面，与骶骨的耳状面相关节。髂骨翼上缘称髂嵴，其前端为髂前上棘，其后端为髂后上棘，髂前上棘向后 5～7cm 处向外突起，称髂结节。它们都是重要的体表标志。

（2）**坐骨**（ischium）　构成髋骨下部，分坐骨体和坐骨支。体组成髋臼的后下 2/5，后缘有尖形的坐骨棘，棘下方有坐骨小切迹。坐骨棘与髂后下棘之间为坐骨大切迹。坐骨体下后部向前、上、内延伸为较细的坐骨支，其末端与耻骨下支结合。坐骨体与坐骨支移行处的后部是粗糙的隆起，为坐骨结节，是坐骨最低部，可在体表扪到。

（3）**耻骨**（pubis）　位于髋骨前下部，分体和上、下两支。上支的上缘锐薄，称耻骨梳，向前终于耻骨结节。耻骨上、下支移行部的内侧，有椭圆形的耻骨联合面。

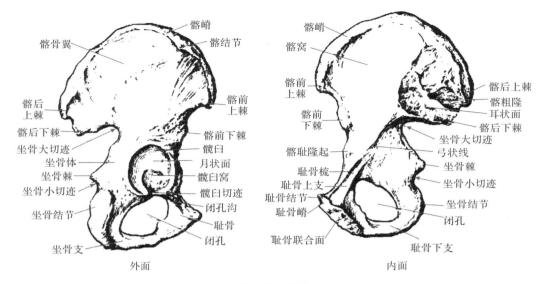

图 1-36　髋骨

2. 自由下肢骨　包括股骨、髌骨、胫骨、腓骨、跗骨、跖骨和趾骨。

（1）**股骨**（femur）　位于大腿部，是人体最长的长骨，分为一体两端（图 1-37）。上端球形的膨大为股骨头，与髋臼相关节。头的外下侧较细的部分称股骨颈。头中央稍下有小的股

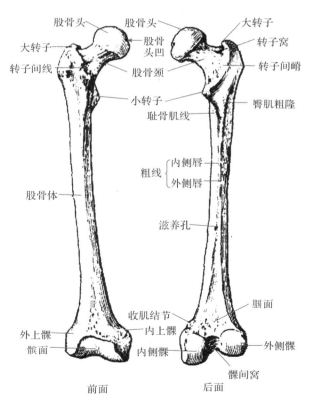

图 1-37　股骨

骨头凹。颈、体交界处上外侧的隆起为大转子，下内侧隆起为小转子。大、小转子在股骨前面有转子间线相连，在股骨后面有转子间嵴相连。下端形成两个膨大，称内侧髁和外侧髁，两髁间有髁间窝，两髁侧面的突起称内、外上髁。股骨体略弓向前，体后面有纵行骨嵴，为粗线。粗线下端也分为内、外两线，两线间的骨面为腘面。粗线中点附近有口朝下的滋养孔，上部外侧有臀肌粗隆。

（2）**髌骨**（patella）　是人体最大的一块籽骨，位于膝关节前方，包于股四头肌腱内，略呈三角形，上宽下窄，前面粗糙，后面光滑，为关节面，与股骨髌面相关节。髌骨可在体表扪及（图 1-38）。

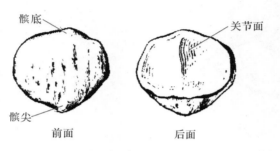

图 1-38　髌骨

（3）**胫骨**（tibia）（图 1-39）　位于小腿内侧部，分一体两端，上端膨大形成内侧髁和外侧髁，两髁上关节面之间的骨性隆起称髁间隆起。上端前面的隆起称胫骨粗隆。下端膨大，内

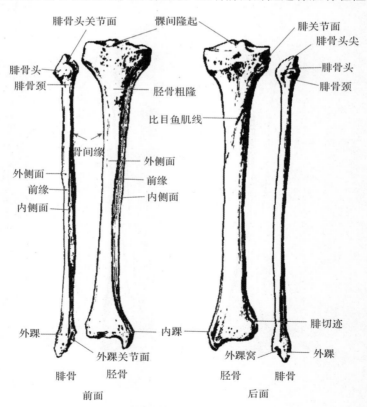

图 1-39　胫骨和腓骨

下方的突起形成内踝,下端下面和内踝外面的关节面与距骨滑车相关节。体为三棱柱形,前缘较锐利。

(4)**腓骨**(fibula) 位于小腿外侧部,上端膨大称腓骨头,头下方变细,称腓骨颈。下端膨大为外踝(图1-39)。

(5)**足骨**(bones of food) 包括跗骨、距骨和趾骨(图1-40)。

1)**跗骨**(tarsal bones):属于短骨,有7块,分成前、中、后三列。后列为跟骨和距骨,跟骨后端有跟骨结节。距骨上面有距骨滑车。中列为足舟骨。前列为内侧楔骨、中间楔骨、外侧楔骨及骰骨。

2)**距骨**(metatarsal bones):属于长骨,有5块,其后端为底,中部为体,前端为头。由内侧向外侧依次称为第1~5距骨。

3)**趾骨**(phalanges of toes):属于长骨,共14块,各节趾骨的名称和结构均与手指骨相同。

(二)下肢骨的连结

1.下肢带骨的连结(图1-41)

(1)**骶髂关节**(sacroiliac joint) 由骶骨和髂骨的耳状面构成,关节面凹凸不平,彼此结合十分紧密。其前、后面分别有骶髂前、后韧带加强。骶髂关节结构牢固,以适应支持体重的功能。

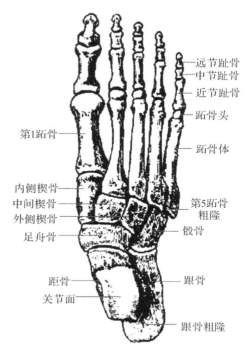

图1-40 足骨(上面)

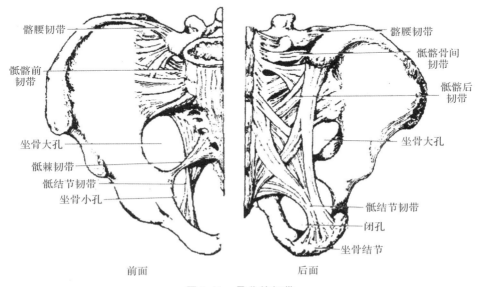

图1-41 骨盆的韧带

(2)**耻骨联合**(pubic symphysis) 由两侧的耻骨联合面借纤维软骨构成的耻骨间盘连

结而成。其上、下方分别有耻骨上韧带和耻骨间韧带加强。

（3）髋骨与脊柱间的韧带连结　主要有：**髂腰韧带**（iliolumbar ligament）由第5腰椎横突至髂嵴的后上部，强韧肥厚。**骶棘韧带**（sacrospinous ligament）位于骶结节韧带的前方，起自骶、尾骨侧缘，呈三角形，止于坐骨棘，其起始部为骶结节韧带所遮掩。**骶结节韧带**（sacrotuberous ligament）呈扇形，位于骨盆后方，起自骶、尾骨的侧缘，集中附着于坐骨结节内侧缘。

（4）**骨盆**（pelvis）　由骶骨、尾骨和两侧髋骨及其连结构成（图1-42）。从骶骨岬经两侧弓状线、耻骨梳、耻骨结节和耻骨联合上缘所围成的环形线，称为界线。骨盆以界线分为上方的大骨盆和下方的小骨盆。小骨盆上口为界线，下口由尾骨尖、骶结节韧带、坐骨结节、坐骨支、耻骨下支和耻骨联合下缘围成。骨盆的主要功能是支持体重和保护盆腔脏器。在女性，骨盆还是胎儿娩出的产道。女性骨盆外形短而宽，骨盆上口近似圆形，较宽大，骨盆下口和耻骨下角较大，女性耻骨下角可达90°～100°，男性则为70°～75°。

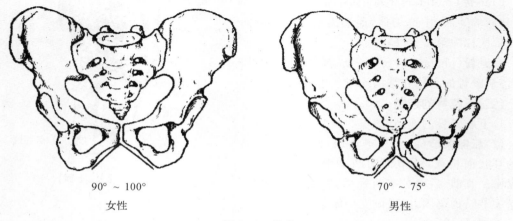

90°～100°　　　　　　　　　　70°～75°

女性　　　　　　　　　　　　　男性

图1-42　骨盆

2. 自由下肢骨的连结

（1）**髋关节**（hip joint）　由髋臼和股骨头构成（图1-43、图1-44）。其结构特点是：髋臼

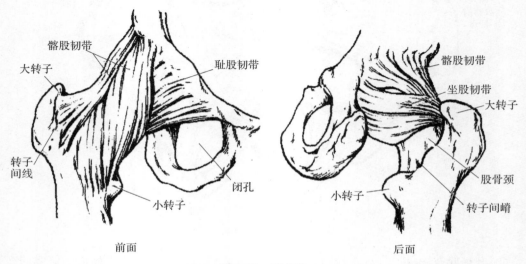

前面　　　　　　　　　　　　　后面

图1-43　髋关节

深,股骨头几乎全部纳入髋臼内。关节囊厚而坚韧,上端附于髋臼周缘,下方前面附于转子间线,在后面股骨颈内侧 2/3 在囊内、外侧 1/3 在囊外,故股骨颈骨折有囊内、囊外之分。关节囊上、后及前壁均有韧带加强,唯有下壁较薄弱,故股骨头脱位常发生在此处。在关节腔内有股骨头韧带,内含营养股骨头的血管。髋关节可做屈、伸、内收、外展、旋内、旋外和环转运动,其运动幅度远不及肩关节。

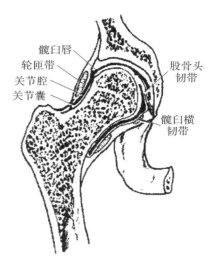

图 1-44 髋关节(冠状切面)

(2)**膝关节**(knee joint) 由股骨和胫骨的内、外侧髁及髌骨构成(图 1-45),是人体最大、最复杂的关节。其结构特点是:关节囊宽阔松弛,各部厚薄不一,附于各关节面周缘,前面有髌韧带加强,两侧有胫侧副韧带和腓侧副韧带加强。膝关节腔内有前、后交叉韧带和内、外侧半月板(图 1-46)。前、后交叉韧带可防止胫骨过度前后移位。内、外侧半月板可加深关节窝,增强关节的稳定性。半月板是垫在股骨内、外侧髁与胫骨内、外侧髁关节面之间的两块半月形纤维软骨板。内侧半月板较大,呈"C"形,前端窄后份宽,外缘与关节囊及胫侧副韧带紧密相连。外侧半月板较小,近似"O"形,外缘亦与关节囊相连。膝关节可做屈、伸运动,在半屈位时可做小幅度的旋内和旋外运动。

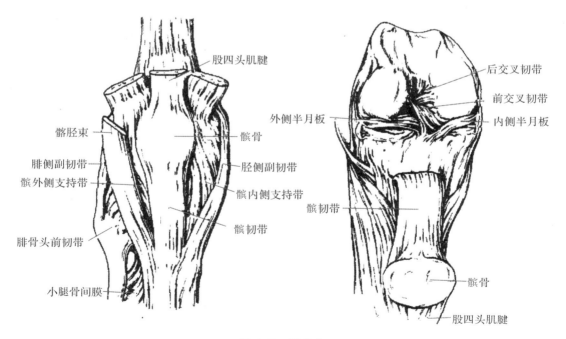

图 1-45 膝关节

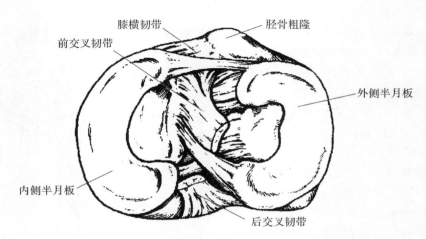

图 1-46　右膝关节半月板(上面)

（3）胫腓连结　胫、腓两骨之间的连结紧密，上端由胫骨外侧髁与腓骨头构成微动的胫腓关节，两骨干之间有坚韧的小腿骨间膜相连，下端借胫腓前、后韧带构成坚强的韧带连结。

（4）足关节(joints of foot)　包括距小腿(踝)关节、跗骨间关节、跗跖关节、跖骨间关节、跖趾关节和趾骨间关节(图 1-47)。

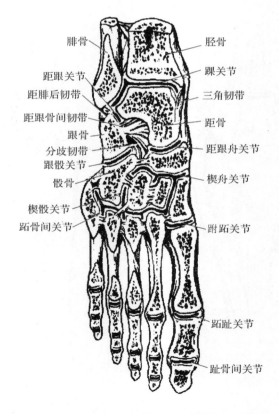

图 1-47　足关节(水平切面)

1)**距小腿关节**(talocrural joint)：亦称**踝关节**(ankle joint)(图 1-48)，由胫、腓骨的下端与距骨滑车构成，关节囊前、后壁较薄，两侧有韧带加强，内侧韧带坚韧，外侧韧带较薄。当足跖屈内翻时外侧韧带容易损伤。主要可做背屈(伸)和跖屈(屈)运动，在踝关节高度跖屈时，还可做轻度的侧方运动。

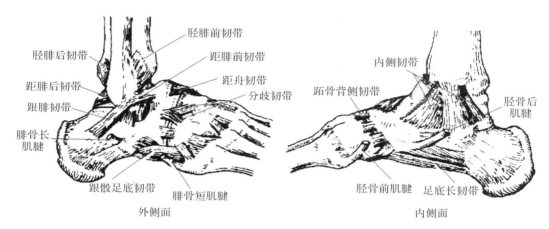

图 1-48　踝关节的韧带

2)**跗骨间关节**(intertarsal joint)：是跗骨诸骨之间的关节，以距跟关节、距跟舟关节和跟骰关节较为重要。距跟关节和距跟舟关节在功能上是联动关节，在运动时，跟骨与舟骨连同其余的足骨一起对距骨做内翻或外翻运动。足的内侧缘提起，足底转向内侧称为内翻。足的外侧缘提起，足底转向外侧称为外翻。内、外翻常与踝关节协同运动，即内翻常伴有足的跖屈，外翻常伴有足的背屈。

跟骰关节和距跟舟关节联合构成**跗横关节**(transverse tarsal joint)，又称 Chopart 关节，内侧部凸向前，外侧部凸向后，其关节腔连线横过跗骨中份，呈横位的"S"形。

3)**跗跖关节**(tarsometatarsal joint)：又称 Lisfranc 关节，属平面关节，由 3 块楔骨和骰骨的前端与 5 块跖骨的底构成，可做轻微滑动。在内侧楔骨和第 1 跖骨之间可做轻微的屈、伸运动。

4)**跖骨间关节**(intermetatarsal joint)：属平面关节，位于第 2～5 跖骨底的毗邻面之间，活动甚微。

5)**跖趾关节**(metatarsophalangeal joint)：由跖骨头与近节趾骨底构成，可做轻微的屈、伸、收、展运动。

6)**趾骨间关节**(interphalangeal joint)：由各趾相邻的两节趾骨的底与滑车构成，可做屈、伸运动。

(5)**足弓**(arch of foot)　跗骨和跖骨借关节和韧带连成的凸向上的弓形称为足弓(图 1-49)，分为前后方向上的内、外侧纵弓和内外方向上的横弓。足弓增加了足的弹性，人体的重力从踝关节经距骨向前、后传递到跖骨头和跟骨结节，从而保证直立时足底着地支撑的稳固性，在行走和跳跃时发挥弹性和缓冲震荡的作用。足弓还可保护足底的血管、神经免受压迫，减少地面对身体的冲击，以保护体内器官，特别是大脑免受震荡。足弓的维持除了依靠各骨的连结之外，足底的韧带、肌和肌腱的牵引对维持足弓也起着重要作用。若上述结构一旦被拉长或受损,足弓便有可能塌陷,成为扁平足。

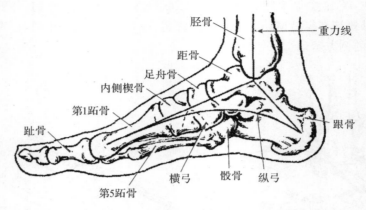

图 1-49　足弓

第二节　骨骼肌

一、概述

肌(muscle)是运动系统的动力部分,在神经系统支配下,肌收缩牵引骨骼产生运动。人体的肌可分为平滑肌、心肌和骨骼肌三种,运动系统中所述的肌均是骨骼肌。心肌和平滑肌受内脏神经调节,不直接受意识的管理,属不随意肌;骨骼肌受躯体神经支配,直接受人的意识控制,故称随意肌。

骨骼肌分布极为广泛,约占体重的 40%,全身共有 600 多块。每块肌都具有一定的形态结构,有血管和淋巴管分布,接受神经支配,执行一定的功能。因此,每块肌是一个器官。

(一)肌的形态和构造

肌的形态各异,按外形大致可分为长肌、短肌、阔肌和轮匝肌四种(图 1-50)。长肌呈梭形或带状,主要分布于四肢,收缩时能产生大幅度的运动。短肌小而短,多分布于躯干

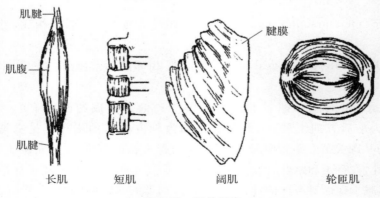

图 1-50　肌的形态

深层,具有明显的节段性。阔肌扁而薄,多分布于胸、腹壁,除具有运动功能外,还对内脏起保护作用。轮匝肌多呈环形,位于孔裂的周围,收缩时可以关闭孔裂。

每块肌包括中间的肌性部分和两端的腱性部分。肌性部分主要由肌纤维组成,是肌的收缩部分。腱性部分主要由平行的胶原纤维束构成,无收缩力,位于肌性部分的两端。肌借腱性部分附着于骨骼。长肌的肌性部分通常呈梭形,称**肌腹**(muscle belly),腱性部分呈圆索状,称**肌腱**(tendon)。阔肌的腱性部分呈薄膜状,称**腱膜**(aponeurosis)。

(二)肌的起止、配布和作用

1.肌的起止(图 1-51) 肌一般都以两端附着于邻近的两块或两块以上的骨面,跨过一个或多个关节,肌收缩时使两骨彼此靠近而产生运动。一般来说,两块骨中必有一块骨相对固定,而另一块骨相对移动。通常把接近身体的正中面或四肢近侧骨面上的附着点看作是肌的起点或定点,把另一端看作是肌的止点或动点。但由于运动情况复杂而多样,肌的起、止点是相对的,有时可以互换,称起、止点易位。

2.肌的配布 骨骼肌大多配布在关节的周围,其规律是在一个运动轴的相对侧有两个作用相反的肌或肌群,这两个对抗的肌或肌群称为拮抗肌,

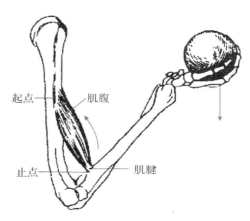

起点 —— 肌腹

止点 —— 肌腱

图 1-51 肌的起点和止点

如肘关节前方的屈肌群和后方的伸肌群。在运动轴的同一侧,作用相同的肌称协同肌,如肘关节前方诸肌。两群作用相反的肌在神经系统的支配下,收缩、舒张是共济协调的,从而保证运动的方向、力量和范围的精确性。

3.肌的作用 肌有两种作用,一种是动力作用,收缩时产生动作,如屈伸、收展、旋转和环转运动等,使身体完成各种随意运动;另一种是静力作用,使肌产生一定的张力,称肌张力或肌紧张,使身体维持一定姿势,如站立、坐位等。

(三)肌的辅助结构

肌的辅助结构包括筋膜、滑膜囊和腱鞘等。这些结构是在肌活动的影响下由肌周围结缔组织转化而来的,具有保护和减少运动时的摩擦等功能。

1.**筋膜**(fascia) 分为浅筋膜和深筋膜两种(图 1-52)。

(1)**浅筋膜**(superficial fascia) 又称皮下筋膜,由疏松结缔组织构成,位于皮下,包被全身各部。其内含有脂肪,具有保护深层结构和维持体温等作用。脂肪的多少因部位、性别和营养状况而不同。浅筋膜还含有细小的浅动脉、浅静脉和淋巴管,以及皮神经。

(2)**深筋膜**(deep fascia) 又称固有筋膜,由致密结缔组织构成,位于浅筋膜深面,覆盖于全身肌的表面并包裹肌或肌群。有的包裹血管和神经形成血管神经鞘。在某些部位,深筋膜深入肌群之间并附着于骨,构成肌间隔,再与包绕肌群的深筋膜共同构成筋膜鞘。有些部位的深筋膜增厚形成支持带,对肌腱有支持和约束作用。

2.**滑膜囊**(synovial bursa) 通常为封闭的结缔组织小囊,内含滑液,多位于骨面与肌腱之间,以减少两者之间的摩擦。滑膜囊也是关节的辅助结构之一,有的可与关节腔相通,若滑膜囊发生炎症则可影响肢体局部的运动。

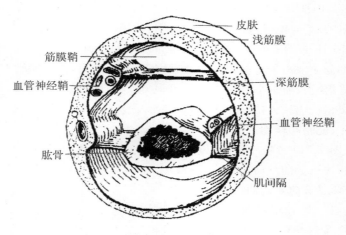

图 1-52　筋膜

3. 腱鞘（tendinous sheath）（图 1-53）　腱鞘是包裹在长肌腱周围的结缔组织的鞘管，存在于活动量较大的部位，如腕、踝、手指和足趾等处，它使肌腱位置相对固定，并减少肌腱与骨面的摩擦。

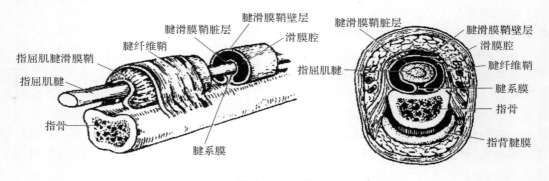

图 1-53　腱鞘

腱鞘可分为纤维层和滑膜层两部分。**纤维层**（fibrous layer）位于外层，由致密结缔组织构成，并与周围的韧带和骨膜相延续，又称腱纤维鞘。内层为**滑膜层**（synovial layer），又称腱滑膜鞘，此鞘又分内、外两层，鞘的外层（壁层）衬贴于腱纤维鞘内面，内层（脏层）紧包肌腱。内、外两层滑膜在骨面与肌腱之间互相移行，构成**腱系膜**（mesotendon），其内有血管、神经通过。内、外两层滑膜之间形成一个密闭的潜在性间隙，内含少量滑液。若手指等处不恰当地做长期、过度的活动，可导致腱鞘损伤，产生疼痛并影响活动，称为腱鞘炎，为常见病之一。

二、头肌

头肌（图 1-54）可分为面肌和咀嚼肌两部分。

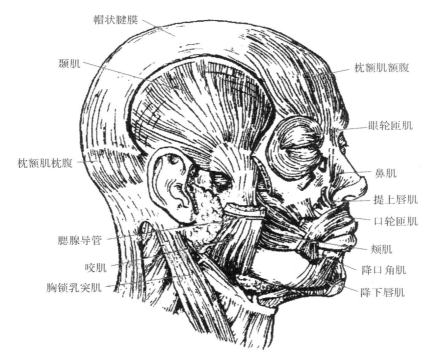

图 1-54 头肌

标注文字：帽状腱膜、颞肌、枕额肌枕腹、腮腺导管、咬肌、胸锁乳突肌、枕额肌额腹、眼轮匝肌、鼻肌、提上唇肌、口轮匝肌、颊肌、降口角肌、降下唇肌

(一)面肌

面肌位于面部皮下,眼、口、鼻的周围,起自颅骨,止于皮肤。面肌收缩时牵动皮肤形成皱纹及小窝,并使面部的孔、裂闭合或开大,从而显示喜、怒、哀、乐各种表情,故面肌也称表情肌。面肌可分为环形肌和辐射肌两种,主要有颅顶的枕额肌、睑裂周围的眼轮匝肌、口裂周围的口轮匝肌和颊肌等。其中,口周围的肌在表情、语言、咀嚼、吸吮和吹奏等活动中起重要作用。

(二)咀嚼肌

咀嚼肌包括颞肌、咬肌、翼内肌和翼外肌,它们均配布在下颌关节的周围,参加咀嚼运动。其中,**颞肌**(temporalis)位于颞窝内;**咬肌**(masseter)位于下颌支外面;**翼内肌**(medial pterygoid)位于颞下窝内,在下颌支的内面;**翼外肌**(lateral pterygoid)也位于颞下窝内(图 1-55)。

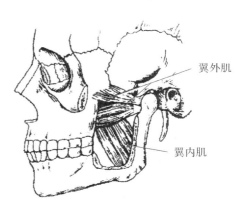

图 1-55 翼内肌和翼外肌

标注文字：翼外肌、翼内肌

三、颈肌

颈肌可分为颈浅、深两群(图 1-56)。

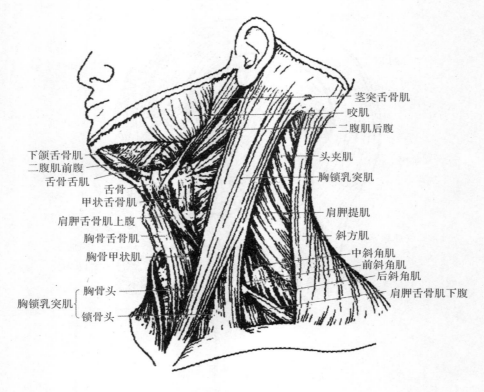

图 1-56　颈肌

(一)颈浅肌群

颈浅肌群主要有胸锁乳突肌和舌骨上、下肌群。

1.胸锁乳突肌（sternocleidomastoid）　位于颈部两侧，是颈部最显著的肌性标志。一侧收缩可使头向同侧倾斜而颜面转向对侧；两侧同时收缩可使头后仰。

2.舌骨上肌群　位于下颌骨和颅底与舌骨之间，每侧有 4 块肌，包括二腹肌、下颌舌骨肌、茎突舌骨肌和颏舌骨肌。

3.舌骨下肌群　位于颈前部，舌骨与胸骨之间，居喉、气管、甲状腺的前方，每侧有 4 块肌，包括胸骨舌骨肌、肩胛舌骨肌、胸骨甲状肌和甲状舌骨肌（图 1-57）。

舌骨上、下肌群有固定舌骨和喉的作用，并使之上、下移动，配合吞咽和发音。

(二)颈深肌群

颈深肌群（图 1-58）主要有前、中、后斜角

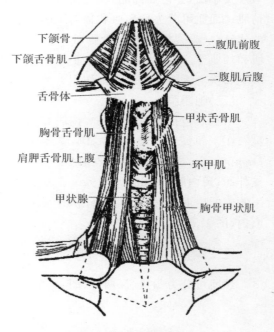

图 1-57　舌骨肌群

肌,位于脊柱颈段两侧与第1、2肋之间,能上提第1、2肋,协助深吸气,并可使颈向同侧屈。其中前、中斜角肌与第1肋之间形成的间隙称斜角肌间隙,有臂丛和锁骨下动脉通过。

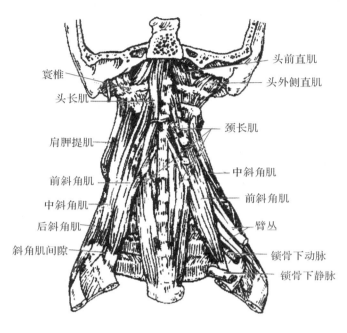

左侧标注(从上到下):
寰椎
头长肌
肩胛提肌
前斜角肌
中斜角肌
后斜角肌
斜角肌间隙

右侧标注(从上到下):
头前直肌
头外侧直肌
颈长肌
中斜角肌
前斜角肌
臂丛
锁骨下动脉
锁骨下静脉

图 1-58 颈深肌群

四、躯干肌

躯干肌可分为背肌、胸肌、膈、腹肌和会阴肌(包括盆底肌)。

(一)背肌

背肌(图1-59)分浅、深两群。

1.背浅肌群 主要有斜方肌和背阔肌。

(1)**斜方肌**(trapezius) 位于项部和背上部,为三角形的阔肌,因左右两侧合成斜方形而得名。其主要作用是运动肩胛骨,使肩胛骨向脊柱靠拢或上提、下降。如果肩胛骨固定,可运动颈部和头部,作用与胸锁乳突肌相同。

(2)**背阔肌**(latissimus dorsi) 位于背下部,为人体最大的阔肌,略呈三角形。其作用是可使臂后伸、内收和旋内,如做双手交叉在背后的姿势。若上肢固定可引体向上。

2.背深肌群 主要有**竖脊肌**(骶棘肌)(erector spinae),为背肌中最长、最大的肌,纵列于躯干背面,脊柱棘突两侧的沟内。下端粗大,自骶骨背面向上,经过腰部、背部,上行至项部。竖脊肌分出三群肌束,沿途在椎骨和肋骨上均有起止点,并到达颞骨乳突。此肌的作用是使脊柱后伸和仰头,一侧收缩使脊柱侧屈。竖脊肌外侧缘与第12肋下缘的夹角称脊肋角,是临床上肾的叩诊区。

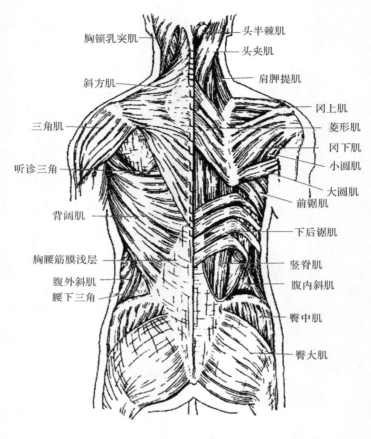

图 1-59　背肌

(二)胸肌

胸肌(图 1-60)分为胸上肢肌和胸固有肌两群。

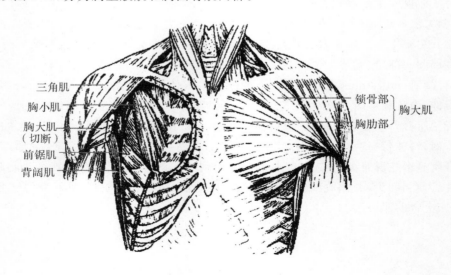

图 1-60　胸肌

1. 胸上肢肌 是起自胸廓外面、止于上肢骨的一群肌,包括胸大肌、胸小肌和前锯肌,它们一方面运动上肢,另一方面可运动胸廓协助吸气。**胸大肌**(pectoralis major)位于胸前壁,呈三角形,宽而厚。胸大肌的作用为使臂内收、旋内和前屈,臂上举固定时可上提躯干。**胸小肌**(pectoralis minor)位于胸大肌深面。**前锯肌**(serratus anterior)为宽大的阔肌,位于胸廓侧壁,作用主要是拉肩胛骨向前和紧贴胸廓。

2. 胸固有肌 参与构成胸壁,主要为位于 11 对肋间隙内的肋间外肌和肋间内肌。**肋间外肌**(intercostales externi)位于浅层,可提肋助吸气;**肋间内肌**(intercostales interni)位于深层,可降肋助呼气。

(三)膈

膈(diaphragm)(图 1-61)是向上膨隆的阔肌。它封闭胸廓下口,分隔胸腔和腹腔。膈的周围部为肌性部分,起自胸廓下口的周缘和腰椎,止于膈中央的腱膜,此腱膜呈三叶草状,称**中心腱**(central tendon)。膈上有三个裂孔:在第 12 胸椎前方为**主动脉裂孔**(aortic hiatus),有主动脉和胸导管通过;在主动脉裂孔的左前上方,约平第 10 胸椎高度为**食管裂孔**(esophageal hiatus),有食管和迷走神经通过;在食管裂孔的右前上方,约平第 8 胸椎高度,有位居中心腱内的**腔静脉孔**(vena caval foramen),有下腔静脉通过。

膈是主要的呼吸肌。膈收缩时,膈顶下降,胸腔容积扩大,助吸气;膈舒张时,膈顶上升,胸腔容积缩小,助呼气。若膈与腹肌同时收缩,能增加腹压,协助排便、呕吐、咳嗽、喷嚏及分娩等活动。

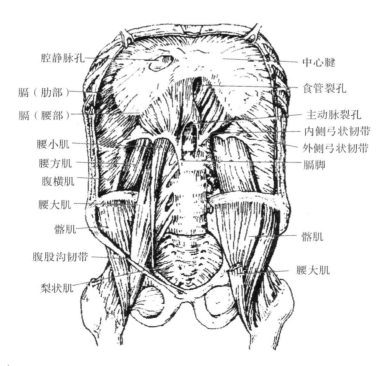

图 1-61 膈和腹后壁肌

(四)腹肌

腹肌位于胸廓下缘与骨盆上缘之间,可分为前外侧群和后群。前外侧群构成腹前壁和侧壁,包括腹直肌、腹外斜肌、腹内斜肌和腹横肌(图 1-62)。后群位于腹后壁,主要有腰方肌。

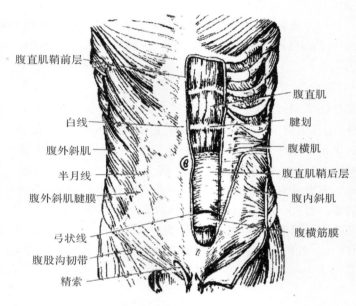

图 1-62　腹前外侧壁肌

1. 腹直肌(rectus abdominis)　呈带状,位于腹前壁正中线两侧的腹直肌鞘内,上宽下窄,全长被 3～4 条横向的腱划分隔成多个肌腹,腱划由致密结缔组织构成。

2. 腹外斜肌(obliquus externus abdominis)　位于腹前外侧壁的浅层。肌束由外侧上方斜向前下,接近腹直肌外侧缘处,移行为腹外斜肌腱膜,腱膜经腹直肌前方,参与腹直肌鞘的构成,并达正中线与对侧的腱膜交织成腹白线。腹外斜肌腱膜下缘增厚,张于髂前上棘与耻骨结节之间,形成腹股沟韧带(inguinal ligament)。在耻骨结节的外侧上方,腱膜形成近乎三角形的裂孔,为腹股沟管浅(皮下)环。

3. 腹内斜肌(obliquus internus abdominis)　位于腹外斜肌的深面。肌束呈扇形,主要由外侧下方斜向内侧上方,接近腹直肌外侧缘处,移行为腹内斜肌腱膜,继而分前、后两层,向内侧分别经腹直肌的前面和后面参与腹直肌鞘的构成,止于腹白线。

4. 腹横肌(transversus abdominis)(图 1-63)　位于腹内斜肌的深面。肌束由外侧横行向内侧,近腹直肌外侧缘处移行为腹横肌腱膜,再向内侧经腹直肌后面参与腹直肌鞘的构成,止于腹白线。腹横肌腱膜下缘与腹内斜肌腱膜下缘结合,呈弓形止于耻骨梳的内侧端,称腹股沟镰或联合腱。腹横肌和腹内斜肌下缘各分出少量肌束,向下包绕精索和睾丸,称为提睾肌。

腹前外侧群肌的作用:保护腹腔内器官和维持腹内压;当腹肌收缩时,可增加腹内压,协助排便、分娩、呕吐和咳嗽等功能,还可降肋助呼气;同时是竖脊肌的拮抗肌,能使脊柱前屈、侧屈与旋转。

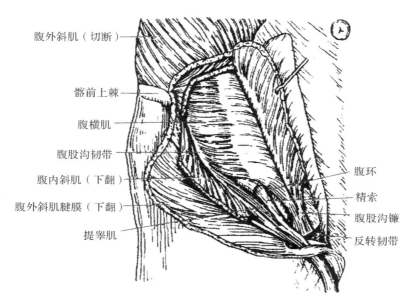

图 1-63　腹前外侧壁下部肌

5. **腰方肌**(quadratus lumborum)(图 1-61)　位于腹后壁,脊柱两侧。其作用为固定和下降第 12 肋协助吸气,并使脊柱侧屈。

腹股沟管(inguinal canal)(图 1-63)位于腹前外侧壁的下部,腹股沟韧带内侧半的上方,长约 4～5cm。它是斜行于腹肌肌性部分和腱膜之间的潜在性裂隙,男性有精索通过,女性有子宫圆韧带通过。腹股沟管有 2 个口和 4 个壁。管的外口即腹股沟管浅(皮下)环;内口称腹股沟管深(腹)环,由腹横筋膜构成。前壁是腹外斜肌腱膜等,后壁是腹股沟镰和腹横筋膜,上壁是腹内斜肌和腹横肌的弓状下缘,下壁是腹股沟韧带。腹股沟管为腹壁的薄弱部分,是腹股沟疝的好发部位。

(五)会阴肌

会阴肌(包括盆底肌)是封闭骨盆下口诸肌的总称,其中主要有肛提肌、会阴浅横肌、会阴深横肌和尿道括约肌等。

五、上肢肌

上肢肌按部位可分为上肢带肌、臂肌、前臂肌和手肌。由于上肢的运动精细灵活,故肌的数目多而细小。

(一)上肢带肌

上肢带肌是包围和运动肩关节的肌群(图 1-64、图 1-65),均起自上肢带骨,止于肱骨,能稳定和运动肩关节。

1. **三角肌**(deltoid)　位于肩部,呈三角形。起自锁骨的外侧段、肩峰和肩胛冈,肌束从前、后、外侧三面包围肩关节,止于肱骨体外侧的三角肌粗隆。收缩时外展肩关节,前部肌束可使肩关节屈和旋内,后部肌束能使肩关节伸和旋外。该肌为临床肌内注射的常用部位。

2.**冈上肌**(supraspinatus)　起自肩胛骨的冈上窝,止于肱骨大结节的上部。收缩时使肩关节外展。

3.**冈下肌**(infraspinatus)　起自冈下窝,止于肱骨大结节的中部。收缩时使肩关节旋外。

4.**小圆肌**(teres minor)　起自肩胛骨外侧缘背面,止于肱骨大结节的下部。收缩时使肩关节旋外。

5.**大圆肌**(teres major)　起自肩胛骨下角背面,止于肱骨小结节嵴。收缩时使肩关节内收和旋内。

6.**肩胛下肌**(subscapularis)　起自肩胛下窝,止于肱骨小结节。收缩时使肩关节内收和旋内。

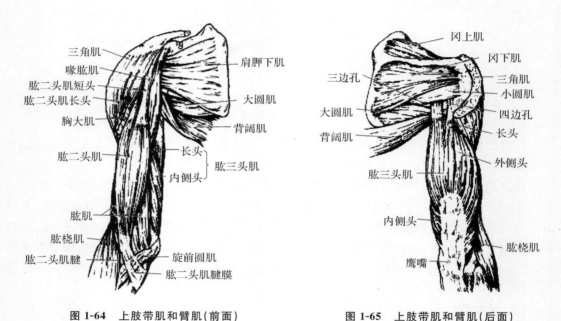

图 1-64　上肢带肌和臂肌(前面)　　　　图 1-65　上肢带肌和臂肌(后面)

(二)臂肌

臂肌位于肱骨周围,分前、后两群,前群为屈肌,后群为伸肌(图 1-64、图 1-65)。

1.**前群**　位于肱骨前方,包括浅层的肱二头肌和深层的肱肌、喙肱肌。

(1)**肱二头肌**(biceps brachii)　呈梭形,以长、短两头分别起自肩胛骨的盂上结节和喙突,两头在臂的下部合并成一个肌腹,向下移行为肌腱,经肘关节前方止于桡骨粗隆。收缩时屈肘关节;当前臂在旋前位时,能使其旋后;还能协助屈肩关节。

(2)**喙肱肌**(coracobrachialis)　起自肩胛骨喙突,止于肱骨中部的内侧。收缩时使肩关节屈和内收。

(3)**肱肌**(brachialis)　起自肱骨下半的前面,止于尺骨粗隆。收缩时屈肘关节。

2.**后群**　**肱三头肌**(triceps brachii)有三个头,长头起自肩胛骨的盂下结节,外侧头与内侧头分别起自肱骨后面桡神经沟的外上方和内下方,三个头合成肌腹,向下以坚韧的腱止于尺骨鹰嘴。收缩时伸肘关节,长头还可使肩关节后伸和内收。

（三）前臂肌

前臂肌位于尺、桡骨的周围,分为前群和后群。前臂肌大多数是长肌,肌腹位于近侧,细长的腱位于远侧。故前臂的上半部膨隆,下半部逐渐变细。

1. 前群 位于前臂的前面和尺侧,共9块肌,分4层排列(图1-66、图1-67)。除肱桡肌起自肱骨外上髁外,其余肌起自肱骨内上髁或尺、桡骨前面。第一层(浅层)有5块肌,自桡侧向尺侧依次为**肱桡肌**(brachioradialis)、**旋前圆肌**(pronator teres)、**桡侧腕屈肌**(flexor carpi radialis)、**掌长肌**(palmaris longus)和**尺侧腕屈肌**(flexor carpi ulnaris)。第二层是**指浅屈肌**(flexor digitorum superficialis)。第三层有2块肌,即位于桡侧的**拇长屈肌**(flexor pollicis longus)和尺侧的**指深屈肌**(flexor digitorum profundus)。第四层为**旋前方肌**(pronator quadratus)。前群的主要作用是屈肘关节、桡腕关节、掌指关节及指骨间关节,并可使前臂旋前等。

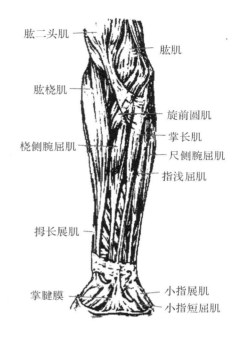

图 1-66　前臂肌前群（浅层）

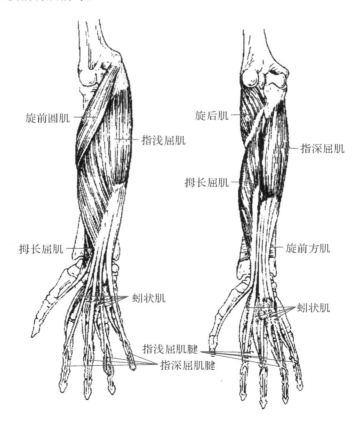

图 1-67　前臂肌前群（深层）

53

2.后群　位于前臂的后面,共 10 块肌,分浅、深两层排列(图 1-68)。多数起自肱骨外上髁和尺、桡骨后面。浅层有 5 块肌,自桡侧向尺侧依次为**桡侧腕长伸肌**(extensor carpi radialis longus)、**桡侧腕短伸肌**(extensor carpi radialis brevis)、**指伸肌**(extensor digitorum)、**小指伸肌**(extensor digiti minimi)和**尺侧腕伸肌**(extensor carpi ulnaris)。深层也有 5 块肌,从上外向下内依次为**旋后肌**(supinator)、**拇长展肌**(abductor pollicis longus)、**拇短伸肌**(extensor pollicis brevis)、**拇长伸肌**(extensor pollicis longus)和**示指伸肌**(extensor indicis)。后群的主要作用是伸肘关节、桡腕关节、掌指关节和指骨间关节,并可使前臂旋后、拇指外展等。

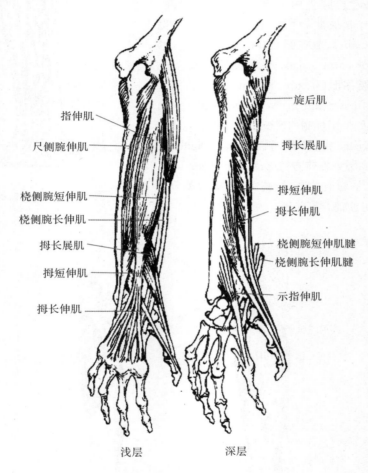

图 1-68　前臂肌后群

(四)手肌

手肌位于手的掌侧,全是短小的肌,其作用为运动手指,分为外侧、中间和内侧三群(图 1-69)。外侧群较为发达,在手掌拇指侧形成一隆起,称鱼际,有 4 块肌,分浅、深两层排列,分别是**拇短展肌**(abductor pollicis brevis)、**拇短屈肌**(flexor pollicis brevis)、**拇对掌肌**(opponens pollicis)和**拇收肌**(adductor pollicis),收缩时可使拇指做展、屈、对掌和收等动作。内侧群在手掌小指侧,形成一隆起,称小鱼际,有 3 块肌,分别是**小指展肌**(abductor digiti minimi)、**小指短屈肌**(flexor digiti minimi brevis)、**小指对掌肌**(opponens digiti minimi)，收缩时使小指做屈、外展和对掌等动作。中间群位于掌心，包括 4 块**蚓状肌**（lumbricales）、3 块**骨间掌侧肌**（palmar interossei）和 4 块**骨间背侧肌**（dorsal interossei），分别使掌指关节伸、收和展。

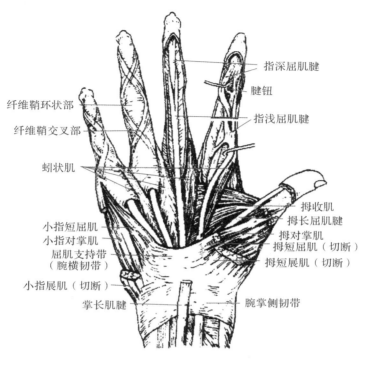

图 1-69　手肌

（五）上肢的局部结构

1. **腋窝**（axillary fossa）　是位于臂上部内侧和胸侧壁之间的锥体形腔隙，内有血管、神经和淋巴结等结构。

2. **肘窝**（cubital fossa）　是位于肘关节前方呈三角形的浅窝。外侧界为肱桡肌，内侧界为旋前圆肌，上界为肱骨内、外上髁之间的连线，内有血管和神经通过。

3. **腕管**（carpal canal）　位于腕部掌侧，由屈肌支持带和腕骨沟共同围成，内有指屈肌腱和正中神经通过。

六、下肢肌

下肢肌按部位可分为髋肌、大腿肌、小腿肌和足肌。由于下肢功能主要是维持直立姿势、支持体重和行走，故下肢肌比上肢肌数目少而粗大有力。

（一）髋肌

髋肌是包绕和运动髋关节的肌群，起自骨盆的内面和外面，止于股骨上端。以其与髋关节的位置关系，分为前群和后群。

1.前群　包括髂腰肌和阔筋膜张肌(图1-70)。

(1)**髂腰肌**(iliopsoas)　由髂肌和腰大肌组成。**髂肌**(iliacus)呈扇形,位于腰大肌的外侧,起自髂窝。**腰大肌**(psoas major muscle)起自腰椎体侧面和腰椎横突,两肌向下汇合,经腹股沟韧带深面,止于股骨小转子。收缩时使髋关节前屈和旋外;下肢固定时,可使躯干前屈,如仰卧起坐。

(2)**阔筋膜张肌**(tensor fasciae latae)　位于大腿上部前外侧,起自髂前上棘,向下移行为髂胫束,止于胫骨外侧髁。收缩时使阔筋膜紧张并屈髋关节。

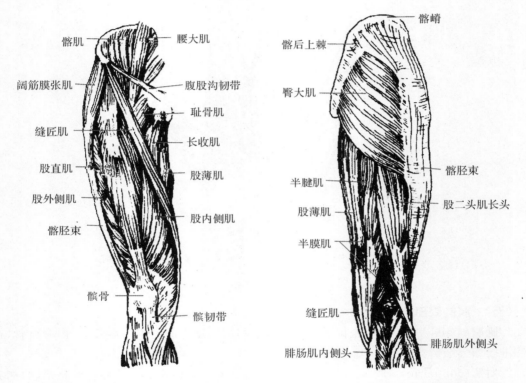

图 1-70　髋肌和大腿肌前群　　　　　图 1-71　髋肌和大腿肌后群

2.后群　位于臀部,又称臀肌,主要有以下几块(图1-71、图1-72)。

(1)**臀大肌**(gluteus maximus)　位于臀部浅层,大而肥厚,形成特有的臀部隆起。起自髂骨翼外面和骶骨背面,肌束斜向外下,止于髂胫束和股骨的臀肌粗隆。收缩时使髋关节伸和旋外;下肢固定时,能伸直躯干,防止躯干前倾,是维持人体直立的重要肌。此肌外上部为肌内注射的常用部位。

(2)**臀中肌和臀小肌**　**臀中肌**(gluteus medius)位于臀大肌的深面,**臀小肌**(gluteus minimus)位于臀中肌深面。两肌都呈扇形,均起自髂骨翼外面,止于股骨大转子。收缩时使髋关节外展。

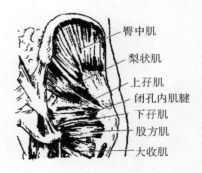

图 1-72　梨状肌和闭孔内肌

（3）**梨状肌**（piriformis） 起自骶骨前面，向外穿坐骨大孔至臀部，止于股骨大转子。梨状肌收缩时使髋关节旋外和外展。坐骨大孔被梨状肌分隔成梨状肌上孔和梨状肌下孔，孔内有血管和神经通过。

（4）**闭孔内肌**（obturator internus） 起自闭孔膜内面及其周围骨面，肌束向后集中成为肌腱，由坐骨小孔出骨盆，止于转子窝。闭孔内肌收缩时使髋关节旋外。

（二）大腿肌

大腿肌配布于股骨周围，分为前群、内侧群和后群。

1. 前群 位于大腿前面，有 2 块（图 1-70）。

（1）**缝匠肌**（sartorius） 是全身最长的肌，呈扁带状，起自髂前上棘，斜向内下，止于胫骨上端的内侧面。收缩时屈髋关节和膝关节，并使已屈的膝关节旋内。

（2）**股四头肌**（quadriceps femoris） 是全身最大的肌，有四个头，即股直肌、股内侧肌、股外侧肌和股中间肌。股直肌起自髂前下棘；其余三头均起自股骨，四个头向下形成股四头肌腱，包绕髌骨，往下续为髌韧带，止于胫骨粗隆。收缩时伸膝关节，股直肌还可屈髋关节。

2. 内侧群 位于大腿的内侧，共有 5 块肌，浅层自外侧向内侧依次为**耻骨肌**（pectineus）、**长收肌**（adductor longus）和**股薄肌**（gracilis）；中层有**短收肌**（adductor brevis）；深层有**大收肌**（adductor magnus）。五块肌均起自耻骨支和坐骨支等，除股薄肌止于胫骨上端的内侧面外，其他各肌都止于股骨粗线。主要作用是使髋关节内收、旋外。

3. 后群 位于大腿后面，有 3 块肌（图 1-71）。

（1）**股二头肌**（biceps femoris） 位于股后部的外侧，有长、短两个头，长头起自坐骨结节，短头起自股骨粗线，两头汇合后，以长腱止于腓骨头。

（2）**半腱肌**（semitendinosus）和**半膜肌**（semimembranosus） 位于股后部的内侧，均起自坐骨结节，向下分别止于胫骨上端内侧面和胫骨内侧髁的后面。

后群肌可屈膝关节、伸髋关节；屈膝时股二头肌可使小腿旋外，而半腱肌和半膜肌使小腿旋内。

（三）小腿肌

小腿肌配布于胫、腓骨周围，分为前群、外侧群和后群。

1. 前群 位于小腿骨间膜的前面，有 3 块肌，从内侧向外侧依次为**胫骨前肌**（tibialis anterior）、**跗长伸肌**（extensor hallucis longus）和**趾长伸肌**（extensor digitorum longus），3 块肌均经踝关节前方至足背或趾背终止（图 1-73）。该肌群可使足背屈，胫骨前肌还可使足内翻，跗长伸肌和趾长伸肌分别伸跗趾和第 2～5 趾。

2. 外侧群 位于腓骨外侧面，有**腓骨长肌**（peroneus longus）和**腓骨短肌**（peroneus brevis）。两肌均起自腓骨外侧面，肌腱均经外踝后方至足底，前者止于内侧楔骨和第 1 跖骨底，后者止于第 5 跖骨粗隆（图 1-74）。该肌群收缩使足外翻并屈踝关节（跖屈）。

3. 后群 位于小腿骨间膜的后面，分浅、深两层（图 1-74）。

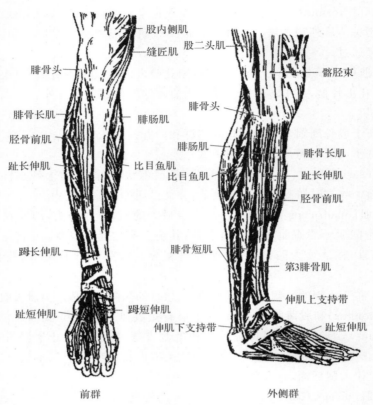

前群   外侧群

图 1-73 小腿肌前群和外侧群

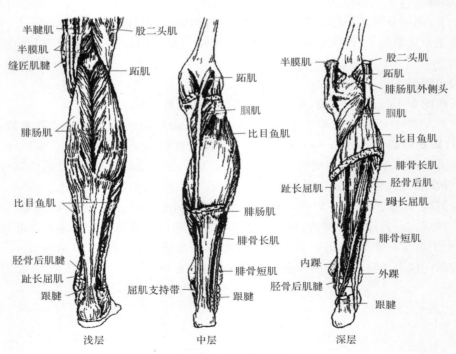

浅层   中层   深层

图 1-74 小腿肌后群

浅层为强大的**小腿三头肌**（triceps surae），由起自股骨内、外侧髁后面的**腓肠肌**（gastrocnemius）和起自胫骨、腓骨后面上部的**比目鱼肌**（soleus）组成。三个头汇合，在小腿的上部形成膨隆的"小腿肚"，向下移行为粗大的跟腱，止于跟骨结节。收缩时屈踝关节和膝关节；站立时，能固定踝关节和膝关节，防止身体前倾，是维持直立姿势的重要肌之一。

深层有 4 块肌，腘肌在上方，另 3 块在下方。**腘肌**（popliteus）斜位于腘窝底，起自股骨外侧髁的外侧面上缘，止于胫骨的比目鱼肌线以上的骨面，收缩时可屈膝关节并使小腿旋内。下面的 3 块肌由胫侧向腓侧依次为**趾长屈肌**（flexor digitorum longus）、**胫骨后肌**（tibialis posterior）和**姆长屈肌**（flexor hallucis longus），其肌腱均经内踝后方至足底或趾骨底终止。该肌群收缩可屈踝关节，并分别屈第 2～5 趾、屈姆趾和使足内翻。

（四）足肌

足肌分为足背肌和足底肌。足背肌较薄弱，有姆短伸肌和趾短伸肌，分别伸姆趾和第 2～4 趾。足底肌分为内侧群、外侧群和中间群，主要有屈趾和维持足弓的作用（图 1-75）。

（五）下肢的局部结构

1. **股三角**（femoral triangle）　位于大腿前面的上部，呈倒置的三角形。其上界为腹股沟韧带，内侧界为长收肌的内侧缘，外侧界为缝匠肌的内侧缘。股三角内有股神经、股动脉、股静脉和淋巴结等。

2. **腘窝**（popliteal fossa）　位于膝关节后方，呈菱形。腘窝的上内侧界为半腱肌和半膜肌，上外侧界为股二头肌，下内侧界为腓肠肌内侧头，下外侧界为腓肠肌外侧头，底为膝关节囊。腘窝内有腘动脉、腘静脉、胫神经、腓总神经和淋巴结等。

七、全身重要的肌性标志

（一）头颈部

咬肌　当牙咬紧时，在下颌角的前上方，颧弓下方可摸到坚硬的条状隆起。

颞肌　当牙咬紧时，在颞窝，于颧弓上方可摸到坚硬的隆起。

胸锁乳突肌　当头向一侧转动时，可明显看到从前下方斜向后上方呈长条状的隆起。

（二）躯干部

斜方肌　在项部和背上部，可见斜方肌的外上缘的轮廓。

背阔肌　在背下部可见此肌的轮廓，它的外下缘上份参与形成腋后壁。

竖脊肌　脊柱两旁的纵形肌性隆起。

胸大肌　胸前壁较膨隆的肌性隆起，其外侧下缘构成腋前壁。

前锯肌　在胸部外侧壁，发达者可见其肌齿。

腹直肌　腹前正中线两侧的纵形隆起，肌肉发达者可见脐以上有三条横沟，即为腹直肌

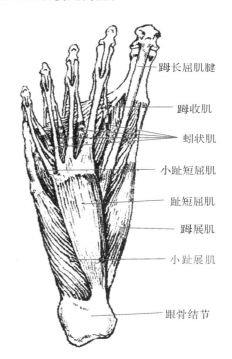

姆长屈肌腱

姆收肌

蚓状肌

小趾短屈肌

趾短屈肌

姆展肌

小趾展肌

跟骨结节

图 1-75　足底肌（浅层）

的腱划。

(三)上肢

三角肌　在肩部形成圆隆的外形,其止点在臂外侧中部呈现一小凹。

肱二头肌　当屈肘握拳旋后时,可在臂前面明显见到膨隆的肌腹。在肘窝中央,亦可摸到此肌的肌腱。

肱三头肌　在臂的后面,三角肌后缘的下方可见到肱三头肌长头。

肱桡肌　当握拳用力屈肘时,在肘部可见到肱桡肌的膨隆肌腹。

掌长肌　当用力半握拳屈腕时,在腕前面的中份、腕横纹的上方可明显见此肌的肌腱。

桡侧腕屈肌　当握拳时,在掌长肌腱的桡侧,可见此肌的肌腱。

尺侧腕屈肌　用力外展手指半屈腕时,在腕的尺侧,可见此肌的肌腱。

指伸肌腱　伸直手指,在手背可见此肌至第2～5指的肌腱。

(四)下肢

臀大肌　在臀部形成圆隆外形。

股四头肌　在大腿屈和内收时,可见股直肌在缝匠肌和阔筋膜张肌所组成的夹角内。股内侧肌和股外侧肌在大腿前面的下部,分别位于股直肌的内、外侧。

股二头肌　在腘窝的外上界,可摸到它的肌腱止于腓骨头。

半腱肌、半膜肌　在腘窝的内上界,可摸到它们的肌腱止于胫骨,其中半腱肌腱较窄,位置浅表且略靠外,半膜肌腱较粗而钝圆,它位于半腱肌腱的深面和靠内。

踇长伸肌　当用力伸踇趾时,在踝关节前方和足背可摸到此肌的肌腱。

胫骨前肌　在踝关节的前方,踇长伸肌腱的内侧可摸到此肌的肌腱。

趾长伸肌　当足背屈时,在踝关节前方,踇长伸肌腱的外侧可摸到此肌的肌腱。在伸趾时,在足背可清晰见到至各趾的肌腱。

小腿三头肌　在小腿后面,可明显见到该肌膨隆的肌腹及肌腱。

思考与练习

一、选择题

1. 下列各骨属于扁骨的是　　　　　　　　　　　　　　　　　　　　（　　）
   A. 股骨　　　　　　　B. 椎骨　　　　　　　C. 顶骨
   D. 蝶骨　　　　　　　E. 颞骨

2. 下列各骨属于长骨的是　　　　　　　　　　　　　　　　　　　　（　　）
   A. 肋骨　　　　　　　B. 胸骨　　　　　　　C. 跟骨
   D. 指骨　　　　　　　E. 椎骨

3. 胸椎的结构特点是　　　　　　　　　　　　　　　　　　　　　　（　　）
   A. 横突上有横突孔　　　　　　　　B. 棘突有分叉
   C. 椎体侧面后部有关节面　　　　　D. 上、下关节突不明显
   E. 棘突水平伸向后方

4. 以下关于胸骨角的说法,正确的是　　　　　　　　　　　　　　　（　　）

A. 与第 3 肋软骨平对 　　　　　　　B. 与第 2 肋间隙平对

C. 与第 3 肋平对 　　　　　　　　　D. 是两肋的夹角

E. 为胸骨体与胸骨柄形成的交角

5. 以下关于椎间孔的描述,正确的是　　　　　　　　　　　　　　（　　）

A. 由椎体和椎弓围成 　　　　　　　B. 由全部椎骨的椎孔共同围成

C. 由相邻椎弓根的上、下切迹围成 　　D. 由椎弓根和椎弓板围成

E. 共有 31 个椎间孔

6. 肱骨易发生骨折的部位是　　　　　　　　　　　　　　　　　　（　　）

A. 三角肌粗隆 　　　　　　B. 桡神经沟 　　　　　　C. 肱骨小头

D. 外科颈 　　　　　　　　E. 肱骨小结节

7. 以下关于各部椎骨特点的叙述,错误的是　　　　　　　　　　　　（　　）

A. 颈椎的棘突短 　　　　　　B. 胸椎有横突孔 　　　　　C. 腰椎椎体最大

D. 骶骨成三角形 　　　　　　E. 尾椎有四块

8. 以下关于胸廓的说法,哪一种是错误的　　　　　　　　　　　　　（　　）

A. 由全部胸椎、胸骨、12 对肋组成 　　B. 成人近似圆锥形

C. 上窄、下宽 　　　　　　　　　　　D. 横径小于前后径

E. 下口不整齐

9. 不参与构成颅底的颅骨是　　　　　　　　　　　　　　　　　　（　　）

A. 额骨 　　　　　　　　B. 筛骨 　　　　　　　　C. 蝶骨

D. 顶骨 　　　　　　　　E. 枕骨

10. 不属于颅中窝的结构是　　　　　　　　　　　　　　　　　　（　　）

A. 颈静脉孔 　　　　　　B. 棘孔 　　　　　　　　C. 视神经管

D. 圆孔 　　　　　　　　E. 破裂孔

11. 肩胛骨下角平对　　　　　　　　　　　　　　　　　　　　　（　　）

A. 第 6 肋 　　　　　　B. 第 7 肋 　　　　　　　C. 第 8 肋

D. 第 9 肋 　　　　　　E. 第 10 肋

12. 以下关于肩关节的描述,正确的是　　　　　　　　　　　　　　（　　）

A. 由肱骨头与肩胛骨关节盂构成

B. 关节囊下方有韧带加强,较为牢固

C. 关节囊紧而厚

D. 肩关节易发生后上方脱位

E. 只能做屈伸运动

13. 两侧髂嵴最高点的连线平对　　　　　　　　　　　　　　　　（　　）

A. 第 1 腰椎棘突 　　　　B. 第 2 腰椎棘突 　　　　C. 第 3 腰椎棘突

D. 第 4 腰椎棘突 　　　　E. 第 5 腰椎棘突

14. 女性骨盆的特点是　　　　　　　　　　　　　　　　　　　　（　　）

A. 骨盆腔短而宽,呈圆桶形 　　　　B. 呈卵圆形,耻骨下角较大

C. 骨盆较窄,近似心形 　　　　　　D. 耻骨下角 70°～75°

E. 骨盆腔高而窄,呈漏斗形

15. 行骶管麻醉时,确定为穿刺进针位置的标志是 （   ）
　　A. 骶角　　　　　　　　　B. 骶管裂孔　　　　　　　C. 骶前孔
　　D. 骶后孔　　　　　　　　E. 骶岬

16. 开口于中鼻道的鼻旁窦有 （   ）
　　A. 上颌窦和蝶窦　　　　　　　　　　　B. 额窦和蝶窦
　　C. 筛窦和蝶窦　　　　　　　　　　　　D. 筛窦前群、中群、额窦、上颌窦
　　E. 筛窦后群、中群、额窦、上颌窦

17. 限制脊柱过度后伸的韧带是 （   ）
　　A. 项韧带　　　　　　　　　B. 棘上韧带　　　　　　　C. 棘间韧带
　　D. 前纵韧带　　　　　　　　E. 后纵韧带

18. 以下关于膝关节主要结构特点的叙述,错误的是 （   ）
　　A. 关节囊周围有韧带加强　　　　　　B. 关节囊宽阔
　　C. 膝交叉韧带连接股、胫两骨　　　　D. 有膝交叉韧带和半月板
　　E. 前交叉韧带可限制胫骨向后移位

19. 以下关于胸锁乳突肌的叙述,错误的是 （   ）
　　A. 起于胸骨柄和锁骨
　　B. 止于乳突
　　C. 两侧同时收缩头后仰
　　D. 一侧收缩使头向同侧倾斜,面部转向对侧
　　E. 有上提肋助吸气的作用

20. 使肩关节外展主要的肌是 （   ）
　　A. 胸大肌　　　　　　　　　B. 三角肌　　　　　　　　C. 前锯肌
　　D. 肩胛下肌　　　　　　　　E. 冈下肌

21. 老年人易发生骨折的原因是由于骨质中 （   ）
　　A. 有机质含量相对较多　　　　　　　B. 无机质含量相对较多
　　C. 有机质和无机质各占1/2　　　　　D. 骨松质较多
　　E. 骨密质较少

22. 臀大肌的作用是使髋关节 （   ）
　　A. 屈　　　　　　　　　　　B. 伸　　　　　　　　　　C. 外展
　　D. 旋外　　　　　　　　　　E. 内收

23. 膈收缩时 （   ）
　　A. 膈顶上升助吸气　　　　B. 膈顶上升助呼气　　　　C. 膈顶下降助吸气
　　D. 膈顶下降助呼气　　　　E. 膈顶下降助吸气和呼气

24. 股四头肌的作用是 （   ）
　　A. 使髋关节前屈和旋外　　　　　　　B. 使髋关节后伸和旋外
　　C. 使髋关节前屈和内收　　　　　　　D. 屈髋关节和伸膝关节
　　E. 使膝关节旋转

25. 小腿三头肌的作用是 （   ）
　　A. 足背屈　　　　　　　　　B. 足跖屈　　　　　　　　C. 足内翻

　　　D. 足外翻　　　　　　　E. 伸膝关节

26. 具有屈髋屈膝的肌是　　　　　　　　　　　　　　　　（　　）

　　　A. 髂腰肌　　　　　　B. 缝匠肌　　　　　　C. 股四头肌

　　　D. 股二头肌　　　　　E. 臀大肌

27. 肌的辅助结构是　　　　　　　　　　　　　　　　　　（　　）

　　　A. 肌周围的结缔组织　　　　　B. 浅、深筋膜

　　　C. 筋膜、滑膜囊和腱鞘等　　　D. 腱膜和滑膜囊

　　　E. 筋膜、腱鞘和滑液

二、填空题

1. 运动系由_____、_____和_____三部分组成。

2. 根据骨的外形骨可分为_____、_____、_____和_____四类。

3. 关节由_____、_____和_____等基本结构构成。

4. 脊柱侧面观可见脊柱有_____、_____、_____和_____四个生理弯曲。

5. 既屈髋关节又屈膝关节的肌是_____。

6. 临床上肌内注射常用的肌肉是_____和_____。

三、名词解释

1. 胸骨角

2. 翼点

3. 腹股沟韧带

4. 腹股沟管

四、简答题

试述膈肌三个裂孔的名称、位置及通行结构。

（杨兴文、李成俊）

参考答案

第二章　消化系统

【学习要点】

1.内脏的概念,内脏的一般形态和构造。

2.胸腹部的标志线和腹部的分区。

3.上、下消化道的划分。

4.咽峡的组成,牙的形态和结构,舌的黏膜特征。

5.咽的形态、位置、分部、结构及各部的交通,食管的位置、3 个狭窄的部位及各狭窄至中切牙的距离。

6.胃的形态、分部和位置,十二指肠的形态、位置和分部,大肠的形态特点、分部和位置,阑尾的位置及根部的体表投影,直肠的位置、弯曲和结构及肛管的结构。

7.肝的形态、位置,胆囊的形态、位置、分部和功能及胆囊底的体表投影,输胆管道的组成及开口部位。

8.胰的位置和形态。

教学 PPT

第一节　概　述

一、内脏器官的分类

在解剖学中,通常将消化、呼吸、泌尿和生殖四个系统的器官合称为**内脏**(viscera)。研究内脏各器官位置、形态及结构的科学,称**内脏学**(splanchnology)。内脏器官绝大部分位于胸腔、腹腔和盆腔内,并借孔道直接或间接与外界相通。内脏器官的形态结构不尽相同,根据其结构可分为中空性器官和实质性器官两大类。

(一)中空性器官

此类器官呈管状或囊状,内部均有特定的空腔,如胃、气管、子宫等。中空性器官的管壁一般由 4 层或 3 层组成,例如消化管,其管壁由内向外由黏膜、黏膜下层、肌层和外膜构成。

(二)实质性器官

此类器官没有特定的空腔,多为腺体,如肝和胰等。实质性器官的表面包有结缔组织被膜,并伸入器官实质内,将器官分隔成若干小叶,如肝小叶、胰小叶等。每个实质性器官均有一凹陷区域,是该器官的导管、血管、淋巴管和神经等出入处,称为该器官的门(hilum),如肝门(porta hepatis)、肺门(hilum of lung)等。

二、消化系统的组成

消化系统(alimentary system)由消化管和消化腺两大部分组成(图 2-1)

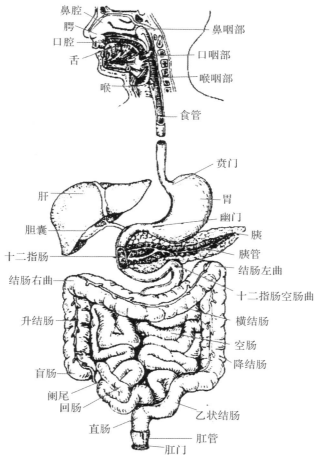

图 2-1　消化系统模式图

(一)消化管

消化管(alimentary canal)是指始自口腔、终于肛门的管道,包括口腔、咽、食管、胃、小肠(十二指肠、空肠、回肠)、大肠(盲肠、阑尾、结肠、直肠和肛管)。临床上以十二指肠为界,将十二指肠以上的消化管称为上消化道,空肠及其以下的消化管称为下消化道。

(二)消化腺

按体积的大小和位置不同,消化腺(alimentary gland)可分为大消化腺和小消化腺两种。大消化腺位于消化管壁外,成为一个独立的器官,其分泌的消化液经导管流入消化管腔内,如唾液腺、肝和胰。小消化腺分布于消化管壁内,位于黏膜层或黏膜下层,如唇腺、颊腺、食管腺、胃腺和肠腺等。

三、胸部标志线和腹部分区

内脏器官大部分位于胸腔和腹腔内，为了便于描述内脏器官的正常位置和体表投影，通常在胸、腹部体表确定若干标志线和分区(图 2-2)。

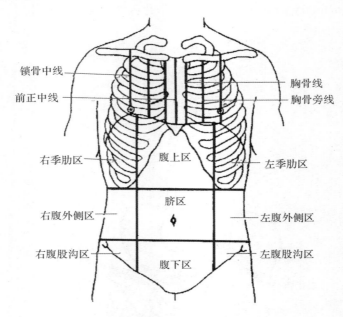

图 2-2　胸部标志线和腹部分区

(一)胸部标志线

1. **前正中线**(anterior median line)　通过身体前面正中所作的垂直线。

2. **胸骨线**(sternal line)　通过胸骨外侧缘最宽处所作的垂直线。

3. **锁骨中线**(midclavicular line)　通过锁骨中点所作的垂直线。

4. **胸骨旁线**(parasternal line)　通过胸骨线与锁骨中线之间中点所作的垂直线。

5. **腋前线**(anterior axillary line)　通过腋前襞所作的垂直线。

6. **腋后线**(posterior axillary line)　通过腋后襞所作的垂直线。

7. **腋中线**(midaxillary line)　通过腋前线和腋后线之间中点所作的垂直线。

8. **肩胛线**(scapular line)　通过肩胛骨下角所作的垂直线。

9. **后正中线**(posterior median line)　通过身体后面正中所作的垂直线。

(二)腹部分区

在腹部的前面通常采用两条横线和两条纵线将腹部分成 9 个区。上横线是左、右两侧肋弓最低点的连线，下横线是左、右两侧髂结节之间的连线；两条纵线分别是通过左、右两侧腹股沟韧带中点所作的垂线。两横线与两纵线将腹部分为 9 个区，分别是左季肋区、腹上区、右季肋区、左腹外侧区(左腰区)、脐区、右腹外侧区(右腰区)、左腹股沟区(左髂区)、腹下区(耻区)、右腹股沟区(右髂区)。

在临床工作中，亦可通过脐的水平线和垂线，将腹部分为左上腹部、右上腹部、左下腹部和右下腹部 4 个区。

第二节　消化管

一、口腔

口腔（oral cavity）是消化管的起始部，前借口裂与外界相通，后经咽峡与咽相续。口腔以上、下牙弓为界分为口腔前庭和固有口腔。口腔前庭是上、下唇和颊与上、下牙弓和牙龈之间的狭窄空隙；固有口腔是上、下牙弓和牙龈以内的腔隙。当上、下牙咬合时，口腔前庭和固有口腔借第三磨牙后方的间隙相通。临床上对牙关紧闭的患者，可经此间隙将导管插入固有口腔，再向下至咽、食管和胃，注入营养物质或做急救灌药等（图2-3）。

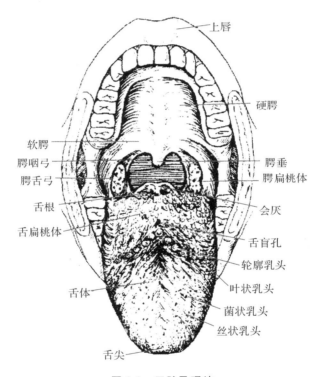

图2-3　口腔及咽峡

（一）口唇

口唇（oral lips）分上唇和下唇，外面为皮肤，中间为口轮匝肌，内面为黏膜。口唇的游离缘是皮肤与黏膜的移行部，称唇红，其内无黏液腺，但含有皮脂腺。唇红是体表毛细血管最丰富的部位之一，呈红色，当机体缺氧时呈绛紫色，临床上称为发绀。在上唇外面中线处有一纵行浅沟称人中（philtrum），为人类所特有。上唇外面两侧与颊部交界处，各有一浅沟，称鼻唇沟（nasolabial sulcus）。上、下唇之间的裂隙称口裂，口裂两侧的上、下唇结合处为口角，口角约平对第一磨牙。在上、下唇内面正中线上，分别有上、下唇系带从口唇连于牙龈基部。

(二)颊

颊(cheek)是口腔的两侧壁,其构造与唇相似,即由黏膜、颊肌和皮肤构成。在上颌第二磨牙牙冠相对的颊黏膜上有**腮腺管乳头**(papilla of parotid duct),其上有腮腺管的开口。

(三)腭

腭(palate)是口腔的上壁,分隔鼻腔与口腔。腭分硬腭和软腭两部分。

硬腭(hard palate)位于腭的前 2/3,主要由骨腭(由上颌骨的腭突和腭骨的水平板构成)表面覆以黏膜构成。黏膜厚而致密,与骨膜紧密相贴。

软腭(soft palate)位于腭的后 1/3,主要由肌、肌腱和黏膜构成。软腭的前份呈水平位,后份斜向后下,称**腭帆**(velum palatinum)。腭帆后缘游离,其中部有垂向下方的突起,称**腭垂**(uvula)或悬雍垂。自腭帆两侧向下方分别形成前、后两条黏膜皱襞,前方的一对为**腭舌弓**(palatoglossal arch),延续于舌根的外侧,后方的一对为**腭咽弓**(palatopharyngeal arch),向下延至咽侧壁。两弓间的三角形凹陷区称扁桃体窝,窝内容纳腭扁桃体。腭垂、腭帆游离缘、两侧的腭舌弓及舌根共同围成**咽峡**(isthmus of fauces),它是口腔和咽之间的狭窄部,也是两者的分界。软腭在静止状态时垂向下方,当吞咽或说话时,软腭上提,贴咽后壁,从而将鼻咽与口咽隔离开来。

(四)牙

牙(tooth)是人体内最坚硬的器官,位于口腔前庭与固有口腔之间,镶嵌于上、下颌骨的牙槽内,分别排列成**上牙弓**(upper dental arch)和**下牙弓**(lower dental arch),具有咀嚼食物和辅助发音等作用。

1.牙的种类、排列 人的一生中,先后有两组牙萌出,分别是乳牙和恒牙。一般在出生后 6 个月时开始萌出**乳牙**(deciduous tooth),到 3 岁左右出齐,共 20 颗。6 岁左右,乳牙开始脱落,逐渐更换成**恒牙**(permanent tooth)。恒牙中,第一磨牙首先长出,除第三磨牙外,其他各牙在 14 岁左右出齐。第三磨牙萌出最迟,故又称**迟牙**(wisdom tooth)或智牙,一般到成年才长出,有的甚至终生不出。恒牙全部出齐共 32 颗。

临床上,为了记录牙的位置,常以被检查者的方位为准,以"＋"记号划分成 4 个区,并以罗马数字Ⅰ～Ⅴ标示乳牙,用阿拉伯数字 1～8 标示恒牙,如"Ⅵ"表示右下颌第二乳磨牙,"⌊5"表示左上颌第二前磨牙。乳牙及恒牙的名称及排列顺序如图 2-4、图 2-5 所示。

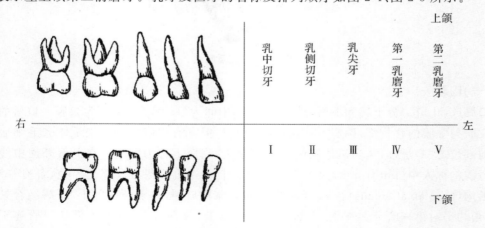

图 2-4　乳牙的名称及符号

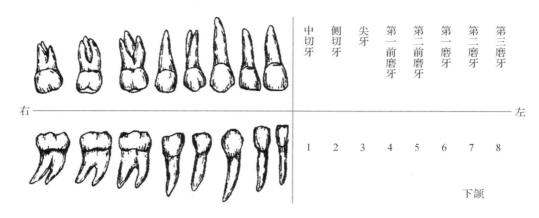

中切牙	侧切牙	尖牙	第一前磨牙	第二前磨牙	第一磨牙	第二磨牙	第三磨牙
1	2	3	4	5	6	7	8

右 ————————————————————— 左

下颌

图 2-5　恒牙的名称及符号

2. 牙的形态　每个牙都可分为牙冠、牙根、牙颈 3 部分(图 2-6)。**牙冠**(crown of tooth)是暴露于口腔,露出于牙龈以外的部分。切牙的牙冠扁平,呈凿状;尖牙的牙冠呈锥形;前磨牙的牙冠较大,呈方圆形;磨牙的牙冠最大,呈方形。**牙根**(root of tooth)是嵌入牙槽内的部分。切牙和尖牙只有 1 个牙根,前磨牙一般也只有 1 个牙根,下颌磨牙有 2 个牙根,上颌磨牙有 3 个牙根。**牙颈**(neck of tooth)是牙冠与牙根之间的部分,被牙龈所包绕。牙冠和牙颈内部的腔隙较宽阔,称**牙冠腔**(pulp chamber)。牙根内的细管称**牙根管**(root canal),此管开口于牙根尖端的**牙根尖孔**(apical foramen)。牙的血管和神经通过牙根尖孔和牙根管进入牙冠腔。牙根管与牙冠腔合称**牙腔**(dental cavity)或**髓腔**(pulp cavity),其内容纳**牙髓**(dental pulp)。

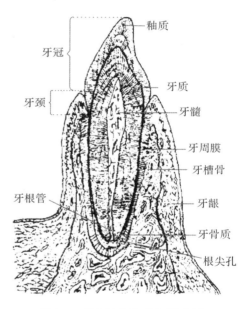

图 2-6　下颌切牙矢状面模式图

（图中标注：釉质、牙冠、牙颈、牙质、牙髓、牙周膜、牙槽骨、牙龈、牙骨质、根尖孔）

3. 牙的构造　牙由**牙质**(dentine of tooth)、**釉质**(enamel)、**牙骨质**(cement)和牙髓组成(图 2-6)。牙质构成牙的主体。釉质覆盖在牙冠部的牙质外面,是人体内最坚硬的组织;牙骨质包在牙根和牙颈部牙质外面,其结构与骨组织类似。牙髓位于牙腔内,由结缔组织、神经和血管共同组成。由于牙髓周围是坚硬的牙质,当牙髓发炎时,牙腔内的压力增高而压迫其神经,可引起剧烈的疼痛。

4. 牙周组织　牙周组织包括**牙周膜**(periodontal membrane)、**牙槽骨**(alveolar bone)和**牙龈**(gingiva)三部分。牙周膜是介于牙槽骨与牙根之间的致密结缔组织膜,具有固定牙根和缓解咀嚼时所产生压力的作用。牙槽骨为上、下颌骨牙槽内的骨质。牙龈是口腔黏膜的一部分,紧贴于牙颈周围及邻近的牙槽骨上,血管丰富,呈淡红色,坚韧而有弹性。牙周组织对牙具有固定、支持和保护作用。

(五)舌

舌(tongue)位于口腔底,其基本结构是骨骼肌和表面覆盖的黏膜。舌具有协助咀嚼和吞咽食物、感受味觉及辅助发音等功能。

1.舌的形态　舌有上、下两面。舌上面又称舌背,后部以倒"V"形界沟分为舌前2/3的舌体和舌后1/3的舌根。舌体的前端称舌尖(图2-7)。舌下面正中线处有一连于口腔底的黏膜皱襞称舌系带;在舌系带根部两侧有一对小黏膜隆起,称舌下阜,其顶端有下颌下腺管和舌下腺大管的共同开口。舌下阜向后外侧延伸为舌下襞,襞上有舌下腺小管的开口(图2-8)。

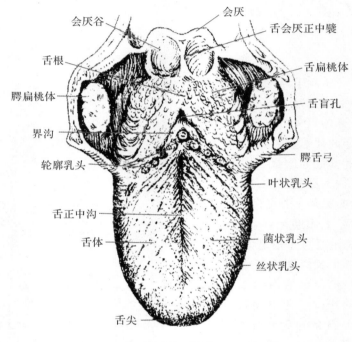

图 2-7　舌背

2.舌的构造　舌由表面的舌黏膜和深部的舌肌构成。

(1)舌黏膜　呈淡红色,其表面可见许多小突起,统称为**舌乳头**(papillae of tongue)。舌乳头按形态可分为**丝状乳头**(filiform papilla)、**菌状乳头**(fungiform papilla)、**叶状乳头**(foliate papilla)和**轮廓乳头**(vallate papilla)4 种。丝状乳头数量最多,体积最小,呈白色,遍布于舌背;菌状乳头稍大于丝状乳头,数目较少,呈红色,散在于丝状乳头之间,多见于舌尖和舌侧缘;叶状乳头位于舌侧缘的后部,腭舌弓的前方,每侧为4~8条并列的叶片形黏膜皱襞,小儿较清楚;轮廓乳头体积最大,排列于界沟前方,其中央隆起,周围有环状沟。轮廓乳头、菌状乳头、叶状乳头以及软腭、会厌等处的黏膜中含有味蕾,为味觉感受器,具有感受酸、甜、苦、咸等味觉的功能。由于丝状乳头中无味蕾,故只有一般感觉,而无感受味觉的功能。舌根背面黏膜表面,可见由淋巴组织组成的大小不等的丘状隆起,称**舌扁桃体**(lingual tonsil)(图2-7)。

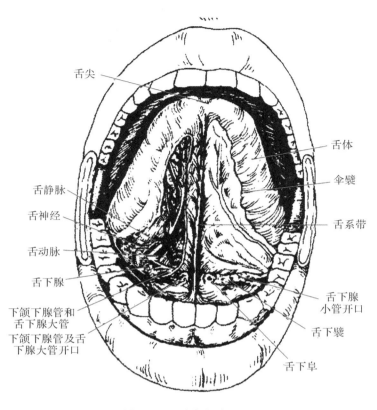

图 2-8　口腔底和舌下面

（2）舌肌　为骨骼肌，分**舌内肌**（intrinsic lingual muscle）和**舌外肌**（extrinsic lingual muscle）两部分。舌内肌的起、止点均在舌内，有纵肌、横肌和垂直肌，收缩时，可改变舌的形态。舌外肌起于舌周围各骨，止于舌内，有颏舌肌、舌骨舌肌和茎突舌肌等（图 2-9），收缩时

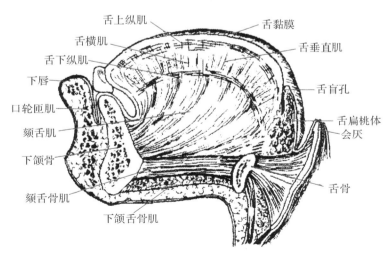

图 2-9　舌的正中矢状面

71

可改变舌的位置。其中,以颏舌肌(genioglossus)在临床上较为重要,是一对强而有力的肌,起自下颌体后面的颏棘,肌纤维呈扇形向后上方分散,止于舌正中线两侧。两侧颏舌肌同时收缩,拉舌向前下方,即伸舌;单侧收缩可使舌尖伸向对侧。如一侧颏舌肌瘫痪,令患者伸舌时,舌尖偏向瘫痪侧。

(六)唾液腺

唾液腺(salivary gland)在口腔周围,能分泌并向口腔内释放唾液,具有清洁口腔和帮助消化食物的功能。唾液腺分大、小两类。**小唾液腺**(minor salivary gland)位于口腔各部黏膜内,属黏液腺,如唇腺、颊腺、腭腺和舌腺等。**大唾液腺**(major salivary gland)有 3 对(图 2-10)。

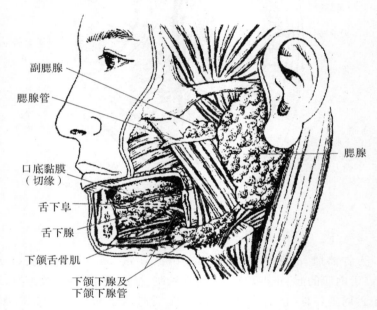

图 2-10　大唾液腺

1.**腮腺**(parotid gland)　最大,略呈三角楔形,位于耳郭(耳廓)的前下方。**腮腺管**(parotid duct)自腮腺的前缘发出,于颧弓下一横指处向前横越咬肌表面,至咬肌前缘处弯向内侧,斜穿颊肌,开口平对上颌第二磨牙相对的颊黏膜上。

2.**下颌下腺**(submandibular gland)　呈卵圆形,位于下颌体下缘及二腹肌前、后腹所围成的下颌下三角内,其导管自腺的内侧面发出,沿口腔底黏膜深面前行,开口于舌下阜。

3.**舌下腺**(sublingual gland)　较小,位于口腔底舌下襞的深面。舌下腺导管有大、小两种,大管有一条,与下颌下腺管共同开口于舌下阜,小管有 5～15 条,短而细,直接开口于舌下襞黏膜表面。

二、咽

(一)咽的位置、形态

咽(pharynx)是消化管上端扩大的部分,是消化管与呼吸道的共同通道。咽呈上宽下窄、前后略扁的漏斗形肌性管道,全长约 12cm。咽位于第 1～6 颈椎前方,上端起于颅底,下端约在第 6 颈椎下缘或环状软骨的高度续于食管。咽的前壁不完整,自上向下分别有通向鼻腔、口腔和喉腔的开口;后壁平坦,借疏松结缔组织连于上位 6 个颈椎体前面的椎前筋膜。咽的两侧壁与颈部大血管和甲状腺侧叶等相毗邻(图 2-11)。

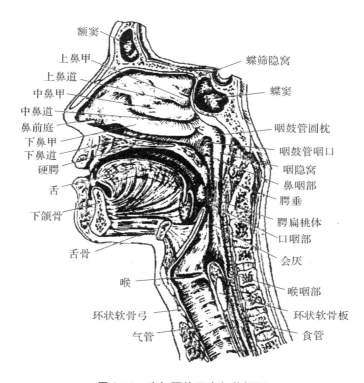

图 2-11 头与颈的正中矢状切面

(二)咽的分部

以腭帆游离缘和会厌上缘平面为界,可将咽分为鼻咽、口咽和喉咽 3 部分(图 2-11)。

1.**鼻咽**(nasopharynx) 是咽的上部,位于鼻腔后方,上达颅底,下至腭帆游离缘平面续口咽,向前经鼻后孔通鼻腔。

鼻咽的两侧壁上,在下鼻甲后方约 1cm 处,各有一**咽鼓管咽口**(pharyngeal opening of auditory tube),咽腔经此口通过咽鼓管与中耳的鼓室相通。咽鼓管咽口平时是关闭的,当吞咽或用力张口时,空气通过咽鼓管进入鼓室,以维持鼓膜两侧的气压平衡。当咽部感染时,细菌可经咽鼓管波及中耳,引起中耳炎。由于小儿的咽鼓管较短而宽,且略呈水平位,故儿童患急性中耳炎远较成人为多。咽鼓管咽口的前、上、后方的弧形隆起称**咽鼓管圆枕**(tubal torus),它是寻找咽鼓管咽口的标志。咽鼓管圆枕后方与咽后壁之间的纵行深窝称**咽隐窝**(pharyngeal recess),是鼻咽癌的好发部位。位于咽鼓管咽口附近黏膜内的淋巴组织,称**咽鼓管扁桃体**(tubal tonsil)。

鼻咽上壁后部的黏膜内有丰富的淋巴组织称**咽扁桃体**(pharyngeal tonsil),幼儿时期较发达,6~7 岁时开始萎缩,约至 10 岁以后完全退化。有的儿童咽扁桃体可出现异常增大,致使鼻咽腔变窄,影响呼吸,表现为熟睡时张口呼吸。

2.**口咽**(oropharynx) 位于腭帆游离缘与会厌上缘平面之间,向前经咽峡与口腔相通,上续鼻咽,下通喉咽。在口咽的侧壁上,腭舌弓与腭咽弓之间有一凹窝,称扁桃体窝,容纳**腭扁桃体**(palatine tonsil)。腭扁桃体是淋巴器官,具有防御功能,呈椭圆形,其内侧面朝向咽腔,表面覆以黏膜,并有许多深陷的小凹称扁桃体小窝,细菌易在此存留繁殖,成为感染病灶。

咽扁桃体、咽鼓管扁桃体、腭扁桃体和舌扁桃体共同构成咽淋巴环,对消化道和呼吸道具有防御功能。

3.**喉咽**(laryngopharynx)　为会厌上缘平面至第 6 颈椎体下缘之间的一段,向下与食管相续,向前经喉口通喉腔。在喉口的两侧各有一深窝称**梨状隐窝**(piriform recess),常为异物滞留之处。

咽肌为骨骼肌,包括咽缩肌和咽提肌(图 2-12)。

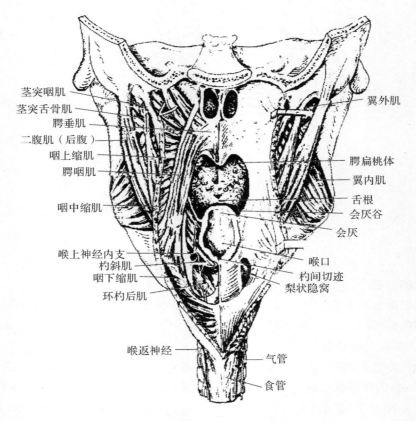

图 2-12　喉腔冠状切面(切开后壁)

三、食管

(一)食管的位置、分部

食管(esophagus)是一前后略扁的肌性管道,是消化管各部中最狭窄的部分,长约25cm。食管上端在第 6 颈椎体下缘平面与咽相续,下端约平第 11 胸椎体高度与胃的贲门连接。食管可分为颈部、胸部和腹部(图 2-13)。颈部长约 5cm,自食管起始端至胸骨颈静脉切迹平面的一段,前面借疏松结缔组织附于气管后壁上。胸部最长,为 18~20cm,位于胸骨颈静脉切迹平面至膈的食管裂孔之间。腹部最短,仅 1~2cm,自食管裂孔至胃的贲门。

(二)食管的生理性狭窄

食管全长除沿脊柱的颈、胸曲相应地形成前后方向上的弯曲之外,在左右方向上亦有轻度弯曲,但在形态上食管最重要的特点是有 3 处生理性狭窄。第一狭窄在食管的起始处,相当于第 6 颈椎体下缘水平,距中切牙约 15cm;第二狭窄在食管与左主支气管交叉处,相当于第 4、第 5 胸椎体之间水平,距中切牙约 25cm;第三狭窄在食管穿过膈的食管裂孔处,相当于第 10 胸椎水平,距中切牙约 40cm。上述狭窄处是食管异物易滞留的部位,也是食管炎症、食管肿瘤和静脉曲张的好发部位(图 2-13)。

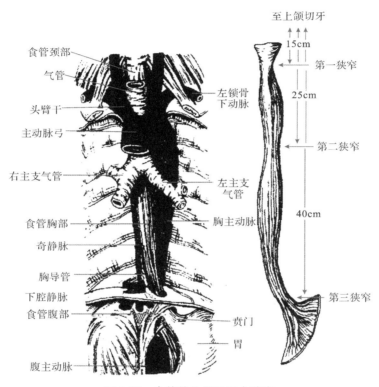

图 2-13　食管的位置及三个狭窄

四、胃

胃(stomach)是消化道中最膨大的部分,上连食管,下续十二指肠。成人胃的容量约 1500ml,新生儿的胃容量约为 30ml。胃具有容纳食物、分泌胃液、初步消化食物和内分泌的功能。

(一)胃的形态和分部

胃的形态可受体位、体型、年龄、性别和胃的充盈状态等多种因素的影响。胃在完全空虚时略呈管状,高度充盈时可呈球囊形。

胃可分前、后两壁,大、小两弯,入、出两口(图 2-14)。胃前壁朝向前上方,后壁朝向后下方。**胃小弯**(lesser curvature of stomach)凹向右上方,其最低点明显折转处,称**角切迹**(angular incisure)。**胃大弯**(greater curvature of stomach)大部分凸向左下方。胃的近端与食管连接处是胃的入口,称**贲门**(cardia)。贲门的左侧,食管末端左缘与胃底所形成的锐角,称**贲门切迹**(cardiac incisure)。胃的远端接续十二指肠处,是胃的出口,称**幽门**(pylorus)。

由于幽门括约肌的存在,在幽门表面有一缩窄的环行沟,幽门前静脉常横过幽门前方,这为胃手术提供了确定幽门的标志。

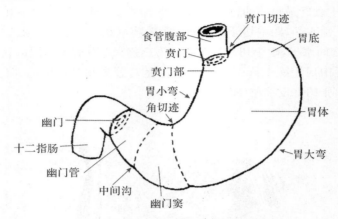

图 2-14　胃的形态和分部

　　胃可分为 4 部:贲门附近的部分称**贲门部**(cardiac part),界域不明显;贲门平面以上,向左上方膨出的部分为**胃底**(fundus of stomach),临床上也称**胃穹窿**(fornix of stomach),内含吞咽时进入的空气,约 50ml,X 线片可见此气泡,放射学中称胃泡;自胃底向下至角切迹处的中间部分,称**胃体**(body of stomach);胃体与幽门之间的部分,称**幽门部**(pyloric part)。幽门部的大弯侧有一不甚明显的浅沟称中间沟,将幽门部分为右侧的**幽门管**(pyloric canal)和左侧的**幽门窦**(pyloric antrum)。胃溃疡和胃癌多发生于胃的幽门窦近胃小弯处;临床上所称的"胃窦"即幽门窦,或是包括幽门窦在内的幽门部。

　　(二)胃的位置和毗邻

　　胃中等充盈时,大部分位于左季肋区,小部分位于腹上区。胃前壁右侧部与肝左叶和方叶相邻,左侧部与膈相邻,被左肋弓掩盖。胃前壁的中间部分位于剑突下方,直接与腹前壁相贴,是临床上进行胃触诊的部位。胃后壁与胰、横结肠、左肾上部和左肾上腺相邻,胃底与膈和脾相邻。

　　胃的贲门和幽门的位置比较固定,贲门位于第 11 胸椎体左侧,幽门约在第 1 腰椎体右侧。胃大弯的位置较低,其最低点一般在脐平面。胃高度充盈时,大弯下缘可达脐以下,甚至低于髂嵴平面。胃底最高点在左锁骨中线外侧,可达第 6 肋间隙高度。

五、小肠

　　小肠(small intestine)是消化管中最长的一段,长 5～7m。上端起自幽门,下端续于盲肠,分为十二指肠、空肠和回肠,其中空肠、回肠借肠系膜固定于腹后壁,合称系膜小肠。小肠是进行消化和吸收的重要场所,并具有内分泌功能。

　　(一)十二指肠

　　十二指肠(duodenum)为小肠的起始端,全长约 25cm,紧贴腹后壁,是小肠中长度最短、管径最大、位置最深、最为固定的部分。因为它既接受胃液,又接受胰液和胆汁,所以十二指肠的消化功能十分重要。十二指肠整体上呈"C"形,包绕胰头,可分为上部、降部、水平部和升部等 4 部(图 2-15)。

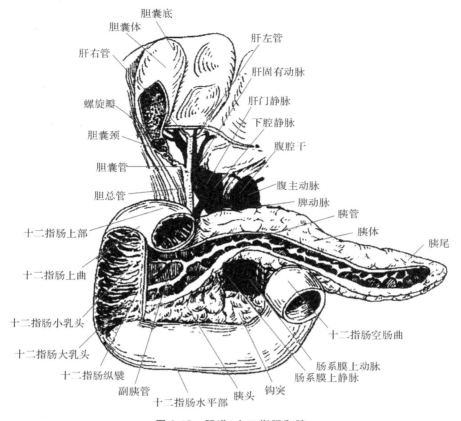

图 2-15 胆道、十二指肠和胰

1. 上部　十二指肠**上部**（superior part）长约 5cm,起自胃的幽门,水平行向右后方,至肝门下方、胆囊颈的后下方,急转向下,移行为降部。上部与降部转折处形成的弯曲,称**十二指肠上曲**（superior duodenal flexure）。十二指肠上部近侧与幽门相连接的一段肠管,长约 2.5cm,由于其肠壁薄,管径大,黏膜面光滑平坦,无环状襞,故临床常称此段为**十二指肠球**（duodenal bulb）,是十二指肠溃疡及其穿孔的好发部位。

2. 降部　十二指肠**降部**（descending part）长约 7～8cm,起自十二指肠上曲,垂直下行于第 1～3 腰椎体和胰头的右侧,至第 3 腰椎体右侧下端,弯向左行,移行为水平部,转折处的弯曲,称**十二指肠下曲**（inferior duodenal flexure）。降部的黏膜形成发达的环状襞,其中份后内侧壁上有一纵行的皱襞称**十二指肠纵襞**（longitudinal fold of duodenum）,其下端的圆形隆起称**十二指肠大乳头**（major duodenal papilla）,是胆总管与胰管的共同开口,距中切牙约 75cm,可作为插放十二指肠引流管深度的参考。在大乳头上方 1～2cm 处,有时可见到**十二指肠小乳头**（minor duodenal papilla）,是副胰管的开口处。

3. 水平部　十二指肠**水平部**（horizontal part）又称下部,长约 10cm,起自十二指肠下曲,横过下腔静脉和第 3 腰椎体的前方,至腹主动脉前方、第 3 腰椎体左前方,移行于升部。肠系膜上动、静脉紧贴此部前面下行,在某些情况下,肠系膜上动脉可压迫该部引起十二指肠梗阻。

4. 升部　十二指肠**升部**（ascending part）最短,仅 2～3cm,自水平部末端起始,斜向左上方,至第 2 腰椎体左侧转向前下,移行为空肠。十二指肠与空肠间转折处形成的弯曲,称十二指肠空肠曲(duodenojejunal flexure)。十二指肠空肠曲被**十二指肠悬肌**(suspensory muscle of duodenum)固定于右膈脚上。十二指肠悬肌和包绕其下段表面的腹膜皱襞共同构成**十二指肠悬韧带**(suspensory ligament of duodenum),又称 Treitz 韧带。在腹部外科手术中,Treitz 韧带可作为确定空肠起始的重要标志。

(二)空肠与回肠

空肠(jejunum)和**回肠**(ileum)上端起自十二指肠空肠曲,下端接续盲肠,位于腹腔的中、下部。空肠和回肠一起被小肠系膜悬系于腹后壁,其活动度较大。

空肠和回肠的形态结构不完全一致,但变化是逐渐发生的,故两者间无明显界限。一般来说,空肠长度约占空、回肠全长近侧的 2/5,主要位于腹腔左上部;回肠长度约占空、回肠全长远侧的 3/5,主要位于腹腔右下部。从外观上看,空肠管径较粗,管壁较厚,血管较多,颜色较红,呈粉红色;而回肠管径较细,管壁较薄,血管较少,颜色较浅,呈粉灰色。从组织结构上看,空、回肠都具有消化管典型的 4 层结构。其黏膜除形成环状襞外,内表面还有密集的绒毛,这些结构极大地增加了肠黏膜的表面积,有利于营养物质的消化和吸收。在黏膜固有层和黏膜下组织内含有两种淋巴滤泡,即**孤立淋巴滤泡**(solitary lymphatic follicle)和**集合淋巴滤泡**(aggregated lymphatic follicle),前者散在于空肠和回肠的黏膜内,后者多见于回肠下部。集合淋巴滤泡又称 Peyer 斑,有 20~30 个,呈长椭圆形,其长轴与肠管的长轴一致,常位于回肠下部对系膜缘的肠壁内。肠伤寒的病变发生于集合淋巴滤泡,可并发肠穿孔或肠出血。

在回肠末端,约 20% 的成人可见长 2~5cm 的囊状突起,自肠壁向外突出称 Meckel 憩室,此为胚胎时期卵黄囊管未完全消失形成的。Meckel 憩室易发炎或合并溃疡穿孔,因其位置靠近阑尾,故症状与阑尾炎相似(图 2-16)。

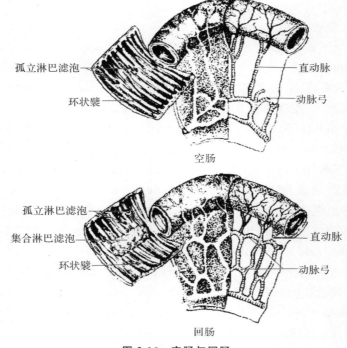

图 2-16　空肠与回肠

六、大肠

大肠（large intestine）是消化管的下段，全长约 1.5m，围绕于空、回肠的周围，可分为盲肠、阑尾、结肠、直肠和肛管 5 部分。大肠的主要功能为吸收水分、维生素和无机盐，并将食物残渣形成粪便，排出体外。

大肠在外形上与小肠明显不同，除直肠、肛管和阑尾外，结肠和盲肠具有 3 种特征性结构，即**结肠带**（colic band）、**结肠袋**（haustrum of colon）和**肠脂垂**（epiploic appendice）（图 2-17）。结肠带又称纵肌带，有 3 条，是由肠壁的纵行肌增厚形成的，沿大肠的纵轴平行排列，3 条结肠带均汇集于阑尾根部。结肠袋是由横沟隔开向外膨出的囊状突起，这是由于结肠带短于肠管的长度使肠管皱缩形成的。肠脂垂是沿结肠带两侧分布的许多小突起，由浆膜和其所包含的脂肪组织形成。在正常情况下，大肠管径较粗，肠壁较薄，但在疾病情况下可有较大变化。因此在腹部手术中，鉴别大、小肠主要依据大肠的上述 3 个特征。此外，在结肠的内面，相当于结肠袋之间的横沟处，环形肌增厚，肠黏膜皱褶成结肠半月襞。

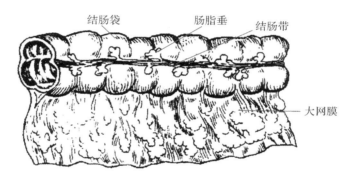

图 2-17 大肠的特征

（一）盲肠

盲肠（caecum）为大肠的起始部（图 2-18），长 6～8cm，下端为盲端，上续升结肠，左侧与回肠相连接。盲肠主要位于右髂窝内，大部分被腹膜包绕，因无系膜，故其位置相对较固定。

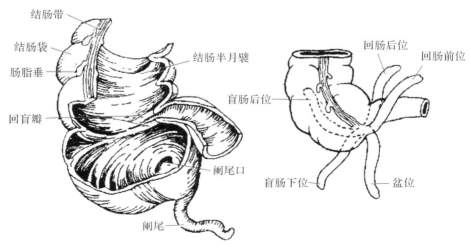

图 2-18 盲肠和阑尾

回肠末端向盲肠的开口,称回盲口(ileocecal orifice),此处肠壁内的环行肌增厚,并覆以黏膜而形成上、下两片半月形的皱襞称回盲瓣(ileocecal valve),此瓣的作用为阻止小肠内容物过快地流入大肠,以便食物在小肠内充分消化吸收,并可防止盲肠内容物逆流回小肠。在回盲口下方约 2cm 处,有阑尾的开口,如粪便或硬物等经此口进入阑尾并致梗阻时,可导致阑尾炎。

(二)阑尾

阑尾(vermiform appendix)是从盲肠下端后内侧壁向外延伸的一条细管状器官,因外形似蚯蚓,故又称蚓突。长度因人而异,一般长 6～8cm,成人阑尾的管径多在 0.5～1.0cm,管腔狭小,排空欠佳,粪石等如进入阑尾腔可导致梗阻,是引起急性阑尾炎的主要原因之一。

阑尾的位置因人而异,即可在回肠下、盲肠后、盲肠下、回肠前及回肠后位等(图 2-18)。中国人的阑尾以回肠下位和盲肠后位较多见。由于阑尾位置差异较大,毗邻关系各异,故阑尾发炎时可能出现不同的症状和体征,这给阑尾炎的诊断和治疗增加了复杂性。阑尾位置变化较多,手术中有时寻找困难,由于 3 条结肠带均在阑尾根部集中,故沿结肠带向下追踪,是寻找阑尾的可靠方法。阑尾根部的体表投影点,通常在右髂前上棘与脐连线的中、外 1/3 交点处,该点称麦氏点(McBurney point),有时也以 Lanz 点表示,即左、右髂前上棘连线的右、中 1/3 交点处。当发生急性阑尾炎时,此两处常有明显的压痛或反跳痛。由于阑尾的位置常有变化,所以诊断阑尾炎时,确切的体表投影位置并不十分重要,而在右下腹部有一个局限性压痛点更有诊断意义。

(三)结肠

结肠(colon)位于盲肠与直肠之间,整体呈"M"形,包绕于空、回肠周围。结肠按其位置和形态,分为升结肠、横结肠、降结肠和乙状结肠 4 部分。结肠的直径自起端 6cm,逐渐递减为乙状结肠末端的 2.5cm,这是结肠腔最狭窄的部位(图 2-19)。

1. 升结肠(ascending colon) 长约 15cm,在右髂窝处,起自盲肠上端,沿腰方肌和右肾前面上升至肝右叶下方,转折向左前下方移行为横结肠,转折处的弯曲称**结肠右曲**(right colic flexure)或称肝曲。升结肠属腹膜间位器官,无系膜,后面借结缔组织贴附于腹后壁,活动度小。

2. 横结肠(transverse colon) 长约 50cm,起自结肠右曲,先行向左前下方,后略转向左后上方,形成一略向下垂的弓形弯曲,至左季肋区,在脾下方折转向下移行为降结肠,转折处的弯曲称**结肠左曲**(left colic flexure)或称脾曲。横结肠属腹膜内位器官,由

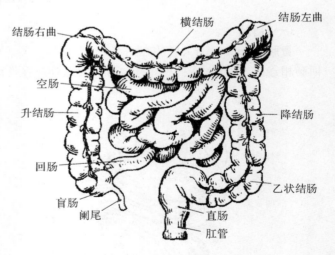

图 2-19 大肠和小肠

横结肠系膜连于腹后壁,活动度较大,其中间部分可下垂至脐或低于脐平面。

3. 降结肠(descending colon) 长约 25cm,起自结肠左曲,沿左肾外侧缘和腰方肌前面

下降,至左髂嵴处续于乙状结肠。降结肠与升结肠一样属腹膜间位器官,无系膜,借结缔组织直接贴附于腹后壁,活动度很小。

4.**乙状结肠**(sigmoid colon)　长约 40cm,在左髂嵴处起自降结肠,沿左髂窝转入盆腔内,全长呈"乙"字形弯曲,至第 3 骶椎平面续于直肠。乙状结肠属腹膜内位器官,由乙状结肠系膜连于盆腔左后壁,活动度较大。由于乙状结肠系膜中段幅度较宽,活动范围较大,所以常成为乙状结肠扭转的病因之一。乙状结肠是慢性炎症、憩室和肿瘤的好发部位。妇科常用乙状结肠代阴道术治疗先天性无阴道症。

(四)直肠

直肠(rectum)是消化管位于盆腔下部的一段,在第 3 骶椎前方起自乙状结肠,沿骶、尾骨前面下行,穿过盆膈移行为肛管,全长 10～14cm。直肠并不直,在矢状面上形成两个明显的弯曲:**直肠骶曲**(sacral flexure of rectum)是直肠上段沿着骶尾骨的盆面下降,形成一个突向后方的弓形弯曲,距肛门 7～9cm;**直肠会阴曲**(perineal flexure of rectum)是直肠末段绕过尾骨尖,转向后下方,形成一个突向前方的弓形弯曲,距肛门 3～5cm。临床上进行直肠镜、乙状结肠镜检查时,应注意这些弯曲部位,以免损伤肠壁(图 2-19)。

直肠下段肠腔显著膨大,称**直肠壶腹**(ampulla of rectum)。直肠内面有 3 个由环行肌及黏膜构成的半月形皱襞称**直肠横襞**(Houston 瓣),具有阻挡粪便下移的作用。其中最大而且位置恒定的一个皱襞在壶腹上份,位于直肠前右侧壁,距肛门约 7cm,是直肠镜检查时的定位标志(图 2-20)。

直肠的毗邻男、女不同。在男性直肠的前面有膀胱、前列腺、精囊和输精管壶腹;在女性直肠的前方为子宫及阴道。临床上通过直肠指诊可触及上述器官。

(五)肛管

肛管(anal canal)(图 2-21)长 3～4cm,上端在盆膈平面接续直肠,下端终于肛门。肛管被肛门括约肌所包绕,平时处于收缩状态,有控制排便的作用。肛管内面

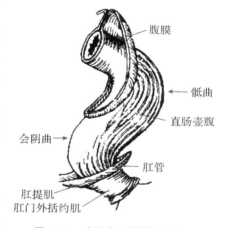

图 2-20　直肠与肛管的外形

有 6～10 条纵行的黏膜皱襞称**肛柱**(anal column),内有血管和纵行肌。各肛柱下端彼此借半月形黏膜皱襞相连,此襞称**肛瓣**(anal valve)。每一肛瓣与其相邻的两个肛柱下端之间形成开口向上的隐窝称**肛窦**(anal sinus),窦深 3～5mm,其底部有肛腺的开口。肛窦易积存粪便而发生感染,引起肛窦炎、肛周脓肿或肛瘘等。

通常将各肛柱上端的连线称**肛直肠线**(anorectal line),即直肠与肛管的分界线;各肛柱下端与肛瓣边缘共同围成的呈锯齿状环行线称**齿状线**(dentate line),为黏膜与皮肤的分界线,齿状线以上为黏膜,齿状线以下为皮肤。齿状线上、下部分的肠管在动脉来源、静脉回流、淋巴引流,以及神经分布等方面都不相同,具有重要的临床意义。在齿状线以下有一表面光滑、呈浅蓝色、宽约 1cm 的环状区域称**肛梳**(anal pecten)。齿状线以上的黏膜下和肛梳的皮下有丰富的静脉丛,病理情况下静脉可发生曲张,突向肛管腔内,称为痔。痔发生在齿状线以上称内痔,发生在齿状线以下称外痔,也有跨越齿状线上、下相连的,称混合痔。肛梳下缘有一不甚明显的环行线称**白线**(white line),该线位于肛门外括约肌皮下部与肛门内括

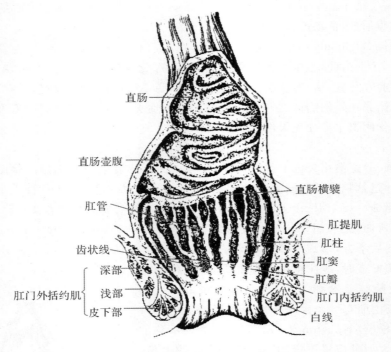

图 2-21 直肠与肛管的内面形态

约肌下缘之间,故活体肛诊时可触知此处为一环行浅沟,即括约肌间沟。肛管向下以肛门通向外界。

肛管周围有肛门内、外括约肌和肛提肌等(图 2-21)。肛门内括约肌属于平滑肌,是肠壁环形肌增厚形成,有协助排便的作用。肛门外括约肌为骨骼肌,受意识控制,围绕肛门内括约肌的外面,分为皮下部、浅部和深部 3 部分,其中浅部与深部是控制排便的重要肌束。肛门外括约肌的浅部和深部、直肠下份的纵行肌、肛门内括约肌以及肛提肌等共同构成围绕肛管的强大肌环,称肛直肠环,此环对肛管起着极重要的括约作用,若手术损伤此部将导致大便失禁。

第三节　消化腺

一、肝

肝(liver)是人体内最大的消化腺。我国成年人肝的重量男性为 1230～1450g,女性为 1100～1300g,约占体重的 1/50～1/40。胎儿和新生儿的肝相对较大,重量可达体重的1/20。肝接受肝动脉和肝门静脉的血液注入,这是有别于其他腺体的一个重要特点。肝的血液供应十分丰富,活体的肝呈棕红色。肝的质地柔软而脆弱,在受外力冲击时易破裂出血。

肝的功能极为复杂,它是机体新陈代谢最活跃的器官,不仅参与蛋白质、脂类、糖类和维生素等物质的合成、转化与分解,而且还参与激素、药物等物质的转化和解毒。肝还具有分泌胆汁、吞噬、防御以及在胚胎时期造血等重要功能。

(一)肝的形态

肝呈不规则的楔形,左端薄而窄,右端厚而圆钝。肝可分为上、下两面,前、后两缘。

肝上面膨隆,与膈相接触,故又称**膈面**(diaphragmatic surface)(图 2-22)。肝膈面有矢状位的**镰状韧带**(falciform ligament)附着,借此将肝分为左、右两叶。肝膈面后部没有被腹膜覆盖的部分称**裸区**(bare area),裸区的左侧部分有一较宽的沟,称为腔静脉沟,内有下腔静脉通过。

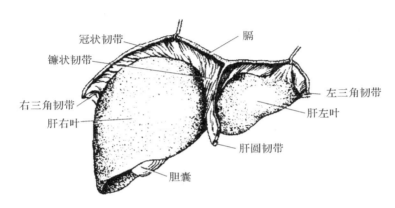

图 2-22　肝(膈面)

肝的下面朝向后下方,凹凸不平,与腹腔脏器相邻,又称**脏面**(visceral surface)(图 2-23)。肝脏面有一近似"H"形的 3 条沟,即 2 条纵沟和 1 条横沟。其中横行的沟位于肝脏面正中,肝左、右管,肝固有动脉左、右支,肝门静脉左、右支和肝的神经、淋巴管等由此出入,故称**肝门**(porta hepatis)。出入肝门的这些结构被结缔组织包裹称肝蒂。肝蒂中主要结构的位置关系是:肝左、右管居前,肝固有动脉左、右支居中,肝门静脉左、右支居后。左侧的纵沟较窄而深,沟的前部内有**肝圆韧带**(ligamentum teres hepatis)通过,称**肝圆韧带裂**(fissure for ligamentum teres hepatis),肝圆韧带由胎儿时期的脐静脉闭锁而形成;后部容纳**静脉韧带**(ligamentum venosum),称**静脉韧带裂**(fissure for ligamentum venosum),静脉韧带由胎儿

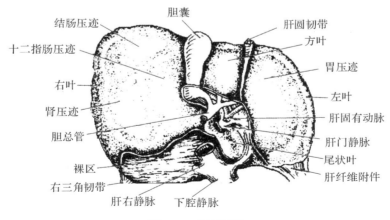

图 2-23　肝(脏面)

时期的静脉导管闭锁而成。右侧的纵沟较宽而浅,沟的前部为一浅窝,容纳胆囊,称**胆囊窝**(fossa for gallbladder);后部为腔静脉沟(sulcus for vena cava),容纳下腔静脉。腔静脉沟向后上伸入肝膈面,此沟与胆囊窝虽不相连,但可视为肝门右侧的纵沟。在腔静脉沟的上端处,肝左、中、右静脉出肝后注入下腔静脉,临床上常将此沟上端称**第二肝门**(secondary porta of liver)。在腔静脉沟的下端亦有大小不等的肝静脉注入下腔静脉。胆囊窝由肝下缘向后上方可达肝门,与腔静脉沟并不相连。肝的脏面借"H"形的沟将其分为4叶:左纵沟左侧的部分称为左叶;纵沟右侧的部分称为右叶;左、右纵沟之间,横沟之前的部分称为方叶,横沟以后的部分称为尾状叶。

肝的前缘薄而锐利,又称下缘,是肝的脏面与膈面之间的分界线,在肝前缘与胆囊底及肝圆韧带接触处有胆囊切迹与肝圆韧带切迹。肝的后缘圆钝,朝向脊柱。

(二)肝的位置和毗邻

肝大部分位于右季肋区和腹上区,小部分位于左季肋区。肝的上面基本与膈穹窿一致,并与膈上面的右胸膜腔、右肺及心包邻近,故肝右叶脓肿或癌肿可波及右胸膜腔或右肺。肝右叶下面与结肠右曲、十二指肠上曲、右肾上腺和右肾相接触,肝左叶下面与胃前壁相邻,后上方邻接食管腹部,方叶下面邻接幽门。

肝的体表投影:肝上界在右锁骨中线平第5肋,在前正中线平胸骨体与剑突结合处,在左锁骨中线平第5肋间隙。肝下界与肝前缘一致,右侧与右肋弓一致,中部位于剑突下约3cm,左侧被肋弓掩盖。肝借镰状韧带和冠状韧带连于膈下面和腹前壁,因此在呼吸时,肝可随膈上下移动。平静呼吸时,肝的上下移动范围为2～3cm。体检时,一般在右肋弓下不能触及肝。3岁以前的健康幼儿,由于肝的体积相对较大,肝前缘常低于右肋弓下1.5～2.0cm。到7岁以后,在右肋弓下不能触及肝,若能触及,则应考虑为肝大。

二、肝外胆道系统

胆汁由肝细胞产生,由肝内各级胆管收集,出肝门后,再经肝外胆道输送到十二指肠。肝外胆道系统包括胆囊和输胆管道(肝左管、肝右管、肝总管和胆总管)。

(一)胆囊

胆囊(gallbladder)为储存和浓缩胆汁的囊状器官(图2-24),呈长梨形,长8～12cm,宽3～5cm,容量40～60ml,位于肝右叶下面的胆囊窝内,上面借助结缔组织与肝相连,下面有腹膜覆盖。

胆囊一般分为4部:**胆囊底**(fundus of gallbladder)是胆囊突向前下方的盲端,圆钝而略膨大,常在肝前缘的胆囊切迹处露出。胆囊底的体表投影相当于右腹直肌外侧缘与右肋弓交界处。胆囊发炎时,该处可有压痛。**胆囊体**(body of gallbladder)为胆囊中央大部分,与底之间无明显界限,约在肝门右侧移行于胆囊颈。**胆囊颈**(neck of gallbladder)是胆囊体向后延续并变细的部分,细而短,以直角弯向左侧,与胆囊管相续。**胆囊管**(cystic duct)是胆囊颈的延续,长3～4cm,直径0.2～0.3cm,它向下以锐角与肝总管汇合成胆总管。胆囊颈、胆囊管的黏膜呈螺旋状突入管腔,形成螺旋襞,此襞可控制胆汁的流入和流出,但结石也易滞留于此处。

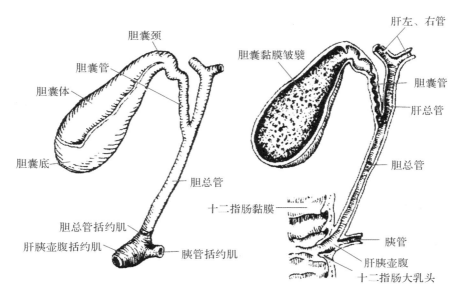

图 2-24　胆囊与输胆管道

（二）输胆管道

肝左、右管分别由左、右半肝内的毛细胆管逐渐汇合而成,出肝门之后汇合成肝总管。**肝总管**(common hepatic duct)长约 3cm,下行于肝十二指肠韧带内,与其右侧的胆囊管呈锐角并行一段距离后汇合成胆总管。**胆总管**(common bile duct)长 4～8cm,直径 0.6～0.8cm,由肝总管和胆囊管汇合而成,在肝十二指肠韧带内下行于肝固有动脉的右侧、肝门静脉的前方,向下经十二指肠上部的后方,至胰头和十二指肠降部之间,继而行至十二指肠降部中份的后内侧壁,在此处与胰管汇合,形成一略膨大的共同管道称**肝胰壶腹**(hepatopancreatic ampulla),或称 Vater 壶腹,开口于十二指肠大乳头(图 2-25)。在肝胰壶

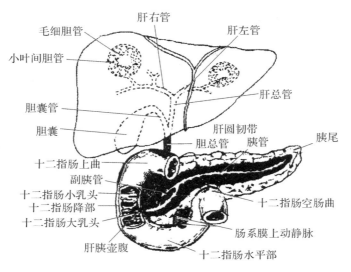

图 2-25　胆道、十二指肠和胰

85

腹周围有**肝胰壶腹括约肌**（sphincter of hepatopancreatic ampulla），或称 Oddi 括约肌，可控制胆汁的排出和防止十二指肠内容物逆流入胆总管和胰管内。肝胰壶腹括约肌平时保持收缩状态，由肝分泌的胆汁，经肝左右管、肝总管、胆囊管进入胆囊内储存。进食后，尤其是进高脂肪食物，由于食物和消化液的刺激，反射性地引起胆囊收缩，同时肝胰壶腹括约肌舒张，使胆汁自胆囊经胆囊管、胆总管、肝胰壶腹、十二指肠大乳头排入十二指肠腔内。

输胆管道可因肿瘤、结石或蛔虫造成阻塞，使胆汁排出受阻，引起胆囊炎或阻塞性黄疸等。

胆囊管、肝总管和肝的脏面围成的三角形区域称胆囊三角（Calot 三角），三角内常有胆囊动脉通过，因此，该三角是胆囊手术中寻找胆囊动脉的标志。

三、胰

胰（pancreas）是人体第二大消化腺，由外分泌部和内分泌部组成。外分泌部分泌的胰液，经胰管排入十二指肠，有分解蛋白质、糖类和脂肪等作用。内分泌部即胰岛，散布在胰实质内，主要分泌胰岛素，直接进入血液，调节血糖的浓度。

（一）胰的位置与毗邻

胰位于胃的后方，在第 1、第 2 腰椎高度横贴于腹后壁，前面被有腹膜，是腹膜外位器官。胰的前面隔网膜囊与胃相邻，后方有下腔静脉、胆总管、肝门静脉和腹主动脉等重要结构。胰的右端被十二指肠包绕，左端抵达脾门。由于胰的位置较深，前方有胃、横结肠和大网膜等遮盖，故胰病变时，在早期腹壁体征往往不明显，从而增加了诊断的困难性。

（二）胰的分部

胰是一个质地柔软、呈灰红色的狭长腺体，分为**胰头**（head of pancreas）、**胰体**（body of pancreas）、**胰尾**（tail of pancreas）3 部分，各部之间无明显界限（图 2-25）。胰头为胰右端膨大的部分，位于第 2 腰椎体右前方，被十二指肠"C"形凹槽所包绕，在胰头的下部有一向左后上方的突起，称为钩突。肠系膜上动、静脉夹持于胰头与钩突之间。胰头后面与胆总管和肝门静脉相邻，患胰头癌时可压迫这些结构，引起黄疸、腹水和脾大等症状。胰体位于胰头与胰尾之间，占胰的大部分，略呈三棱柱形。胰体横位于第 1 腰椎体前方，故向前凸出。胰体的前面隔网膜囊与胃相邻，故胃后壁癌肿或溃疡穿孔常与胰体粘连。胰体的后面与腹主动脉、左肾、左肾上腺相邻，上缘处有脾动、静脉经过。胰尾为胰左端变细的部分，与脾门相接。由于胰尾与脾血管一起，位于脾肾韧带两层之间，故在脾切除结扎脾血管时，应注意勿损伤胰尾。**胰管**（pancreatic duct）位于胰实质内，靠近胰的背侧，其走行与胰的长轴一致，从胰尾经胰体走向胰头，沿途接受许多小叶间导管，最后于十二指肠降部的壁内与胆总管汇合成肝胰壶腹，开口于十二指肠大乳头。在胰头上部常可见一小管，行于胰管上方，称为**副胰管**（accessory pancreatic duct），开口于十二指肠小乳头。

思考与练习

一、选择题

1. 口腔 （ ）
   A. 其顶为硬腭
   B. 其底为舌骨上、下肌群
   C. 借牙及牙弓分为前外侧和后内侧两部
   D. 经咽峡通鼻腔
   E. 底部有腭舌弓和腭咽弓

2. 构成牙冠表面的结构是 （ ）
   A. 牙 B. 牙周膜 C. 牙龈
   D. 牙槽骨 E. 釉质

3. "4̄" 表示 （ ）
   A. 左下颌第一磨牙 B. 左下颌第一乳磨牙 C. 右下颌第一磨牙
   D. 左下颌第一前磨牙 E. 右下颌第一前磨牙

4. 颏舌肌 （ ）
   A. 是成对的舌内肌 B. 起于颏隆凸，止于舌两侧
   C. 单侧收缩，使舌尖伸向对侧 D. 两侧收缩，可拉舌向后内
   E. 单侧收缩，使舌尖伸向同侧

5. 腮腺 （ ）
   A. 位于耳郭的前下方 B. 其大部分被咬肌覆盖
   C. 其导管在颧弓上一横指处 D. 分泌物排入咽腔
   E. 其导管开口于下颌第二磨牙牙冠上

6. 咽 （ ）
   A. 全程有 3 处狭窄 B. 其后壁与气管相贴
   C. 经梨状隐窝与喉相通 D. 向下与食管相通
   E. 咽隐窝位于喉咽部

7. 腭扁桃体位于 （ ）
   A. 口腔 B. 鼻腔 C. 鼻咽部
   D. 口咽部 E. 喉咽部

8. 食管的第二狭窄在 （ ）
   A. 起始部 B. 与右主支气管交叉处
   C. 与左主支气管交叉处 D. 大部分位于腹上区
   E. 与喉交叉处

9. 胃 （ ）
   A. 胃大弯的最低点为角切迹 B. 胃小弯是右上的凹缘
   C. 为腹膜间位器官 D. 大部分位于腹上区

E.角切迹是确认贲门的标志

10.以下有关小肠的说法,错误的是 （   ）

    A.上端接幽门   B.下端续于盲肠

    C.分空肠、回肠两部分   D.是最长的一段消化管

    E.借小肠系膜将空肠、回肠连于腹后壁

11.空肠 （   ）

    A.位于腹腔右下方   B.全程均为腹膜内位器官

    C.有集合淋巴结   D.吸收功能比回肠差

    E.比回肠长

12.以下关于盲肠的叙述,错误的是 （   ）

    A.结肠的特点已消失   B.是大肠的起始部   C.与回肠相连接

    D.一般位于右髂窝内   E.连有阑尾

13.以下关于阑尾的说法,错误的是 （   ）

    A.全部被腹膜包绕   B.3 条结肠带在阑尾根部汇总

    C.连于盲肠的后内侧壁   D.麦氏点是其根部在体表的投影点

    E.开口于盲肠前外侧壁

14.以下关于结肠的叙述,正确的是 （   ）

    A.乙状结肠活动度较大

    B.升结肠借结肠左曲与横结肠相续

    C.横结肠为腹膜间位器官

    D.在第 3 骶椎平面降结肠与直肠相续

    E.全程没有结肠袋、结肠带、肠脂垂

15.直肠 （   ）

    A.是直行的肠管   B.具有大肠的特点

    C.与肛门相连接   D.以齿状线为界分为直肠壶腹和肛管

    E.内有直肠横襞

16.在肛管腔面,黏膜与皮肤的分界标志是 （   ）

    A.白线   B.肛瓣   C.齿状线

    D.肛梳   E.肛窦

17.上消化道是指 （   ）

    A.胃以上的消化管   B.胃以下的消化管

    C.十二指肠以上的消化管   D.十二指肠以下的消化管

    E.空肠以下的消化管

18.肝 （   ）

    A.大部分位于腹上区   B.呈楔形,左端肥厚

    C.肝门有肝静脉通过   D.右侧纵沟前部为胆囊窝

    E.以肝十二指肠韧带分为左、右两叶

19.以下关于胰的叙述,正确的是 （   ）

    A.头被十二指肠包绕   B.尾指向肝门   C.胰岛分泌胰液

D.胆总管纵贯胰体   E.为腹膜间位器官

20.胆总管   (   )

    A.由左、右肝管汇合而成   B.由肝总管和胆囊管汇合而成

    C.在肝胃韧带内下降   D.直接开口于十二指肠上部

    E.与胰管平行走行

21.下列哪项不属于输胆管道   (   )

    A.肝左管   B.肝右管   C.肝总管

    D.胆总管   E.胰腺管

二、简答题

1.简述牙的形态和构造。

2.试述咽的分部与交通、主要结构及临床意义。

3.试述食管的 3 个狭窄的位置、距中切牙的距离及其临床意义。

4.简述胃的位置、形态、分部。

5.试述胆汁的产生及排出途径。

（朱有才）

参考答案

第三章 呼吸系统

教学 PPT

呼吸系统（respiratory system）由呼吸道和肺组成（图 3-1）。呼吸道包括鼻、咽、喉、气管和主支气管及其各级支气管；肺由肺实质和肺间质组成，肺实质由肺内各级支气管、肺泡构成，肺间质由实质之间的结缔组织、血管、淋巴管和神经等构成。临床上将鼻、咽、喉称为上呼吸道，将气管、主支气管及其在肺内的分支称为下呼吸道。

呼吸系统的主要功能是进行气体交换，即从外界吸入氧，呼出二氧化碳。此外，鼻为嗅觉器官，喉有发音的功能，呼吸运动时胸膜腔还可协助静脉血回流入心等。

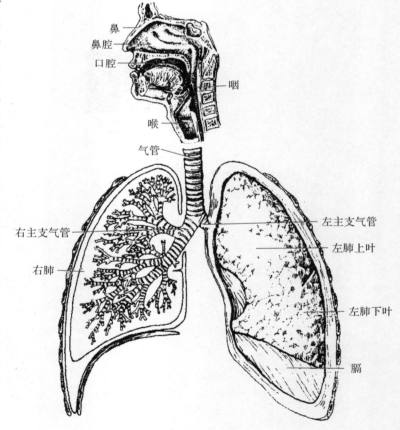

鼻
鼻腔
口腔
咽
喉
气管
右主支气管
右肺
左主支气管
左肺上叶
左肺下叶
膈

图 3-1 呼吸系统全貌

第一节　呼吸道

一、鼻

鼻(nose)既是呼吸道的起始部,也是嗅觉器官,可分为外鼻、鼻腔和鼻旁窦三部分。

(一)外鼻

外鼻(external nose)位于面部中央,以鼻骨和鼻软骨为支架,外被覆皮肤,内覆黏膜。外鼻上端突起于两眼之间的狭窄部分称鼻根,向前下延伸为鼻背,末端称鼻尖,鼻尖两侧呈弧形膨隆的部分称鼻翼,呼吸困难的患者有鼻翼扇动的症状。鼻尖和鼻翼处皮肤较厚,富含皮脂腺和汗腺,是疖肿好发的部位。从鼻翼向外下方到口角的浅沟称鼻唇沟,面肌瘫痪时同侧鼻唇沟变浅或消失。

(二)鼻腔

鼻腔(nasal cavity)位于颅前窝的下方,腭的上方,以骨和软骨为基础,内覆黏膜和皮肤。鼻腔被鼻中隔分为左右两腔,每侧鼻腔向前下借鼻孔通外界,向后经鼻后孔通鼻咽。鼻阈为皮肤与黏膜的交界,以鼻阈为界可将鼻腔分为鼻前庭和固有鼻腔。

1. **鼻前庭**(nasal vestibule)　为鼻腔的前下部分,由鼻翼围成。鼻前庭内衬以皮肤,生有鼻毛,有过滤灰尘、净化空气功能,因其缺少皮下组织且富有皮脂腺和汗腺,所以易患疖肿,疼痛剧烈。

2. **固有鼻腔**(proper nasal cavity)　为鼻腔的主要部分,由骨性鼻腔衬以黏膜而成。固有鼻腔外侧壁自上而下有上、中、下三个鼻甲突向鼻腔(图3-2),各鼻甲下方分别有上、中、下鼻道。上鼻甲的后上方与蝶骨体之间的凹陷为**蝶筛隐窝**(sphenoethmoidal recess)。上、中鼻道及蝶筛隐窝有各鼻旁窦的开口,下鼻道的前部有鼻泪管的开口。

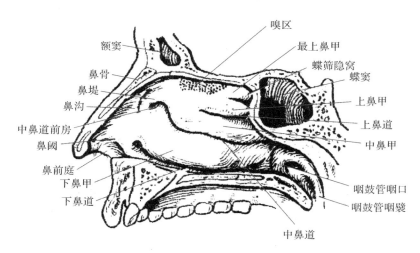

图 3-2　鼻腔外侧壁

固有鼻腔的黏膜,根据结构和功能分为嗅区和呼吸区两部分。上鼻甲平面以上的鼻腔黏膜区域为嗅区,呈淡黄色,富有嗅细胞,能感受气味刺激。嗅区以外的鼻腔黏膜均属呼吸区,呈淡红色,有丰富的血管、黏液腺和纤毛,可对吸入的空气进行加温、加湿和净化。鼻中隔的前下部黏膜内毛细血管丰富,位置浅表,外伤或干燥刺激均易引起出血,90%左右的鼻出血发生于此区,故称为易出血区(Little区)。

(三)鼻旁窦

鼻旁窦(paranasal sinuses)又称副鼻窦、鼻窦,由骨性鼻旁窦衬以黏膜而成,能减轻颅骨重量,协助调节空气的温度和湿度,并对发音起共鸣作用(图3-3)。

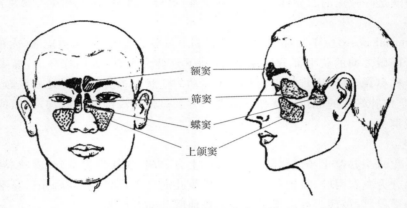

图3-3　鼻旁窦体表投影

鼻旁窦有4对,即额窦、筛窦、蝶窦和上颌窦,分别位于同名骨内。鼻旁窦均开口于鼻腔(图3-3)。上颌窦、额窦和筛窦前、中群开口于中鼻道;筛窦后群开口于上鼻道;蝶窦开口于蝶筛隐窝。由于鼻旁窦黏膜与鼻腔黏膜相延续,故鼻腔黏膜的炎症易蔓延引起鼻旁窦炎。因上颌窦窦口位于其内侧壁最高处,开口位置高于窦底,引流不畅,化脓性感染时容易积脓,同时窦底邻近上颌第二磨牙牙根,此处骨质菲薄,易致牙源性上颌窦炎,故在临床上鼻窦炎以上颌窦炎多见。

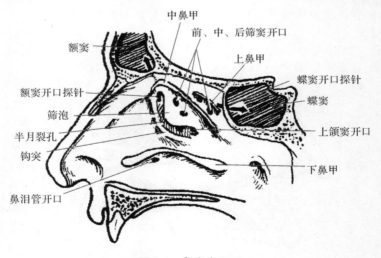

图3-4　鼻旁窦开口

二、咽

见消化系统。

三、喉

喉(larynx)既是呼吸的管道,又是发音的器官。

(一)喉的位置

喉位于颈前正中、喉咽的前方,平第3～6颈椎。喉的上方借甲状舌骨膜与舌骨相连,并借喉口通喉咽,下方与气管相连,前方被皮肤、颈筋膜、舌骨下肌群覆盖,两侧有颈部大血管和神经及甲状腺侧叶。喉的活动性较大,可随吞咽或发音而上下移动。

(二)喉的结构

喉是中空性器官,以喉软骨为支架,借关节、韧带和喉肌连接,内衬黏膜而成。

1.喉软骨　包括不成对的甲状软骨、环状软骨、会厌软骨和成对的杓状软骨(图3-5)。

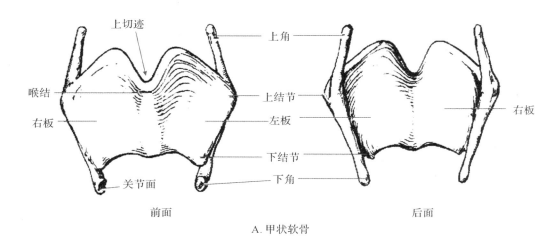

A.甲状软骨

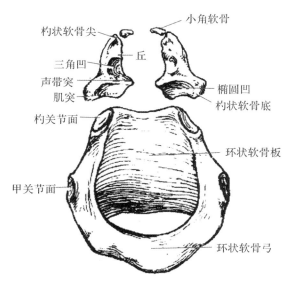

B.环状软骨和杓状软骨

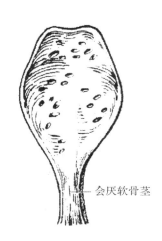

C.会厌软骨

图3-5　喉的软骨

（1）**甲状软骨**（thyroid cartilage）　是喉软骨中最大的一块，构成喉的前壁和侧壁，由两块近似四边形的左、右软骨板构成。两板前缘以直角（女性为钝角）相融合，形成前角向前突，前角上端向前突出，称喉结，在成年男子尤为明显。前角上缘两板之间的"V"形切迹，称上切迹。两侧板的后缘游离并向上、下发出突起，称上角和下角。上角较长，借韧带与舌骨大角连接；下角较短，与环状软骨相关节。

（2）**环状软骨**（cricoid cartilage）　位于甲状软骨的下方，由前部低窄的环状软骨弓和后部高阔的环状软骨板构成。环状软骨是喉软骨中唯一完整的软骨环，对支撑呼吸道，保持其畅通有重要作用。环状软骨的后方平对第6颈椎，是颈部重要的体表标志。

（3）**会厌软骨**（epiglottic cartilage）　位于舌骨体后方，上宽下窄呈树叶状，上端游离于喉口上方，下端借甲状会厌韧带连于甲状软骨前角内面上部。会厌软骨被覆黏膜构成会厌，是喉口的活瓣，吞咽时喉随咽上提并向前移，会厌封闭喉口，阻止食物误入喉腔。

（4）**杓状软骨**（arytenoid cartilage）　位于环状软骨板后部上方两侧的一对三棱锥形软骨。尖向上、底朝下。底部有关节面与环状软骨形成关节，并向前伸出的突起称声带突，有声韧带附着；向外侧伸出的突起称肌突，大部分喉肌附着于此。

2. **喉的连结**　喉的连结包括喉软骨之间的连结和喉与舌骨、气管之间的连结（图3-6）。

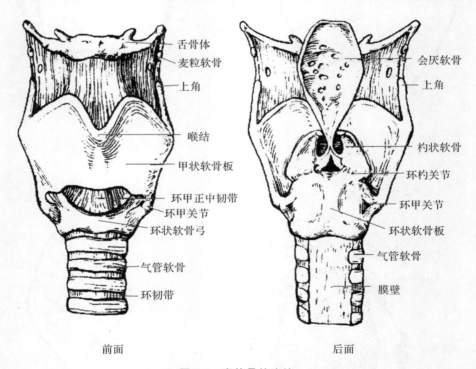

前面　　　　　　　　后面

图3-6　喉软骨的连结

（1）**环甲关节**（cricothyroid joint）　由甲状软骨下角与环状软骨两侧的关节面构成，该关节运动时，甲状软骨可做前倾和复位运动，从而使声带紧张和松弛。

（2）**环杓关节**（cricoarytenoid joint）　由杓状软骨底与环状软骨板上缘的关节面构成，可沿垂直轴做旋转运动，使声带向内、外侧转动，从而使声门裂缩小或开大。

（3）**甲状舌骨膜**（thyrohyoid membrane）　连于甲状软骨上缘与舌骨之间的结缔组

织膜。

(4)**弹性圆锥**(conus elasticus)　为圆锥形的弹性纤维膜,起于甲状软骨后面的中部,向后下方止于环状软骨的上缘和杓状软骨声带突。其中连于甲状软骨前角后面与杓状软骨声带突之间的弹性纤维称为**声韧带**(vocal ligament),是声带的基础。连于甲状软骨下缘与环状软骨弓上缘之间的部分为**环甲正中韧带**(median cricothyroid ligament),当患急性喉阻塞时,可在此进行穿刺,建立暂时的通气道(图3-7)。

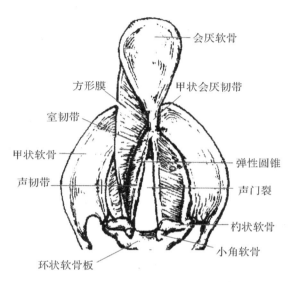

图 3-7　弹性圆锥和声韧

3.**喉肌**(laryngeal muscle)　为数块小的骨骼肌(图3-8),附着在喉软骨的内面和外面。按其作用可分两群:一群作用于环杓关节,使声门裂缩小或开大;另一群作用于环甲关节,使声带紧张或松弛。因此,喉肌的运动可控制发音的强弱和声调的高低。

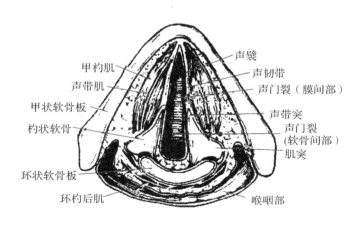

图 3-8　喉肌

4.喉腔及黏膜　**喉腔**(laryngeal cavity)即喉的内腔,由喉软骨支架和喉壁围成,向上借喉口通喉咽部,向下在环状软骨下缘直通气管。喉腔内表面覆以喉黏膜并与咽和气管黏膜相延续。

在喉腔中部的外侧壁上,有上、下两对呈矢状位且平行的黏膜皱襞突向喉腔(图3-9),上方的一对称为前庭襞,两侧前庭襞之间的裂隙称为前庭裂,活体呈粉红色;下方的一对称为声襞(内含声韧带与声带肌),比声门裂更突入喉腔,活体呈白色,表面光滑,边缘薄而整齐。两侧声襞之间的裂隙称为声门裂,简称声门,是喉腔最狭窄的部位。

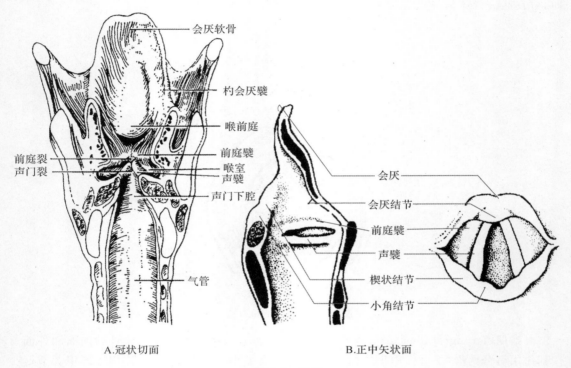

A.冠状切面   B.正中矢状面

图3-9　喉腔

喉腔借前庭裂平面和声门裂平面分为喉前庭、喉中间腔和声门下腔 3 部分。**喉前庭**(laryngeal vestibule)是喉口至前庭裂平面之间的部分,略呈漏斗形;**喉中间腔**(intermedial cavity of larynx)位于前庭裂平面至声门裂平面之间,体积较小,该腔两侧向外延伸,在前庭襞与声襞之间形成一对梭形隐窝,称为喉室;**声门下腔**(infraglottic cavity)是声门裂平面至环状软骨下缘平面之间的部分,呈上窄下宽的圆锥形。声门下腔处的黏膜下组织比较疏松,炎症时易发生水肿,尤其是婴幼儿因喉腔窄小,水肿时常导致喉腔堵塞,引起呼吸困难。

四、气管和主支气管

气管和主支气管是连于喉与肺之间的通气管道。

(一)气管

气管为后壁略扁平的长管状器官。上端与环状软骨下缘相接,向下至胸骨角平面(平第4胸椎体下缘)分为左、右主支气管(图3-10)。其分叉处称为气管杈,气管杈内面有一矢状位、向上凸起的半月状嵴,通常略偏向左侧,称气管隆嵴(图3-11),是临床做支气管镜检查时的重要标志。

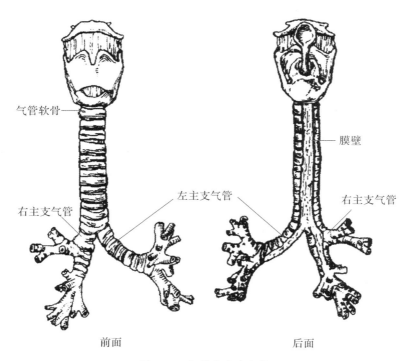

气管软骨

膜壁

左主支气管

右主支气管

右主支气管

前面　　　　　　　　　　　　后面

图 3-10　气管和主支气管

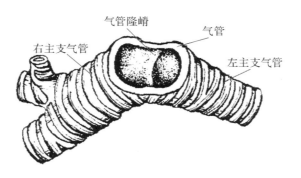

气管隆嵴

右主支气管　　　　　　气管

左主支气管

图 3-11　气管隆嵴

　　气管壁由软骨、平滑肌、黏膜和结缔组织所构成。气管软骨呈开口向后的"C"形,一般有
14～16 个,各软骨间借环韧带相连接,其后方的缺口由平滑肌和结缔组织构成的平坦的膜
壁所封闭,腔壁衬以黏膜。由于软骨的支架作用,使管腔能保持开放状态,而环韧带和膜壁
具有一定的舒展性,以适应颈部的运动及后方食管的扩张。

　　气管由颈部经胸廓上口入胸腔,成年男性平均长度为 10.3cm,成年女性平均长度为
9.7cm,以胸廓上口为界,分为颈部和胸部。气管颈部短而表浅,在颈前正中下行;气管胸部
较长,位于胸腔上纵隔内。于颈静脉切迹上方可摸到气管颈部,前面除有皮肤、浅筋膜、颈深
筋膜和舌骨下肌群覆盖外,在第 2～4 气管软骨环前方还有甲状腺峡横过,两侧邻近颈部大
血管和甲状腺叶,后方紧邻食管。急救时,可在第 3～5 气管软骨环处施行气管切开术。

(二)主支气管

气管分出的各级分支为支气管。气管分出的第 1 级分为支主支气管，分左、右两支（图 3-10），从气管发出至左、右肺门处即分出肺叶支气管入肺。左、右主支气管的外形和结构与气管基本相同。

左主支气管细而长，走行倾斜（近于水平）。右主支气管粗而短，走行陡直，可视为气管的直接延续。根据右主支气管的走行和形态特点，以及气管隆嵴常偏向左侧，右肺通气量大等因素，经气管坠入的异物多进入右主支气管。

第二节 肺

肺(lung)左、右各一，是呼吸系统进行气体交换的器官。由肺内各级支气管及其所连的肺泡、血管、淋巴管、神经和结缔组织构成。

一、肺的位置和形态

肺位于胸腔内纵隔的两侧，膈肌的上方。成年人的肺，男性平均为 1000～1300g，女性平均为 800～1000g。肺质柔软而轻，呈海绵状，富有弹性。幼儿新鲜肺呈浅红色，成人由于肺内不断有吸入空气中的尘粒沉积，颜色逐渐变为深灰，甚至呈蓝黑色，老年人的肺颜色更深。因受肝的影响右纵隔位置较高，且心脏偏居左侧，故右肺宽而短，左肺狭而长（图 3-12）。

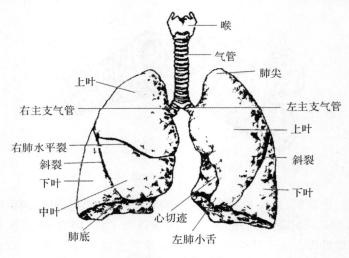

图 3-12 肺的形态

肺形似纵切的半圆锥体，可分一尖(肺尖)、一底(肺底)、两面(肋面、纵隔面)、三缘(前缘、后缘和下缘)。肺尖钝圆，经胸廓上口伸入颈根部，可超出锁骨内侧 1/3 上方 2～3cm。肺底又名膈面，位于膈上，宽阔而向上凹陷。肋面与胸廓的外侧壁和前、后壁相邻，广阔而圆凸。纵隔面即内侧面，与纵隔相对，其中部有一长椭圆形凹陷区域，称为肺门（图 3-13），是支气管、血管、神经、淋巴管等出入的部位，这些出入肺门的结构，被结缔组织包裹成束状，称为肺根。肺的前缘由肋面与纵隔面在前方移行而成，较锐利，左肺前缘下部有一明显的凹陷,称心切迹。后缘由肋面与纵隔面在后方移行而成,较钝圆。下缘由膈面与肋面、纵隔面移行而成,也较锐利,可随呼吸运动而上下移动。

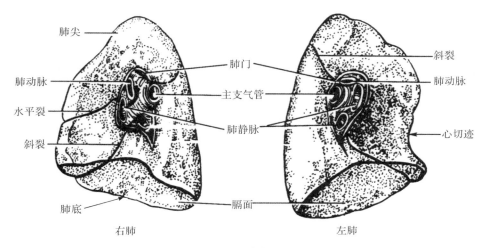

图 3-13 肺内侧面

肺借肺裂分成几个肺叶。左肺被自后上斜向前下的斜裂分为上、下两叶。右肺除斜裂外还有一条近似水平方向且与斜裂相交的水平裂,因而被分为上、中、下三叶(图 3-12)。

二、肺内支气管和肺段

左、右主支气管进入肺门后分为肺叶支气管,其中左肺有上、下 2 支,右肺有上、中、下 3 支。每侧肺叶支气管进入相应的肺叶后再直接发出 10 个肺段支气管,并在肺内经过 22～24 级分支,呈树枝状,称支气管树(图 3-14)。

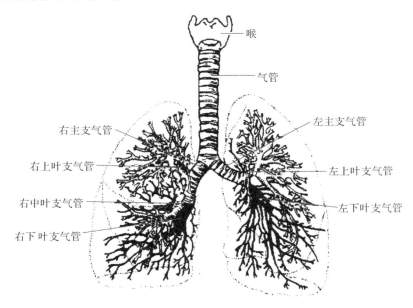

图 3-14 支气管树

每一个肺段支气管的各级分支及其所属的肺组织,构成一个支气管肺段,简称为肺段。左、右肺均可分为 10 个肺段。每个肺段均呈锥形,尖端朝向肺门,底朝向肺表面。各肺段都占有一定的部位,相邻肺段之间以薄层的结缔组织相隔,肺动脉分支常与肺段支气管并行,肺静脉则常行于肺段之间。当肺段支气管发生阻塞时,此肺段内的空气供应完全断绝。因此,无论从形态、结构或功能上,都可以把肺段看作为具有一定独立性的功能单位,临床上常以肺段的解剖学知识进行诊断定位和肺段切除手术。

第三节　胸　膜

一、胸腔、胸膜与胸膜腔的概念

(一)胸腔

胸腔(thoracic cavity)由胸廓和膈围成。上界为胸廓上口,与颈根部相连;下界为膈,并借膈与腹腔分开。胸腔中部被纵隔所占据,两侧容纳左、右肺及胸膜腔(图 3-15)。

(二)胸膜和胸膜腔

胸膜(pleura)是衬覆于胸壁内表面、膈上面、纵隔两侧面和肺表面等处的一层薄而光滑的浆膜,可分为壁胸膜和脏胸膜。脏、壁胸膜在肺根处相互移行,在两肺周围分别围成左、右密闭、潜在的腔隙称胸膜腔(pleural cavity),腔内呈负压。胸膜腔内仅有少许浆液,可减少呼吸时的摩擦(图 3-15)。

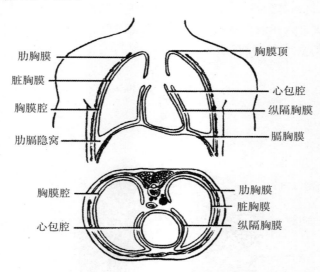

图 3-15　胸膜与胸膜腔示意图

二、胸膜的分部与胸膜隐窝

(一)胸膜的分部

胸膜分壁胸膜和脏胸膜两部分(图 3-15)。

1.脏胸膜　脏胸膜贴附于肺表面,并深入肺裂内包被各肺叶,与肺组织紧密结合。

2.壁胸膜　按衬覆部位不同分为以下四部分:①肋胸膜,贴于胸壁内表面,与胸壁间较易剥离。②膈胸膜,紧密贴在膈的上面。③纵隔胸膜,衬贴在纵隔两侧面,其中部包裹肺根并移行为脏胸膜。纵隔胸膜向上移行为胸膜顶,下缘连接膈胸膜,前、后缘连接肋胸膜。④胸膜顶,是肋胸膜和纵隔胸膜向上的延续,突至胸廓上口平面以上,与肺尖表面的脏胸膜相对。在胸锁关节与锁骨中、内 1/3 交界处之间,胸膜顶高出锁骨上方 2.5cm。经锁骨上臂丛麻醉或针刺时,为防止刺破肺尖,进针点应高于锁骨上 4cm。

(二)胸膜隐窝

平静呼吸时,由于胸膜腔的负压及浆液的吸附,壁胸膜和脏胸膜紧密地贴近,但在壁胸膜各部移行转折处,胸膜腔仍留有一定的间隙,即使在深吸气时,肺缘也不能伸入其中,这些部位称为胸膜隐窝或胸膜窦。每侧的肋胸膜与膈胸膜返折形成的肋膈隐窝,呈半环形,左、右各一,深吸气时肺下缘不伸入其内,是胸膜腔的最低位置,胸膜发炎渗出的积液常先积存于此,炎症后的粘连也常发生于此处。

三、胸膜和肺的体表投影

(一)胸膜的体表投影

胸膜的体表投影(图 3-16)为壁胸膜各部相互移行形成的返折线在体表的投影位置,标志着胸膜腔的范围。

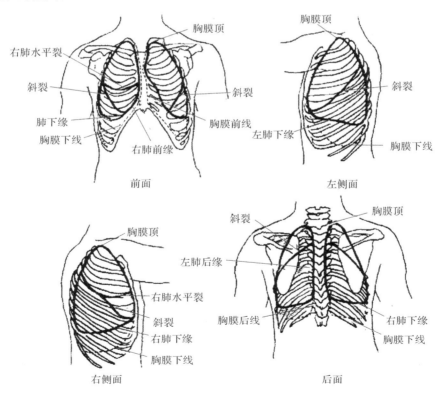

图 3-16　肺和胸膜的体表投影

胸膜顶和胸膜前界的投影,基本与肺尖和肺前缘一致,因此在胸膜前界的下段,有一个尖向上的三角形胸膜间区,下胸膜间区在胸骨体下部和左侧第5~6肋软骨的后方,此处心包因无胸膜掩盖,又称心包裸区。临床上常在第4~5肋间隙、胸骨左缘进行心内注射而不会损伤肺和胸膜。

两侧胸膜的下界是膈胸膜与肋胸膜的返折线。两侧基本一致,其投影比两肺下缘的投影约低两根肋骨。

(二)肺的体表投影

肺尖可高出锁骨内侧份2~3cm。

两肺前缘(图3-16)自肺尖开始,向内下方斜行,经胸锁关节后方下降至第4胸肋关节处,两肺前缘分离。右肺前缘由此继续垂直下降,至第6胸肋关节处弯向外下,移行于肺下缘;左肺前缘因有心切迹,自第4胸肋关节处即稍向外下弯曲,至第6肋软骨中点处移行为左肺下缘。

两肺下缘投影大致相同,沿第6肋向外下行,于锁骨中线处与第6肋相交,在腋中线处与第8肋相交,在肩胛线处与第10肋相交,在后正中线处达第10胸椎棘突的外侧。当深呼吸时,肺下缘可上、下移动2~3cm,临床上称为肺下缘移动度。

肺下界与胸膜下界的体表投影对比见表3-1

表3-1 肺下界与胸膜下界的体表投影

	锁骨中线	腋中线	肩胛线	脊柱两旁
肺下界	第6肋	第8肋	第10肋	第10胸椎棘突
胸膜下界	第8肋	第10肋	第11肋	第12胸椎棘突

第四节 纵 隔

一、纵隔的概念和境界

纵隔(mediastinum)是位于两侧纵隔胸膜之间全部器官、结构和结缔组织的总称。纵隔上窄下宽、前短后长。其前界为胸骨,后界为脊柱胸段,两侧界为纵隔胸膜,上达胸廓上口,下至膈。因心脏偏左的缘故,纵隔不居于胸腔正中,而稍偏向左侧。

二、纵隔的分部和内容

通常以胸骨角水平面为界,将纵隔分为上纵隔和下纵隔。下纵隔又以心包为界分为前、中、后纵隔(图3-17、图3-18、图3-19)。

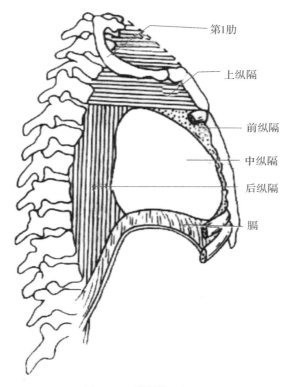

图 3-17 纵隔的分部

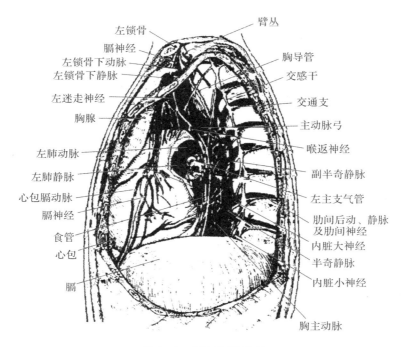

图 3-18 纵隔左侧面观

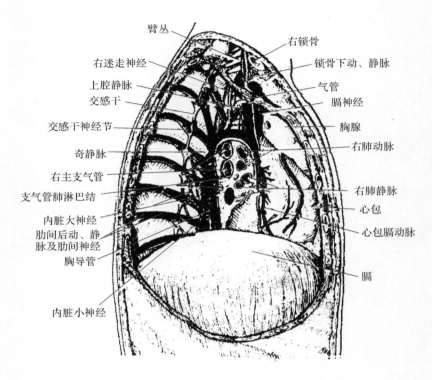

图 3-19　纵隔右侧面观

（臂丛、右迷走神经、上腔静脉、交感干、交感干神经节、奇静脉、右主支气管、支气管肺淋巴结、内脏大神经、肋间后动、静脉及肋间神经、胸导管、内脏小神经、右锁骨、锁骨下动、静脉、气管、膈神经、胸腺、右肺动脉、右肺静脉、心包、心包膈动脉、膈）

（一）上纵隔

上界为胸廓上口，下界为胸骨角至第4胸椎体下缘的平面，前方为胸骨柄，后方为第1～4胸椎体。其内自前向后有胸腺、左和右头臂静脉、上腔静脉、膈神经、迷走神经、喉返神经、主动脉弓及其三大分支，以及后方的气管、食管、胸导管等。

（二）下纵隔

上界为上纵隔的下界，下界是膈，两侧为纵隔胸膜。以心包为界又分为以下三部：

1.前纵隔　含有少量淋巴结和疏松结缔组织等。

2.中纵隔　含有心包、心脏和出入心的大血管根部等。

3.后纵隔　含有主支气管、食管、胸主动脉、奇静脉、胸导管、迷走神经、交感干胸段和淋巴结等。

纵隔内各器官之间由疏松结缔组织填充。

思考与练习

一、名词解释

1.上呼吸道　　　　　　　2.肺门

3.肋膈隐窝

二、选择题

1. 鼻出血的常见部位是　　　　　　　　　　　　　　　　　　　　　　　（　　）
　　A. 下鼻甲　　　　　　　　　B. 中鼻甲　　　　　　　　　C. 鼻中隔前下部
　　D. 鼻中隔上部　　　　　　　E. 上鼻甲

2. 幼儿喉腔易发生水肿的部位是　　　　　　　　　　　　　　　　　　　（　　）
　　A. 喉中间腔　　　　　　　　B. 喉前庭　　　　　　　　　C. 声门下腔
　　D. 喉室　　　　　　　　　　E. 喉口

3. 与左主支气管的特点不符的是　　　　　　　　　　　　　　　　　　　（　　）
　　A. 较细　　　　　　　　　　　　　B. 较长
　　C. 与气管的夹角接近直角　　　　　D. 气管异物较右侧多见
　　E. 较横平

4. 左肺下缘的体表投影,在腋中线处　　　　　　　　　　　　　　　　　（　　）
　　A. 与第 11 肋相交　　　　　　B. 与第 8 肋相交　　　　　　C. 与第 10 肋相交
　　D. 与第 6 肋相交　　　　　　E. 较右肺下缘低一肋骨

5. 张力性气胸行胸膜腔闭式引流时,其导管应安放在　　　　　　　　　（　　）
　　A. 腋中线第 4 肋间隙　　　　B. 腋中线第 5 肋间隙　　　　C. 腋中线第 6 肋间隙
　　D. 锁骨中线第 2 肋间隙　　　E. 腋后线第 8 肋间隙

三、简答题

1. 鼻旁窦有哪些? 开口于何处? 有何临床意义?

2. 异物易坠入哪侧主支气管? 为什么?

3. 简述纵隔的分部。

（王灿彪）

参考答案

第四章 泌尿系统

教学 PPT

泌尿系统由肾、输尿管、膀胱及尿道组成(图 4-1)。其主要功能是将机体内代谢产物和多余的水排出,以保持机体内水、盐、电解质和酸碱平衡。肾为泌尿系统的核心器官,是代谢产物转为尿液的场所,输尿管将尿液输送至膀胱内储存,膀胱内的尿液达到一定量后,在神经系统的调节下经尿道排出体外。

第一节 肾

一、肾的形态

肾(kidney)(图 4-7)为实质性器官,左右各一,两肾形态大致相同,呈大豆形。新鲜肾呈红褐色,质地柔软,表面光滑。肾大小因人而异,男性的肾略大于女性。肾可分为上、下两端,前、后两面和内、外侧两缘。肾的上、下端均较钝圆,其中上端宽而薄,下端扁而厚。肾的前面稍凸,朝向前外侧;后面较扁平,紧贴腹后壁。肾外侧缘隆凸;内侧缘凹,其中部呈方形凹陷的部位称**肾门**(renal hilum),是肾的血管、神经、淋巴管和**肾盂**(renal pelvis)出入肾的部位。出入肾门的所有结构被结缔组织包覆形成**肾蒂**(renal pedicle)。

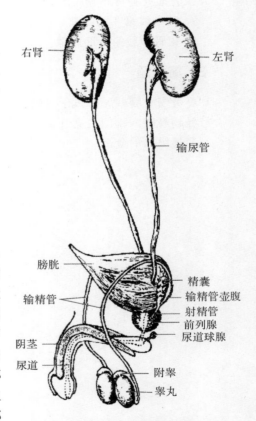

右肾 —

— 左肾

— 输尿管

膀胱 —

输精管 —

阴茎 —

尿道 —

— 精囊
— 输精管壶腹
— 射精管
— 前列腺
— 尿道球腺

— 附睾
— 睾丸

图 4-1 男性泌尿生殖器模式图

肾门陷入肾实质内形成的空腔称为**肾窦**（renal sinus），肾小盏、肾大盏、肾盂、肾血管和脂肪组织等容纳于其内。

二、肾的位置和毗邻

肾位于腹腔后上部，脊柱两侧，腹膜后方，紧贴腹后壁（图 4-2）。两肾上端稍向内，下端向外，构成内八字形。两肾位置不对称，左肾在第 11 胸椎体上缘至第 2～3 腰椎椎间盘之间；右肾在第 12 胸椎体上缘至第 3 腰椎体上缘之间。两侧的第 12 肋分别斜越左肾后面的中部、右肾后面的上部。肾门约平第 1 腰椎体平面，距正中线外侧约 5cm（图 4-3）。

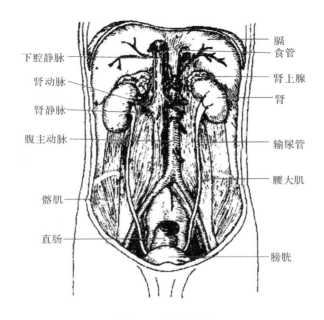

图 4-2　肾的位置

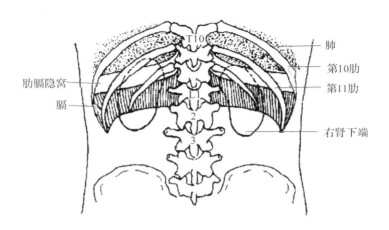

图 4-3　肾与肋骨和椎骨的位置关系（后面观）

肾门在背部的体表投影点称**肾区**（renal region），位于竖脊肌外侧缘与第12肋之间的夹角区内。肾疾病患者叩击或触压该区可引起疼痛。肾的位置一般女性略低于男性，儿童低于成人，新生儿肾的位置则更低，可达髂嵴附近。

肾的毗邻（4-4）：两肾上方附有肾上腺。左肾前上部与胃后面毗邻，中部与胰尾和脾血管相接触，下部邻空肠和结肠左曲。右肾前上部邻肝，下部与结肠右曲相接触，内侧邻十二指肠降部。两肾后面的上1/3部皆与膈相邻；下部自内侧向外侧依次与腰大肌、腰方肌和腹横肌毗邻。

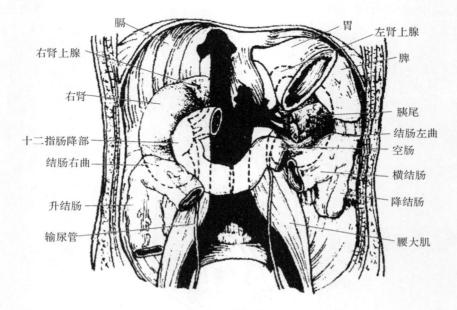

图4-4 肾的毗邻

三、肾的被膜

肾的表面包覆有三层被膜，由内向外依次为纤维囊、脂肪囊和肾筋膜（图4-5、图4-6）。

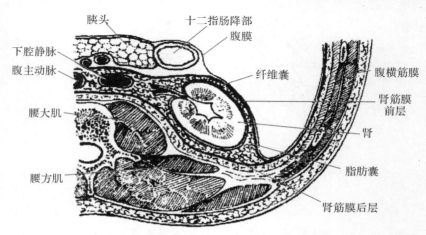

图4-5 肾的被膜（平第1腰椎横切面）

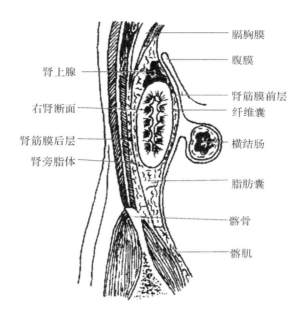

膈胸膜
腹膜
肾上腺
右肾断面
肾筋膜前层
纤维囊
肾筋膜后层
肾旁脂体
横结肠
脂肪囊
髂骨
髂肌

图 4-6 肾的被膜（经右肾和肾上腺纵切面）

（一）纤维囊

纤维囊（fibrous capsule）直接贴覆于肾表面，为一薄层致密结缔组织膜，内含少量弹性纤维。纤维囊易与肾实质分离，故在肾破裂或行肾部分切除术时，需缝合此层。

（二）脂肪囊

脂肪囊（fatty renal capsule）为纤维囊外周的囊状脂肪组织层，又称肾周脂肪，此层在肾门处与肾窦内的脂肪组织连续。脂肪囊对肾有支持和保护作用。

（三）肾筋膜

肾筋膜（renal fascia）位于脂肪囊外面，将肾和肾上腺包于其内。肾筋膜在肾前面和后面的部分分别称为肾前筋膜和肾后筋膜。两部分肾筋膜在肾上腺上方和肾外侧缘处均相互融合，而在肾下方的部分则是分离的且分别与腹膜外组织和髂外筋膜相延续，其间有输尿管通过。肾前筋膜在肾内侧的部分贴附于肾血管表面和腹主动脉及下腔静脉前面的结缔组织，并与对侧的肾前筋膜相移行；肾后筋膜与腰大肌筋膜汇合。肾筋膜向深面发出许多结缔组织小束，穿过脂肪囊连于纤维囊，对肾起固定作用。

肾正常位置的维持除主要靠肾的被膜外，肾血管、腹膜、腹内压及邻近器官的承托等也起一定的固定作用。当肾的固定结构薄弱或腹壁肌力弱、肾周脂肪少时，均可引起肾下垂或游走肾。

四、肾的结构

观察肾的冠状切面，其表面附有一层被膜，被膜深面的实质分表层的**肾皮质**（renal cortex）和深部的**肾髓质**（renal medulla）两部分（图 4-7），其中肾皮质约占实质厚度的 1/3，新鲜标本上肾实质为红褐色，内有许多红色点状的细小颗粒，为显微镜下可见的肾单位。肾髓质为淡红色，内有 15～20 个圆锥形的**肾锥体**（renal pyramid），每一个肾锥体的底部朝向皮质,尖端指向肾门。2～3 个肾锥体的尖端融合形成**肾乳头**（renal papillae），肾乳头突入**肾小盏**（minor renal calices）内，肾小盏为一包绕在肾乳头外周的漏斗形膜性小管。肾乳头上有许多乳头孔，肾生成的尿液经乳头孔流入肾小盏内。每一侧肾内有 7～8 个肾小盏，每 2～3 个相邻的肾小盏汇合成一个**肾大盏**（major renal calices），由 2～3 个肾大盏再汇合形成一个肾盂，肾盂出肾门后，向下弯行逐渐变细，移行为输尿管。肾皮质伸入肾锥体之间的部分称为**肾柱**（renal column）。

五、肾动脉及肾段

肾动脉（renal artery）在肾门处分为前、后两支，前支较粗，入肾后分出 4 个分支；后支较细，与前支的 4 个分支在肾内

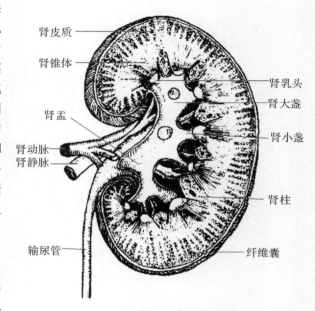

图 4-7　右肾的冠状切面（后面观）

呈节段性分布，称肾段动脉。每一肾段动脉分布区的肾实质为一个**肾段**（renal segment）。每个肾分为 5 个肾段，即上段、上前段、下前段、下段和后段。各肾段的血供由同名动脉供给，各肾段动脉及其分支间无吻合，故肾段动脉阻塞可致肾坏死。了解肾段知识，对肾血管造影及肾部分切除术有指导意义。

第二节　输尿管

输尿管（ureter）（图 4-2）为一对细长的肌性管道，约于第 2 腰椎上缘起于肾盂，终于膀胱，全长约 25～30cm，平均管径 0.5～1.0cm。

一、输尿管的分部

根据输尿管的行程，将其分为三段，即腹部、盆部和壁内部。

（一）输尿管腹部

输尿管腹部（abdominal part of ureter）与肾盂移行发出后，于腹膜后方，沿腰大肌前面下行，至小骨盆上口处，两侧输尿管分别从前面跨过同侧髂总动脉末端和起始部。

（二）输尿管盆部

输尿管盆部（pelvic part of ureter）于腹膜后方，沿盆腔侧壁经血管、神经前面。男性输尿管盆部与输精管交叉后转向前内侧斜穿膀胱底（图 4-8）；女性输尿管盆部在距子宫颈外侧约 2.5cm 处，横过子宫动脉的后下方。行子宫手术结扎子宫动脉时应注意两者之间的位置关系，以防误伤输尿管（图 4-9）。

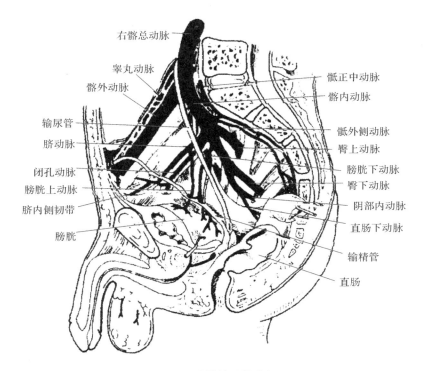

右髂总动脉
睾丸动脉
髂外动脉
输尿管
脐动脉
闭孔动脉
膀胱上动脉
脐内侧韧带
膀胱

骶正中动脉
髂内动脉
骶外侧动脉
臀上动脉
膀胱下动脉
臀下动脉
阴部内动脉
直肠下动脉
输精管
直肠

图 4-8　男性输尿管盆部

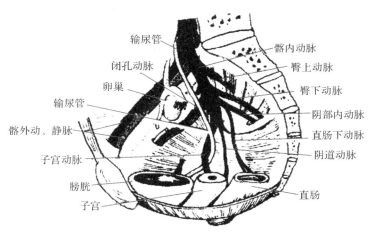

输尿管
闭孔动脉
卵巢
输尿管
髂外动、静脉
子宫动脉
膀胱
子宫

髂内动脉
臀上动脉
臀下动脉
阴部内动脉
直肠下动脉
阴道动脉
直肠

图 4-9　女性输尿管盆部

(三)输尿管壁内部

输尿管壁内部(intramural part of ureter)为输尿管斜穿膀胱壁的部分,长约 1.5cm,以输尿管口(ureteric orifice)开口于膀胱腔。当膀胱充盈时,膀胱内压增高,可使壁内部管腔闭合,阻止尿液反流入输尿管。

二、输尿管的狭窄

输尿管全长有三处生理性狭窄,第一处狭窄位于输尿管与肾盂移行处,第二处狭窄位于输尿管与髂血管交叉处,第三处狭窄位于壁内部。这些狭窄处是输尿管结石的易滞留部位。

第三节　膀　胱

膀胱(urinary bladder)(图 4-10)是囊状肌性贮尿器官,其形状、大小、位置及壁的厚度均因尿液的充盈程度、年龄、性别不同而异。正常成人膀胱的平均容量为 300~500ml,最大容量可达 800ml。女性膀胱容量较男性小。新生儿膀胱容量约为成人的1/10。老年人因膀胱肌的紧张力降低而使膀胱容积增大。

一、膀胱的形态和结构

膀胱形态因其内尿液的充盈程度而异,充盈时呈卵圆形,空虚时呈三棱锥形,可分为尖、底、体、颈四部。**膀胱尖**(apex of bladder)朝向前上方。**膀胱底**(fundus of bladder)朝向后下方,近似三角形。膀胱尖与膀胱底之间的部分为**膀胱体**(body of bladder)(图 4-11)。膀胱的最下部称**膀胱颈**(neck of bladder),其中央有**尿道内口**(internal orifice of urethra),与尿道相接。

当膀胱空虚时,膀胱腔面的黏膜随膀胱收缩而形成许多皱襞,称膀胱襞。当膀胱充盈时,膀胱襞随膀胱扩张而消失。但在膀胱底内面,两侧输尿管口与尿道内口之间的三角形区域,由于黏膜与肌层之间无黏膜下层组织分布,两层结构紧密相贴,无论膀胱处于空虚还是充盈状态,此区黏膜均平滑无皱襞,称为**膀胱三角**(trigone of bladder)。膀胱三角为肿瘤、炎症和结核的好发部位。两输尿管口之间的横行膀胱皱襞称**输尿管间襞**

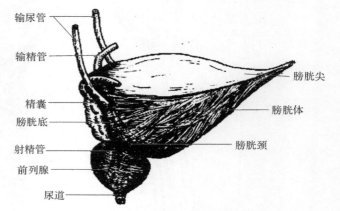

图 4-10　膀胱(右面观)

图中标注:输尿管　输精管　精囊　膀胱底　射精管　前列腺　尿道　膀胱尖　膀胱体　膀胱颈

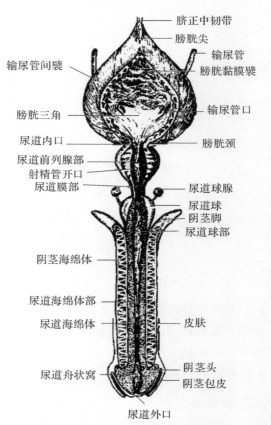

图中标注:脐正中韧带　膀胱尖　输尿管　膀胱黏膜襞　输尿管口　膀胱颈　尿道前列腺部　射精管开口　尿道膜部　尿道球腺　尿道球　阴茎脚　尿道球部　皮肤　阴茎头　阴茎包皮　尿道外口　输尿管间襞　膀胱三角　尿道内口　阴茎海绵体　尿道海绵体部　尿道海绵体　尿道舟状窝

图 4-11　膀胱和男性尿道(前面观)

(interureteric fold)，在输尿管镜下为一苍白带，是临床寻找输尿管口的依据。

二、膀胱的位置和毗邻

成人的膀胱位于盆腔的前部，耻骨联合的后方。膀胱后方在男性与精囊、输精管壶腹和直肠相邻（图4-12），在女性与子宫和阴道相邻。膀胱下方在男性为前列腺，在女性为尿生殖膈。

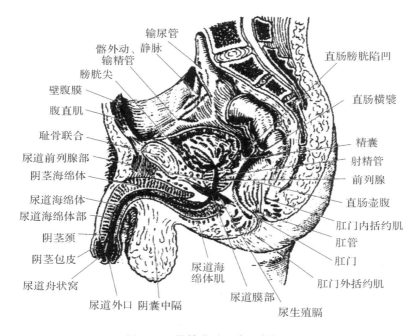

图 4-12　男性盆腔正中矢状切面

膀胱空虚时不超过盆腔入口平面，充盈时，膀胱尖上升至耻骨联合以上，这时由腹前壁返折向膀胱的腹膜也随之上移，使膀胱的前下壁直接与腹前壁相贴。此时在耻骨联合上方进行膀胱穿刺或膀胱手术，可避免损伤腹膜。

第四节　尿　道

男、女性尿道差异很大，男性尿道皆有排尿和排精的功能，具体见男性生殖系统部分。

女性尿道(female urethra)（图4-13）起于膀胱颈内的尿道内口，向下穿尿生殖膈，开口于阴道前庭的尿道外口，全长3～5cm。女性尿道仅有排尿功能。穿尿生殖膈处有尿道阴道括约肌环绕，可控制排尿。由于女性尿道短、宽而直，故较易引发逆行性尿路感染。

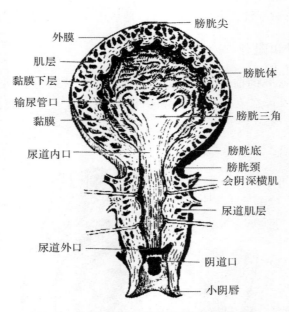

图 4-13　女性膀胱与尿道冠状切面（前面观）

思考与练习

一、名词解释

1. 肾门　　　　　　　2. 肾区　　　　　　　3. 肾窦

4. 输尿管间襞　　　　4. 膀胱三角

二、选择题

1. 下列结构中不在肾门内的是　　　　　　　　　　　　　　（　　）

   A. 肾动脉　　　　　B. 肾静脉　　　　　C. 肾盂

   D. 淋巴管　　　　　E. 输尿管

2. 成人肾门约平对　　　　　　　　　　　　　　　　　　　（　　）

   A. 第 12 胸椎　　　　B. 第 1 腰椎　　　　C. 第 2 腰椎

   D. 第 3 腰椎　　　　E. 第 4 腰椎

3. 肾窦内的结构不包括　　　　　　　　　　　　　　　　　（　　）

   A. 肾小盏　　　　　B. 肾大盏　　　　　C. 脂肪组织

   D. 肾血管　　　　　E. 肾乳头

4. 输尿管的第三处狭窄位于　　　　　　　　　　　　　　　（　　）

   A. 输尿管起始处　　　　B. 跨小骨盆入口处　　　C. 骨盆腔内

   D. 穿尿生殖膈处　　　　E. 穿膀胱壁处

5.与男性膀胱颈相邻的是　　　　　　　　　　　　　　　　　　　　（　　　）

　　A.输精管壶腹　　　　　　B.输尿管　　　　　　　　C.尿生殖膈

　　D.前列腺　　　　　　　　E.盆膈

6.与女性膀胱底相邻的是　　　　　　　　　　　　　　　　　　　　（　　　）

　　A.子宫体　　　　　　　　B.子宫颈和阴道　　　　　C.子宫体和子宫颈

　　D.卵巢　　　　　　　　　E.直肠

三、简答题

1.简述泌尿系统的组成。

2.简述肾的位置。

3.简述女性尿道的行程和特点。

（苏艳英）

参考答案

第五章　生殖系统

教学 PPT

生殖系统（reproductive system）包括男性生殖系统和女性生殖系统，均由内生殖器和外生殖器组成。内生殖器主要位于盆腔内，包括生殖腺、生殖管道和附属腺；外生殖器显露于体表，主要为性交接器官（图 4-1、表 5-1）。

男性生殖腺为睾丸，是产生男性生殖细胞（精子）和分泌男性激素的器官；生殖管道包括附睾、输精管、射精管和尿道；附属腺包括精囊腺、前列腺和尿道球腺。男性外生殖器包括阴囊和阴茎。

女性生殖腺为卵巢，是产生女性生殖细胞（卵子）和分泌女性激素的器官；生殖管道包括输卵管、子宫和阴道；附属腺为前庭大腺。女性外生殖器统称女阴。

表 5-1　男、女性生殖系统的组成

		男性生殖系统	女性生殖系统
内生殖器	生殖腺	睾丸	卵巢
	生殖管道	附睾、输精管、射精管、尿道	输卵管、子宫、阴道
	附属腺	前列腺、精囊腺、尿道球腺	前庭大腺
外生殖器		阴茎、阴囊	女阴

生殖系统的主要功能是产生生殖细胞，繁殖后代，分泌性激素，激发和维持第二性征等。

第一节　男性生殖系统

一、男性内生殖器

（一）睾丸

1. 睾丸的位置和形态　睾丸（testis）位于阴囊内，左、右各一，呈扁椭圆形，表面光滑，分上、下两端,前、后两缘和内、外两侧面。其前缘游离,后缘和上端附有附睾,后缘上部有血管、神经和淋巴管出入(图5-1)。

　　睾丸除后缘外均被有浆膜,称**睾丸鞘膜**(tunica vaginalis of testis)。睾丸鞘膜分脏、壁两层,脏层紧贴睾丸的表面,壁层贴附于阴囊的内面。睾丸鞘膜的脏、壁两层在睾丸后缘处相互移行,构成一个封闭的腔,称鞘膜腔。鞘膜腔内含有少量液体,起润滑作用。如鞘膜腔内因炎症等原因导致液体增多而肿胀,临床上称为睾丸鞘膜腔积液。

　　2.睾丸的结构　　睾丸表面有一层厚而坚韧的结缔组织膜,称为**白膜**(tunica albuginea)。白膜在睾丸后缘处增厚,并伸入睾丸内形成**睾丸纵隔**(mediastinum testis),从睾丸纵隔又发出许多睾丸小隔,呈放射状伸入睾丸实质,将睾丸实质分成

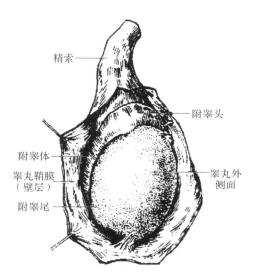

图5-1　睾丸及附睾(右侧)

100～250个锥形的睾丸小叶,每个睾丸小叶内含有2～4条细长弯曲的**精曲(生精)小管**(seminiferous tubule),精曲小管在近睾丸纵隔处变为短而直的精直小管,精直小管进入睾丸纵隔相互吻合成睾丸网,由睾丸网形成15～20条睾丸输出小管,穿出睾丸后缘上部,进入附睾。精曲小管之间填充有结缔组织,称睾丸间质(图5-2)。

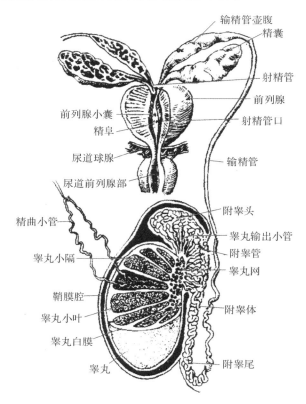

图5-2　睾丸、附睾的结构及排精途径模式图

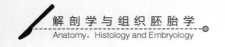

（1）精曲小管　是精子产生的部位，由支持细胞和生精细胞构成。

不育症原因

生精细胞的增殖十分活跃，容易受一些理化因素、环境因素和激素的影响，如放射线照射、酒精中毒、高温、内分泌失调等都可直接或间接地影响生殖细胞的增殖分化为精子形态的过程，可导致精子畸形或功能障碍，引起不育症。

隐睾

胚胎早期睾丸位于腹腔后壁的腹膜外，随着胚胎的发育，逐渐向下移位，到出生前不久经腹股沟管下降到阴囊内。睾丸下降入阴囊前，腹膜的一部分呈囊状突入阴囊，称为腹膜鞘突。睾丸降入阴囊后，鞘突上部与腹膜腔连通部分逐渐萎缩而闭锁，形成鞘韧带，仅下部闭锁，围绕睾丸鞘膜，其中的腔隙形成鞘膜腔。如腹膜鞘突不闭锁，腹腔内容物突入，可形成先天性腹股沟斜疝。出生后，睾丸若未降入阴囊而停滞于腹腔或腹股沟管内，称为隐睾。腹腔内温度较高，不适于精子发育，加之睾丸本身也可能发育不全，这也是不育症的原因之一。

（2）睾丸间质　是填充在精曲小管之间的疏松结缔组织。在睾丸间质内含有睾丸**间质细胞**（interstitial cell）。从青春期开始，睾丸间质细胞在垂体间质细胞刺激素的作用下，能合成和分泌雄激素。雄激素有促进男性生殖器官发育、促进精子的发生以及激发和维持男性性功能与第二性征的作用。

（二）附睾

1. 位置和形态　**附睾**（epididymis）贴附于睾丸的上端和后缘，呈豆芽状。上端膨大称为附睾头，中部扁圆称为附睾体，下端较细称为附睾尾。附睾尾向上弯曲移行为输精管。

2. 结构与功能　附睾头由睾丸输出小管盘曲而成，输出小管的末端形成一条附睾管。附睾管迂回盘曲构成附睾体和尾。附睾除能输送和暂时储存精子外，还可分泌附睾液，供精子营养，促进精子进一步发育成熟，并维持其活力。临床上，附睾是男性生殖器结核的好发部位。

（三）输精管和射精管

输精管（ductus deferens）和**射精管**（ejaculatory duct）都是输送精子的管道。

1. 输精管　输精管是附睾管的直接延续，长约50cm，管壁较厚，管腔细小，在活体上触摸时呈较硬的细圆索状。输精管移行于附睾尾，根据其行程分为四部：①睾丸部，自附睾尾沿睾丸后缘和附睾内侧上行至睾丸上端；②精索部，自睾丸上端经阴囊根部至腹股沟管浅环，由于此段位置表浅，易于在体表触及，是临床上输精管结扎术（男性绝育术）常选用的部位；③腹股沟管部，穿行于腹股沟管内，在疝修补术时，应注意勿伤及；④盆部，出腹股沟管深环进入腹腔，继而弯曲向内下进入盆腔，沿盆腔侧壁下行至膀胱底的后方与精囊的排泄管汇合成射精管，其末端膨大称输精管壶腹。

2. 射精管　射精管是输精管末端与精囊的排泄管汇合而成的管道，长约2cm，向前下穿入前列腺实质，开口于尿道的前列腺部。

3. 精索　**精索**（spermatic cord）为柔软的圆索状结构，从腹股沟管深环经腹股沟管延至睾丸上端。精索的主要结构有输精管、睾丸动脉、蔓状静脉丛、淋巴管和神经等。精索外面包有三层被膜,从外向内依次为:①精索外筋膜:是腹外斜肌腱膜的延续;②提睾肌:来自腹内斜肌和腹横肌;③精索内筋膜:是腹横筋膜的延续。

男性绝育术

用手术方法结扎和切断输精管,使精子不能进入结扎远端的输精管,精液中无精子而获绝育目的。这是一种安全、简便、可靠的男性绝育方法。术后一般不影响性欲和性能力。手术通常在局麻下进行。由于手术器械、步骤等不断改进、简化,使手术创伤小,时间短,并发症少。此外,把手术简化为注射硬化剂的输精管注射堵塞术更为简便。

(四)精囊

精囊(seminal vesicle)又称精囊腺,位于膀胱底的后方、输精管末端的外侧,是一对长椭圆形的囊状器官,表面有许多囊状膨出,下端缩细为排泄管,与输精管末端汇合成射精管。精囊分泌淡黄色液体,参与精液的组成(图5-3)。

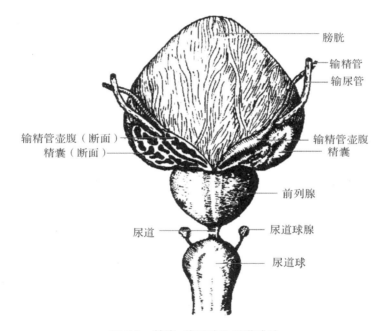

图 5-3 精囊、前列腺和尿道球腺

(五)前列腺

前列腺(prostate)位于膀胱与尿生殖膈之间,形似前后稍扁的栗子,质地较硬,上端宽称前列腺底,紧邻膀胱颈;下端尖,称前列腺尖,接尿生殖膈;后面与直肠相邻,正中有一浅沟称前列腺沟(图5-4),经直肠指诊可以触及,如前列腺肥大,则此沟消失而无法触及。

前列腺为实质性器官,主要由腺组织、平滑肌和结缔组织构成,其内有尿道和射精管穿过,如前列腺肥大,可压迫尿道,引起排尿困难和尿潴留。前列腺的排泄管及射精管均开口于尿道前列腺部。

小儿的前列腺较小,腺组织不发育,主要由平滑肌和结缔组织构成。至青春期,腺组织迅速生长。老年人,腺组织逐渐退化,结缔组织增生,常形成前列腺肥大。

前列腺分泌乳白色前列腺液,参与精液的组成。

(六)尿道球腺

尿道球腺(bulbourethral gland)为一对豌豆大的球形腺体,位于尿生殖膈内(图 5-4),排泄管开口于尿道球部。尿道球腺的分泌物也参与精液的组成。

精液(spermatic fluid)为乳白色的液体,呈弱碱性,由生殖管道和附属腺体的分泌物与精子共同构成。正常成年男性,一次射精排出精液 2~5ml,含精子 3 亿~5 亿个。

输精管结扎后,阻断了精子的排出途径,但生殖管道和附属腺体分泌物的排出不受影响,因此,射精时仍有精液排出,但其内无精子。

二、男性外生殖器

(一)阴茎

阴茎(penis)悬垂于耻骨联合的前下方,呈圆柱状,由前向后可分为头、体、根三部分。阴茎后端为阴茎根,附于耻骨弓和尿生殖膈;阴茎前端膨大,称阴茎头,其尖端有呈矢状位的尿道外口;阴茎根和阴茎头之间的部分为阴茎体。阴茎主要由两条阴茎海绵体和一条尿道海绵体构成,外面包有筋膜和皮肤(图 5-4、图 5-5、图 5-6)。

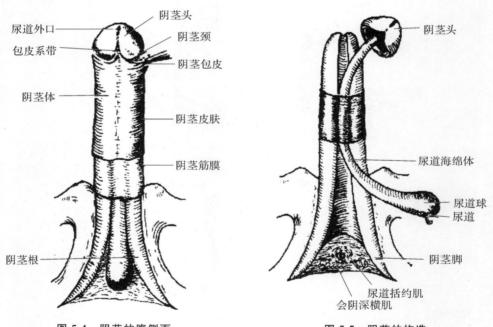

图 5-4　阴茎的腹侧面　　　　　　图 5-5　阴茎的构造

1.**阴茎海绵体**(cavernous body of penis)　左、右各一,位于阴茎的背侧。

2.**尿道海绵体**(cavernous body of urethra)　位于阴茎海绵体的腹侧,有尿道贯穿其全长。尿道海绵体中部呈圆柱形,其前、后端均膨大,前端膨大为阴茎头,后端膨大为尿道球。

阴茎的皮肤薄而柔软,富有伸展性。阴茎的皮肤在阴茎体的前端,向前形成双层游离的环形皱襞,包绕阴茎头,称**阴茎包皮**(prepuce of penis)。阴茎包皮与阴茎头的腹侧中线处连有一条皮肤皱襞,称**包皮系带**(frenulum of prepuce)。幼儿的包皮较长,包着整个阴茎头。若成年男子阴茎头仍被包皮包覆,能够上翻者称包皮过长,不能上翻者称包茎。包茎易致包

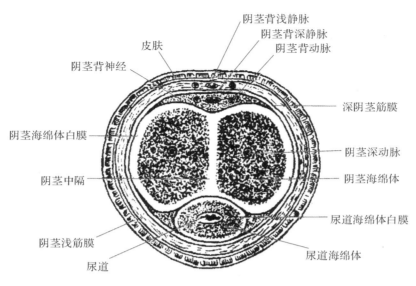

图 5-6 阴茎中部横切面

皮腔内积存包皮垢,可引起阴茎头包皮炎,长期刺激易患阴茎癌,故包茎患者应进行包皮环切术。

(二)阴囊

阴囊(scrotum)位于阴茎的后下方,为一皮肤囊袋。它由阴囊中隔分为左、右两部,容纳睾丸、附睾和精索下部(图5-7)。

阴囊壁主要由皮肤和肉膜构成。阴囊皮肤薄而柔软,颜色深暗。肉膜是阴囊的浅筋膜,含有平滑肌纤维。平滑肌纤维的舒缩,可使阴囊皮肤松弛或皱缩,从而调节阴囊内的温度,使阴囊内的温度低于体温 $1 \sim 2℃$,以适应精子的发育。

三、男性尿道

男性尿道(male urethra)是尿液和精液排出体外所经过的管道。它起始于膀胱的尿道内口,终于阴茎头的尿道外口。成年男性尿道长 $16 \sim 22cm$(图4-11)。

(一)男性尿道的分部

男性尿道全长可分为前列腺部、

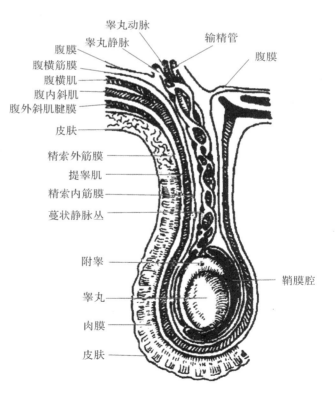

图 5-7 阴囊结构及内容物模式图

膜部和海绵体部三部分(图 4-12)。临床上将尿道海绵体部称为前尿道,将尿道膜部和前列腺部合称为后尿道。

1. 前列腺部(prostatic part)　为尿道穿经前列腺的部分,长约 2.5cm,后壁上有射精管和前列腺排泄管的开口。

2. 膜部(membranous part)　为尿道穿经尿生殖膈的部分,长约 1.2cm,周围有尿道括约肌(骨骼肌)环绕,可控制排尿。

3. 海绵体部(cavernous part)　为尿道穿经尿道海绵体的部分,长约 15cm。此部的起始段位于尿道球内,管腔稍扩大,称尿道球部,有尿道球腺的开口。在阴茎头内尿道扩大成尿道舟状窝。

(二)男性尿道的形态特点

男性尿道全长有三处狭窄、两个弯曲。

1. 三处狭窄　分别位于尿道内口、尿道膜部和尿道外口,以尿道外口最为狭窄。尿道结石常易嵌顿在这些狭窄部位。

2. 两个弯曲　阴茎自然悬垂时,尿道呈现两个弯曲,在耻骨联合的下方有**耻骨下弯**(subpubic curvature),凸向后下方,此弯曲恒定不变;在耻骨联合前下方有**耻骨前弯**(prepubic curvature),凸向前上方,如阴茎勃起或将阴茎向上提起,此弯曲即消失。临床上在使用尿道器械或插入导尿管时,应注意尿道的狭窄和弯曲,以免损伤尿道。在向男性尿道插入尿道器械或导尿管时,应将阴茎向上提起。

第二节　女性生殖系统

一、女性内生殖器

(一)卵巢

卵巢(ovary)为女性生殖腺,具有产生卵细胞、分泌女性激素的功能。

1. 卵巢的位置和形态　卵巢位于盆腔侧壁的卵巢窝内(相当于髂内、外动脉的夹角处),左、右各一。卵巢呈扁卵圆形,有内、外两面,前、后两缘和上、下两端。外侧面与卵巢窝相靠近;内侧面朝向盆腔。前缘又称系膜缘,其中部有血管、神经等出入,称**卵巢门**(hilum of ovary);上端与输卵管伞相接触,又称输卵管端;下端借卵巢固有韧带连于子宫,又称子宫端(图 5-8)。

卵巢的大小和形状随年龄而不同:幼女的卵巢较小,表面光滑;性成熟期体积最大,以后由于多次排卵,卵巢表面出现瘢痕,显得凹凸不平;35~40 岁卵巢开始缩小;50 岁左右逐渐萎缩,月经随之停止。

2. 卵巢的结构和功能　卵巢的表面为一层致密的结缔组织,称为白膜。卵巢的实质分为位于周围部的皮质和中央部的髓质。皮质内含有大小不等、不同发育阶段的卵泡,包括原始卵泡、生长卵泡、成熟卵泡。髓质由疏松结缔组织、血管、淋巴管和神经等组成(图 5-8)。

成熟卵泡破裂,将卵细胞(卵子)从卵巢表面排入腹膜腔,这一过程称排卵(ovulation)。

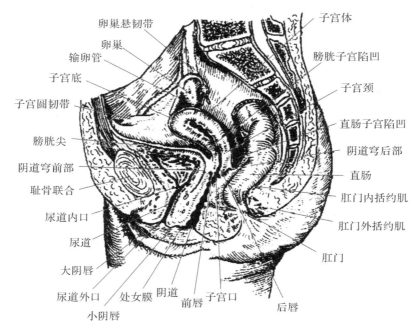

图 5-8　女性盆腔正中矢状切面

一般每隔 28 天排一次卵,由两侧卵巢交替进行。排出卵细胞后的卵泡形成黄体,黄体能分泌孕激素(黄体酮)和少量女性激素。若排出的卵未受精,黄体在 2 周后开始退化,逐渐被结缔组织代替,形成白体。

排卵日与安全期

　　一般在月经周期中的第 14 天左右,女性一侧卵巢开始排卵。从月经来潮的第 1 天起,计数 14 天就是排卵日,排卵日以及排卵日的前 5 天和后 4 天称为排卵期。例如,以月经周期 28 天为例来算,这次月经来潮的第 1 天在 7 月 25 日,那么这次月经周期的排卵日就是在 8 月 8 日(7 月 25 日加 14 天)。排卵期也就是 8 月 3—12 日这段时间(8 月 8 日前 5 天和后 4 天)。

　　很多人认为在女性月经周期中除了排卵期以外,其他时间是安全期。实际上安全期并非绝对安全,因为男性的精子可以在女性体内存活 3～5 天,而女性排卵日期也可能提前或推后,所以靠安全期避孕是很不安全的,正确服用避孕药物和使用安全套才能避免怀孕。

(二)输卵管

　　输卵管(uterine tube)是输送卵子的肌性管道,长约 10～12cm,左、右各一。

　　1.输卵管的位置　输卵管位于子宫底的两侧,包裹在子宫阔韧带的上缘内,内侧端以输卵管子宫口与子宫腔相通,外侧端以输卵管腹腔口开口于腹膜腔。因此,女性腹膜腔经输卵管、子宫、阴道和外界相通(图 5-9)。

　　2.输卵管的形态和分部　输卵管较为弯曲,由内侧向外侧分为四部。①输卵管**子宫部**(uterine part):为输卵管穿过子宫壁的部分,以输卵管子宫口通子宫腔。②**输卵管峡**

(isthmus of uterine tube)：短而狭窄，接子宫底外侧，水平向外移行为壶腹部，是输卵管结扎术的常选部位。③**输卵管壶腹**(ampulla of uterine tube)：约占输卵管全长的2/3，粗而弯曲，卵细胞通常在此部受精，是宫外孕的好发部位。④**输卵管漏斗**(infundibulum of uterine tube)：为输卵管外侧端呈漏斗状的膨大部，向后下弯曲覆盖在卵巢后缘和内侧面。漏斗末端的中央有输卵管腹腔口通腹膜腔，卵巢排出的卵即由此进入输卵管。漏斗末端的周缘，形成许多细长的指状突起，称为**输卵管伞**(fimbriae of uterine tube)，盖于卵巢表面，临床手术中常以此为识别输卵管的标志。

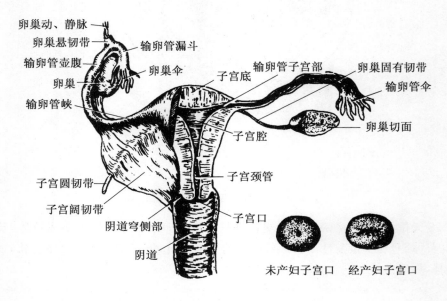

图 5-9　女性内生殖器(前面)

(三)子宫

子宫(uterus)为一壁厚腔小的肌性器官，是胎儿发育生长和产生月经的部位。

1.子宫的形态和分部　成人未孕子宫呈前后稍扁、倒置的梨形，长约7～9cm，最宽径约4～5cm，厚约2～3cm。

子宫分为底、体、颈三部。①**子宫底**(fundus of uterus)为两侧输卵管子宫口以上的部分，宽而圆凸。②**子宫颈**(neck of uterus)为子宫下端呈圆柱状部分，成人长约2.5～3.0cm，分为伸入阴道的子宫颈阴道部和阴道以上的子宫颈阴道上部。子宫颈为肿瘤的好发部位。③**子宫体**(body of uterus)介于子宫底与子宫颈之间。子宫体与子宫颈相接的部位较为狭细，称**子宫峡**(isthmus of uterus)。非妊娠时，子宫峡不明显，长约1cm；妊娠期，子宫峡逐渐伸展变长，至妊娠末期，此部可延长至7～11cm，峡壁逐渐变薄，产科常在此处进行剖宫术，可避免进入腹膜腔，减少感染的机会。

子宫内的腔隙较为狭窄，可分为两部：在子宫体内的部分，称**子宫腔**(cavity of uterus)，呈前后略扁的倒三角形。底的两端为输卵管子宫口，尖端向下通子宫颈管。在子宫颈内的部分，呈梭形，称**子宫颈管**(canal of cervix of uterus)。其上端通子宫腔，下端以口通阴道，称**子宫口**(orifice of uterus)，未产妇的子宫口为圆形，边缘光滑整齐；经产妇的子宫口则为横裂状(图5-9)。

2.子宫壁的结构　子宫壁由外向内分三层:外层为浆膜,为腹膜的脏层;中层为肌层,由平滑肌组成,较为厚实;内层为黏膜,称子宫内膜。子宫腔的内膜随月经周期而发生增生和脱落。脱落的内膜由阴道流出成为月经,约28天为一个月经周期。

3.子宫的位置　子宫位于盆腔中央,膀胱和直肠之间,两侧有输卵管和卵巢。下端伸入阴道。当膀胱空虚时,成年女性正常子宫呈轻度的前倾前屈位;当人体直立时,子宫体伏于膀胱上面。前倾指整个子宫向前倾斜,子宫的长轴与阴道的长轴形成一个向前开放的钝角。前屈指子宫体与子宫颈之间也形成一个向前开放的钝角(图5-9)。子宫位置异常,是女性不孕的原因之一,常见为后倾后屈,即后位子宫。但子宫有较大的活动性,膀胱和直肠的充盈程度可影响子宫的位置。子宫两侧的输卵管和卵巢在临床上统称子宫附件,附件炎即指输卵管炎和卵巢炎。

4.子宫的固定装置　子宫的正常位置主要借韧带的牵拉和盆底肌的承托来保持、固定。维持子宫正常位置的韧带如下(图5-9、图5-10):

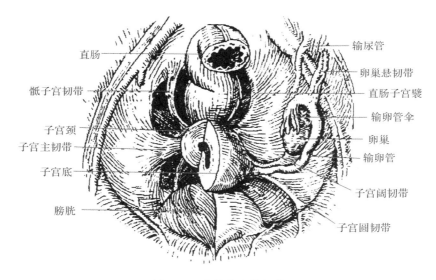

图 5-10　女性盆底的韧带

（1）**子宫阔韧带**（broad ligament of uterus）　位于子宫两侧的双层腹膜,略呈冠状位,由子宫侧缘向两侧延伸至盆侧壁和盆底,可限制子宫向两侧倾倒。子宫阔韧带的上缘游离,包裹输卵管,上缘外侧1/3为卵巢悬韧带。

（2）**子宫圆韧带**（round ligament of uterus）　为一对圆索状韧带,起于子宫体前面的上外侧,在阔韧带两层之间向前外侧弯行,经由腹环进入腹股沟管,出皮下环后止于阴阜和大阴唇皮下。子宫圆韧带对维持子宫的前倾位有重要作用。

（3）**子宫主韧带**（cardinal ligament of uterus）　位于子宫阔韧带的下部,从子宫颈两侧缘延至盆腔侧壁。子宫主韧带由纤维和平滑肌构成,较强韧,是防止子宫颈向下脱垂的重要结构。

（4）**子宫骶韧带**（uterosacral ligament）　从子宫颈后面的上外侧向后弯行,绕过直肠的两侧,止于骶椎前面的筋膜。此韧带向后上牵引子宫颈,与子宫圆韧带协同,维持子宫的前屈位。

除以上韧带外,盆底肌对子宫位置的固定也起一定的作用。如子宫固定装置薄弱或损伤,可导致子宫位置异常,形成不同程度的子宫脱垂,严重者可脱出阴道。

(四)阴道

1.阴道的形态　　阴道（vagina）为连接子宫和外生殖器的肌性管道，富于延展性，是女性的交接器官，也是排出月经和娩出胎儿的通道。阴道下端以**阴道口**（vaginal orifice）开口于阴道前庭。处女的阴道口周围有**处女膜**（hymen）附着，处女膜破裂后，阴道口周围留有处女膜痕。阴道的上端包绕子宫颈阴道部，形成环形凹陷称**阴道穹**（fornix of vagina）。阴道穹分为互相连通的前穹、后穹和两侧穹。其中，以阴道后穹最深，其后上方即为直肠子宫陷凹，两者间仅隔以阴道后壁和覆盖其上的腹膜（图 5-8）。临床上可经阴道后穹穿刺以引流直肠子宫陷凹内的积液或积血，进行诊断和治疗。

2.阴道的位置　　阴道位于小骨盆中央，前有膀胱和尿道，后邻直肠。临床上可隔直肠前壁触诊直肠子宫陷凹、子宫颈和子宫口的部位。阴道下部穿过尿生殖膈，其周围的尿道阴道括约肌以及肛提肌均对阴道有括约作用。

(五)前庭大腺

前庭大腺（greater vestibular gland）为女性附属腺，位于前庭球下方的深面（图 5-12），其导管向内侧开口于阴道前庭、阴道口的两侧，其分泌物有润滑阴道口的作用。

二、女性外生殖器

女性外生殖器即**女阴**（vulva），包括阴阜、大阴唇、小阴唇、阴道前庭、阴蒂、前庭球（图 5-11、图 5-12）。

(一)阴阜

阴阜（mons pubis）为耻骨联合前方的皮肤隆起，皮下有较多的脂肪。性成熟期以后，阴阜上长有阴毛。

(二)大阴唇

大阴唇（greater lip of pudendum）为一对纵行隆起的皮肤皱襞。左、右大阴唇的前端和后端互相连合，形成唇前连合和唇后连合。

(三)小阴唇

小阴唇（lesser lip of pudendum）位于大阴唇的内侧，为一对较薄的皮肤皱襞，表面光滑无毛。其前端包裹阴蒂并形成阴蒂系带，后端两侧互相汇合，形成阴唇系带。

(四)阴道前庭

阴道前庭（vaginal vestibule）是位于两侧小阴唇之间的裂隙。阴道前庭的前部有尿道外口，后部有阴道口，阴道口两侧各有一个前庭大腺导管的开口。

(五)阴蒂

阴蒂（clitoris）由两个阴蒂海绵体组成，相当于男性的阴茎海绵体。露于表面部分为阴蒂头，含有丰富的神经末梢，感觉灵敏。

(六)前庭球

前庭球（bulb of vestibule）相当于男性的尿道海绵体，呈蹄铁形，位于尿道外口与阴蒂体之间的皮下，以及大阴唇的皮下。

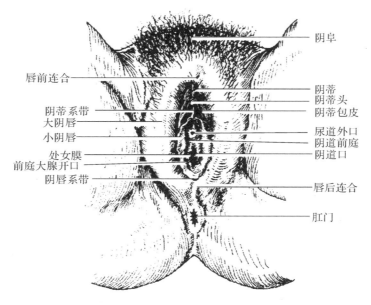

图 5-11 女性外生殖器

阴阜
唇前连合
阴蒂
阴蒂头
阴蒂包皮
阴蒂系带
大阴唇
小阴唇
尿道外口
阴道前庭
处女膜
前庭大腺开口
阴道口
阴唇系带
唇后连合
肛门

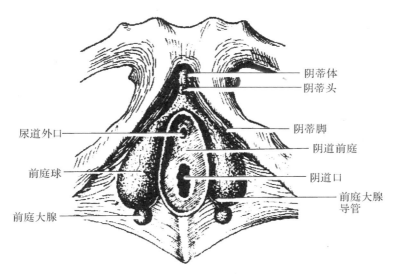

图 5-12 阴蒂、前庭球和前庭大腺

阴蒂体
阴蒂头
阴蒂脚
尿道外口
阴道前庭
前庭球
阴道口
前庭大腺导管
前庭大腺

三、会阴

会阴(perineum)有广义和狭义之分。广义的会阴指封闭小骨盆下口的所有软组织,呈菱形。以两侧坐骨结节的连线为界,可将会阴分为前、后两个三角形区域。前方称**尿生殖三角**或**尿生殖区**(urogenital region),男性有尿道通过,女性有尿道和阴道通过;后方称**肛门三角**或**肛区**(anal region),有肛管通过(图 5-13)。狭义的会阴,指肛门与外生殖器之间狭小区域的软组织。分娩时此区承受的压力较大,易发生撕裂(会阴撕裂),助产时应注意保护此区。

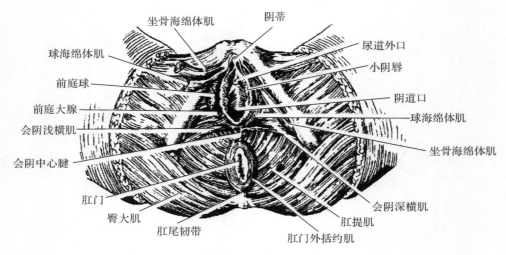

图 5-13　女性会阴

四、乳房

乳房(mamma,breast)为人类和哺乳动物特有的结构。男性乳房不发育,故乳头的位置较为恒定,常作为体表定位标志。女性乳房于青春期后开始发育生长,妊娠和哺乳期有分泌活动。

(一)乳房的位置和形态

乳房位于胸大肌和胸筋膜的表面,内侧至胸骨旁线,外侧可达腋中线。成年未产妇的乳房呈半球形,紧张而有弹性。乳房中央有乳头,乳头顶端有输乳管的开口。乳头周围的皮肤色素较多,形成**乳晕**(areola of breast)(图 5-14),其深面有乳晕腺,可分泌脂性物质滑润乳头。乳头和乳晕的皮肤较薄,易受损伤而感染。妊娠和哺乳期,乳腺增生,乳房增大;停止哺乳后,乳腺萎缩,乳房变小;老年时,乳房萎缩而下垂。

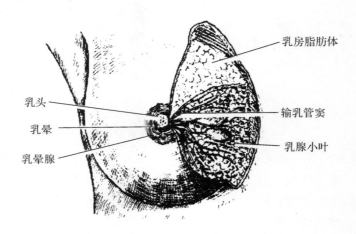

图 5-14　成年女性乳房

（二）乳房的结构

乳房由皮肤、脂肪、纤维组织和乳腺构成（图 5-15）。乳腺被纤维组织和脂肪分割成 15～20个**乳腺叶**（lobes of mammary gland），每个乳腺叶又分为若干乳腺小叶。一个乳腺叶有一个排泄管，称为**输乳管**（lactiferous ducts），开口于乳头。乳腺叶和输乳管均以乳头为中心呈放射状排列，乳腺手术时宜作放射状切口，以减少对乳腺叶和输乳管的损伤。

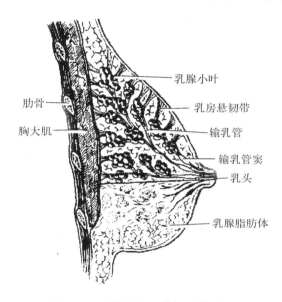

图 5-15　女性乳房矢状切面模式图

乳腺周围的纤维组织还发出许多小的纤维束，分别向深面连于胸筋膜，向浅面连于皮肤和乳头，对乳房起支持和固定作用，称为**乳房悬韧带**（suspensory ligament of breast）或 Cooper 韧带。当乳腺癌侵及此韧带时，纤维组织增生，韧带缩短，牵引皮肤向内凹陷，致使皮肤表面出现许多点状小凹，类似橘皮，临床上称橘皮样变，是乳腺癌早期常有的一个体征。

第三节　腹　膜

一、概述

腹膜（peritoneum）是贴附于腹壁、盆壁内面和覆盖于腹腔、盆腔各脏器表面的一层浆膜。腹膜呈半透明状，薄而光滑，按分布不同分为壁腹膜和脏腹膜。其中，贴于腹、盆壁内面的腹膜称**壁腹膜**（parietal peritoneum），覆盖于脏器表面的腹膜称为**脏腹膜**（visceral peritoneum）。壁腹膜和脏腹膜互相移行，形成一个潜在间隙，称为**腹膜腔**（peritoneal cavity）（图 5-16）。男性腹膜腔完全密闭，与外界不通；女性腹膜腔可经输卵管、子宫和阴道通外界，故女性生殖道感染可扩散至腹膜腔，发生盆腔炎和腹膜炎。

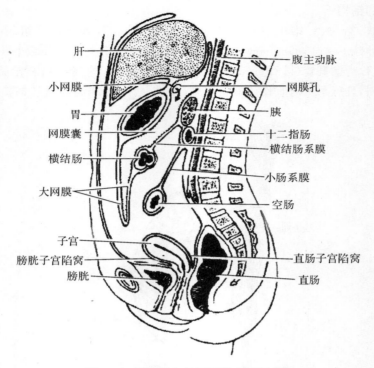

图 5-16　腹膜腔矢状切面模式图（女性）

　　腹膜对脏器具有支持、固定、保护和防御功能。在正常情况下，腹膜可分泌少量浆液，以湿润脏器并减少脏器之间或脏器与腹壁之间的摩擦。另外，腹膜还具有很强的吸收能力，使腹膜分泌的浆液不断更新，保持动态平衡。

二、腹膜与腹、盆腔脏器的关系

　　根据腹膜覆盖脏器的程度不同，可将腹、盆腔脏器分为三类（图 5-17）。

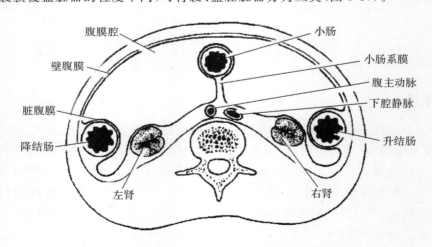

图 5-17　腹膜与腹、盆腔器官关系示意图（横切面）

(一)腹膜内位器官

腹膜内位器官是指腹膜几乎包被了器官的表面,如胃、十二指肠上部、空肠、回肠、盲肠、阑尾、横结肠、乙状结肠、脾、卵巢和输卵管等。腹膜内位器官一般活动性较大。

(二)腹膜间位器官

腹膜间位器官是指腹膜包被了脏器表面大部分或三面,如肝、胆囊、升结肠、降结肠、直肠上部、膀胱和子宫等。腹膜间位器官一般活动性较小。

(三)腹膜外位器官

腹膜外位器官是指腹膜仅被覆了器官的一面,如十二指肠的降部和水平部、胰、肾上腺、肾、输尿管及直肠下部等。腹膜外位器官位置固定,几乎不能活动。

了解脏器被覆腹膜的情况,在临床上有重要的意义。如腹膜内位器官的手术(胃大部切除、阑尾切除术等),必须通过腹膜腔才能进行。而腹膜外位器官(肾、输尿管等)的手术,则可不通过腹膜,而在腹膜腔外进行。这样,可以避免损伤腹膜腔而引起的感染和术后脏器粘连。

三、腹膜形成的各种结构

壁腹膜与脏腹膜相互移行,在移行部分常形成一些特殊结构,如网膜、系膜和韧带等,这些结构不仅对器官起连接和固定作用,也是血管、神经等出入器官的路径。

(一)韧带

韧带是连接相邻脏器之间或连于腹、盆壁与脏器之间的腹膜结构,对脏器起悬挂、固定作用。在膈穹窿与肝上面之间有肝镰状韧带,是一呈矢状位的双层腹膜结构;肝冠状韧带是位于膈下与肝上面的腹膜结构,呈冠状位;胃脾韧带是从脾门至胃底的双层腹膜皱襞;脾肾韧带是自脾门连至左肾前面的双层腹膜结构(图5-18)。

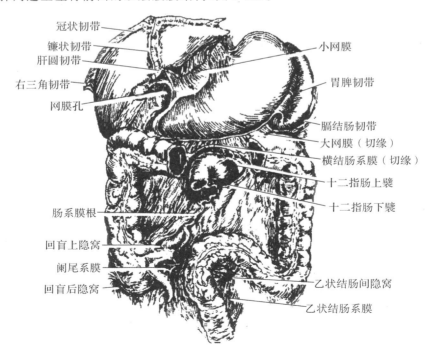

图 5-18　腹膜形成的结构

(二)系膜

系膜是脏、壁腹膜相互移行形成的双层腹膜结构,连肠管于腹后壁。其内含有进出器官的血管、神经、淋巴管、淋巴结和脂肪等。

1. 肠系膜(mesentery)　是将空肠、回肠连接于腹后壁的双层结构,整体呈褶扇状。其附于腹后壁的部分称小肠系膜根,斜向右下方,长约 15cm。由于肠系膜长而宽阔,故空、回肠活动性较大,有利于食物的消化和吸收,但也容易发生肠扭转。

2. 阑尾系膜(mesoappendix)　是阑尾与小肠系膜下端之间的三角形双层腹膜皱襞。其游离缘内有阑尾血管、淋巴管、神经。行阑尾切除术时,应从系膜的游离缘进行血管结扎。

3. 横结肠系膜(transverse mesocolon)　是将横结肠连接于腹后壁之间的双层腹膜结构,自结肠右曲起始,止于结肠左曲。

4. 乙状结肠系膜(sigmoid mesocolon)　是乙状结肠与左髂窝之间的双层腹膜结构。该系膜较长,使乙状结肠的活动性较大,故也易发生肠扭转(图 5-18)。

(三)网膜

网膜(omentum)是连于胃大弯、胃小弯的双层腹膜,薄而透明,腹膜间夹有血管、神经、淋巴管和结缔组织等,包括大网膜、小网膜及网膜囊。

1. 小网膜(lesser omentum)　连于肝门至胃小弯和十二指肠上部之间的双层腹膜结构。小网膜可分为两部分,其中连于肝门与胃小弯的部分称肝胃韧带;连于肝门与十二指肠之间的部分称肝十二指肠韧带,内含胆总管、肝固有动脉和肝门静脉。其右侧为游离缘,其后方为**网膜孔**(omental foramen),又称 Winslow 孔。通过网膜孔可进入胃后方的网膜囊(图 5-19)。

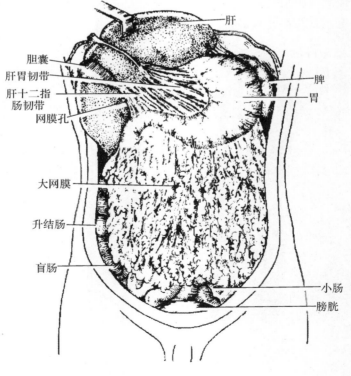

图 5-19　网膜

2. **网膜囊**(omental bursa)　是位于小网膜和胃后方的腹膜间隙,又称小腹膜腔。网膜囊以外的腹膜腔称大腹膜腔。网膜囊的前壁为小网膜、胃后壁;后壁为大网膜的后层、横结肠及其系膜以及部分腹后壁腹膜;上壁是肝和膈下面的腹膜;下壁是大网膜前、后两层的愈着处;左壁是胃脾韧带和脾肾韧带及脾;右壁上部有网膜孔,网膜囊借此孔与大腹膜腔相通,成人可容1~2指。网膜囊位置较深,胃后壁穿孔时,内容物常聚集在此,影响疾病的早期发现(图5-20)。

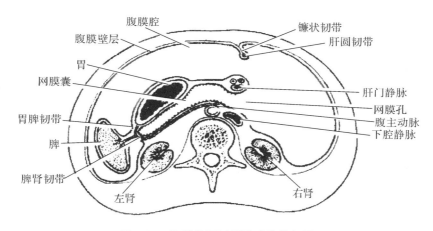

图 5-20　腹膜腔通过网膜孔的横切面

3. **大网膜**(greater omentum)　连于胃大弯与横结肠之间的四层腹膜结构,以围裙状悬垂于小肠和结肠前面。前两层起于胃大弯,由胃前、后壁的腹膜延续而成,当下垂至脐平面稍下方后返折向上形成大网膜后两层,再向后上包裹横结肠并续于横结肠系膜。大网膜的前两层和后两层常分别融合为一体。大网膜内含有许多巨噬细胞,有重要的防御功能。大网膜具有包围炎性病灶、防止炎症蔓延的作用。但小儿大网膜较短,当阑尾炎穿孔时,病灶不易被大网膜包裹、限制,炎症容易扩散,常形成弥漫性腹膜炎(图5-19)。

四、腹膜形成的陷凹

陷凹(pouch)主要位于盆腔内,是盆腔脏器表面的腹膜互相移行返折形成的凹陷。在男性,直肠与膀胱之间有深而较大的**直肠膀胱陷凹**(rectovesical pouch),是男性腹膜腔的最低点。在女性,有两个陷凹,一个位于膀胱与子宫之间,浅而较小的**膀胱子宫陷凹**(vesicouterine pouch);另一个位于直肠与子宫之间,较大而深的**直肠子宫陷凹**(rectouterine pouch)为女性腹膜腔的最低点,是液体易于积聚的部位(图5-16)。

思考与练习

一、名词解释

1. 精索　　　　　　　　2. 排卵　　　　　　　　3. 会阴

4. 腹膜腔　　　　　　　5. 直肠子宫陷凹

二、选择题

1. 男性生殖腺是　　　　　　　　　　　　　　　　　　　　　　　　　（　　）
　　A. 睾丸　　　　　　　　　　B. 附睾　　　　　　　　　　C. 前列腺
　　D. 精囊腺　　　　　　　　　E. 尿道球腺

2. 男性生殖器输送管道不包括　　　　　　　　　　　　　　　　　　　（　　）
　　A. 附睾　　　　　　　　　　B. 尿道　　　　　　　　　　C. 睾丸
　　D. 射精管　　　　　　　　　E. 输精管

3. 不属于男性内生殖器的是　　　　　　　　　　　　　　　　　　　　（　　）
　　A. 前列腺　　　　　　　　　B. 尿道　　　　　　　　　　C. 睾丸
　　D. 尿道球　　　　　　　　　E. 尿道球腺

4. 睾丸　　　　　　　　　　　　　　　　　　　　　　　　　　　　　（　　）
　　A. 表面坚厚的纤维膜称鞘膜
　　B. 睾丸纵隔由精曲小管形成
　　C. 精曲小管的上皮能产生精子
　　D. 精曲小管经附睾管入附睾
　　E. 因有白膜包被,故活体触模时质地坚硬

5. 以下关于附睾的描述,正确的是　　　　　　　　　　　　　　　　　（　　）
　　A. 呈现新月形,紧贴睾丸的上端及前缘
　　B. 附睾尾向上弯曲移行为射精管
　　C. 睾丸输出小管进入附睾后弯曲盘绕形成膨大的附睾头,末端汇合成几条附睾管
　　D. 附睾管迂回盘曲而成附睾体和尾
　　E. 附睾除暂存精子外,还有产生精子和营养精子的作用

6. 男性输精管结扎常选部位是　　　　　　　　　　　　　　　　　　　（　　）
　　A. 睾丸部　　　　　　　　　B. 精索部　　　　　　　　　C. 腹股沟管部
　　D. 盆部　　　　　　　　　　E. 输精管壶腹处

7. 前列腺　　　　　　　　　　　　　　　　　　　　　　　　　　　　（　　）
　　A. 底向下,尖朝上　　　　　B. 位于盆膈之上　　　　　　C. 内有尿道膜部经过
　　D. 直肠指检时可触及　　　　E. 外侧有输精管壶腹

8. 以下关于男性尿道的描述,错误的是　　　　　　　　　　　　　　　（　　）
　　A. 可分为前列腺部、膜部和尿道球部
　　B. 有 3 个狭窄
　　C. 有 3 个扩大
　　D. 有 2 个弯曲
　　E. 兼有排尿和排精的功能

9. 输卵管哪部分是卵子通常受精的部位　　　　　　　　　　　　　　　（　　）
　　A. 子宫部　　　　　　　　　B. 峡部　　　　　　　　　　C. 壶腹部
　　D. 漏斗部　　　　　　　　　E. 伞部

10. 子宫分哪三部分　　　　　　　　　　　　　　　　　　　　　　　（　　）

A. 子宫颈、子宫体、子宫底   B. 子宫颈、子宫峡、子宫体

C. 子宫颈、子宫峡、子宫底   D. 子宫内口、子宫体、子宫外口

E. 子宫下段、子宫体、子宫底

11. 维持子宫前倾的主要韧带是   ( )

A. 子宫阔韧带   B. 子宫圆韧带   C. 子宫主韧带

D. 骶子宫韧带   E. 卵巢悬韧带

12. 关于子宫的位置,以下叙述正确的是   ( )

A. 当膀胱空虚时,子宫呈重度前倾前屈位

B. 正常情况下子宫颈下端处于坐骨棘水平稍下方

C. 成人子宫的正常位置呈轻度后倾后屈位

D. 新生儿期,子宫位于盆腔中央,膀胱与直肠之间

E. 子宫能够维持正常位置主要靠子宫韧带及骨盆底肌和筋膜的支托作用

13. 下列关于卵巢的叙述,正确的是   ( )

A. 是一对扁椭圆形的性腺   B. 卵巢表面由腹膜覆盖

C. 卵巢白膜是一层平滑肌组织   D. 髓质内有数以万计的始基卵泡

E. 皮质内有丰富的血管、神经

14. 子宫峡部相当于   ( )

A. 子宫颈的最狭窄部分   B. 子宫体最狭窄的部分

C. 子宫颈阴道上部   D. 子宫颈阴道部

E. 子宫体与子宫颈之间最狭窄的部分

15. 输卵管   ( )

A. 外侧 2/3 为输卵管漏斗   B. 内侧 1/3 为子宫部

C. 常于输卵管峡行结扎术   D. 壶腹部在漏斗的外侧

E. 外端连于卵巢

16. 以下关于阴道的叙述,正确的是   ( )

A. 上端包绕子宫颈,下端开口于阴道前庭前部

B. 阴道壁仅由黏膜与弹力纤维构成

C. 后穹窿顶端与子宫直肠陷凹贴近,后者是腹腔最低部分

D. 后壁短于前壁

E. 黏膜由复层鳞状上皮细胞所覆盖,有腺体

17. 以下关于子宫的叙述,正确的是   ( )

A. 成年人的子宫长约 7~8cm,宽约 4~5cm,厚约 4~5cm

B. 子宫体与子宫颈的比例是 1:2

C. 子宫体与子宫颈之间最狭窄的部分为子宫峡部

D. 子宫峡部上端是组织学内口

E. 经产妇的子宫颈外口为圆形

18. 属于腹膜内位器官的是   ( )

A. 胰   B. 肝   C. 肾

D. 胃   E. 升结肠

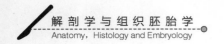

19. 属于腹膜间位器官的是 （　　）

    A. 子宫   B. 肾   C. 横结肠

    D. 脾   E. 胃

20. 属于腹膜外位器官的是 （　　）

    A. 胃   B. 脾   C. 胰

    D. 肝   E. 膀胱

三、简答题

1. 简述男性尿道的分部、狭窄、扩大及弯曲。

2. 精子产生于何处？简述精子排出体外的具体途径。

3. 简述卵巢的位置和功能。

4. 简述输卵管的分部。

5. 简述子宫的形态和位置。

6. 腹膜与脏器的关系有哪几种类型？各举两例说明。

7. 简述小网膜的位置、组成及所含的主要结构。

（陈　楠）

参考答案

第六章　脉管系统

教学 PPT

【学习要点】

1.心血管系统的组成。体循环与肺循环的概念。

2.心的位置、外形以及心脏各腔的形态和结构。心传导系统的组成，左、右冠状动脉的起始、主要分支的分布范围及其行程。心包的概念及心包腔的构成，心包窦的概念。

3.主动脉的起始和分部。主动脉弓分支的名称。颈外动脉的主要分支及其分布。上肢动脉干的名称；掌浅弓和掌深弓的组成。腹腔干、肠系膜上动脉和肠系膜下动脉的起始、主要分支和分布。肾动脉和睾丸动脉（卵巢动脉）。子宫动脉的起始及其与输尿管的位置关系。下肢动脉干的名称。

4.静脉系的组成。上腔静脉的组成、属支、行径。头臂静脉的组成、行径。面静脉与海绵窦的交通途径及临床意义。头静脉、贵要静脉的起始、行径及临床意义。大隐、小隐静脉的起始、行径、注入部位。直肠静脉丛的位置、构成、流注特点及临床意义。下腔静脉的属支及名称。左、右睾丸静脉的注入部位及临床意义。肝门静脉系的概念，肝门静脉的形成、行径及其特点，肝门静脉的属支。肝门静脉系与上、下腔静脉系的吻合部位及临床意义。

5.全身九条淋巴干的形成及归宿。右淋巴导管的形成、收集范围和注入部位。胸导管的起始、行径、注入部位及其收集范围。乳糜池的形成和位置。淋巴结的形态和局部淋巴结的概念。脾的位置和形态。胸腺的位置和形态。

6.头、颈部主要淋巴结的位置、收集范围和引流方向。腋淋巴结各群的位置、收集范围。掌握乳房的淋巴引流。

7.肺门淋巴结、气管支气管淋巴结和气管旁淋巴结的位置、收集范围和引流方向。腹腔淋巴结、肠系膜上淋巴结、肠系膜下淋巴结的位置及收集范围。髂外淋巴结、髂内淋巴结及髂总淋巴结的位置及收集范围。腹股沟浅淋巴结和腹股沟深淋巴结的位置及收集范围。

脉管系统包括心血管系统和淋巴系统两部分。心血管系统内流动着血液;淋巴系统内的液体称为淋巴(液),淋巴循淋巴管道向心流动,最终汇入心血管系统。心血管系统由心、动脉、毛细血管和静脉组成。淋巴系统由淋巴管道、淋巴器官和淋巴组织组成。

脉管系统的主要功能是完成体内的物质运输,即不断地将消化器官吸收的营养物质和肺吸入的氧气运送到机体各器官、组织和细胞;同时又将器官、组织和细胞的代谢产物,如二氧化碳、尿素等运送到肺、肾和皮肤等器官,通过这些器官排出体外,从而使机体的新陈代谢不断进行。内分泌腺和某些器官的内分泌细胞分泌的激素以及生物活性物质,通过脉管系统运输到全身,作用于靶细胞,实现机体的体液调节。机体内环境理化特性相对恒定的维持和防御功能的实现,也都有赖于血液和淋巴的不断循环。此外,脉管系统有重要的内分泌功能,如心肌细胞可产生和分泌心钠素等,血管平滑肌细胞能合成、分泌肾素和血管紧张素等。

第一节　心血管系统

一、概述

(一)心血管系统的组成

心血管系统是封闭的连续管道系统,由心、动脉、静脉和毛细血管组成。

1. 心(heart)　是中空的肌性器官,由完全分隔的左、右两半组成,左、右两半又各分为心房和心室,所以心有四个内腔,即左心房、左心室、右心房、右心室。同侧的房、室之间借房室口相通。心是连接动、静脉的枢纽,是血液循环的动力泵,在神经、体液的调节下,做节律性的收缩,使血液在血管内环流不息,以保证机体物质代谢和气体交换的正常进行。

2. 动脉(artery)　是将心内的血液输送到全身毛细血管的管道。动脉发自心室,在行径中反复分支,其管径亦随之逐渐变细,最终移行为毛细血管。

3. 静脉(vein)　是将毛细血管内的血液输送回心的血管。静脉起自毛细血管,在输送血液回心的过程中,管径逐渐变粗,最后汇合形成大静脉与心房相连。

4. 毛细血管(capillary)　是连接动脉和静脉之间的微细管道。毛细血管迂回曲折、相互吻合成网,管壁极薄,血流甚慢,是血液与组织液之间进行物质交换的部位。除软骨、牙釉质、角膜、晶状体、毛发和被覆上皮外,毛细血管遍布全身各处。

(二)血液循环途径

血液由心搏出,依次经过动脉、毛细血管和静脉,最后又回流入心,如此周而复始、终生不息地循环流动,称血液循环。根据血液循环的途径不同,将其分为相互连续的两部分(图6-1)。

1. 体循环(大循环)　起自左心室,终于右心房。当心收缩时,含有丰富氧气和营养物质的动脉血,经主动脉及其各级分支输送到全身毛细血管,在此血液与组织细胞进行物质和气体交换,即血液中的营养物质和氧气被组织细胞吸收,组织细胞的代谢产物和二氧化碳等进入血液。血液由鲜红的动脉血转化为暗红的静脉血,再通过各级静脉,最后经上腔静脉、下腔静脉和冠状窦等回流至右心房。血液沿上述途径的循环称体循环。体循环的特点是路程长、流经范围广,以动脉血滋养全身,而将代谢产物输送回心。

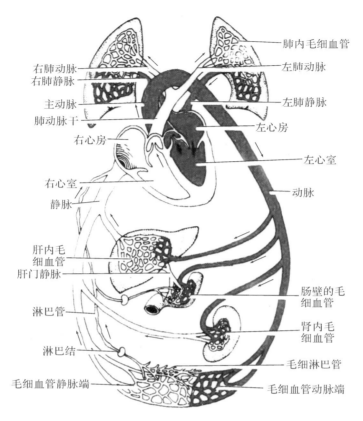

右肺动脉
右肺静脉
主动脉
肺动脉干
右心房
右心室
静脉
肝内毛细血管
肝门静脉
淋巴管
淋巴结
毛细血管静脉端

肺内毛细血管
左肺动脉
左肺静脉
左心房
左心室
动脉
肠壁的毛细血管
肾内毛细血管
毛细淋巴管
毛细血管动脉端

图 6-1　血液循环示意图

2.肺循环（小循环）　起于右心室,终于左心房。当心收缩时,血液从右心室射出,经肺动脉干及其各级分支,最后进入肺泡壁毛细血管,血液在此与肺泡内的空气进行气体交换,即呼出二氧化碳、吸进新鲜氧气,使静脉血转化为动脉血。动脉血经肺静脉出肺,注入左心房。血液沿上述途径的循环称为肺循环。肺循环的特点是路程短,只经过肺,主要功能是将静脉血转化为含氧丰富的动脉血。

(三)血管吻合及其功能意义

人体的血管除了经动脉、毛细血管、静脉相通外,还存在着动脉之间、静脉之间、甚至动脉与静脉之间的吻合,这些吻合有着重要的生理意义(图 6-2)。

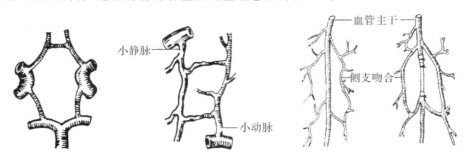

血管主干
小静脉
侧支吻合
小动脉

图 6-2　血管吻合

1.动脉间吻合　包括交通支(例如大脑动脉环)、动脉网(例如肩关节动脉网等)、动脉弓(例如手掌的掌浅弓和掌深弓)。动脉间吻合可缩短循环时间,调节血流量。

2.静脉间吻合　除了与动脉相似的吻合形式外,还有静脉丛(例如食管静脉丛、直肠静脉丛等)。静脉间吻合可保证在脏器扩大或腔壁受压时血流通畅。

3.动、静脉吻合　是小动脉与小静脉之间借血管支直接连通。动、静脉吻合可以缩短循环途径,调节局部血流量和体温,例如在指尖、唇、外耳皮肤等处的动、静脉吻合。

4.侧支吻合　是发自血管主干不同高度的侧副管彼此之间的吻合。当血管主干阻塞或结扎时,侧副管逐渐变粗,血液可通过侧支吻合到达阻塞或结扎处远端的血管主干,使受累器官或组织的血液循环得到不同程度的代偿和恢复。这种通过侧支吻合建立的循环称侧支循环,其意义在于确保器官病理状态下的血液供应。

二、心

(一)心的位置和外形

1.心的位置　心位于胸腔的中纵隔内(图6-3),约2/3部分在人体正中线的左侧,约1/3部分在人体正中线的右侧。心的上方与出入心的大血管相连;下方是膈的中心腱;前方大部分被肺和胸膜所遮盖,仅有小部分隔着心包与胸骨体的下部及左侧第4～6肋软骨相邻;后方毗邻食管和胸主动脉等;两侧与胸膜腔和肺为邻。

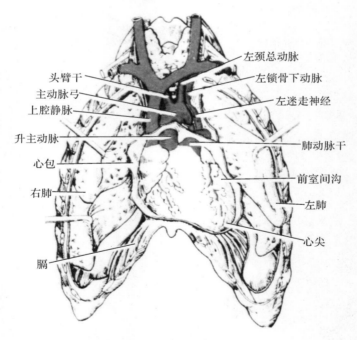

图 6-3　心的位置

2.心的外形（图 6-4、图 6-5） 心呈前后略扁的锥体形，稍大于本人的拳头，有一尖、一底、两面、三缘和四条沟。

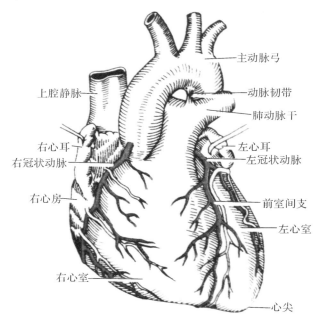

图 6-4 心的外形和血管（胸肋面）

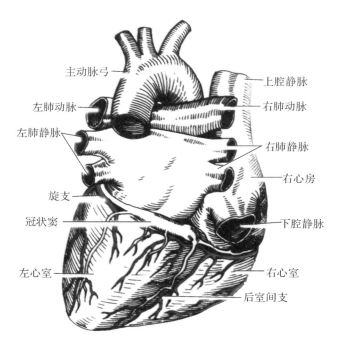

图 6-5 心的外形和血管（膈面和心底）

141

（1）**心尖** 由左心室构成，钝圆、游离，朝向左前下方，与左胸前壁接近，在左侧第 5 肋间隙锁骨中线内侧 1～2cm 处可扪及心尖搏动。

（2）**心底** 宽阔，朝向右后上方，与出入心的大血管相连，主要由左心房构成，是心较为固定的部分。

（3）**两面** ①胸肋面（前面），略膨隆，朝向前上方，大部分由右心房和右心室构成；②膈面（下面），平坦，略朝向后下方，与膈相对，大部分由左心室构成，小部分由右心室构成。

（4）**三缘** ①右缘，垂直向下，由右心房构成；②左缘，钝厚，自左上斜向左前下直达心尖，绝大部分由左心室构成，仅上方一小部分由左心耳构成；③下缘（锐缘），近水平位，自右缘下端向左达心尖，由右心室和心尖构成，是膈面和胸肋面的分界。

由于心尖和心底分别朝向左前下方和右后上方，故心的长轴向左前下方倾斜，约与正中矢状面成 45°角。

（5）**四条沟** ①冠状沟，近心底处，几乎呈环形，是心房与心室在心表面的分界标志，即此沟的右上方为心房，左下方为心室；②前室间沟，在心的胸肋面，是从冠状沟延至心尖稍右侧的浅沟；③后室间沟，在心的膈面，是从冠状沟延至心尖稍右侧的浅沟；⑤后房间沟，在心底，是右上、下肺静脉与右心房之间的浅沟，是左、右心房在心表面的分界标志。前室间沟和后室间沟是左、右心室在心表面的分界标志。

冠状沟、前室间沟和后室间沟内都有血管经过和脂肪组织填充，因此从表面观察均不十分明显。前室间沟与后室间沟在心尖右侧汇合，汇合处略显凹陷，称心尖切迹。

（二）心腔的形态结构

心的内腔可分为右心房、右心室、左心房和左心室四个部分。左、右心房之间隔以房间隔，左、右心室之间有室间隔。

1. 右心房（right atrium） 位于心的右上部，上下分别有上腔静脉口和下腔静脉口。上腔静脉口与下腔静脉口前缘之间，纵行于心房外表面的浅沟称为界沟（不明显）；依此沟为界，右心房分为前后两部，前部称固有心房，后部称腔静脉窦。与界沟相对应，心房腔面的纵行隆起称界嵴。右心房向左上呈三角形突出的部分为右心耳，它遮于主动脉根部前方。右心房前部的内面，有许多以界嵴为基部、并大致向前平行排列的肌束，似头梳状，故名梳状肌。在下腔静脉口与右房室口之间有冠状窦口。右心房后内侧壁为房间隔，其下部有一浅凹，称卵圆窝，此处房壁最薄，是胚胎时期卵圆孔闭锁后的遗迹，房间隔缺损多发生于此。右心房的前下部有右房室口通向右心室（图 6-6）。

2. 右心室（right ventricle） 位于右心房的前下方，构成心胸肋面的大部分。右心室壁的内面有许多相互交错的肌性小梁，其中特别粗大呈圆锥形突起的，称乳头肌，通常为三个（三组）。在右房室口纤维环的周缘附着三个三角形的瓣膜，称三尖瓣或右房室瓣。每个乳头肌自尖端发出数条腱索，呈放射状连于瓣膜的游离缘。当心室收缩时，血液的推动使三尖瓣互相对合，关闭房室口。由于乳头肌的收缩和腱索的牵拉，使瓣膜刚好对紧且不致翻向心房，从而有效地防止了血液逆流。上述纤维环、三尖瓣、腱索和乳头肌在结构和功能上是一个整体，称三尖瓣复合体，它们共同保证血液的单向流动。

右心室向左上方延伸并逐渐变细，形似倒置的漏斗，壁光滑，称动脉圆锥。动脉圆锥上端借肺动脉口通肺动脉干。肺动脉口的周缘附着三个袋状的半月形瓣膜，称肺动脉瓣，瓣膜的游离缘朝肺动脉干方向（袋口向上）。心室收缩时，血液冲开肺动脉瓣进入

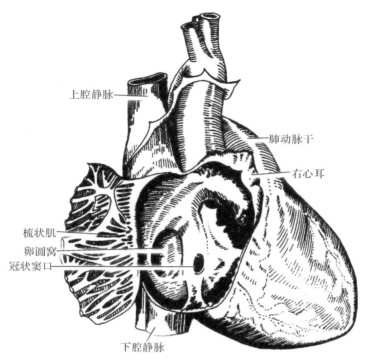

上腔静脉

肺动脉干

右心耳

梳状肌
卵圆窝
冠状窦口

下腔静脉

图 6-6 右心房

肺动脉干;当心室舒张时,血液倒流,瓣膜封闭了肺动脉口,防止血液从肺动脉干返流回心室(图 6-7、图 6-8)。

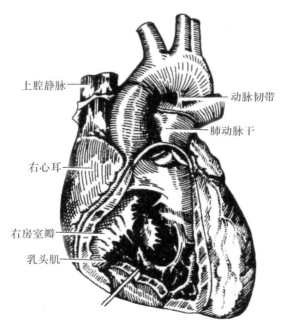

上腔静脉

动脉韧带

肺动脉干

右心耳

右房室瓣

乳头肌

图 6-7 右心室

143

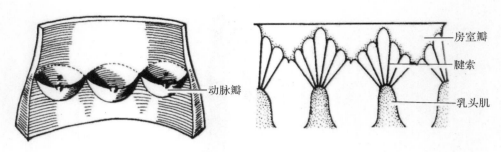

图 6-8　心瓣膜模式

3.**左心房**(left atrium)　位于右心房的左后方,构成心底的大部分。左心房前部突出,遮盖于肺动脉干根部左侧,称左心耳,其内面也有肌束(梳状肌)。房壁的其余部分光滑。后壁两侧各有两个肺静脉的开口,其周围无静脉瓣。左心房向前下经左房室口通左心室(图 6-9)。

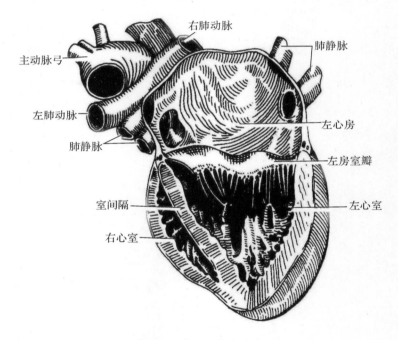

图 6-9　左心房和左心室

4.**左心室**(left ventricle)　位于右心室的左后方,构成心尖和心的左缘。左心室的壁甚厚,约为右心室壁的三倍。左心室内面也密布肌性小梁,且较粗大,乳头肌一般为两个(两组)。在左房室口纤维环的周缘附着两片瓣膜,称二尖瓣或左房室瓣。瓣膜借腱索连于乳头肌。上述纤维环、二尖瓣、腱索和乳头肌组成二尖瓣复合体,也是防止血液逆流的结构。左室腔的前内侧部,向上腔面光滑无肌性小梁,且缺乏伸展性及收缩性,称主动脉前庭。主动脉前庭上端借主动脉口通主动脉。主动脉口的周缘附有三个呈袋状的半月形瓣膜,称主动脉瓣,其功能与肺动脉瓣相同(图 6-10)。

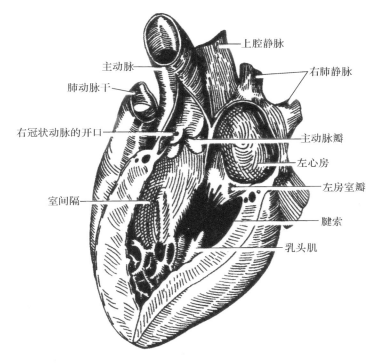

图 6-10 左心房和左心室

(三)心的构造

1.心壁的结构 心壁自内向外由心内膜、心肌层和心外膜三层构成。

(1)心内膜 心壁的最内层,是被覆于心肌内面的薄膜。它与出入心的血管内膜相延续。在房室口、肺动脉口和主动脉口,心内膜折叠形成房室瓣、肺动脉瓣和主动脉瓣。

(2)肌层 是心壁的中层,可分为心房肌和心室肌两部分。

(3)心外膜 被覆于心的外面,是浆膜性心包的脏层。

在房室口、主动脉口和肺动脉口的周围,有纤维结缔组织构成的纤维环等结缔组织性结构,它们既是心室及心房肌纤维的附着处,又是心瓣膜的附着处,总称为心纤维支架。心房肌和心室肌被心纤维支架隔开,两者间不相连续,因此心房肌和心室肌可分别收缩而互不干扰。

2.房间隔和室间隔 房间隔是分隔左右心房的膜性中隔,两侧是心内膜,中间是薄层结缔组织,卵圆窝处最薄。室间隔位于左右心室之间,大部分由心肌构成,称肌部,其上缘部仅由心内膜相贴而成,称膜部(图 6-10、图 6-11)。室间隔缺损多发生于膜部。

(四)心的传导系统

心的传导系统由特殊分化的心肌纤维组成,它具有自律性和传导性,能够产生和传导冲动,确保心房肌与心室肌的收缩相互协调。心的传导系统包括窦房结、房室结、房室束及其分支等(图 6-11)。

1.**窦房结**(sinuatrial node) 窦房结位于上腔静脉与右心房交界处(界沟上部)的心外膜深面,是心正常节律性活动的起搏点。

2.**房室结**(atrioventricular node) 房室结位于房间隔下部、冠状窦口前上方的心内膜深面。房室结的作用是将窦房结的兴奋延搁传至心室,使心房肌和心室肌依次交替收缩。

3. **房室束**（atrioventricular bundle） 房室束又称希氏（His）束,由房室结发出的纤维组成。房室束下行至室间隔肌部的上缘分为左、右脚(左、右束支),于两侧心内膜深面下行,逐渐分为细小的分支,在心内膜下交织形成心内膜下**浦肯野**（Purkinje）纤维网。心内膜下浦肯野纤维网再发出分支进入心室壁内,构成心肌内浦肯野纤维网,最后与心肌纤维相连。房室束及其分支的作用是将房室结传来的冲动传至心室,引起心室肌收缩。

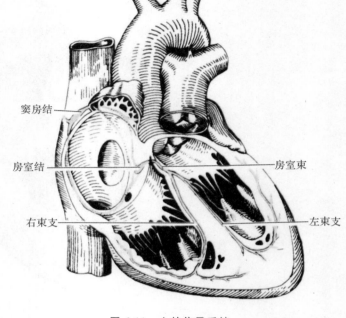

图 6-11 心的传导系统

(五)心的血管

1. 动脉 心的血液供给来自左冠状动脉和右冠状动脉,它们都起始于升主动脉(图6-4、图6-5)。

(1)**左冠状动脉**(left coronary artery) 左冠状动脉主干短,通常较右冠状动脉粗。自升主动脉发出后,经左心耳与肺动脉干起始部之间、沿冠状沟行向左前方,随即分为前室间支和左旋支,其中前室间支沿前室间沟下降,绕心尖切迹至后室间沟,与后室间支相吻合。左冠状动脉主要分布于左心房、左心室和室间隔的前2/3等处。

(2)**右冠状动脉**(right coronary artery) 右冠状动脉在肺动脉根部与右心耳之间进入冠状沟,沿冠状沟行向右后方,主要分支为后室间支和右旋支。后室间支沿后室间沟下降,行向心尖,与前室间支相吻合。右冠状动脉主要分布于右心房、右心室、室间隔的后1/3、窦房结和房室结等处。

2. 静脉 心的静脉多数与动脉伴行,主要有心大静脉、心中静脉和心小静脉等,它们均汇入位于冠状沟后部的冠状窦,经冠状窦口汇入右心房(图6-4、图6-5)。

(1)心大静脉 起于心尖,在前室间沟伴前室间支上行,进入冠状沟,向左后方汇入冠状窦。

(2)心中静脉 起于心尖,在后室间沟伴后室间支上行,注入冠状窦。

(3)心小静脉 起于下缘,通常位于冠状沟后部的右侧,沿冠状沟向左行,注入冠状窦。

(六)心的体表投影

心在胸前壁的体表投影分为心外形体表投影和瓣膜位置的体表投影。心外形体表投影个体差异较大,并且可因体位不同而发生变化,成年人通常用下述四点及其连线来确定(图6-12):

1. 左上点 左侧第2肋软骨下缘,距胸骨左缘约12mm。

2.右上点 右侧第3肋软骨上缘,距胸骨右缘约10mm。

3.左下点 左侧第5肋间隙,距前正中线约70～90mm。

4.右下点 右侧第6胸肋关节处。

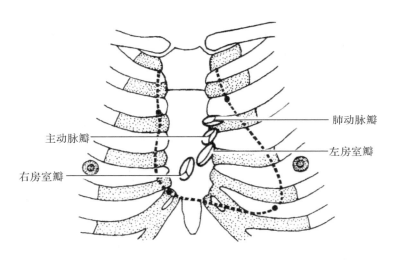

图 6-12 心的体表投影

(七)心包

心包(pericardium)是包裹心和出入心的大血管根部的纤维浆膜囊,分为纤维心包和浆膜心包两部分(图 6-13)。

1.纤维心包 纤维心包由致密结缔组织组成,上方包裹出入心的大血管根部,向下附着于膈的中心腱。

2.浆膜心包 浆膜心包薄而光滑,分为壁层和脏层。壁层紧贴于纤维心包的内面,脏层覆于心脏表面(即心外膜)和大血管根部。脏、壁两层在大血管根部互相移行,两层之间的间隙称为心包腔,内含少量浆液,称心包液。心包液起润滑作用,能减少心搏动时的摩擦。当心包腔内有大量积液时,抽取积液进行临床检验有助于诊断疾病。在心包腔内,浆膜心包的壁层与脏层返折处的间隙称心包窦,主要有心包横窦和心包斜窦。

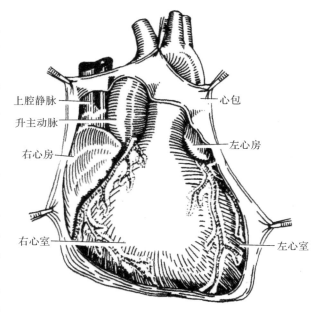

图 6-13 心包

三、动脉

动脉分为体循环的动脉和肺循环的动脉。体循环的动脉发自左心室,运送的是动脉血;肺循环的动脉发自右心室,运送的是静脉血。

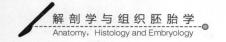

体循环的动脉及其各级分支分别营养一定的部位或器官。动脉在器官内、外的分布形式不尽相同，它与器官的构造、功能以及发育过程等有着密切的关系。全身动脉模式如图 6-14 所示。

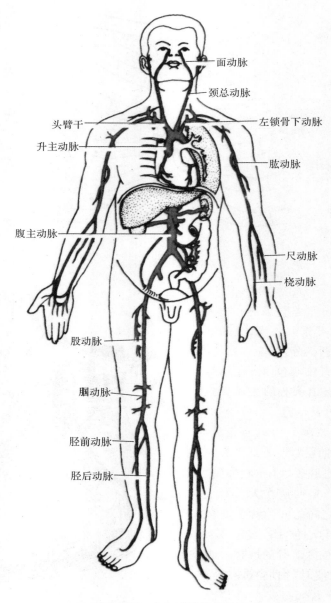

图 6-14　全身动脉模式图

(一)肺循环的动脉

1.肺动脉干　短而粗，从右心室发出后，向左上斜行于升主动脉前面，至主动脉弓下方分为左、右肺动脉。左肺动脉较右肺动脉略短、细，在肺门处分为两支，分别进入左肺上、下叶。右肺动脉比左肺动脉略粗、长，通常在肺门处分为三支，分别进入右肺上、中、下叶。肺动脉在肺内不断分支，并随支气管的分支而分布，最后连于肺泡壁毛细血管。

2.动脉韧带　在肺动脉干分叉处的稍左侧与主动脉弓下缘之间,有一短的纤维束,称为动脉韧带(动脉导管索)。动脉韧带是胚胎时期动脉导管闭锁后的遗迹。动脉导管在婴儿出生后不久即闭锁,如果出生六个月后仍未闭锁,则称动脉导管未闭,是一种常见的先天性心脏病(图6-15)。

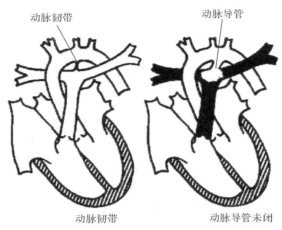

图 6-15　动脉韧带和动脉导管未闭示意图

(二)体循环的动脉

主动脉(aorta)自左心室发出,按行程可分为三段,即升主动脉、主动脉弓和降主动脉。降主动脉又以膈为界分为胸主动脉和腹主动脉(图6-14、图6-16、图6-17)。

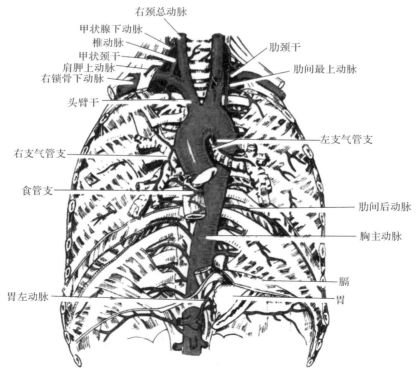

图 6-16　胸主动脉及其分支

1. **升主动脉**(ascending aorta) 长约5cm,起于左心室的主动脉口,向右前上升至右第2胸肋关节后方,续于主动脉弓。升主动脉起始部发出左、右冠状动脉。

2. **主动脉弓**(aortic arch) 是升主动脉的直接延续,起自右侧第2胸肋关节后方,呈弓形向左后方弯曲,于第4胸椎体左侧移行为降主动脉。主动脉弓的凸侧从右向左发出头臂干、左颈总动脉和左锁骨下动脉。头臂干为一短干,向右上斜行至右胸锁关节后方分为右颈总动脉和右锁骨下动脉(图6-16)。

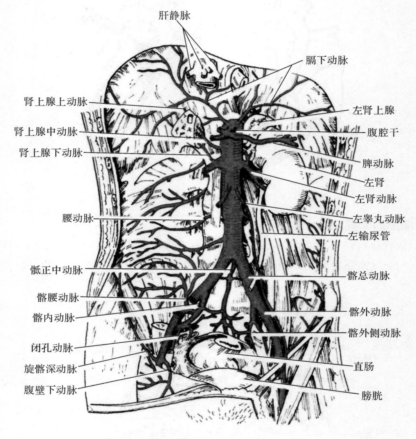

图 6-17 腹主动脉及其分支

(1)**颈总动脉**(common carotid artery) 是头颈部动脉的主干,右侧起自头臂干,左侧直接起自主动脉弓。左、右颈总动脉经胸锁关节后方进入颈部,沿气管和食管外侧上行,约在甲状软骨上缘平面分为颈外动脉和颈内动脉。颈总动脉与位于其外侧的颈内静脉及后方的迷走神经共同被包在一个结缔组织鞘内,此鞘称颈动脉鞘(图6-18)。

在颈总动脉分叉处有两个重要结构:①**颈动脉窦**(carotid sinus)为压力感受器,当血压升高时,刺激窦壁感觉神径末梢,反射性地引起血压下降;②**颈动脉小球**(carotid glomus),是一约米粒大小的扁的椭圆形小体,以结缔组织连于颈总动脉分叉处的后壁,属化学感受器,能感受血液中二氧化碳含量变化的刺激,当二氧化碳浓度升高时,可反射性地促使呼吸加深、加快。

1)**颈外动脉**(external carotid artery):在甲状软骨上缘平面起自颈总动脉,经二腹肌后腹和茎突舌骨肌深面上行进入腮腺实质,于下颌颈高度分为颞浅动脉和上颌动脉两个终支。

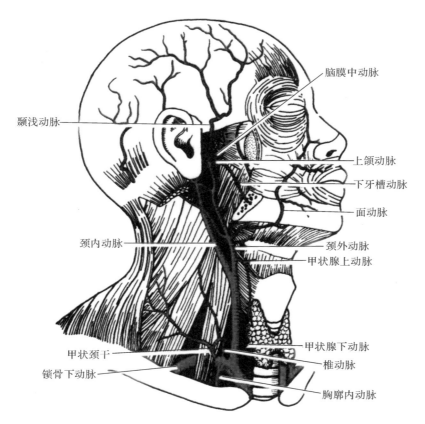

图 6-18 颈外动脉及其分支

颈外动脉主要分支有(图 6-18):①甲状腺上动脉,平舌骨大角下方起于颈外动脉,行向前下方,分支分布于甲状腺上部和喉。②面动脉,平下颌角高度由颈外动脉发出,经下颌下腺深面,绕下颌骨下缘到面部。面动脉分布于腭扁桃体、下颌下腺和面部浅层结构等处。面动脉在咬肌止点前缘绕过下颌骨下缘处位置表浅,活体易于触摸到动脉搏动,此处为面动脉的压迫止血点(图 6-19)。③颞浅动脉,在外耳门前方穿过腮腺上行至颞部。颞浅动脉分布于颞部、颅顶部的软组织和腮腺。在耳屏前方、颧弓的根部,颞浅动脉位置表浅,活体易于触及动脉搏动,若颞部出血,则可在此处压迫止血。④上颌动脉,经下颌支内面进入颞下窝,再向前内达翼腭窝,沿途发出分支分布于面深部结构以及鼻腔、腭、上颌、下颌等。上颌动脉最重要的分支是脑膜中动脉,它经棘孔进入颅腔,分布于颅骨和硬脑膜。其分支经过翼点内面,颞区骨折时易受损伤,引起颅腔内血肿。

2)**颈内动脉**(internal carotid artery):在甲状软骨上缘平面起于颈总动脉,经颈动脉管入颅腔。颈内动脉在颈部无分支(详见中枢神经系统)。

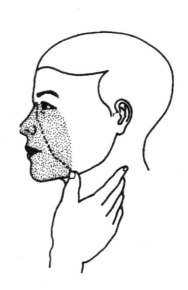

图 6-19 面动脉及压迫止血点

（2）**锁骨下动脉**（subclavian artery）　右侧起自头臂干，左侧直接起自主动脉弓。因此，左锁骨下动脉较右侧的稍长。锁骨下动脉从胸锁关节后方，斜向外至颈根部，呈弓状经胸膜顶前面，穿斜角肌间隙至第1肋外侧缘移行为腋动脉（图6-20）。主要分支：①椎动脉，向上穿第6～1颈椎横突孔，经枕骨大孔进入颅腔，分布于脑和脊髓（详见中枢神经系统）。②胸廓内动脉，在胸壁内面，沿胸骨外侧约1.5cm处向下直行，分支分布于胸前壁、心包、膈和乳腺等处。其较大的终支为腹壁上动脉，分布于腹直肌（图6-21）。③甲状颈干，在椎动脉外侧，粗而短，

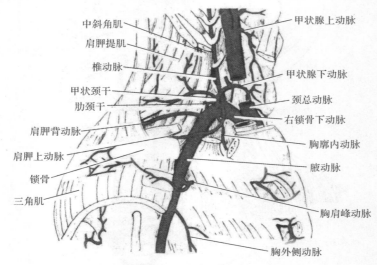

图 6-20　锁骨下动脉及其分支

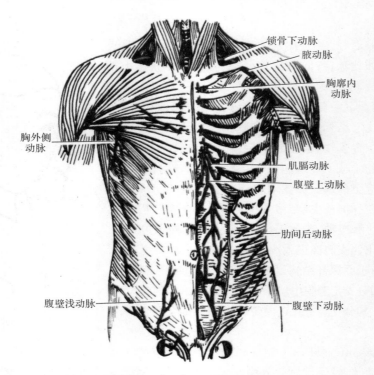

图 6-21　胸前壁和腹前壁的动脉

起始后随即分为甲状腺下动脉、肩胛上动脉等数支,分布于甲状腺、喉、气管、食管以及颈、项、肩、背等处。

(3)**腋动脉**(axillary artery) 是锁骨下动脉的直接延续,行于腋窝的深部,至大圆肌下缘移行为肱动脉。腋动脉分布于胸肌、上肢肌、肩关节及乳房等处。主要分支有:①胸肩峰动脉,分布于胸大肌、胸小肌、三角肌、肩关节;②胸外侧动脉,分布于胸大肌、胸小肌、前锯肌、乳房;③肩胛下动脉,又分为胸背动脉和旋肩胛动脉,前者分布于背阔肌、前锯肌,后者达冈下窝,营养附近诸肌(图6-22)。

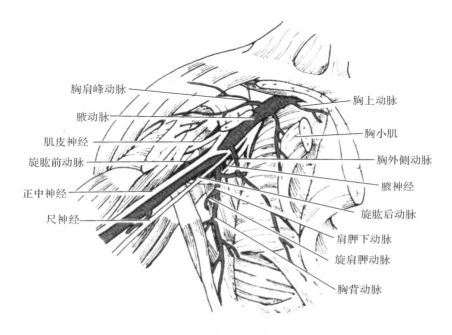

图6-22 腋动脉及其分支

(4)**肱动脉**(brachial artery) 是腋动脉的延续,沿肱二头肌的内侧缘向下与正中神经伴行,至肘窝中点、约平桡骨颈高度分为桡动脉和尺动脉。肱动脉最主要的分支是肱深动脉,伴桡神经走行于桡神经沟内,沿途分布于臂部以及肘关节等处(图6-23)。

(5)**桡动脉**(radial artery) 平桡骨颈高度发自肱动脉,行于前臂前面的桡侧。桡动脉近侧约2/3被肌覆盖,远侧约1/3位于肌腱之间,仅被皮肤和筋膜所遮盖,位置表浅,在此处可触摸到桡动脉的搏动,是临床触摸脉搏的部位。桡动脉的终支与尺动脉的掌深支吻合,在手掌部形成掌深弓。桡动脉的分支分布于前臂诸肌、拇指、示指以及肘关节、腕关节等处(图6-23、图6-24)。

(6)**尺动脉**(ulnar artery) 自肱动脉分出后,下行于尺侧腕屈肌与指浅屈肌之间,其末端与桡动脉的掌浅支吻合形成掌浅弓。尺动脉的分支分布于前臂诸肌、第3~5指以及手部深层结构。其主要分支是骨间总动脉。骨间总动脉为一短干,在前臂骨间膜上缘分为骨间前动脉和骨间后动脉,分别营养前臂前肌群和前臂后肌群(图6-23、图6-24)。

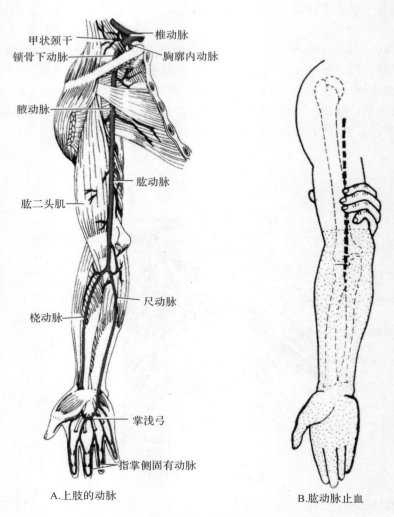

甲状颈干
锁骨下动脉
椎动脉
胸廓内动脉
腋动脉
肱动脉
肱二头肌
尺动脉
桡动脉
掌浅弓
指掌侧固有动脉

A.上肢的动脉

B.肱动脉止血

图 6-23　上肢的动脉

　　（7）掌浅弓　位于手掌中部、掌腱膜深面，弓凸向远侧，由尺动脉末端与桡动脉掌浅支吻合形成。自掌浅弓的凸侧发出三支指掌侧总动脉和一支小指尺掌侧动脉。指掌侧总动脉下行到掌指关节附近，各支又分为两支指掌侧固有动脉。指掌侧固有动脉分布于第 2～5 指的相对缘。小指尺掌侧动脉分布于小指掌面的尺侧缘（图 6-24）。

　　（8）掌深弓　位于屈指肌腱深面，由桡动脉末端与尺动脉的掌深支吻合而成。掌深弓居掌浅弓近侧（约平腕关节高度）。从弓的凸侧发出三支掌心动脉，行至掌指关节附近，分别与相应的指掌侧总脉吻合（图 6-24）。

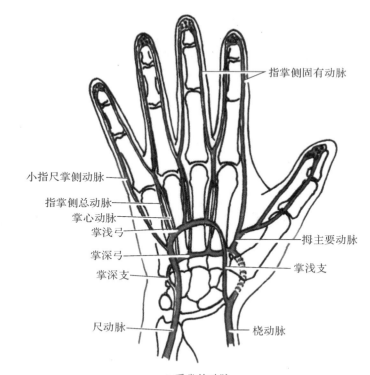

指掌侧固有动脉

小指尺掌侧动脉

指掌侧总动脉

掌心动脉

掌浅弓

掌深弓

掌深支

拇主要动脉

掌浅支

尺动脉

桡动脉

A.手掌的动脉

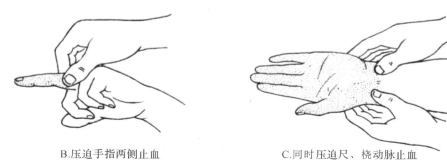

B.压迫手指两侧止血　　　　　　　C.同时压迫尺、桡动脉止血

图 6-24　掌浅弓与掌深弓

3.**胸主动脉**（thoracic aorta）　是胸部的动脉主干,在第 4 胸椎体左侧续自主动脉弓。胸主动脉最初沿脊柱左侧下行,逐渐到其前方,降至第 12 胸椎高度穿主动脉裂孔移行为腹主动脉。胸主动脉的分支有壁支和脏支两种。壁支有肋间后动脉、肋下动脉和膈上动脉,各自分布于胸壁和腹壁的皮肤、肌肉等处。脏支细小,主要有:①支气管动脉,沿支气管后面入肺,营养支气管和肺;②食管动脉,有数支,分布于食管胸段;③心包支(图 6-16、图 6-25)。

4.**腹主动脉**（abdominal aorta）　在膈的主动脉裂孔处续自胸主动脉,是腹部的动脉主干,它沿脊柱前方下降至第 4 腰椎体左根部分为左右髂总动脉。胸主动脉的分支有壁支和脏支两种。壁支有膈下动脉,左右各一,起自腹主动脉上端,分布于膈和肾上腺;腰动脉,有四对,起于腹主动脉的后壁,向外横越第 1～4 腰椎进入腹后壁肌的深面,分布于腹后壁、背部肌和脊髓等处。脏支分为成对脏支和不成对脏支。不成对脏支有腹腔干、肠系膜上动脉

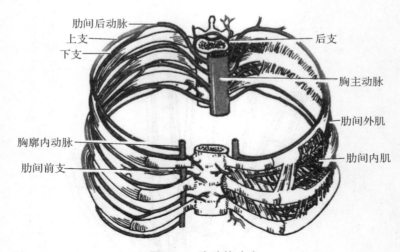

图 6-25 胸壁的动脉

和肠系膜下动脉;成对脏支有肾上腺中动脉、肾动脉和睾丸动脉(女性为卵巢动脉)。

(1)**腹腔干**(coeliac trunk) 为一短干,长约1cm,在主动脉裂孔稍下方,起自腹主动脉前壁,随即在胰的上缘分为胃左动脉、肝总动脉和脾动脉(图 6-26、图 6-27)。

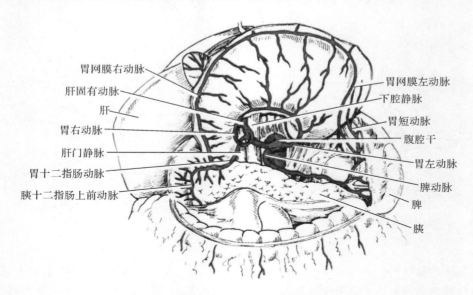

图 6-26 腹腔干及其分支(胃后面)

胃左动脉(left gastric artery)较细,由腹腔干分出后,向左上方斜行达胃的贲门,然后急转向右,沿胃小弯行于小网膜两层之间,并与胃右动脉相吻合。胃左动脉分布于食管腹部、胃贲门及胃小弯附近的胃壁。

肝总动脉(common hepatic artery)自腹腔干分出后,向右行至十二指肠上部的上缘,进入肝十二指肠韧带后分为:①肝固有动脉,经肝十二指肠韧带上行到肝门附近分为左、右两支,分别进入肝的左叶和右叶,从右支还发出胆囊动脉,分布于胆囊的上下面,此外,肝固有动脉在起始处附近还发出胃右动脉,分布于胃小弯右侧半的胃壁;②胃十二指肠动脉,经十二指肠上部后方,至胃幽门下缘分为胃网膜右动脉和胰十二指肠上动脉,分布于胃大弯右侧半的胃壁、胰、十二指肠。

脾动脉(splenic artery)是三支中最粗大的,沿胰的上缘向左行至脾门处,分为数支入脾。脾动脉沿途分布于胰、胃底、胃大弯左侧半的胃壁等处。

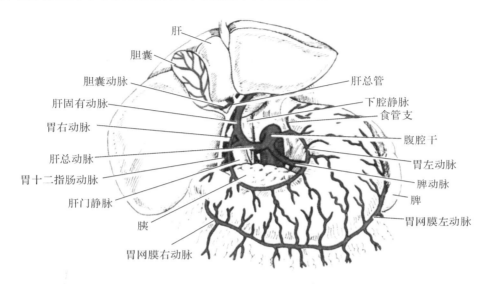

图 6-27 腹腔干及其分支(胃前面)

(2)**肠系膜上动脉**(superior mesenteric artery) 在腹腔干稍下方起自腹主动脉,经胰头下缘与十二指肠下部之间进入肠系膜根,斜向右髂窝。肠系膜上动脉分支分布于胰、十二指肠以下至横结肠的消化管(图 6-28)。主要分支有:①空肠动脉和回肠动脉,共 15~20 支,在

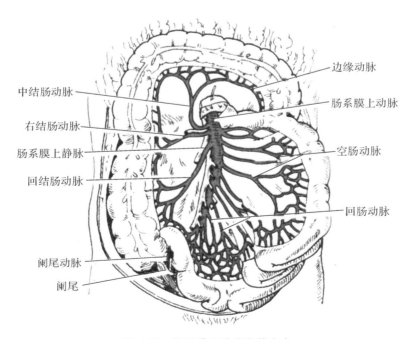

图 6-28 肠系膜上动脉及其分支

肠系膜内反复分支并相互吻合形成血管弓（空肠血管弓为 1～2 级，回肠血管弓可达 3～4 级），由血管弓发出小支进入空肠和回肠的肠壁。②回结肠动脉，是肠系膜上动脉的终末支，行向右下方，分布于回肠末端、盲肠、阑尾、升结肠的起始部。到阑尾的分支称阑尾动脉，在回肠末端后方进入阑尾系膜内，沿系膜游离缘走行，分支分布于阑尾。③右结肠动脉，在回结肠动脉上方，发自肠系膜上动脉，分布于升结肠，并与回结肠动脉、中结肠动脉相吻合。④中结肠动脉，在右结肠动脉上方，行于横结肠系膜内，并与右结肠动脉、左结肠动脉相吻合。

（3）**肠系膜下动脉**（inferior mesenteric artery）　于第 3 腰椎平面发自腹主动脉前壁，行向左髂窝，然后降入小骨盆。肠系膜下动脉分布于降结肠、乙状结肠及直肠的上部（图 6-29）。主要分支有：①左结肠动脉，行向左上，分布到横结肠末端和降结肠。②乙状结肠动脉，有 1～3 条，斜向左下方，分布于乙状结肠。③直肠上动脉，下降入盆腔，分布于直肠上部。

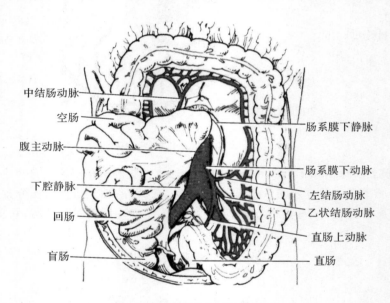

图 6-29　肠系膜下动脉及其分支

（4）**肾动脉**（renal artery）　在约平第 1～2 腰椎椎间盘高度起自腹主动脉，横行向外，至肾门附近分为前、后两干，而后经肾门入肾。在入肾前发出肾上腺下动脉至肾上腺。

（5）**睾丸动脉**（testicular artery）　睾丸动脉细而长，于肾动脉起始处的稍下方起自腹主动脉的前壁，沿腰大肌的前面斜向外下，穿经腹股沟管，参与精索的组成，分布于睾丸和阴囊（图 6-30）。在女性则为**卵巢动脉**（ovarian artery），行至小骨盆的上缘处进入卵巢悬韧带内下行，分布于卵巢和输卵管壶腹。

（6）**肾上腺中动脉**　分布于肾上腺，与肾上腺上动脉和肾上腺下动脉吻合。

5. **髂内动脉**（internal iliac artery）　短而粗，在骶髂关节处发自髂总动脉，沿盆腔的侧壁下行，发出壁支和脏支，分布于盆壁和盆腔脏器（图 6-30、图 6-31、图 6-32）。

壁支主要有：①闭孔动脉，沿骨盆的侧壁行向前下，穿闭膜管至股部的内侧，分支布于大腿的内侧群肌和髋关节。②臀上动脉和臀下动脉，分别经梨状肌上、下孔穿出至臀部，分支营养臀部肌及髋关节等。

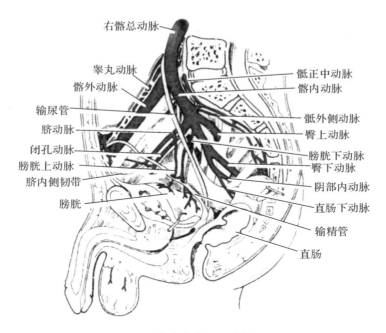

图 6-30 盆腔的动脉（右侧、男性）

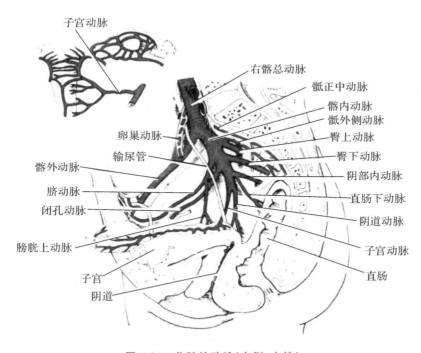

图 6-31 盆腔的动脉（右侧、女性）

脏支主要有：①脐动脉，是胎儿时期的动脉干，出生后其远侧段闭锁形成脐内侧韧带，近侧段管腔未闭，与髂内动脉起始段相连，发出 2～3 支膀胱上动脉，分布于膀胱的中、上部。②膀胱下动脉，男性的分布于膀胱底、精囊和前列腺，女性的分布于膀胱和阴道。

③子宫动脉，沿盆腔的侧壁下行，进入子宫阔韧带底部的两层腹膜之间，在子宫颈的外侧约2cm处从输尿管的前方跨过，达子宫颈的两侧缘分成上、下两支。上支沿子宫侧缘迂曲上升至子宫底，分布于子宫、输卵管及卵巢；下支营养子宫颈及阴道。④直肠下动脉，分布于直肠下部、前列腺（男）或阴道（女）等处。该动脉与直肠上动脉、肛动脉相互吻合。⑤阴部内动脉，在臀下动脉的前方下行，穿梨状肌下孔出盆腔，绕坐骨棘经坐骨小孔至坐骨直肠窝，发出肛动脉、会阴动脉、阴茎（蒂）动脉等支，分布于肛门、会阴部和外生殖器（图6-29、图6-30、图6-31）。

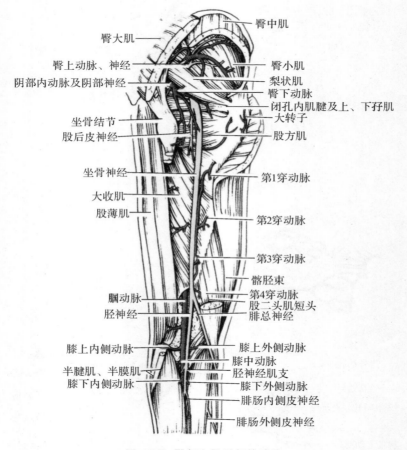

图6-32 臀部和股后部的动脉

6. 髂外动脉（external iliac artery） 沿腰大肌的内侧缘下行，经腹股沟韧带的深面至股前部，移行为股动脉。在腹股沟韧带的上方，髂外动脉发出腹壁下动脉，经腹股沟管深环的内侧行向上内进入腹直肌鞘，行于腹直肌的深面，分支布于腹直肌，并与腹壁上动脉吻合（图6-30、图6-31）。

（1）**股动脉**（femoral artery） 在腹股沟韧带的深面延续于髂外动脉，然后在股三角向内下行，经收肌管出收肌腱裂孔至腘窝，移行为腘动脉。在腹股沟韧带的稍下方，股动脉位置表浅，活体可触及其搏动，临床上可行股动脉压迫止血（图6-33）。股动脉在其起始部有一些小的分支，分布于腹前壁和外阴部。股动脉的主要分支为股深动脉，在腹股沟韧带下方 2～5cm 处发出后，行向后内下方。其分支包括：①旋股内侧动脉，分布于大腿内侧群肌；②旋股外侧动脉，至大腿前群肌；③穿动脉（3～4 条），分布于大腿后群肌、内侧群肌和股骨（图 6-34）。

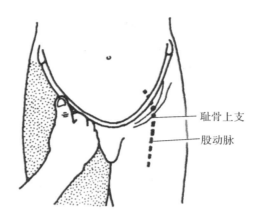

图 6-33 股动脉压迫止血点

（2）**腘动脉**（popliteal artery） 是股动脉的直接延续，位于腘窝内，位置较深，其发出数条关节支和肌支，分布于膝关节及附近的肌肉。腘动脉在腘窝下部分为胫前动脉和胫后动脉（图 6-32、图 6-35）。

（3）**胫后动脉**（posterior tibial artery）是腘动脉的直接延续，在小腿后面浅、深肌层之间下行，至内踝后方进入足底，分为足底内侧动脉和足底外侧动脉。胫后动脉分布于小腿后肌群、外侧肌群及足底（图 6-35）。

（4）**胫前动脉**（anterior tibial artery）约平对胫骨粗隆高度发自腘动脉，穿小腿骨间膜至小腿前面，在小腿前肌群之间下降，至踝关节前方移行为足背动脉。胫前动脉分布于小腿前面及足背的肌肉（图 6-35）。

（5）**足背动脉** 是胫前动脉在踝关节前方的直接延续，经长伸肌与趾长伸肌之间前行，分支分布于足背、足趾等处，发出分支到足底，与足底外侧动脉吻合形成足底动脉弓。在踝关节前方，长伸肌与趾长伸肌之间，足背动脉的位置表浅，可触及动脉搏动，当足部出血时，可在此处向深部压迫足背动脉进行止血（图 6-36）。

体循环动脉的主要分支名称及其营养部位如图 6-37 所示。

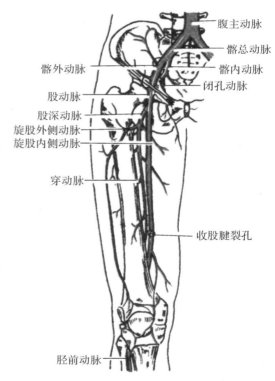

图 6-34 股动脉及其分支

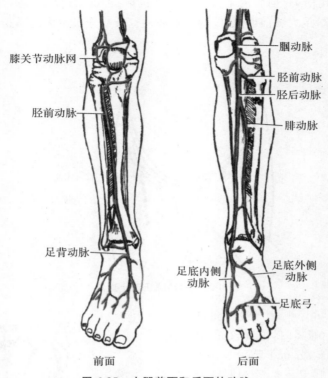

膝关节动脉网

胫前动脉

足背动脉

前面

腘动脉

胫前动脉

胫后动脉

腓动脉

足底内侧动脉

足底外侧动脉

足底弓

后面

图 6-35　小腿前面和后面的动脉

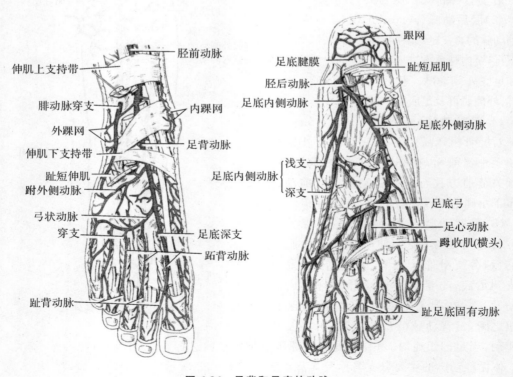

胫前动脉

伸肌上支持带

腓动脉穿支

外踝网

伸肌下支持带

趾短伸肌

跗外侧动脉

弓状动脉

穿支

趾背动脉

内踝网

足背动脉

足底深支

跖背动脉

跟网

足底腱膜

趾短屈肌

胫后动脉

足底内侧动脉

足底外侧动脉

足底内侧动脉

浅支

深支

足底弓

足心动脉

踇收肌(横头)

趾足底固有动脉

图 6-36　足背和足底的动脉

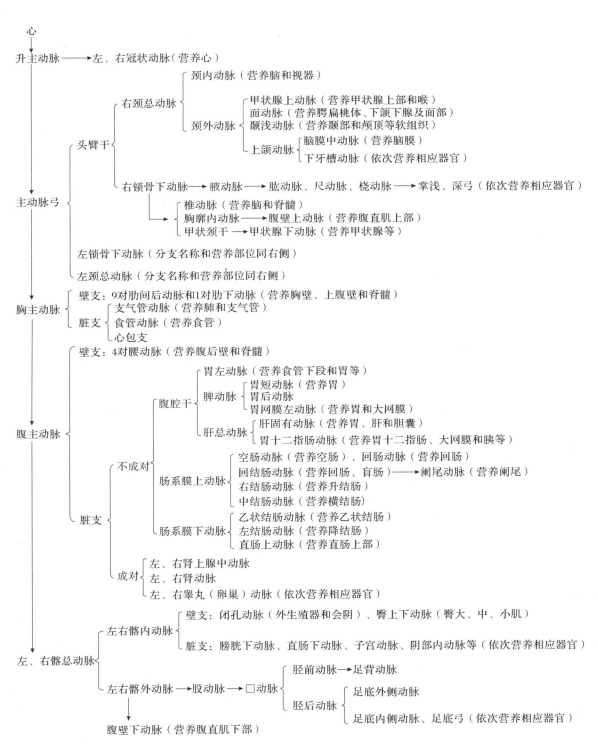

图 6-37 体循环动脉的主要分支名称及其营养部位

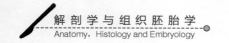

部分动脉的体表投影、诊脉和压迫止血部位见表 6-1。

表 6-1　部分动脉的体表投影、诊脉和压迫止血部位

名　称	体表投影	压迫止血和诊脉部位	止血范围
颈总动脉和颈外动脉	从胸锁关节至耳屏稍前下方作一连线，甲状软骨上缘以上是颈外动脉，以下是颈总动脉	在环状软骨高度的两侧，可触及颈总动脉的搏动。环状软骨弓两侧，向内后方第 6 颈椎横突上压迫颈总动脉	一侧头面部
面动脉	自下颌体下缘咬肌前缘连向口角及内眦的连线为面动脉在面部的行程	在下颌体下缘与咬肌前缘交界处，可触及面动脉搏动。在此处压向下颌体，可进行面部临时性止血	面颊部
颞浅动脉		在外耳门前方可触及搏动。在此处压迫可进行颞部及颅顶临时性止血	头前外侧部
锁骨下动脉	从胸锁关节上缘至锁骨中点画凸向上的线（最凸处在锁骨上方 1.5cm）	在锁骨上方约 1.5cm 锁骨上窝中点处，可触及锁骨下动脉搏动。向后下方压向第 1 肋骨进行临时性止血	全上肢
肱动脉	上肢外展，掌心朝上，从锁骨中点至髁间线（肱骨内、外上髁间的连线）中点稍下方连一线，大圆肌下缘以上是腋动脉，以下是肱动脉	在肘窝内上方，肱二头肌内侧可触及肱动脉的搏动，此处为测量血压时听诊的部位。臂中部肱二头肌内侧将肱动脉压向肱骨进行临时性止血	压迫点以下的上肢
桡动脉	肱二头肌腱的内侧缘（肘曲处）和通常摸到桡动脉搏动处的连线	在前臂远侧端桡侧腕屈肌肌腱的外侧易摸到桡动脉的搏动，此处是诊脉的常用部位。腕关节上方外侧向深部压迫暂时止血	手部
尺动脉	肱骨内上髁走向豌豆骨桡侧缘的连线，该线相当于尺动脉在前臂下半部的行程	腕关节上方内侧向深部压迫暂时止血	手部
指掌侧固有动脉		指根两侧偏前方，向指骨压迫止血	手指
股动脉	大腿外展、外旋，自腹股沟中点至收肌结节作一连线，此线的上 2/3	在腹股沟韧带中点下方可摸到股动脉的搏动。于此处将股动脉压向耻骨可进行下肢的临时性止血	全下肢
腘动脉		腘窝加垫，屈膝包扎	小腿和足部
胫前动脉和足背动脉	从胫骨粗隆与腓骨头连线的中点起，经内、外踝之间至第 1 跖骨间隙近侧部作一连线，踝关节以上是胫前动脉，以下是足背动脉	在内、外踝连线中点的下方，可触及足背动脉的搏动，于此处向深部压迫足背动脉，可减轻足背出血	足部
胫后动脉	自腘窝中点稍下方至内踝和跟骨结节之间的中点连线	在内踝与跟腱之间可摸到胫后动脉的搏动，于此处压迫胫后动脉可减轻足底出血	足部

四、静脉

静脉是输送血液回心的血管。静脉起于毛细血管的静脉端,终止于心房。血液流经动脉、毛细血管至静脉时压力已经很低,并且多数静脉位于心脏平面以下,为保证回心血量与动脉输出血量的平衡,静脉在配布及结构上有着与动脉不同的特点:①体循环的静脉可分为浅静脉(皮下静脉)和深静脉。浅静脉位于浅筋膜内,数量多,无动脉伴行,位置表浅,故临床上常经此向体内输液或注入药物等。深静脉多与动脉伴行,其名称及分布范围与伴行的动脉相同。②有静脉瓣。静脉瓣是静脉内膜形成的半月形袋状皱襞,袋口呈向心方向,多成对存在。当血液向心流动时,瓣膜被挤压而贴于管壁内面,反之,即被血液充盈而使管腔暂时闭锁,以防止血液逆流。静脉瓣的多少,身体各部不尽一致,四肢最多,而下肢又多于上肢,小静脉和较大的静脉干则很少有静脉瓣。③属支较多,吻合丰富,管壁薄,管腔大,血液流速较慢。此外还有结构特殊的板障静脉和硬脑膜窦(图 6-38、图 6-39)。板障静脉位于板障内,壁薄无瓣膜,借导血管与头皮静脉、硬脑膜窦相通。硬脑膜窦位于颅腔内,窦壁无平滑肌和静脉瓣,外伤出血时止血困难。

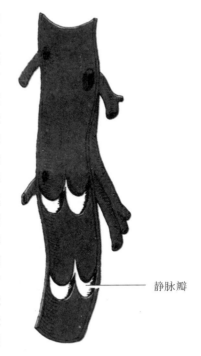

静脉瓣

图 6-38 静脉瓣

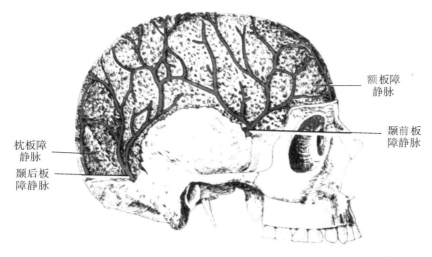

额板障静脉

颞前板障静脉

枕板障静脉

颞后板障静脉

图 6-39 板障静脉

肺循环的静脉:**肺静脉**(pulmonary vein)起于肺泡壁毛细血管网,由小到大逐级汇合,最后形成左、右各两条肺静脉,即左上肺静脉、左下肺静脉和右上肺静脉、右下肺静脉。肺静脉出肺门后,注入左心房。肺静脉输送的是动脉血,有别于体循环的静脉。

体循环的静脉分为心静脉系(见心的血管)、上腔静脉系和下腔静脉系。

（一）上腔静脉系

上腔静脉系由上腔静脉及其属支组成，收纳头颈部、上肢和胸部（除心和肺以外）的静脉血，其主干是上腔静脉。

上腔静脉（superior vena cava）位于胸腔内，由左、右头臂静脉在右侧第1肋软骨与胸骨结合处的后方汇合形成，沿升主动脉的右缘垂直下降，注入右心房。

头臂静脉又称无名静脉，由颈内静脉和锁骨下静脉在胸锁关节后方汇合形成，在汇合处所形成的夹角称为静脉角，是右淋巴导管或胸导管的汇入部位。

1. 头颈部的静脉　分浅静脉和深静脉。浅静脉有面静脉、颞浅静脉和颈外静脉等；深静脉包括颅腔内静脉、颈内静脉和锁骨下静脉等（图6-40）。

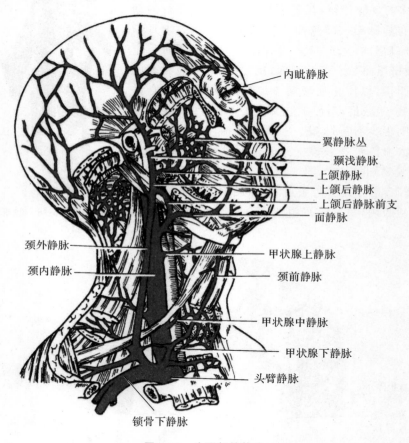

图6-40　头颈部的静脉

（1）**面静脉**（facial vein）　起自内眦静脉，在面动脉的后方降至下颌角下方，跨过颈内、外动脉浅面注入颈内静脉。面静脉通过眼上静脉、眼下静脉与颅腔内的海绵窦（详见脑被膜）相交通。由于面静脉在口角以上缺乏静脉瓣，故当面部发生化脓性感染时，若处理不当（如挤压），血液可发生逆流，导致颅腔内感染，固此，通常将鼻根至两侧口角的三角区称为"危险三角"。

（2）**下颌后静脉**（retromandibular vein）　由颞浅静脉和上颌静脉在腮腺内汇合形成，下行至腮腺下端分为前、后两支，前支汇入面静脉，后支延续为颈外静脉。下颌后静脉收集面侧区和颞区的静脉血。

（3）**颈外静脉**（external jugular vein）　是颈部最粗大的浅静脉。它由下颌后静脉的后支与耳后静脉、枕静脉汇合形成,沿胸锁乳突肌的浅面下行,于锁骨上方穿深筋膜注入锁骨下静脉。颈外静脉主要收纳头颈部浅层结构的静脉血。正常人站立或坐位,该静脉不显现。当患心脏疾病或上腔静脉阻塞而引起回流不畅时,在体表可见颈外静脉充盈,称颈静脉怒张。

（4）**颈内静脉**（internal jugular vein）　在颅底颈静脉孔处续于乙状窦,与颈内动脉、颈总动脉共同行于颈动脉鞘内,至胸锁关节后方与锁骨下静脉汇合形成头臂静脉。颈内静脉颅腔内属支主要收纳头、颈深部结构以及脑、脑膜和眼等处的静脉血;颅腔外属支包括面静脉、舌静脉、甲状腺上静脉等(图 6-40)。

（5）**锁骨下静脉**（subclavian vein）　位于颈根部,是腋静脉的直接延续,在胸锁关节后方与颈内静脉汇合形成头臂静脉。锁骨下静脉的主要属支为腋静脉和颈外静脉。临床上常经锁骨上或锁骨下入路做锁骨下静脉导管插入。

2.上肢的静脉　上肢的静脉分为浅静脉和深静脉。浅静脉位于浅筋膜内,不与动脉伴行。深静脉与同名动脉伴行。浅静脉与深静脉存在广泛的吻合,两者均有静脉瓣,且深静脉比浅静脉多(图 6-41)。上肢深静脉与同名动脉伴行,多为两条。因上肢的静脉血主要经浅静脉回流,故深静脉较细。两条肱静脉汇合成腋静脉,收纳上肢深静脉和浅静脉的全部血液。上肢的浅静脉是临床上采血或静脉给药的常用部位,包括头静脉、贵要静脉和肘正中静脉及其属支。

（1）**头静脉**（cephalic vein）　起于手背静脉网的桡侧,在上肢外侧上行,经胸大肌与三角肌之间,穿深筋膜,注入锁骨下静脉或腋静脉。

（2）**贵要静脉**（basilic vein）　起于手背静脉网的尺侧,向上行于前臂内侧,于臂中部穿深筋膜注入肱静脉,或者伴肱静脉注入腋静脉。

（3）**肘正中静脉**（median cubital vein）　位于肘窝部,是连接头静脉和贵要静脉的一条短干,此静脉多变异,形式不恒定。

3.胸部的静脉　分布于胸部的静脉主要有头臂静脉、上腔静脉、奇静脉及其属支(图 6-42、图 6-43)。

（1）**奇静脉**（azygos vein）　位于胸腔内,起自右腰升静脉,沿脊柱胸段下部的右侧上行,约在第 4 胸椎高度注入上腔静脉。奇静脉主要收纳来自右侧肋间后静脉、食管静脉、支气管静脉及半奇静脉的血液。

（2）**半奇静脉**　起自左腰升静脉,收集左侧下部肋间后静脉、副半奇静脉和食管静脉的血液,注入奇静脉。

（3）**副半奇静脉**　在胸椎左侧、半奇静脉的上方,收集左侧上部肋间后静脉的血液,注入半奇静脉或奇静脉。

（4）**脊柱静脉**　椎管内外有丰富的静脉丛,依其部位可分为椎内静脉丛和椎外静脉丛。椎内静脉丛位于硬膜外隙,收集脊髓及椎骨的血液;椎外静脉丛分布于脊柱周围,收集椎骨及邻近肌肉的血液。脊柱静脉丛自上而下分别与颅腔内硬脑膜窦、椎静脉、肋间后静脉、腰静脉及盆腔内静脉吻合,是沟通上、下腔静脉系和颅腔内、外静脉的途径之一。

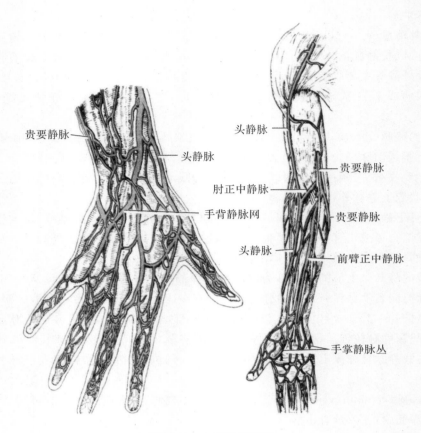

图 6-41　上肢的浅静脉

贵要静脉

头静脉

头静脉

贵要静脉

肘正中静脉

手背静脉网

贵要静脉

头静脉

前臂正中静脉

手掌静脉丛

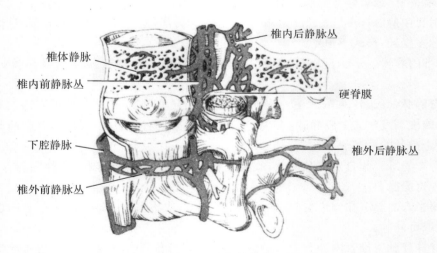

图 6-42　脊柱的静脉

椎内后静脉丛

椎体静脉

椎内前静脉丛

硬脊膜

下腔静脉

椎外后静脉丛

椎外前静脉丛

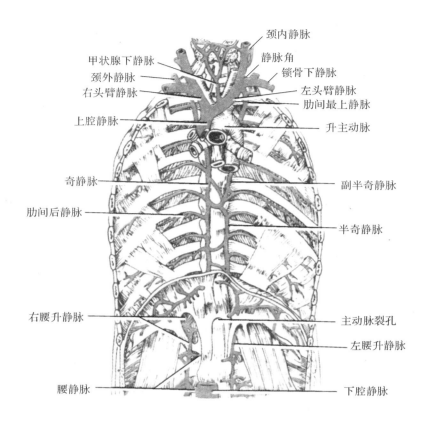

图 6-43 上腔静脉及其分支

上腔静脉系血液回流途径如图 6-44 所示。

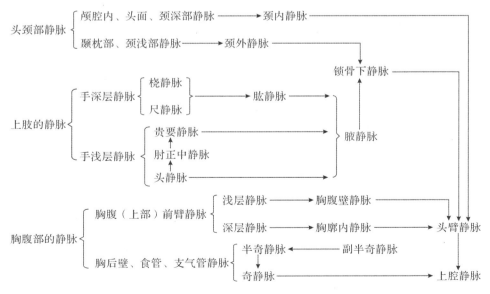

图 6-44 上腔静脉系血液回流途径

(二)下腔静脉系

下腔静脉系由下腔静脉及其属支组成,收集膈以下的下半身的静脉血。

下腔静脉是人体最大的静脉,由左、右髂总静脉在第 4 或第 5 腰椎体的右前方汇合而成,沿腹主动脉右侧上行,经肝的腔静脉沟,穿膈的腔静脉孔进入胸腔,注入右心房(图 6-45)。

1.腹部的静脉 下腔静脉在腹部的属支分为壁支和脏支两种(图 6-45)。

(1)腰静脉 腰静脉有四对,直接注入下腔静脉。各腰静脉之间有纵支相连,称腰升静脉。

(2)睾丸静脉 睾丸静脉起自睾丸和附睾;初始有数条,呈蔓状缠绕睾丸动脉,形成蔓状静脉丛。蔓状静脉丛在上行过程中逐渐合并,最后合为一干,右侧直接注入下腔静脉,左侧注入肾静脉。在女性为卵巢静脉,其回流途径与男性相同。

(3)肾静脉 肾静脉左右各一,经肾动脉前方、横行向内侧注入下腔静脉。

(4)肝静脉 肝静脉有三条,分别称为肝左、肝中、肝右静脉,在腔静脉沟处注入下腔静脉。

(5)肾上腺静脉 肾上腺静脉左右各一,左侧的注入左肾静脉,右侧的直接注入下腔静脉。

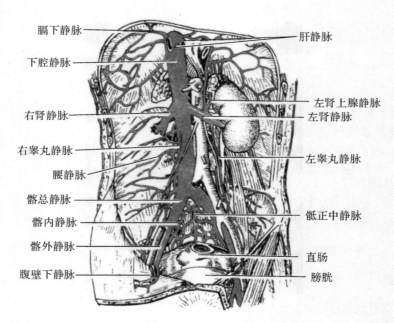

图 6-45 下腔静脉及其分支

2.盆部的静脉(图 6-46)

(1)髂总静脉 左右各一,短且粗,在骶髂关节前方由髂内静脉和髂外静脉汇合形成。左右髂总静脉均向内上斜行,约于第 5 腰椎水平汇合形成下腔静脉。髂总静脉收纳同名动脉分布区域的静脉血。

(2)髂内静脉 由盆部静脉合成,伴行于髂内动脉的后内侧,至骶髂关节前方与髂外静脉汇合形成髂总静脉。髂内静脉的属支分为壁支和脏支。壁支收集同名动脉分布区的静脉血;脏支也是同名动脉的伴行支,但各静脉均在盆腔脏器内或脏器周围形成发达的静脉丛,其中直肠静脉丛较为重要。直肠静脉丛发出直肠上静脉和直肠下静脉,前者注入肠系膜上静脉,后者注入髂内静脉。肛管的静脉与直肠静脉丛的下部汇合成肛静脉,经阴部内静脉注入髂内静脉。

（3）髂外静脉　与髂外动脉伴行,是股静脉的直接延续,收集下肢所有浅静脉、深静脉和部分腹壁的静脉血。髂外静脉行至骶髂关节处与髂内静脉汇合形成髂总静脉。

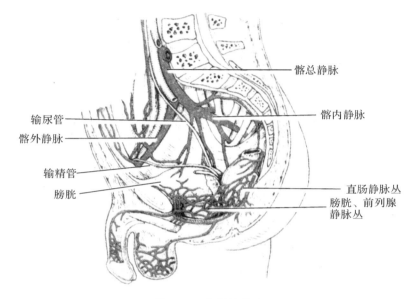

图 6-46　盆部的静脉

3.下肢的静脉　下肢的静脉分为浅静脉和深静脉。浅静脉与深静脉之间存在广泛的吻合,下肢的静脉瓣比上肢的多(图 6-47)。下肢的深静脉与同名动脉伴行。下肢的浅静脉包括大隐静脉和小隐静脉及其属支。大隐静脉和小隐静脉均为下肢静脉曲张的好发部位。

（1）足背静脉弓　由趾背静脉合成,横位于足背皮下,弓的两端沿足的侧缘上行,外侧续于小隐静脉,内侧续于大隐静脉。

（2）**大隐静脉**（great saphenous vein）　起自足背静脉弓内侧,经内踝前方、小腿内侧及大腿前内侧上升,于耻骨结节外下方 3～4cm 处,穿隐静脉裂孔注入股静脉。

（3）**小隐静脉**（small saphenous vein）　起自足背静脉弓外侧,经外踝后方,沿小腿后面中央上升至腘窝,并于此处穿筋膜注入腘静脉。

（三）肝门静脉系

肝门静脉系由肝门静脉及其属支共同组成。**肝门静脉**（hepatic portal vein）为一短而粗的静脉干,长约 6～8cm,通常由肠系膜上静脉和脾静脉在胰头与胰颈交界处的后方汇合成,经肝十二指肠韧带至肝门,分两支进入肝左、右叶,在肝内像动脉一样反复分支,最后汇入肝血窦。肝门静脉的特点是:①肝门静脉及其属支无功能性的静脉瓣;②肝门静脉一端起于毛细血管,另一端终止于肝血窦。由于以上特点,无论肝内或肝外的门静脉阻塞,都可导致血液逆流,引起肝门静脉高压症。

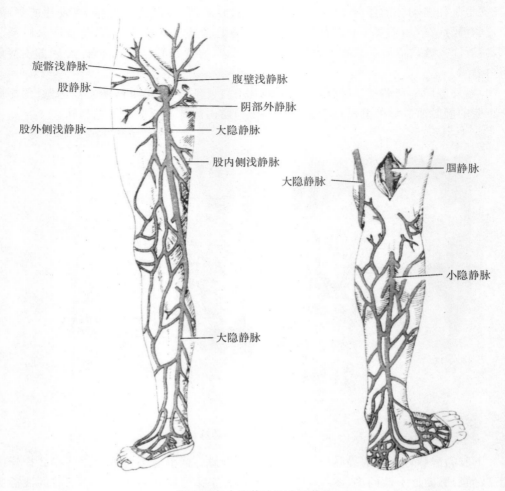

图 6-47　大隐静脉和小隐静脉

1. 肝门静脉的属支（图 6-48）

（1）肠系膜上静脉　肠系膜上静脉在肠系膜内，与同名动脉伴行，至胰后方与脾静脉汇合形成肝门静脉。

（2）脾静脉　脾静脉起自脾门，沿胰后面右行，与肠系膜上静脉汇合构成肝门静脉。

（3）肠系膜下静脉　肠系膜下静脉起自降结肠、乙状结肠及直肠，多数汇入脾静脉。

（4）胃左静脉　胃左静脉沿胃小弯右行，汇入肝门静脉。

（5）胃右静脉　胃右静脉右行汇入肝门静脉。

（6）胆囊静脉　胆囊静脉起自胆囊，汇入肝门静脉或其右支。

（7）附脐静脉　附脐静脉起自脐周静脉网，沿肝圆韧带行进，汇入肝门静脉左支。

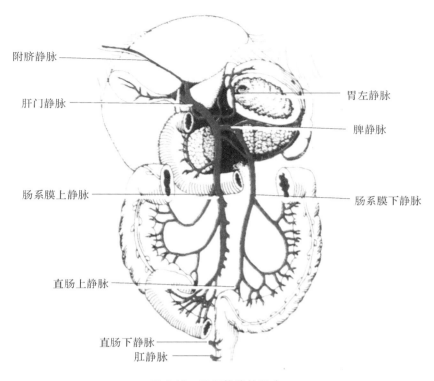

附脐静脉
肝门静脉
胃左静脉
脾静脉
肠系膜上静脉
肠系膜下静脉
直肠上静脉
直肠下静脉
肛静脉

图 6-48　肝门静脉的属支

2.肝门静脉系与上腔静脉系、下腔静脉系的吻合　肝门静脉系与上、下腔静脉系之间存在着广泛的吻合,主要有下列三处(图 6-49、图 6-50):

(1)食管静脉丛　胃左静脉的食管静脉通过食管静脉丛与奇静脉的食管静脉相吻合。

(2)直肠静脉丛　肠系膜下静脉经直肠静脉丛与下腔静脉系的直肠下静脉和肛静脉相吻合。

(3)脐周静脉网　附脐静脉经脐周静脉网,在深层与腹壁上静脉(上腔静脉系)和腹壁下静脉(下腔静脉系)相吻合,在浅层与胸腹壁静脉(上腔静脉系)和腹壁浅静脉(下腔静脉系)相吻合。

在正常情况下,肝门静脉系与上、下腔静脉系之间的吻合支细小,血流量少,各属支分别将血液引流至其所属的静脉系。当肝门静脉回流受阻时(如肝硬变、胰头肿瘤等),肝门静脉系的部分血液则通过上述静脉丛建立侧支循环,经上腔静脉和下腔静脉回流入心。由于血流量增多,可造成吻合部位的细小静脉变得粗大、弯曲,形成静脉曲张:①食管静脉丛曲张,若破裂,可出现呕血;②直肠静脉丛曲张,若破裂,可出现便血;③脐周静脉网出现以脐为中心、呈放射状的静脉曲张,在临床上称"海蛇头",是肝门静脉回流受阻的体征之一。

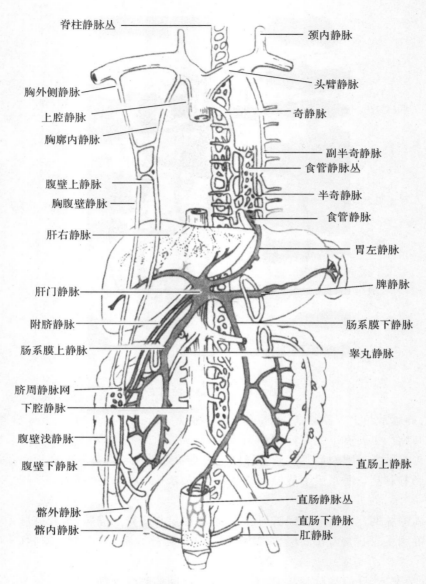

脊柱静脉丛

颈内静脉

胸外侧静脉

头臂静脉

上腔静脉

奇静脉

胸廓内静脉

副半奇静脉

食管静脉丛

腹壁上静脉

半奇静脉

胸腹壁静脉

食管静脉

肝右静脉

胃左静脉

肝门静脉

脾静脉

附脐静脉

肠系膜下静脉

肠系膜上静脉

睾丸静脉

脐周静脉网

下腔静脉

腹壁浅静脉

腹壁下静脉

直肠上静脉

髂外静脉

直肠静脉丛

髂内静脉

直肠下静脉

肛静脉

图 6-49　肝门静脉系与上、下腔静脉系吻合模式图

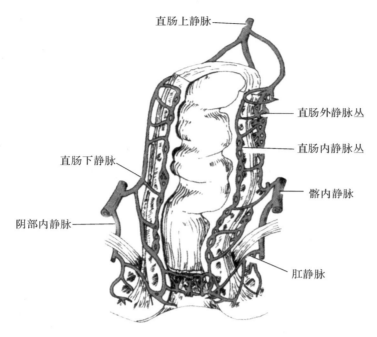

图 6-50 直肠和肛门的静脉

下腔静脉系血液回流途径如图 6-51 所示。

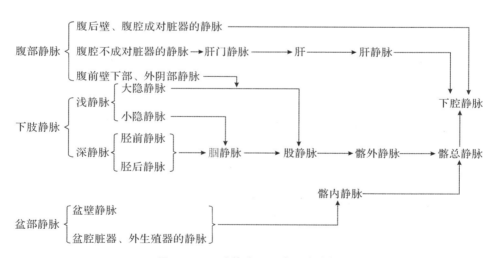

图 6-51 下腔静脉系血液回流途径

肝门静脉侧支循环血流途径见表 6-2。

表 6-2　肝门静脉侧支循环血流途径

肝门静脉	肝门静脉	肝门静脉	
↓	↓	↓	
胃左静脉	脾静脉	附脐静脉	
↓	↓	↓	
食管静脉丛	肠系膜下静脉	脐周静脉网	
↓	↓		
食管静脉	直肠上静脉	胸腹壁静脉	腹壁浅静脉
↓	↓	腹壁上静脉	腹壁下静脉
奇静脉	直肠静脉丛	↓	↓
↓	↓	腋静脉	股静脉
上腔静脉	直肠下静脉、肛静脉	锁骨下静脉	髂外静脉
	↓	↓	↓
	髂内静脉	上腔静脉	下腔静脉
	↓		
	髂总静脉		
	↓		
	下腔静脉		
食管静脉丛曲张	直肠静脉丛曲张(痔)	脐周静脉怒张	

第二节　淋巴系统

一、概述

淋巴系统是单向的回流系统,由淋巴管道、淋巴器官和淋巴组织构成。血液经动脉运行到毛细血管动脉端时,其中一部分血浆成分从毛细血管渗出,进入组织间隙形成组织液。组织液在组织间隙内与细胞进行物质交换后,大部分在毛细血管静脉端被吸收进入静脉,小部分含水分及大分子物质的组织液进入毛细淋巴管成为淋巴。淋巴沿各级淋巴管道向心流动,最后汇入静脉。因此,淋巴管道通常被视作静脉的辅助结构。淋巴器官具有造血、过滤淋巴、参加机体免疫等功能,是人体重要的防御结构。

(一)淋巴管道

1.**毛细淋巴管**(lymphatic capillary)　是淋巴管道的起始部分,以膨大的盲端起于组织间隙,彼此吻合成网(图 6-52)。目前认为,除中枢神经、软骨、骨髓、牙釉质等处以外,毛细淋巴管遍布全身。毛细淋巴管的结构类似毛细血管,但具有更大的通透性,因此组织液中的某些大分子物质(如蛋白质等)、癌细胞和细菌不能进入毛细血管,却能透过毛细淋巴管(图 6-53、图 6-54、图 6-55)。

2.**淋巴管**(lymphatic vessel)　由毛细淋巴管汇合而成。根据淋巴管的位置不同,分为浅淋巴管和深淋巴管两种。浅淋巴管行于皮下,多与浅静脉伴行;深淋巴管则多与深部血管伴行;浅、深淋巴管之间有小支相互交通。淋巴管内有大量向心方向的瓣膜,以防止淋巴逆流。瓣膜附近的管腔略扩张呈窦状,使充盈的淋巴管外观呈串珠状。因淋巴流速较慢,故淋巴管内的瓣膜数量远比静脉的瓣膜多,有助于淋巴回流。此外,淋巴管在向心行程中,通常要穿过一个或多个淋巴结,这有别于其他的淋巴管道(图 6-53、图 6-54、图 6-55)。

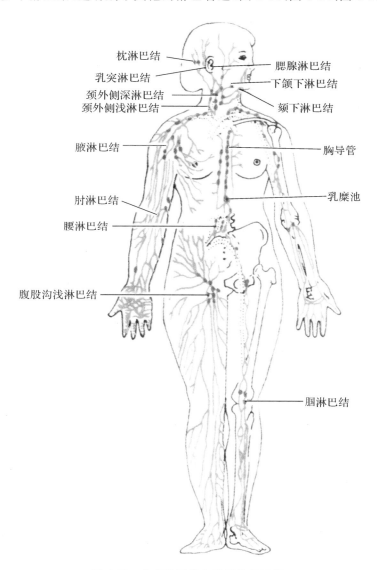

图 6-52　全身淋巴管和淋巴结示意图

3. **淋巴干**(lymphatic trunk)　全身各部的浅、深淋巴管在向心行程中,经过一系列的淋巴结,其最后一群淋巴结的输出管汇合形成较大的淋巴管道称为淋巴干。全身共有九条淋巴干,即左、右颈干,左、右锁骨下干,左、右支气管纵隔干,左、右腰干和肠干(图 6-53、图 6-54、图 6-55)。

4. **淋巴导管**(lymphatic duct)　是全身最大的淋巴管道,有两条,分别注入左、右静脉角

（图6-53、图6-54、图6-55）。

（1）**右淋巴导管** 位于右颈根部，为一短干，长约1.5cm，由右颈干、右锁骨下干及右支气管纵隔干汇合而成，注入右静脉角。右淋巴导管收集右侧上半身回流的淋巴。有的人三条淋巴干各自汇入颈内静脉或锁骨下静脉。

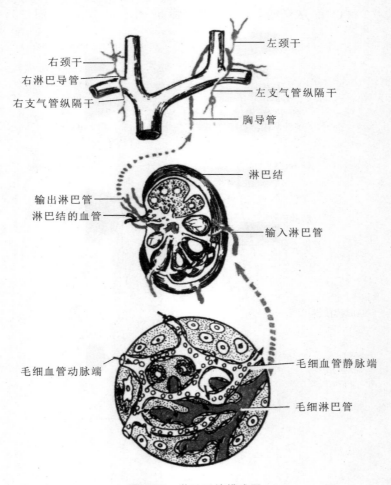

图6-53 淋巴系统模式图

（2）**胸导管** 是全身最大的淋巴管道，长约30～40cm，通常在第1腰椎体前方由左、右腰干和肠干汇合而成，其起始部稍膨大，称乳糜池。胸导管向上经膈的主动脉裂孔进入胸腔，在食管后方沿脊柱上升，出胸廓上口至颈根部，并呈弓状弯曲注入左静脉角。胸导管沿途接纳左支气管纵隔干、左锁骨下干和左颈干，即整个下半身及左侧上半身的淋巴均经其回流。当胸部外伤时，若损害了胸导管则可引起乳糜胸，在胸膜腔积液中可查到大量淋巴细胞。胸导管的阻塞可引起乳糜尿。

（二）淋巴器官

淋巴器官包括淋巴结、脾、胸腺、舌扁桃体、腭扁桃体和咽扁桃体等。舌扁桃体、腭扁桃体和咽扁桃体在前面的章节中已讨论过，不再赘述。

1. **淋巴结**（lymph node） 是机体的防御器官之一，可产生淋巴细胞和抗体，并过滤淋巴。淋巴管内的淋巴在回流到静脉之前,绝大部分至少要经过一个淋巴结。

淋巴结为大小不等的圆形或椭圆形小体,数量多,常聚集成群。淋巴结表面粗糙,一侧圆凸,有数条输入淋巴管穿入;另一侧凹陷,称为门,有血管、神经和1～2条输出淋巴管出入。与淋巴管一样,淋巴结亦可分为浅淋巴结和深淋巴结。浅淋巴结位于浅筋膜内,深淋巴结位于深筋膜的深面。淋巴结配布的特点:①多沿血管分布;②位于人体隐蔽处;③位于人体安全且活动度大的部位(如腋窝、腘窝等处);④在内脏,多位于器官的门及胸、腹腔大血管周围(图6-53、图6-55)。

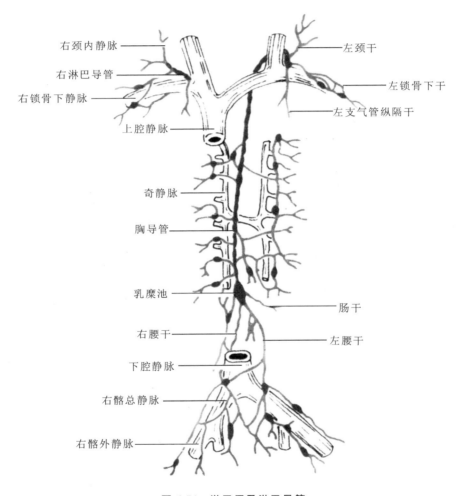

图 6-54 淋巴干及淋巴导管

引流某个器官或某部位淋巴的第一级淋巴结称**局部淋巴结**(regional lymph node),临床上通常称**哨位淋巴结**(sentinel lymph node)。当局部有病变时,细菌或癌细胞等可经淋巴管侵入相应的局部淋巴结,从而引起淋巴结肿大。

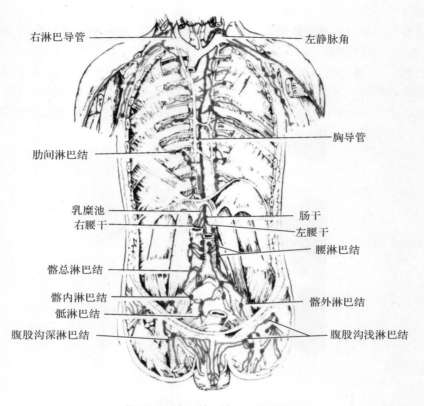

右淋巴导管
左静脉角
胸导管
肋间淋巴结
乳糜池
肠干
右腰干
左腰干
腰淋巴结
髂总淋巴结
髂外淋巴结
髂内淋巴结
骶淋巴结
腹股沟深淋巴结
腹股沟浅淋巴结

图 6-55　胸导管和腹盆部淋巴结

2.**脾**（spleen）　是人体最大的淋巴器官，但与淋巴结不同，它位于血液循环的经路上，是血液的过滤器（图 6-56）。

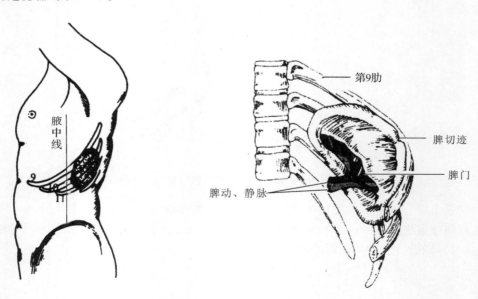

腋中线

第9肋
脾切迹
脾门
脾动、静脉

图 6-56　脾的位置和形态

(1)脾的位置　脾位于左季肋区,胃与膈之间,相当于第 9～11 肋的深面,其长轴恰与第 10 肋平行;在正常情况下,在左肋弓下缘不能触及脾。活体脾为暗红色,质软且脆,故左季肋区受暴力打击时易导致脾破裂。

(2)脾的形态　脾呈长椭圆形,分为:①膈面,凸隆,与膈相贴;②脏面,凹陷,近中央处有一沟,是血管、神经出入的门户,称脾门;③上缘,较锐,朝向前上方,前部有 2～3 个凹陷,称脾切迹,脾肿大时可作为触诊的标志;④下缘,较钝,朝向后下方(图 6-56)。

脾的主要功能是:①造血,在胚胎期可生成各种血细胞;出生后,只产生淋巴细胞;②滤血;③储血;④吞噬死亡和衰老的红细胞及参与机体的免疫应答反应。

3.胸腺(thymus)　能产生胸腺素,是 T 淋巴细胞发育成熟所必需的。T 淋巴细胞在机体的细胞免疫反应中有着重要的作用。

(1)胸腺的位置　胸腺位于胸膜围成的胸腺区内(上纵隔前部),前方是胸骨柄,后面附于心包和大血管前面,上达胸廓上口(图 6-57)。

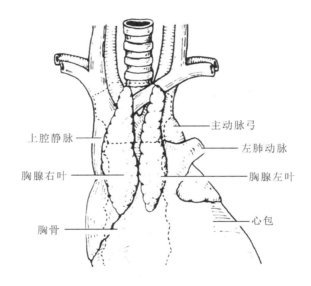

图 6-57　胸腺的位置

(2)胸腺的形态　胸腺呈锥体形,分为不对称的左、右两叶,两叶之间由结缔组织相连。在胎儿及幼儿期,胸腺发育最快,至青春期达高峰,以后逐渐萎缩变小,并为脂肪组织所代替。若胸腺肿大,可压迫头臂静脉、主动脉弓和气管,出现发绀和呼吸困难。

(三)淋巴组织

淋巴组织(lymphoid tissue)是含有大量淋巴细胞的网状组织,一般分为两类,即弥散淋巴组织和淋巴小结,淋巴小结又称淋巴滤泡。除淋巴器官外,淋巴组织广泛分布于消化道、呼吸道、泌尿道、生殖道和皮肤等处,构成了抵御外来病菌和异物的第一道屏障。

二、人体各部的淋巴引流

(一)头颈部的淋巴结

头部的淋巴结大多位于头颈交界处,呈环状排列;颈部的淋巴结大多沿颈部的大血管排列。头颈部的淋巴结收纳头颈部浅、深淋巴管的淋巴(图 6-58、图 6-59)。

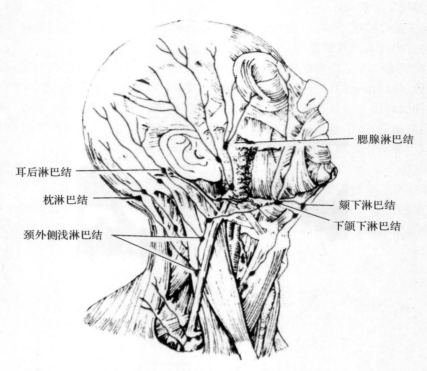

图 6-58　头颈部浅层的淋巴管和淋巴结

腮腺淋巴结

耳后淋巴结

枕淋巴结

颈外侧浅淋巴结

颏下淋巴结

下颌下淋巴结

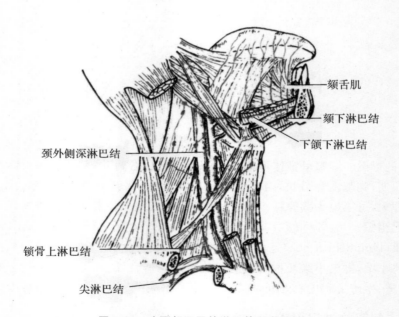

图 6-59　头颈部深层的淋巴管和淋巴结

颏舌肌

颏下淋巴结

下颌下淋巴结

颈外侧深淋巴结

锁骨上淋巴结

尖淋巴结

1.头部淋巴结

(1)枕淋巴结　位于枕部皮下、斜方肌起点的表面,收纳枕部和项部的淋巴。

(2)耳后淋巴结　位于胸锁乳突肌止点表面,又称乳突淋巴结,收纳颅顶、颞区和耳郭后面的淋巴。

(3)腮腺淋巴结 在腮腺表面及实质内,收纳额、颞区、耳郭和外耳道及腮腺等处的淋巴。

(4)下颌下淋巴结 位于下颌下腺附近。收纳面部及口腔器官的淋巴。

(5)颏下淋巴结 位于颏下三角内,引流颏部、下唇中部及舌尖的淋巴。

上述各组淋巴结的输出管注入颈外侧淋巴结。

2.颈部淋巴结

(1)**颈外侧浅淋巴结**(superficial lateral cervical lymph node) 位于胸锁乳突肌表面,沿颈外静脉排列,收纳颈部浅淋巴管和头部的一部分浅淋巴管,其输出管汇入颈外侧深淋巴结。

(2)**颈外侧深淋巴结**(deep lateral cervical lymph node) 沿颈内静脉排列,收纳头部、舌、咽、喉、气管、食管等处的淋巴管,其输出管汇合形成颈干。颈外侧深淋巴结的一部分沿锁骨下血管排列,称为锁骨上淋巴结,胃癌、食道癌患者,有时癌细胞可经胸导管再由颈干转移至左锁骨上淋巴结。

(二)上肢的淋巴结

上肢的浅、深淋巴管分别与浅静脉和深血管伴行,分别注入肘淋巴结或腋淋巴结(图6-60)。

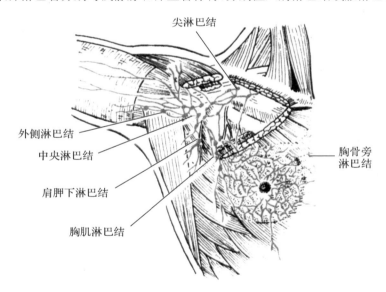

图6-60 腋淋巴结及乳房的淋巴管

1.肘淋巴结 位于肱骨内上髁的稍上方,收纳手尺侧半和前臂尺侧半的浅、深淋巴管的淋巴,其输出管注入腋淋巴结。

2.**腋淋巴结**(axillary lymph node) 位于腋窝疏松结缔组织内,沿腋血管排列,约有20~30个,按部位可分为五群。

(1)外侧淋巴结 沿腋血管远侧段排列,收纳上肢所有浅、深淋巴管。

(2)胸肌淋巴结 沿胸外侧血管排列,收纳胸、腹前外侧壁和乳房外侧部的淋巴。在实施乳腺癌根治术清除淋巴结时,应保护胸长神经,避免前锯肌瘫痪。

(3)肩胛下淋巴结 位于腋窝的后壁,沿肩胛下血管排列,收纳项部、背部及胸后壁的淋巴管。行乳腺癌手术清除淋巴结时,应注意保护胸背神经,避免背阔肌瘫痪。

(4)中央淋巴结 位于腋窝中央的脂肪组织中,接受上述三群淋巴结的输出管。

(5)尖淋巴结 沿腋血管近侧段排列,收纳中央淋巴结的输出管和乳房上部淋巴管,其输出管汇合形成锁骨下干。

(三)胸部的淋巴结

胸部的淋巴结位于胸壁内和胸腔器官的周围。

1.胸壁的淋巴结(图 6-61) 主要有胸骨旁淋巴结、膈上淋巴结及肋间淋巴结。胸骨旁淋巴结沿胸廓内血管排列,引流胸壁、腹前壁、乳房内侧部的淋巴,其输出淋巴管参与形成支气管纵隔干。

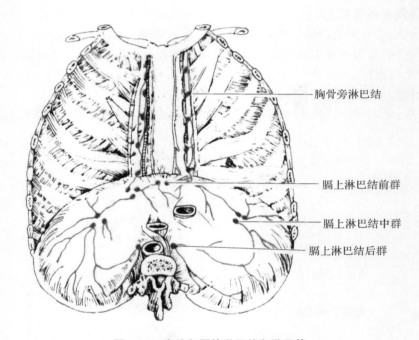

图 6-61 胸壁和膈的淋巴结和淋巴管

2.胸腔器官的淋巴结(图 6-62)

(1)支气管肺淋巴结 又称肺门淋巴结,位于肺门处,在肺血管与支气管之间,收纳肺、支气管的淋巴管,其输出管注入气管杈周围的气管支气管淋巴结。

(2)气管支气管淋巴结 位于气管杈的周围,其输出管注入气管旁淋巴结。

(3)气管旁淋巴结 沿气管两侧排列,其输出管与纵隔淋巴结的输出管汇合形成左、右支气管纵隔干,右侧注入右淋巴导管,左侧注入胸导管。

(四)腹部的淋巴结

1.腹壁的淋巴结 腹前壁的浅淋巴管,在脐平面以上的注入腋淋巴结,在脐平面以下的注入腹股沟浅淋巴结。腹前壁上部的深淋巴管注入胸骨旁淋巴结,腹前壁下部的深淋巴管注入腹股沟深淋巴结。腹后壁深淋巴管注入腰淋巴结。腰淋巴结位于腹主动脉和下腔静脉周围,数量较多(30~50 个),除接纳腹后壁的淋巴管外,还接纳腹腔成对器官的淋巴管以及髂总淋巴结的输出管,其输出管形成左右腰干,注入乳糜池(图 6-55)。

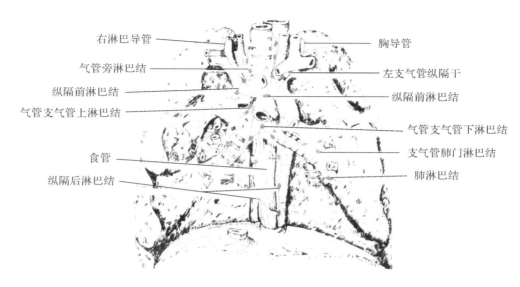

图 6-62　胸腔脏器的淋巴结

右淋巴导管
气管旁淋巴结
纵隔前淋巴结
气管支气管上淋巴结
食管
纵隔后淋巴结
胸导管
左支气管纵隔干
纵隔前淋巴结
气管支气管下淋巴结
支气管肺门淋巴结
肺淋巴结

2.腹腔不成对器官的淋巴结　腹腔不成对器官的淋巴管分别汇入腹腔淋巴结、肠系膜上淋巴结和肠系膜下淋巴结,它们的输出管共同组成肠干。①腹腔淋巴结:位于腹腔干起始部的周围,收纳胃、肝、胆囊、胰及十二指肠上部的淋巴管;②肠系膜上淋巴结:位于肠系膜上动脉根部周围,收纳十二指肠下部至结肠左曲范围内的淋巴管;③肠系膜下淋巴结:位于肠系膜下动脉根部的周围,收纳降结肠、乙状结肠和直肠上部的淋巴管(图 6-63、图 6-64)。

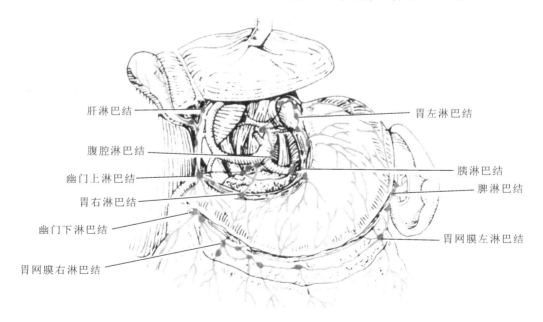

肝淋巴结
腹腔淋巴结
幽门上淋巴结
胃右淋巴结
幽门下淋巴结
胃网膜右淋巴结
胃左淋巴结
胰淋巴结
脾淋巴结
胃网膜左淋巴结

图 6-63　沿腹腔干及其分支排列的淋巴结

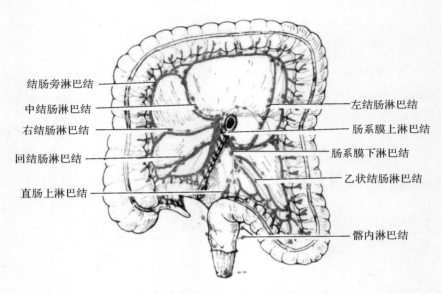

结肠旁淋巴结
中结肠淋巴结
右结肠淋巴结
回结肠淋巴结
直肠上淋巴结

左结肠淋巴结
肠系膜上淋巴结
肠系膜下淋巴结
乙状结肠淋巴结
髂内淋巴结

图 6-64　大肠的淋巴结及淋巴管

（五）下肢的淋巴结

下肢的浅、深淋巴管均注入腹股沟淋巴结，腹股沟淋巴结又分浅、深两群（图 6-65）。

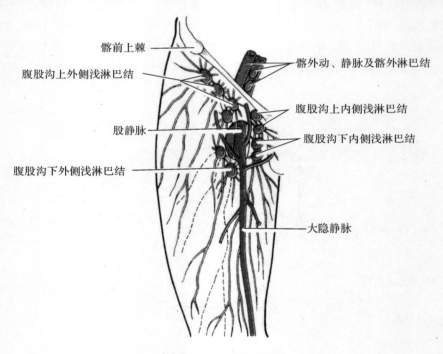

髂前上棘
腹股沟上外侧浅淋巴结
股静脉
腹股沟下外侧浅淋巴结

髂外动、静脉及髂外淋巴结
腹股沟上内侧浅淋巴结
腹股沟下内侧浅淋巴结
大隐静脉

图 6-65　腹股沟淋巴结

1.**腹股沟浅淋巴结**(superfical inguinal lymph node)　分为上、下两组,上组位于腹股沟韧带下方并与之平行,收纳腹前壁下部、臀部、会阴部和外生殖器的浅淋巴管;下组沿大隐静脉近侧端纵向排列,接纳除足外侧缘和小腿前外侧部以外的下肢浅淋巴管,其输出管注入腹股沟深淋巴结。

2.**腹股沟深淋巴结**(deep inguinal lymph node)　位于股静脉上部周围,收纳下肢深淋巴管和腹股沟浅淋巴结的输出管,其输出管注入髂外淋巴结。

(六)盆部的淋巴结

1.**髂外淋巴结**　沿髂外动脉排列,收纳腹股沟浅、深淋巴结的输出管以及膀胱、前列腺或子宫等处的淋巴管(图 6-66)。

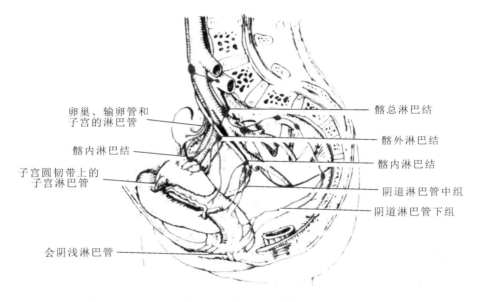

卵巢、输卵管和子宫的淋巴管
髂内淋巴结
子宫圆韧带上的子宫淋巴管
会阴浅淋巴管

髂总淋巴结
髂外淋巴结
髂内淋巴结
阴道淋巴管中组
阴道淋巴管下组

图 6-66　盆部的淋巴结

2.**髂内淋巴结**　沿髂内动脉排列,收纳大部分盆壁、盆腔脏器、会阴深部、大腿后面及臀部的淋巴管(图 6-66)。

髂外淋巴结和髂内淋巴结的输出管均汇入髂总淋巴结。髂总淋巴结位于髂总动脉周围,其输出管注入腰淋巴结(图 6-66)。

全身淋巴回流途径如图 6-67 所示。

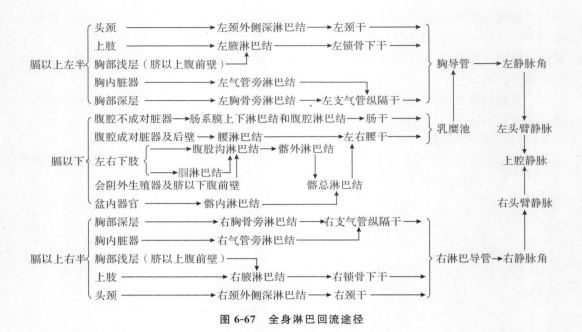

图 6-67　全身淋巴回流途径

思考与练习

一、名词解释

1.体循环　　　　　　　　2.肺循环　　　　　　　　3.窦房结

4.动脉　　　　　　　　　5.颈动脉窦　　　　　　　6.颈动脉小球

7.动脉韧带　　　　　　　8.静脉角　　　　　　　　9.危险三角

10.胸导管　　　　　　　11.乳糜池　　　　　　　12.淋巴干

二、选择题

1.体循环的起、止部位分别在　　　　　　　　　　　　　　　（　　）

　　A.右心室、左心房　　　　　B.右心房、右心室　　　　C.左心室、右心房

　　D.右心房、左心室　　　　　E.左心房、左心室

2.下列关于心的外形的叙述,错误的是　　　　　　　　　　　（　　）

　　A.心底朝向右后上方　　　　　　　　B.心尖朝向左前下方

　　C.两个面分别为胸肋面和纵隔面　　　D.心右缘由右心房构成

　　E.心左缘大部分由左心室构成

3.心腔不含　　　　　　　　　　　　　　　　　　　　　　　（　　）

　　A.右心房　　　　　　　　　B.右心室　　　　　　　　C.左心房

　　D.左心室　　　　　　　　　E.心包腔

4.冠状窦口　　　　　　　　　　　　　　　　　　　　　　　（　　）

A. 位于下腔静脉瓣的左前方　　　　　　B. 在下腔静脉瓣下方为瓣膜覆盖

C. 在下腔静脉瓣后上方　　　　　　　　D. 紧邻房室交点区

E. 位于下腔静脉口与卵圆窝之间

5. 当心室收缩时防止血液逆流回右心房的结构是　　　　　　　　　　　（　　　）

A. 主动脉瓣　　　　　　　　B. 肺动脉瓣　　　　　　　　C. 三尖瓣

D. 二尖瓣　　　　　　　　　E. 回盲瓣

6. 以下关于冠状动脉的说法,错误的是　　　　　　　　　　　　　　　（　　　）

A. 是营养心的动脉　　　　　　　　　　B. 起自升主动脉根部

C. 右冠状动脉发出前室间支　　　　　　D. 左冠状动脉发出前室间支

E. 左冠状动脉发出旋支

7. 主动脉弓发出的分支由右向左依次为　　　　　　　　　　　　　　　（　　　）

A. 头臂干、左颈总动脉、左锁骨下动脉

B. 头臂干、左锁骨下动脉、左颈总动脉

C. 左颈总动脉、左锁骨下动脉、头臂干

D. 左锁骨下动脉、头臂干、左颈总动脉

E. 左颈总动脉、左锁骨下动脉、头臂干

8. 脑膜中动脉经颅底何部位进入颅腔　　　　　　　　　　　　　　　　（　　　）

A. 圆孔　　　　　　　　　　B. 卵圆孔　　　　　　　　　C. 棘孔

D. 破裂孔　　　　　　　　　E. 眶上裂

9. 阑尾动脉直接发自　　　　　　　　　　　　　　　　　　　　　　　（　　　）

A. 空肠动脉　　　　　　　　B. 回肠动脉　　　　　　　　C. 回结肠动脉

D. 右结肠动脉　　　　　　　E. 中结肠动脉

10. 子宫动脉起自　　　　　　　　　　　　　　　　　　　　　　　　（　　　）

A. 腹主动脉　　　　　　　　B. 髂主动脉　　　　　　　　C. 髂内动脉

D. 髂外动脉　　　　　　　　E. 臀上动脉

11. 合成静脉角的静脉是　　　　　　　　　　　　　　　　　　　　　（　　　）

A. 颈内静脉和头臂静脉　　　　　　　　B. 颈内静脉和锁骨下静脉

C. 颈内静脉和颈外静脉　　　　　　　　D. 锁骨下静脉和头臂静脉

E. 颈内静脉和锁骨上静脉

12. 头静脉　　　　　　　　　　　　　　　　　　　　　　　　　　　（　　　）

A. 属于头部的静脉　　　　　　　　　　B. 起于手背静脉网的尺侧

C. 经过肱二头肌的内侧　　　　　　　　D. 穿过三角肌和胸大肌

E. 注入腋静脉或锁骨下静脉

13. 门静脉系和腔静脉系吻合存在于　　　　　　　　　　　　　　　　（　　　）

A. 通过脐周静脉网与上腔静脉系吻合

B. 通过脐周静脉网与下腔静脉系吻合

C. 通过食管静脉丛与上腔静脉系吻合

D. 通过直肠周围静脉丛与下腔静脉系吻合

E. 以上都正确

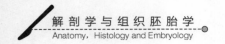

14. 下列关于胸导管的描述,错误的是 （　　）

    A. 起于乳糜池   B. 终于右静脉角

    C. 终于左静脉角   D. 行于脊柱前面

    E. 汇集六条淋巴干

15. 腹腔成对脏器的淋巴管注入 （　　）

    A. 肠系膜上淋巴结   B. 肠系膜下淋巴结

    C. 腹腔干淋巴结   D. 肝淋巴结

    E. 腰淋巴结

三、简答题

1. 正常时,血液在心腔内的流向如何? 哪些结构保证了血液的正常定向流动?

2. 试述心的动脉来源、行程、分支及分布范围。

3. 心传导系统包括哪些结构,各位于何处,功能如何?

4. 主动脉弓的凸侧,从右向左有哪些分支?

5. 脑膜中动脉是哪条动脉的分支? 其行程及临床意义如何?

6. 胃、肝、胆囊、脾动脉的血供来自何处? 它们各是什么动脉的分支?

7. 子宫动脉来自何处,行径有何特点?

8. 当头面部不同部位发生意外伤害出血时,可选择何处加压止血? 压迫了什么动脉?

9. 在体表的何处能够触摸到下列动脉的搏动?

(1)桡动脉;(2)股动脉;(3)足背动脉;(4)颞浅动脉;(5)面动脉。

10. 颈部、上肢及下肢各有哪些浅静脉,最后各自汇入何处?

11. 试述从手背静脉网注射(点滴)抗生素到达阑尾的途径(也可用箭头表示)。

12. 肝门静脉回流受阻后,肝门静脉系的血通过哪些途径回流入心? 为什么肝硬化患者会出现呕血现象?

13. 试述胸导管的起始、行径和注入部位。

14. 食道癌晚期患者为何左锁骨上淋巴结会肿大?

15. 体表可扪及哪些淋巴结? 其肿大有何临床意义?

（陈跃祥　李一忠）

参考答案

第七章　感觉器官

教学 PPT

第一节　概　述

感觉器(sensory organ)是机体感受刺激的装置,是感受器(receptor)及其附属结构的总称。感受器与感觉器二词,有时互相通用,但严格地说含义并不等同。感受器主要指能感受某种刺激而产生兴奋的结构,它们广泛地分布于机体各部,形态和功能各不相同,有的结构十分简单,仅为感觉神经的游离末梢,有的结构较为复杂,由一些组织结构形成被囊包裹神经末梢构成,如环层小体、触觉小体等;而感觉器不仅感受装置更为完善,而且具有复杂的附属装置。例如,视觉器官(视器)除光感受器(视网膜)外,还包括眼的屈光系统和保护、运动装置等。听觉器官(听器)不仅指声音感受器,还包括耳的其他结构,如耳的传音部分。视器、听器等属特殊感觉器,或简称感觉器。

一、感受器分类

感受器的分类方法较多,根据其特化的程度可分为两类:①一般感受器,分布于全身各部,如触、压、痛、温度、肌腱、关节、内脏和心血管的感受器。②特殊感受器,只分布在头部,包括嗅、味、视、听和平衡的感受器。

根据感受器所在部位和所接受刺激的来源,可分三类:①外感受器,分布在皮肤、黏膜、视器和听器等处,接受来自外界环境的刺激,如触、压、痛、温度、光、声等物理刺激和化学刺激。②内感受器,分布在内脏和血管等处,接受来自内环境的物理或化学刺激,如压力、渗透压、温度、离子及化合物浓度等。③本体感受器,分布在肌、肌腱、关节和内耳位觉器等处,接受机体运动和平衡时产生的刺激。

二、感受器功能

感受器的功能是感受机体内、外环境的相应刺激并将之转换为神经冲动。该神经冲动经过感觉神经和中枢神经系统的传导通路传到大脑皮层,从而产生相应的感觉。在正常状况下,感受器只对某一种适宜的刺激特别敏感,例如,视网膜的适宜刺激是一定波长的光,耳蜗的适宜刺激是一定频率的声波等。人体的感受器是在长期进化过程中逐渐演化而来的,它使机体对外界各种不同的影响能作出更精确的分析和反应,从而更完善地适应其生存的环境。所以机体的各类感受器是产生感觉的媒介器官,是机体探索世界、认识世界的基础。

本章讲述视器和前庭蜗器。皮肤是人体重要的被覆结构,因有重要的感觉功能,故也在本章一并讲述。

第二节　皮　肤

皮肤(skin)覆盖在身体表面,柔软而有弹性。全身各处皮肤的厚薄不等,手掌侧面和足趾侧面的皮肤最厚,缺乏毛囊,具有皮嵴,以抵抗摩擦。身体背侧和伸侧的皮肤较腹侧和屈侧的皮肤厚。人体皮肤的表面积平均为 $1.7m^2$。

皮肤由表皮和真皮构成。其深面主要由疏松结缔组织构成的皮下组织,即浅筋膜。浅筋膜内有丰富的血管、淋巴管、浅淋巴结等。浅筋膜将皮肤和深部组织连接起来。毛发、指(趾)甲、皮脂腺、汗腺和乳腺都是皮肤的附属结构。

皮肤可以防止体内液体的丧失,防止体外物质(如病原微生物、化学物质等)的侵入,是机体免疫系统的第一道防线,对机体有保护作用。皮肤表面有汗腺的开口,可在排出汗液的同时排泄废物并调节体温。在皮肤内含有多种感受器,如接受痛、温、触、压等刺激的感受器。

一、表皮

表皮（epidermis）是复层鳞状上皮层，无血管分布，在手掌和足底最厚。表皮的基底层细胞之间，有色素细胞。色素细胞的多少，是决定肤色的主要因素。

二、真皮

真皮（dermis）位于表皮深面，主要由胶原纤维和弹性纤维交织构成，并含有从表皮陷入的毛发和腺体，以及从深层来的血管、淋巴管、神经及其末梢。

三、皮下组织

皮下组织（hypodermis）又称为皮下脂肪组织，位于真皮下方，与真皮无明显的界限。皮下组织又称为浅筋膜，临床上称为蜂窝组织。皮下组织是一层比较疏松的组织，它是一个天然的缓冲垫，能缓冲外来压力，同时它还是热的绝缘体，能够储存能量。除脂肪外，皮下组织也含有丰富的血管、淋巴管、神经、汗腺和毛囊。

四、皮肤的附属器

皮肤的附属器包括毛发、汗腺、皮脂腺和指（趾）甲。

1. **毛发与毛囊** **毛发**（hair）由角化的上皮细胞构成。位于皮肤以外的部分称毛干，位于皮肤以内的部分称**毛根**（hair root），毛根末端膨大部分称**毛球**（hair bulb），毛球下端的凹入部分称**毛乳头**（hair papilla），包含结缔组织、神经末梢和毛细血管等，为毛球提供营养。毛球下层靠近乳头处称**毛基质**（hair matrix），是毛发及毛囊的生长区。毛发的生长周期分为生长期（约 3 年）、退行期（约 3 周）和休止期（约 3 个月）。正常人每日可脱落约 $70 \sim 100$ 根头发，同时也有等量的头发再生。不同部位的毛发长短与生长周期不同有关，眉毛和睫毛的生长期仅约 2 个月，故较短。80% 的毛发同时处于生长期。头发生长速度每日约 $0.27 \sim 0.4$mm，$3 \sim 4$ 年可长 $50 \sim 60$cm。毛发的生长受遗传、健康、营养和激素水平等多种因素的影响。

2. **皮脂腺**（sebaceous gland） 属泡状腺体，由腺泡和短导管构成，开口于毛囊上部，位于立毛肌和毛囊的夹角之间，立毛肌收缩可促进皮脂的排泄。在黏膜、唇红部、妇女乳晕、大小阴唇、眼睑、包皮内侧等区，皮脂腺不与毛囊相连，腺导管直接开口于皮肤表面。头、面及胸背上部等处皮脂腺较多，称为皮脂溢出部位。皮脂腺分布广泛，存在于掌跖和指趾屈侧以外的全身皮肤。

3. **小汗腺**（eccrine gland） 属单曲管状腺，分为分泌部和导管部。分泌部位于真皮深部和皮下组织，由单层分泌细胞排列成管状，盘绕如球形。导管部也称汗管，由两层小立方形细胞组成。导管部与分泌部盘绕连接，向上穿行于真皮中，最后一段呈螺旋状穿过表皮，开口于汗孔。除唇红部、包皮内侧、龟头、小阴唇及阴蒂外，小汗腺遍布全身，约 160 万～400 万个，以足跖、腋、额部较多，背部较少。小汗腺受交感神经系统支配。

4. **顶泌汗腺**（apocrine sweat gland） 曾称为大汗腺，属大管状腺体，通常开口于毛囊的皮脂腺入口的上方，少数直接开口于表皮。顶泌汗腺主要分布在腋窝、乳晕、脐周、会阴部和肛门周围等。外耳的耵聍腺和眼睑的睫腺也归入顶泌汗腺。顶泌汗腺属顶浆分泌腺。新鲜分泌的顶泌汗腺分泌物为无气味乳状液，排出后被细菌分解即产生臭味，称腋臭。顶泌汗腺的分泌活动主要受性激素影响，青春期分泌旺盛。

5. 甲(nail)　由多层紧密的角化细胞构成。外露部分称**甲板**(nail plate)；覆盖甲板周围的皮肤称**甲郭**(nail fold)；伸入近端皮肤中的部分称**甲根**(nail root)；甲板下的皮肤称**甲床**(nail bed)；甲根下的甲床称**甲母质**(nail matrix)，是甲的生长区；近甲根处新月状淡色区称**甲半月**(nail lunula)。甲各部位下面的真皮中富有血管，乳头层中尤其丰富。甲床没有汗腺和皮脂腺。指甲生长速度约每 3 个月长 1cm，趾甲生长速度约每 9 个月长 1cm。正常甲有光泽呈淡红色。疾病、营养状况、环境和生活习惯的改变可影响甲的颜色、形态和生长速度。

第三节　眼

视器(visual organ)即眼(eye)，由眼球和眼副器共同构成。眼大部分位于眶内。眼球的功能是接受光刺激，将感受到的光波刺激转变为神经冲动，经视觉传导通路至大脑视觉中枢，产生视觉，分辨外界物体。眼副器位于眼球的周围或附近，包括眼睑、结膜、泪器、眼球外肌以及眶脂体和眶筋膜等，对眼球起支持、保护和运动作用。

眼球(eyeball)近似球形，为视器的主要部分，后部借视神经连于间脑的视交叉。眼球前面角膜正中点称前极，后面巩膜正中点称后极。前、后极连线称**眼轴**(axis oculi)。在眼球的表面，距前、后极相等的各点连线称眼球的中纬线或赤道。经眼球表面前、后极的连线称经线。经瞳孔中央至视网膜黄斑中央凹的连线与视线方向一致，称**视轴**(axis optica)。眼眶呈四棱锥形，两眼眶内侧壁几乎平行，外侧壁在视交叉处相交成 90°角。眼眶内侧壁与外侧壁的夹角为 45°，两眼视轴平行，各与眶轴成 22.5°角。眼球由眼球壁及其内容物组成。

一、眼球壁

眼球壁从外向内依次分纤维膜、血管膜和视网膜三层(图 7-1)。

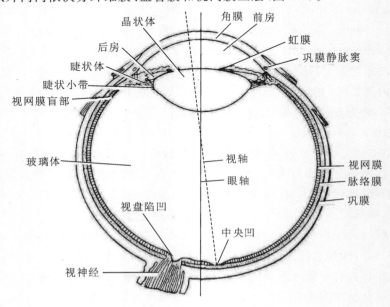

图 7-1　眼球水平切面(右)

1.纤维膜或外膜 纤维膜由坚韧的纤维结缔组织构成,具有支持和保护作用,分为角膜和巩膜。

(1)**角膜**(cornea) 占纤维膜的前1/6,无色透明,无血管但富有感觉神经末梢,由三叉神经的眼支支配,发生病变时,疼痛剧烈。角膜曲度较大,外凸内凹,富有弹性,具有屈光作用。角膜实质炎或溃疡,可致角膜浑浊,痊愈后形成瘢痕,失去透明性,影响视觉。角膜的营养物质有三个来源:角膜周围的毛细血管、泪液和前房水。

(2)**巩膜**(sclera) 占纤维膜的后5/6,质地厚而坚韧,呈乳白色,不透明。前缘接角膜,后方与视神经的硬膜鞘相延续。巩膜表面有许多小孔,为神经、血管的通路。在眼球后极内侧,因视神经纤维束穿行呈筛板状,称巩膜筛板。在巩膜与角膜交界处外面稍内陷,称巩膜沟。靠近角膜缘处的巩膜实质内,有环形的**巩膜静脉窦**(sinus venous sclerae),是房水流出的通道。巩膜厚薄不一,后极部最厚,向前逐渐变薄,中纬线附近最薄,在眼外肌附着处再次增厚。巩膜前部露于眼裂的部分,在正常情况下呈乳白色,黄色常是黄疸的重要体征,老年人的巩膜可因脂肪物质沉着而略呈黄色,先天性薄巩膜呈蔚蓝色。

2.血管膜或中膜 血管膜在纤维膜的内面,富有血管和色素细胞,呈棕黑色,故又称葡萄膜、血管膜或色素膜。血管膜由前向后分为虹膜、睫状体和脉络膜三部分(图7-2)。

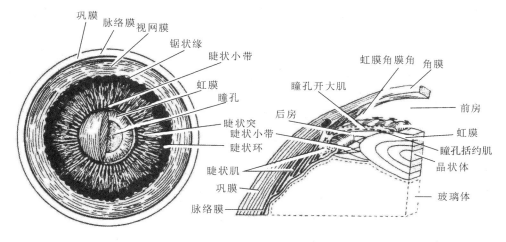

图7-2 眼球前半部后面观及虹膜角膜角

(1)**虹膜**(iris) 位于中膜的最前部,呈冠状位的圆盘形薄膜。中央有圆形的瞳孔(pupil)。虹膜游离缘较肥厚,称瞳孔缘。另一缘接睫状体。虹膜将角膜和晶状体之间的间隙分隔为较大的前房和较小的后房。在前房周边,虹膜与角膜交界处构成的环形区域,称虹膜角膜角(亦称前房角)。此角前外侧壁有**小梁网**(trabecular reticulum),连于巩膜与虹膜之间,是房水循环的必经之路,具有滤帘作用。虹膜的基质内有两种平滑肌纤维,环绕瞳孔周缘的称**瞳孔括约肌**(sphincter pupillae),可缩小瞳孔,由副交感神经支配;呈放射状排列的,称**瞳孔开大肌**(dilator pupillae),可开大瞳孔,由交感神经支配。在弱光下或视远物时,瞳孔开大;在强光下或视近物时,瞳孔缩小。在活体上,透过角膜可见虹膜及瞳孔。虹膜的颜色取决于色素的多少,有种族差异,白色人种,因缺乏色素,虹膜呈浅黄色或浅蓝色;有色人种因色素多,虹膜色深,呈棕褐色。

(2)**睫状体**(ciliary body) 是中膜的肥厚部分,位于巩膜的内面。其后部较为平坦,称睫状环。前部有向内突出呈辐射状排列的皱襞,称**睫状突**(ciliary processes)。在眼球矢状断面上,睫状体呈三角形。三角的尖端向后与脉络膜相延续;其底向前,附于角膜边缘的巩膜。睫状体内的平滑肌,称为**睫状肌**(ciliary muscle),由副交感神经支配。该肌前端附于角膜巩膜交界处,后端达脉络膜前缘。睫状肌依肌纤维排列的方向分为环行纤维、纵行纤维和斜行纤维。与调节晶状体最为密切的是环行纤维,环行纤维收缩使睫状环缩小,睫状突向内,使睫状突与晶状体赤道部相接近,睫状小带松弛后对晶状体的牵拉力减弱;借晶状体囊和晶状体的弹性,晶状体囊松弛,晶状体变厚。睫状体还有产生房水的作用。

(3)**脉络膜**(choroid) 占中膜的后 2/3,其前部较薄,后部较厚,黄斑部厚达 0.26mm,是一层柔软光滑含血管、色素而具一定弹性的棕色薄膜,在眼内压调节上起重要作用。后方有视神经穿过,外邻巩膜,两者间为淋巴间隙,内贴视网膜色素层,具有营养视网膜,吸收眼内分散光线避免扰乱视觉的功能。

3.视网膜或内膜 视网膜(retina)在中膜内面,由神经外胚层形成的视杯发生而来。视杯分两层,外层发育为色素上皮层,由大量的单层色素上皮构成,内层为神经层,是视网膜的固有结构,两层之间有一潜在的间隙,此间隙是造成视网膜的外层与内层容易脱离的解剖学基础。视网膜脱离是指视网膜内层与色素上皮分离。视网膜从后向前可分为三部分:视网膜脉络膜部、视网膜睫状体部和视网膜虹膜部。睫状体部和虹膜部贴附于睫状体和虹膜的内面,无感光作用,故称为视网膜盲部。视网膜视部最大、最厚,附于脉络膜的内面,为视器接受光波刺激并将其转变为神经冲动的部分。视部的后部最厚,愈向前愈薄。视神经起始处有圆形白色隆起,称**视神经盘**(optic disc),盘的边缘隆起,中央凹陷称视盘陷凹,其中央有视网膜中央动、静脉穿过(图 7-3)。视神经盘处无感光细胞,称生理性盲点。在视神经盘的颞侧约 3.5mm 稍偏下方有一黄色小区,称**黄斑**(macula lutea),活体呈褐色或红褐色,其中央凹陷称**中央凹**(fovea centralis),此区无血管,是感光最敏锐处,由密集的视锥细胞构成。这些结构在活体上可用眼底镜窥见。

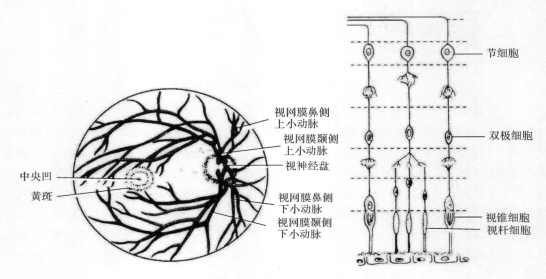

图 7-3 眼底及视网膜的神经细胞示意图

视网膜视部主要由三层细胞组成。外层为视锥细胞和视杆细胞，它们是感光细胞，紧邻色素上皮层；中层为双极细胞，将感光细胞的神经冲动传导至最内层的神经节细胞；内层为神经节细胞，节细胞的轴突向眼球后极鼻侧 3.5mm 处汇集，穿过脉络膜和巩膜，构成视神经。视锥细胞主要分布在视网膜中央部，能感受强光和颜色，在白天或明亮处视物时起主要作用；视杆细胞主要分布于视网膜周边部，只能感受弱光，在夜间或暗处视物时起主要作用。其余的神经细胞均起连接传导作用。

二、眼球内容物

眼球的内容物包括房水、晶状体和玻璃体。这些结构和角膜一样都是透明而无血管，具有屈光作用，它们和角膜合称为眼的屈光装置或屈光系统，使物像投射在视网膜上。

1. 眼房和房水

（1）**眼房**（chambers of eyeball）　是位于角膜和晶状体、睫状体之间的间隙，被虹膜分隔为眼前房和眼后房。前、后眼房借瞳孔相互交通。眼前房的前界为角膜，后界为虹膜的前面；眼后房的前界为虹膜后面的色素上皮，后界为晶状体、睫状体和睫状小带。

（2）**房水**（aqueous humor）　为无色透明的液体，充满在眼房内。房水的生理功能是为角膜和晶状体提供营养，维持正常的眼内压，还有折光作用。房水由睫状体产生，充填于眼后房，经瞳孔至眼前房，最后经虹膜角膜角进入巩膜静脉窦，借睫前静脉汇入眼静脉。通常房水通过瞳孔很少受到阻碍，故眼前房和眼后房的压力大致相等，但在病理情况下，当房水通过瞳孔受阻碍时，如虹膜后粘连或瞳孔闭锁，房水滞于眼后房内，导致眼内压增高，临床上称为继发性青光眼。

2. **晶状体**（lens）　无色透明，富有弹性，不含血管和神经，位于虹膜与玻璃体之间，呈双凸透镜状，前面曲度较小，后面曲度较大（图 7-4）。晶状体外面包以具有高度弹性的被膜，称为晶状体囊。晶状体实质由平行排列的晶状体纤维所组成，周围部称晶状体皮质，较软，中央部称晶状体核。晶状体若因疾病或创伤而变浑浊，称为白内障。

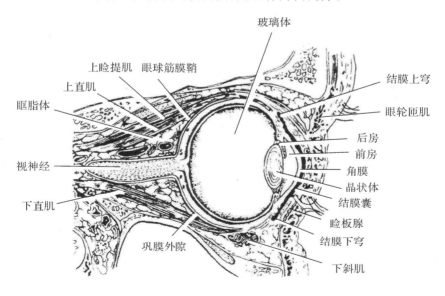

图 7-4　右眼眶（矢状切面）

　　晶状体借睫状小带（晶状体悬韧带）系于睫状体。睫状小带由透明、坚硬、无弹性的纤维交错构成。同一根纤维的粗细一致，不同的纤维粗细不同。晶状体的曲度随所视物体的远近不同而改变。当视近物时，睫状体内主要由环行排列的肌收缩，向前内牵引睫状突使之变厚，睫状小带松弛，晶状体则由于本身的弹性而变凸，特别是前部凸度增大，屈光力度加强，使进入眼球的光线恰能聚焦于视网膜上；当视远物时，刚好相反。晶状体改变曲度的能力，随年龄增长而逐渐减弱，这是因晶状体核逐渐变大、变硬、弹性减退及睫状肌逐渐萎缩之故。

　　3. 玻璃体（vitreous body）　是无色透明的胶状物质，表面覆盖着玻璃体膜。它填充于晶状体与视网膜之间，约占眼球内壁的4/5。玻璃体前面呈凹面状，称玻璃体凹；玻璃体的其他部分与睫状体和视网膜相邻，对视网膜起支撑作用，若支撑作用减弱，可导致视网膜剥离。若玻璃体浑浊，可影响视力。

三、眼附属结构

　　眼副器（accessory organs of eye）包括眼睑、结膜、泪器、眼球外肌、眶脂体和眶筋膜等结构，有保护、运动和支持眼球的作用。

（一）眼睑

　　眼睑（eyelids）分上睑和下睑，位于眼球的前方，是保护眼球的屏障（图7-5）。上、下睑缘之间的裂隙称睑裂。睑裂两侧上、下眼睑结合处分别称为睑内侧、外侧连合。睑裂两端成锐角，分别称内眦和外眦。睑的游离缘称睑缘。睑缘的前缘有睫毛，睫毛约有2～3行，上下睫毛均弯曲向前，有防止灰尘进入眼内和减弱强光照射的作用。若睫毛长向角膜，则为倒睫，严重的可引起角膜溃疡、瘢痕、失明。内眦较圆钝，附近有微凹陷的空隙，称**泪湖**（lacrimal lacus）。泪湖的底部有蔷薇色隆起，称**泪阜**（lacrimal caruncle）。在上、下睑缘近内侧端各有一小隆起称**泪乳头**（lacrimal papilla），其顶部有一小孔称**泪点**（lacrimal punctum），是泪小管的开口。开口朝向后方，正对泪湖，便于吸入泪液。

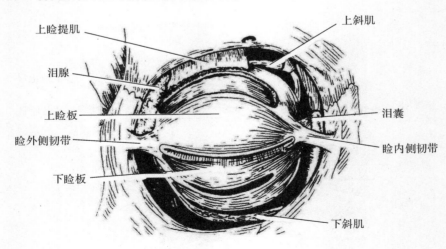

图7-5　睑板

　　眼睑由浅至深可分为5层：皮肤、皮下组织、肌层、睑板和睑结膜。睑的皮肤薄，皮下组织疏松，缺乏脂肪组织。肌层主要是眼轮匝肌睑部，该肌收缩闭合睑裂。在上睑还有上睑提肌，该肌以宽阔的腱膜止于上睑上部,可提起上睑。睑板为一半月形致密结缔组织板,上、下各一,上、下睑板的内、外两端借横位的睑内、外侧韧带与眶缘相连结。睑内侧韧带较强韧,其前面有内眦动、静脉越过,后面有泪囊,是施行泪囊手术时寻找泪囊的标志。睑板内有许多呈麦穗状分支的睑板腺,与睑缘垂直排列,其导管开口于睑后缘。**睑板腺**(tarsal glands)为特化的皮脂腺,分泌油脂样液体,富含脂肪、脂肪酸及胆固醇,有润滑睑缘和防止泪液外溢的作用。若睑板腺导管阻塞,则形成睑板腺囊肿,亦称霰粒肿。当睑板腺化脓性感染时,临床上称为内麦粒肿;如感染位于睫毛毛囊或其附属腺体,则称为外麦粒肿。在上睑板上缘和下睑板下缘处各有一薄层结缔组织膜连于眶上、下缘,称为**眶隔**(orbital septum),它与眶骨膜相互延续,是眶筋膜的一部分。

(二)结膜

结膜(conjunctiva)是一层薄而光滑透明的黏膜,覆盖在眼球的前面和眼睑的后面,富含血管。按所在部位,可分三部:**睑结膜**(palpebral conjunctiva)是衬覆于上、下睑内面的部分,与睑板结合紧密。在睑结膜内表面,可透视深层的小血管和平行排列并垂直于睑缘的睑板腺。**球结膜**(bulbar cojunctiva)为覆盖在眼球前面的部分,在近角膜缘处,移行为角膜上皮。在角膜缘处球结膜与巩膜结合紧密,而其余部分连结疏松易移动。**结膜穹窿**(conjunctival fornix)位于睑结膜与球结膜互相移行处,其返折处分别构成结膜上穹和结膜下穹。结膜上穹较结膜下穹为深。当上、下睑闭合时,整个结膜形成囊状腔隙,称**结膜囊**(conjunctival sac)。此囊通过睑裂与外界相通。结膜各部的组织结构不完全相同,一般病变常局限于某一部位。如沙眼易发生于睑结膜、结膜穹窿;疱疹则多见于角膜缘部的结膜和球结膜。

(三)泪器

泪器(lacrimal apparatus)由泪腺和泪道组成(图7-6)。泪道包括泪点、泪小管、泪囊和鼻泪管。

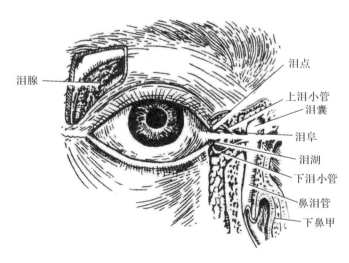

图 7-6　泪器

1. **泪腺**(lacrimal gland)　位于眶上壁前外侧部的泪腺窝内,分泌泪液,有10～20条排泄管开口于结膜上穹的外侧部。泪液借眨眼活动涂抹于眼球表面。实际上,角膜表面的上皮细胞表面具有微绒毛,经常保持角膜表面覆有一层泪液。泪液有防止角膜干燥和冲洗微尘作用,此外尚含溶菌酶,具有灭菌作用。多余的泪液流向泪湖,经泪点、泪小管进入泪囊,再经鼻泪管到鼻腔。

2. 泪小管（lacrimal ductile） 为连接泪点与泪囊的小管,分上泪小管和下泪小管,它们分别垂直向上、下行,继而几乎成直角转向内侧汇合在一起,开口于泪囊上部。泪点变位常引起泪溢症。

3. 泪囊（lacrimal sac） 位于眶内侧壁前部的泪囊窝中,为一膜性盲囊,上端为盲端,高于内眦,下部移行为鼻泪管。泪囊和鼻泪管贴附于泪囊窝和骨性鼻泪管的骨膜。泪囊的前面有睑内侧韧带和眼轮匝肌睑部的纤维横过。眼轮匝肌还有少量肌束跨过泪囊的深面。眼轮匝肌收缩时,牵引睑内侧韧带可扩大泪囊,使囊内产生负压,促使泪液流入泪囊。

4. 鼻泪管（nasolacrimal duct） 为膜性管道。鼻泪管的上部包埋在骨性鼻泪管中,与骨膜紧密结合;下部在鼻腔外侧壁黏膜的深面。下部开口于下鼻道外侧壁的前部,开口处的黏膜内有丰富的静脉丛,故感冒时,黏膜易充血和肿胀使鼻泪管下口闭塞,使泪液向鼻腔引流不通畅,故感冒时常有流泪的现象。

(四)眼球外肌

眼球外肌（extraocular muscle）包括运动眼球的 4 块直肌、2 块斜肌和上提上眼睑的上睑提肌,都是骨骼肌,统称为视器的运动装置。各直肌共同起自视神经孔周围和眶上裂内侧的总腱环,在中纬线的前方,分别止于巩膜的上、下、内侧面和外侧面(图 7-7)。

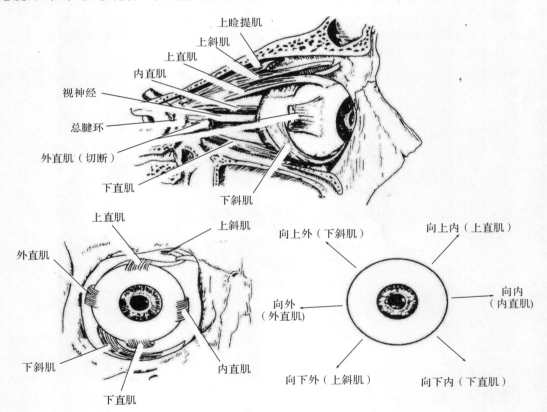

图 7-7　眼肌

上睑提肌（levator palpebrae superioris）起自视神经管前上方眶壁，在上直肌上方向前走行。前端成为腱膜，止于上睑的皮肤、上睑板。此肌收缩可上提上睑，开大眼裂，由动眼神经支配。

上直肌（superior rectus）位于上睑提肌下方，眼球上方，与眼轴约呈23°角，止于眼球上方赤道之前的巩膜。此肌由动眼神经支配，收缩使瞳孔转向上内方。

内直肌（median rectus）位于眼球内侧，止于眼球内侧部赤道以前的巩膜。该肌由动眼神经支配，可使瞳孔转向内侧。

下直肌（inferior rectus）在眼球下方，止于眼球下部赤道以前的巩膜。该肌由动眼神经支配，可使瞳孔转向下内方。

外直肌（lateral rectus）位于眼球外侧，止于眼球外侧部赤道以前的巩膜。该肌由展神经支配，收缩使瞳孔转向外侧。

上斜肌（superior obliquus）位于上直肌与内直肌之间，起于总腱环，以纤细的腱通过附于眶内壁前上方的滑车，然后转向后外，在上直肌下方止于眼球赤道后方的巩膜。该肌由滑车神经支配，收缩使瞳孔转向下外方。

下斜肌（inferior obliquus）起自眶下壁的内侧份近前缘处，向后外止于眼球下面中纬线后方的巩膜。该肌由动眼神经支配，可使瞳孔转向上外方。

眼球的正常运动，并非单一肌肉的收缩结果，而是两眼数条肌协同作用的结果。如眼向下俯视时，两眼的下直肌和上斜肌必须同时收缩；仰视时，两眼上直肌和下斜肌必须同时收缩；侧视时，一侧眼的外直肌和另一侧眼的内直肌共同作用；聚视中线（聚合）则是两眼内直肌共同作用的结果。当某一肌麻痹时，可出现斜视和复视现象。

第四节　前庭蜗器

前庭蜗器（vestibulocochlear organ）又称为耳（ear）。耳可分为外耳、中耳和内耳三部分。听觉感受器（听器）和位觉感受器（平衡器）位于内耳；外耳和中耳是声波的传导装置，是前庭蜗器的副属器。听器是感受声波刺激的感受器，平衡器是感受头部位置变动、重力变化和运动速度刺激的感受器。两者的功能虽不同，但在结构上关系密切。

一、外耳

外耳（external ear）包括耳郭、外耳道和鼓膜三部分（图7-8）。

（一）耳郭

耳郭（auricle）位于头部两侧，由弹性软骨和结缔组织构成，表面覆盖着皮肤。耳郭下1/3为耳垂（auricular lobule），耳垂内无软骨，仅含结缔组织和脂肪，是临床采血的部位。耳郭前外侧面凹凸不平，从前面观察耳郭，可见耳郭周缘卷曲，称耳轮。耳轮前起自外耳门上方的耳轮脚，围成耳郭的上缘和后缘，连于耳郭下方的耳垂。耳轮的前方有一与其平行的弧形隆起，称对耳轮。对耳轮的上端分为对耳轮上脚和对耳轮下脚，两脚之间有三角形的浅窝，称三角窝。耳轮和对耳轮之间狭长的凹陷，称耳舟。对耳轮前方的窝称耳甲，耳甲被对耳轮脚分为上部的耳甲艇和下部的耳甲腔。耳甲腔通入外耳门（external acoustic pore）。

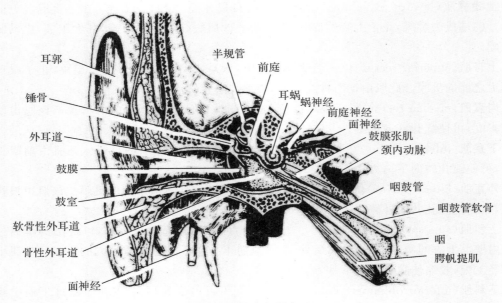

图 7-8　前庭蜗器全貌

耳甲腔的前方有一突起称耳屏,耳甲腔后方对耳轮下部有一突起,称对耳屏,耳屏与对耳屏之间有一凹陷,称耳屏间切迹。

　　耳郭后内侧面的隆凹与前外侧面的凹凸相对应。对耳舟、耳甲、三角窝的部分分别称为耳舟隆起、耳甲隆起、三角窝隆起。与对耳轮、耳轮下脚、耳轮脚对应者,分别称耳轮、对耳轮横沟、耳轮脚沟。

　　耳郭借软骨、韧带、肌和皮肤连于头部两侧,耳郭的软骨向内续为外耳道软骨,人类耳郭的肌多已退化。分布于耳郭的神经来源较多:有来自脊神经颈丛发出的耳大神经和枕小神经;有来自三叉神经发出的耳颞神经及面神经、迷走神经、舌咽神经的分支。

(二)外耳道

　　外耳道(external acoustic meatus)是从外耳门至鼓膜的管道(图 7-9),成人长约 2.5～

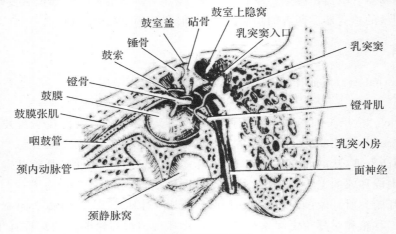

图 7-9　鼓室外侧壁

3.5cm。外耳道呈"S"状弯曲,先趋向前内,继而转向后内上方,最后向前内下方。因鼓膜向前下外方向倾斜45°角,故外耳道的前壁和下壁较后壁和上壁长。外耳道外侧 1/3 为软骨部,与耳郭的软骨相延续;内侧 2/3 为骨性部,由颞骨鳞部和鼓部围成的椭圆形短管。两段交界处较狭窄。由于软骨部可被牵动,故将耳郭向后上方牵拉即可使外耳道变直,从而可观察到鼓膜。在婴儿因颞骨尚未骨化,其外耳道几乎全由软骨支持,短而直,鼓膜近于水平位,检查时需拉耳郭向后下方。

外耳道表面覆以薄层皮肤,皮肤内含有丰富的感觉神经末梢、毛囊、皮脂腺及耵聍腺,皮肤与软骨膜和骨膜结合紧密,不易移动,当发生外耳道皮肤疖肿时疼痛难忍。耵聍腺分泌耵聍,为黏稠的液体,若其干燥凝结成大块可能阻塞外耳道,影响听觉。外耳道前方邻接下颌关节和腮腺,故将手指放进外耳道,可感觉到关节的活动;当腮腺发生炎症时可因咀嚼使疼痛加剧。

(三)鼓膜

鼓膜(tympanic membrane)在中耳鼓室外侧壁中叙述。

二、中耳

中耳(middle ear)由鼓室、咽鼓管、乳突窦和乳突小房组成。

(一)鼓室

鼓室(tympanic cavity)是由颞骨岩部、鳞部、鼓部及鼓膜围成的含气不规则小腔(图 7-10)。在冠状面上,略呈双凹透镜状。鼓室有 6 壁,内有听小骨、韧带、肌、血管和神经等。鼓室的内面及上述各结构的表面均覆有黏膜,并与咽鼓管和乳突窦的黏膜相连续。

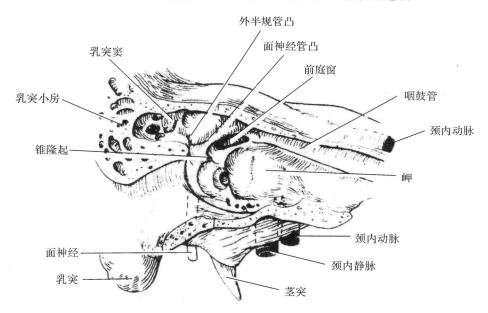

图 7-10　鼓室内侧壁(右侧)

1.鼓室壁　鼓室为一不规则腔隙,可分为 6 个壁。

(1)外侧壁　鼓室外侧壁大部分由鼓膜构成,故又名鼓膜壁。在鼓膜上方为骨性部,即鼓室上隐窝的外侧壁。

鼓膜位于外耳道与鼓室之间，呈椭圆半透明的薄膜，边缘附着在颞骨鼓部和鳞部；与外耳道底约成 45°～50°倾斜角，其外面朝向前、下、外，所以外耳道的前壁和下壁较长。婴儿鼓膜更为倾斜，几乎呈水平位。鼓膜周缘较厚，下3/4固定于鼓膜环沟内，为紧张部，坚实紧张，在活体呈灰白色，其前下部有一三角形的反光区，称**光锥**(cone of light)（图 7-11）。中耳的一些疾患可引起光锥改变或消失。鼓膜中心内面锤骨柄末端附着处，凹向鼓室，称**鼓膜脐**(umbo of tympanic membrane)。由鼓膜脐沿锤骨柄向上，可见鼓膜分别向前、后形成两个皱襞。两个皱襞间鼓膜上 1/4 的三角形区，为松弛部，此部薄而松弛，在活体呈淡红色。

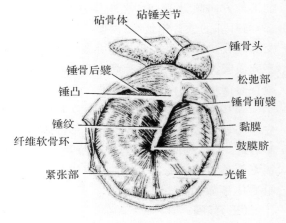

图 7-11　鼓膜（右侧）

（2）上壁　又称鼓室盖壁，由颞骨岩部的鼓室盖构成，是由骨密质形成的一层薄的骨板，分隔鼓室与颅中窝。中耳疾患可能侵犯此壁，引起耳源性颅内并发症。

（3）下壁　为颈静脉壁，仅为一薄层骨板，凸面向鼓室，骨板将鼓室与颈静脉窝分隔。若该壁未骨化形成骨壁，则仅借黏膜和纤维结缔组织分隔鼓室和颈静脉球。对这种患者施行鼓膜或鼓室手术时，极易伤及颈静脉球而发生严重出血。

（4）前壁　为颈动脉壁，即颈动脉管的后外壁。此壁甚薄，借骨板分隔鼓室与颈内动脉。其上部为颞骨岩部与鳞部的交界处，有肌咽鼓管，管的上部为鼓膜张肌半管，下部为咽鼓管半管。

（5）内侧壁　为迷路壁，是内耳前庭部的外侧壁。中部有圆形隆起，称**岬**(promontory)，由耳蜗第一圈的隆凸形成。岬的后上方有一卵圆形小孔，称**前庭窗**(fenestra vestibuli)（或卵圆窗）连于前庭。在活体，由镫骨底及其周缘的韧带将前庭窗封闭。岬的后下方有一圆形小孔，称**蜗窗**(fenestra cochleae)或圆窗，在活体有膜封闭，称为第二鼓膜。在鼓膜穿孔时，此膜可以直接受到声波的振动。在前庭窗后上方有一弓形隆起，称面神经管凸，内藏面神经。面神经经内耳门入内耳道，在内耳道底前上部入面神经管。此管骨质甚薄，甚至缺如，中耳炎症或手术易伤及面神经。

（6）后壁　为乳突壁，上部有乳突窦的入口，鼓室借乳突窦向后通入乳突内的乳突小房。中耳炎易侵入乳突小房而引起乳突炎。乳突窦入口的内侧有外半规管凸，乳突窦入口的下方有一骨性突起，称为锥隆起，内藏锥骨肌。该肌的肌腱从锥隆起尖端的小孔伸出。面神经管由鼓室内侧壁经锥隆起上方转至后壁，然后垂直下行，出茎乳孔。在茎乳孔上约 5mm 有鼓索自面神经管穿出，经鼓索后小孔进入鼓室。

2.鼓室内的结构　鼓室内含有三块听小骨、两块肌、一根神经和与大气压力相等的空气。

（1）**听小骨**(auditory ossicles)及其连结　听小骨有 3 块，即锤骨、砧骨和镫骨（图 7-12）。

锤骨(malleus)形如鼓锤，有头、柄、外侧突和前突。锤骨头与砧骨体形成砧锤关节，位于鼓室上隐窝，借韧带连于上壁。柄附于鼓膜的脐区，柄的上端有鼓膜张肌附着。前突有韧带连于鼓室前壁;外侧突为鼓膜紧张部与松弛部分界标志。

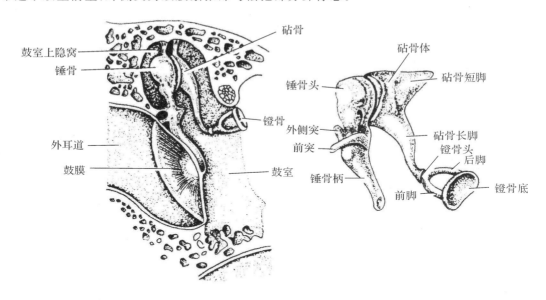

图 7-12　听小骨

砧骨(incus)形如砧,有体和长、短两脚。体与锤骨头形成砧锤关节,长脚与镫骨头形成砧镫关节,短脚以韧带连于鼓室后壁。

镫骨(stapes)可分为头、颈、两脚和一底。底借韧带连于前庭窗的周边,封闭前庭窗。

(2)听骨链　锤骨借柄连于鼓膜,镫骨底封闭前庭窗,它们在鼓膜与前庭窗之间以关节和韧带连结成听骨链,组成杠杆系统。听骨链以锤骨前突和砧骨短脚为固定点和运动轴,锤骨柄与砧骨长脚几乎平行,当声波冲击鼓膜时,听骨链相继运动,使镫骨底在前庭窗做向内或向外的运动,将声波的振动转换成机械能传入内耳。炎症引起听骨粘连、韧带硬化等,听骨链的活动受到限制,可使听觉减弱。

(3)运动听小骨的肌　**鼓膜张肌**(tensor tympani)起自咽鼓管软骨上壁部、蝶骨大翼,肌腹位于咽鼓管上方的鼓膜张肌半管内,肌腱至鼓室内,直角折向外下,止于锤骨柄上端。该肌受三叉神经的下颌神经支配,收缩时可将锤骨柄拉向内侧使鼓膜内陷以紧张鼓膜。**镫骨肌**(stapedius)位于锥隆起内,腱经锥隆起尖端的小孔进入鼓室,止于镫骨颈。镫骨肌收缩时将镫骨头拉向后方,使镫骨底前部离开前庭窗,以降低迷路内压,并解除鼓膜的紧张状态,是鼓膜张肌的拮抗肌。该肌受面神经支配。

(4)鼓室的黏膜　鼓室各壁的表面和听小骨、韧带、肌腱、神经等结构的表面覆盖一层与咽鼓管、乳突小房、乳突窦等处黏膜相连续的黏膜。鼓室的黏膜无腺体,固有膜也很薄,紧附于骨膜上。

(二)咽鼓管

咽鼓管(auditory tube)连通鼻咽部与鼓室,长 3.5～4.0cm,其作用是使鼓室的气压与外界的大气压相等,以保持鼓膜内、外两面的压力平衡。咽鼓管可分前内侧的软骨部和后外侧的骨性部。咽鼓管软骨约占咽鼓管长度的 2/3,为一向外下开放的槽,由结缔组织膜封闭形成管,即咽鼓管半管,向后外开口于鼓室前壁,为咽鼓管鼓室口。咽鼓管骨性部约占咽鼓管全长的 1/3。两部交界处管腔最窄，仅 1～2mm，称咽鼓管峡。咽鼓管咽口和软骨部平时处于关闭状态，仅在吞咽运动或尽力张口时，咽口暂时开放。小儿咽鼓管短而宽，接近水平位，故咽部感染可经咽鼓管侵入鼓室。咽鼓管闭塞将会影响中耳的正常功能。

（三）乳突窦和乳突小房

乳突窦（mastoid antrum）位于鼓上隐窝的后方，向前开口于鼓室后壁上部，向后、下与乳突小房相连通，为鼓室和乳突小房之间的交通要道。**乳突小房**（mostoid cells）为颞骨乳突部内的许多含气小腔隙，大小不等，形态不一，互相连通。腔内覆盖着黏膜，且与乳突窦和鼓室的黏膜相延续，故中耳炎症可经乳突窦侵犯乳突小房而引起乳突炎。

三、内耳

内耳（internal ear）又称迷路，全部位于颞骨岩部的骨质内（图 7-13），位于鼓室内侧壁和内耳道底之间，为听觉和位置觉感受器的主要部分。其形状不规则，构造复杂，可分为骨迷路和膜迷路两部分（图 7-14）。骨迷路是颞骨岩部骨密质围成的不规则腔隙，包括耳蜗、前庭、骨半规管。膜迷路套在骨迷路内，是密闭的膜性管腔或囊，可分为位于前庭内的前庭迷路、位于骨半规管内的膜半规管和位于耳蜗内的蜗迷路。膜迷路充满内淋巴，膜迷路与骨迷路之间充满外淋巴；内、外淋巴互不相通。

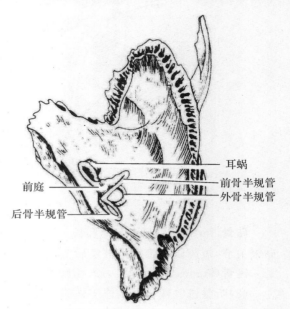

图 7-13　内耳在颞骨岩部的投影（右侧）

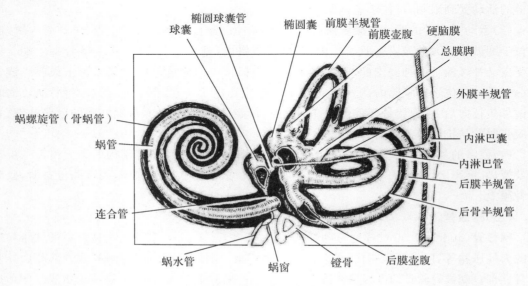

图 7-14　内耳模式图（右侧）

(一)骨迷路

骨迷路(bony labyrinth)是由骨密质构成的腔与管,从前内向后外沿颞骨岩部的长轴排列,依次可分为耳蜗、前庭和骨半规管,它们互相连通(图7-15),长度约为18.59mm。

1. **前庭**(vestibule)　是骨迷路的中间部分,为一不规则、近似椭圆形的腔隙,前部较窄,有一孔通耳蜗,后部较宽,有五个小孔与三个半规管相通。前庭可分前、后、内和外四壁。

外侧壁即鼓室的内侧壁,有前庭窗和蜗窗。前庭窗由镫骨的底封闭,蜗窗由第二鼓膜封闭。

内侧壁即内耳道底的后部,前庭蜗神经穿此壁达膜迷路。从内面可见一自前上向后下的倒"Y"形前庭嵴。在前庭嵴的后上方有一呈长椭圆形的椭圆囊隐窝;在前庭嵴的前下方有一呈圆形的球囊隐窝;在"Y"形的叉内有一小的凹面为蜗管隐窝。在椭圆囊隐窝靠近总脚开口处的前方有一前庭水管内口,经前庭水管至位于内耳门后外侧的前庭水管外口(又称内淋巴囊裂)。前庭水管内容纳内淋巴管。前庭水管外口的外下方有一容纳内淋巴囊的凸起,为硬脑膜内淋巴隐窝。

前壁较窄,有椭圆形的蜗螺旋管入口,由此通入蜗螺旋管的前庭阶。后壁较前壁宽,有半规管的五个开口。

2. **骨半规管**(bony semicircular canal)　为三个半环形的骨管,分别位于三个相互垂直的面内,彼此互成直角排列。

前骨半规管弓向上方,埋于弓状隆起深面,与颞骨岩部的长轴垂直。

外骨半规管弓向外侧,当头前倾30°角时,呈水平位,是三个半规管中最短的一个,形成乳突窦入口内侧的隆起,即外半规管凸。

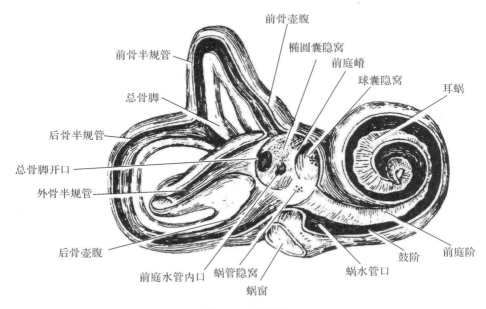

图 7-15　骨迷路

后骨半规管弓向后外方,是三个半规管中最长的一个,与颞骨岩部的长轴平行。前骨半规管和后骨半规管所在的平面互为垂直,后骨半规管和外骨半规管所在的平面亦互为垂直,但前骨半规管和外骨半规管所在的平面约呈79.3°,小于直角。两侧外骨半规管形态、位置对称,约在同一水平面上。两侧前骨半规管所在的平面向后延长,相互垂直。两侧后骨半规管所在的平面向前延长也是相互垂直的,一侧的前骨半规管和对侧的后骨半规管所在的平面却是相互平行的。

每个骨半规管皆有两个骨脚连于前庭,一个骨脚膨大称壶腹骨脚,脚上膨大部称骨壶腹;另一骨脚细小称单骨脚。因前、后两个单骨脚合成一个总骨脚,故三个骨半规管共有五个孔开口于前庭的后上壁。

3.**耳蜗**(cochlea) 位于前庭的前方,形如蜗牛壳,由**蜗轴**(modiolus)和环绕蜗轴外周的**蜗螺旋管**(cochlear spiral canal)构成(图7-16)。耳蜗尖称**蜗顶**(capula of cochlea),朝向前外,蜗底朝向内耳道底。蜗顶至蜗底之间锥体形的骨松质称蜗轴。蜗轴的骨松质内有蜗神经和血管穿行。

蜗螺旋管是中空的螺旋状骨密质骨管,围绕蜗轴作两圈半旋转。在蜗底处,蜗螺旋管通向前庭,管腔较大;向蜗顶,管腔逐渐细小,以盲端终于蜗顶。在蜗螺旋管内,自蜗轴伸出一螺旋形的骨板,称为**骨螺旋板**(osseous spiral lamina),此板不完全分开蜗螺旋管,在沿蜗轴经蜗螺旋管达蜗顶时,离开蜗轴。离开蜗轴的骨螺旋板呈镰刀样的薄骨片,称为**螺旋板钩**(hamulus of spiral lamina)。

在骨螺旋板的根部有细管围绕蜗轴旋转,此管称**蜗轴螺旋管**(spiral canal of modiolus),其内藏**蜗神经节**(ganglion of cochlea)。骨螺旋板的游离缘至蜗轴螺旋管的外侧壁有基底膜附着,因而将蜗螺旋管完全分隔成上、下两半,上半向蜗顶,称为**前庭阶**(scala vestibuli),下半向蜗底,称为**鼓阶**(scala tympani)。基底膜至蜗顶,附着在螺旋板钩的外侧缘和蜗轴,因而围成一孔,称为**蜗孔**(helicotrema)。前庭阶和鼓阶经蜗孔相通。

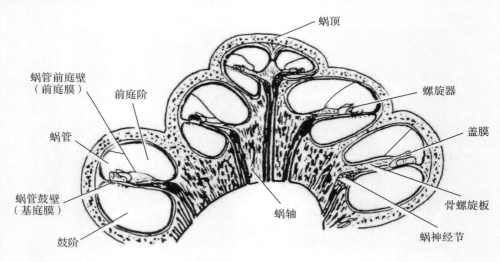

图7-16 耳蜗纵切面

(二)膜迷路

膜迷路(membranous labyrinth)是套在骨迷路内封闭的膜性管或囊,借纤维束固定于骨迷路的壁上。膜迷路由椭圆囊和球囊、膜半规管与蜗管三部分组成,它们之间相互连通,其内充满着内淋巴。椭圆囊、球囊位于骨迷路的前庭内,膜半规管位于骨半规管内,蜗管位于耳蜗的蜗螺旋管内。

1.椭圆囊和球囊　椭圆囊(utricle)位于前庭后上方的椭圆囊隐窝内。在椭圆囊的后壁上有五个孔与三个膜半规管相通。向前以**椭圆球囊管**(utriculosaccular duct)连接球囊和内淋巴导管。内淋巴导管通向**内淋巴囊**(endolymphatic sac)。内淋巴囊位于颞骨岩部后面的前庭导水管外口处。在椭圆囊上端的底部和前壁上有感觉上皮,称椭圆囊斑(macula utriculi);它们是位觉感受器,感受头部静止的位置及直线变速(加或减)运动引起的刺激。其神经冲动沿前庭神经的椭圆囊支传入。

球囊(saccule)较椭圆囊小,位于椭圆囊前下方的球囊隐窝内。向前下以**连合管**(ductus reuniens)与蜗管相连;向后借椭圆囊球囊管及内淋巴导管连接椭圆囊和内淋巴囊。在球囊的前上壁有感觉上皮,称**球囊斑**(macula sacculi)。此斑与椭圆囊位于相互成直角的平面上,亦感受头部静止的位置及直线变速运动引起的刺激。其神经冲动沿前庭神经的球囊支传入。

2.膜半规管　膜半规管(membranous semicircular duct)的形态与骨半规管相似,套于同名骨半规管内,靠近半环形骨管的外侧壁,其管径约为骨半规管的$1/4\sim1/3$。各膜半规管亦有相应呈球形的膨大部分,称膜壶腹。壶腹壁上有隆起的**壶腹嵴**(crista ampullaris),它们是位觉感受器,感受头部旋转变速运动的刺激。三个膜半规管内的壶腹嵴相互垂直,可分别将人体在三维空间中的运动变化转变成神经冲动,经前庭神经的壶腹支传入。

3.蜗管　蜗管(cochlear duct)位于蜗螺旋管内,介于骨螺旋板和蜗螺旋管外侧壁之间,一端在前庭,借连合管与球囊相连通,另一端在蜗顶,顶端为细小的盲端。在水平断面上,蜗管呈三角形。其上壁为蜗管前庭壁(前庭膜),前庭膜将前庭阶和蜗管分开;外侧壁为蜗螺旋管内表面骨膜的增厚部分,有丰富的结缔组织和血管,该处上皮深面富有血管,称血管纹,一般认为与产生内淋巴有关;下壁即蜗管鼓壁(或膜螺旋板,又称基底膜),与鼓阶相隔。在螺旋膜上有**螺旋器**(spiral organ),又称 Corti 器,是听觉感受器。

四、声音的传导

声波传入内耳的感受器有两条途径,一是空气传导,二是骨传导。在正常情况下以空气传导为主。

(一)空气传导

耳郭将收集到的声波经外耳道传至鼓膜,引起鼓膜振动,中耳内由三个听小骨构成的听骨链随之运动,把声波转换成机械能并加以放大,经镫骨底板传至前庭窗,引起前庭阶内的外淋巴流动。在正常情况下,外淋巴的波动先由前庭阶传向蜗孔,再经蜗孔传向鼓阶。最后波动抵达第二鼓膜,使第二鼓膜外凸而波动消失。外淋巴的波动可通过前庭膜使内淋巴波动,也可以直接使基底膜振动,刺激螺旋器并产生神经冲动,经蜗神经传入中枢,产生听觉。在鼓膜穿孔时,外耳道中的空气振动可以直接波及第二鼓膜,引起鼓阶内的外淋巴波动,使基底膜振动以兴奋螺旋器。通过这条途径,也能产生一定程度的听觉。

(二)骨传导

骨传导是指声波经颅骨(骨迷路)传入内耳的过程。声波的冲击和鼓膜的振动可经颅骨和骨迷路传入,使内耳内的内淋巴流动,亦可使基底膜上的螺旋器产生神经兴奋。

外耳和中耳疾患引起的耳聋为传导性耳聋。此时空气传导途径阻断,但骨传导尚可部分地代偿,故不会产生完全性耳聋。内耳、蜗神经、听觉传导通路及听觉中枢疾患引起的耳

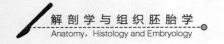

聋,为神经性耳聋。此时空气传导和骨传导的途径虽属正常,但不能引起听觉,故为完全性耳聋。

思考与练习

一、选择题

1. 关于角膜的错误说法是 （　　）
    A. 无色透明　　　　　　　　　　　　B. 有折光作用
    C. 无毛细血管及感觉神经末梢　　　　D. 外层为复层扁平上皮
    E. 表层损伤后,能很快再生恢复
2. 关于视神经盘的正确描述是 （　　）
    A. 位于眼球的后极　　　　　　　　　B. 为感光的敏感区
    C. 含有视网膜中央动脉　　　　　　　D. 位于黄斑的外侧
    E. 含视杆细胞
3. 关于视神经盘的正确说法是 （　　）
    A. 是视细胞的轴突集中处　　　　　　B. 此处感觉敏锐
    C. 中央略凹陷叫中央凹　　　　　　　D. 视网膜中央动、静脉穿过其中心
    E. 以上都不对
4. 关于晶状体的错误说法是 （　　）
    A. 为双凸透镜状　　　　　　　　　　B. 无色透明
    C. 有弹性　　　　　　　　　　　　　D. 不含血管,仅有神经
    E. 外包一层透明而有弹性的薄膜
5. 可以主动调节晶状体曲度的是 （　　）
    A. 睫状体　　　　　　B. 睫状肌　　　　　　C. 睫状突
    D. 睫状小带　　　　　E. 瞳孔括约肌
6. 无折光作用的是 （　　）
    A. 房水　　　　　　　B. 玻璃体　　　　　　C. 虹膜
    D. 角膜　　　　　　　E. 晶状体
7. 下列何肌收缩使瞳孔转向外上 （　　）
    A. 外直肌　　　　　　B. 内直肌　　　　　　C. 上斜肌
    D. 下斜肌　　　　　　E. 上睑提肌
8. 下列不属于骨骼肌的是 （　　）
    A. 瞳孔括约肌　　　　B. 上睑提肌　　　　　C. 内直肌
    D. 外直肌　　　　　　E. 上斜肌
9. 上斜肌使瞳孔转向 （　　）
    A. 下外方　　　　　　B. 上外方　　　　　　C. 上内方
    D. 下内方　　　　　　E. 以上都不是
10. 关于眼动脉的正确描述是 （　　）

A. 起自颈总动脉　　　　　　　　　　　B. 与眼神经伴行进入眶内

C. 最重要的分支为视网膜中央动脉　　　D. 眶下动脉是它的分支

E. 以上都不是

11. 关于外耳道的正确描述是　　　　　　　　　　　　　　　　　　（　　）

　　A. 外 1/3 为骨部，内 2/3 为软骨部

　　B. 外 2/3 为骨部，内 1/3 为软骨部

　　C. 由外向内其方向是先向前上，次稍向后，再折向前下

　　D. 由外向内其方向是先向后上，次稍向内，再折向前下

　　E. 以上都不是

12. 关于外耳道的正确描述是　　　　　　　　　　　　　　　　　　（　　）

　　A. 为一弯曲的骨性管道　　　　　　　B. 其骨性部分为颞骨所成

　　C. 皮肤较厚且富有弹性　　　　　　　D. 皮下组织丰富，腺体较多

　　E. 与中耳相交通

13. 关于鼓膜的说法正确的是　　　　　　　　　　　　　　　　　　（　　）

　　A. 位于外耳道和中耳之间　　　　　　B. 是圆形的透明膜

　　C. 呈深红色　　　　　　　　　　　　D. 大部分为松弛部

　　E. 后下方有光锥

14. 关于鼓膜的描述错误的是　　　　　　　　　　　　　　　　　　（　　）

　　A. 位于鼓室和外耳道之间　　　　　　B. 在活体呈淡红色

　　C. 其上方有鼓室上隐窝　　　　　　　D. 下 3/4 为紧张部，薄而松弛

　　E. 前下方的反光区称光锥

15. 属于膜迷路的结构是　　　　　　　　　　　　　　　　　　　　（　　）

　　A. 蜗管　　　　　　　B. 蜗顶　　　　　　　C. 蜗底

　　D. 蜗孔　　　　　　　E. 蜗螺旋管

16. 关于咽鼓管的正确描述是　　　　　　　　　　　　　　　　　　（　　）

　　A. 连通鼓室与口咽部　　　　　　　　B. 外侧份为软骨部，内侧份为骨部

　　C. 外端开口于鼓室颈静脉壁　　　　　D. 内覆有黏膜

　　E. 内端开口于咽隐窝

17. 内耳螺旋器位于　　　　　　　　　　　　　　　　　　　　　　（　　）

　　A. 前庭阶　　　　　　B. 鼓阶　　　　　　　C. 骨螺旋板

　　D. 基底膜　　　　　　E. 蜗底

18. 属于听觉感受器的是　　　　　　　　　　　　　　　　　　　　（　　）

　　A. 壶腹嵴　　　　　　B. 螺旋器　　　　　　C. 球囊斑

　　D. 椭圆囊斑　　　　　E. 螺旋神经节

19. 听觉感受器位于　　　　　　　　　　　　　　　　　　　　　　（　　）

　　A. 前庭窗　　　　　　B. 蜗窗　　　　　　　C. 鼓室

　　D. 螺旋器　　　　　　E. 前庭

20. 头部位觉感受器位于　　　　　　　　　　　　　　　　　　　　（　　）

　　A. 耳蜗　　　　　　　　　　　　　　B. 椭圆囊斑、球囊斑与壶腹嵴

C.前庭窗   D.螺旋器

E.鼓室

二、简答题

1.试述眼球屈光系统的作用机制。

2.眼的折光装置包括哪些？

3.试述房水的循环途径。

4.从解剖学角度叙述近视、远视、青光眼、白内障、霰粒肿、麦粒肿的发生机制。

5.试述泪液产生及排出途径。

6.叙述鼓室的各壁及其毗邻关系。

（王　峰）

参考答案

第八章 神经系统

教学 PPT

第一节 总 论

一、神经系统的分类

神经系统(nervous system)分为**中枢神经系统**(central nervous system)和**周围神经系统**(peripheral nervous system)。中枢神经系统包括脑和脊髓，分别位于颅腔和椎管内。周围神经系统按其与中枢神经系统的连接关系可分为**脑神经**(cranial nerve)和**脊神经**(spinal nerve)，脑神经与脑相连，共 12 对，脊神经与脊髓相连，共 31 对。周围神经系统按其分布范围可分为**躯体神经**(somatic nerve)和**内脏神经**(visceral nerve)。躯体神经分布于皮肤、骨、关节和骨骼肌；内脏神经分布于内脏、心血管和腺体。躯体神经和内脏神经都有感觉纤维(传入纤维)和运动纤维(传出纤维)。内脏神经中的运动纤维支配心肌、平滑肌和腺体的活动，不受人的主观意志所控制，根据其功能不同，分为交感神经和副交感神经两部分(图 8-1)。

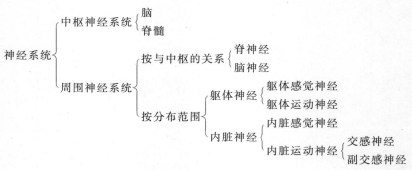

图 8-1　神经系统的分类

二、神经系统的基本结构

神经系统的基本结构是神经组织,神经组织由神经元(神经细胞)和神经胶质细胞组成。

(一)神经元

神经元(neuron)又称**神经细胞**(nerve cell),是神经系统结构和功能的基本单位,具有感受刺激和传导神经冲动的功能。

不同神经元的大小和形态差异较大,其胞体有圆形、梭形、锥形等。尽管神经元的形态各异,但每个神经元都可以分为胞体和突起两部分。胞体为神经元的代谢中心,由细胞核、细胞质和细胞膜组成,细胞质内含有神经元所特有的尼氏小体和神经原纤维。神经元的突起分为**树突**(dendrite)和**轴突**(axon)。树突为胞体本身向外伸出的树枝状突起,结构大致与胞体相同。树突一般较短,每个神经元可分出 1 个或多个树突,树突的主要功能是接受刺激,产生神经冲动,并将神经冲动传向胞体。每个神经元只发出 1 根轴突,不同神经元的轴突长短不一,短的仅数微米,长的可达 1m 以上。轴突是神经元的主要传导装置,它能将信号从其起始部位传到末端,再传导至其他神经元或效应器。

(二)神经胶质细胞

神经胶质细胞(neuroglial cell)是中枢神经系统的间质或支持细胞,对神经元起着支持、营养、保护和修复等作用。

神经胶质细胞包括星形胶质细胞、施万细胞、少突胶质细胞、小胶质细胞和室管膜细胞。星形胶质细胞数量最多,功能也最复杂;施万细胞形成周围神经的神经膜和髓鞘;而少突胶质细胞形成中枢神经系统神经纤维的髓鞘;室管膜细胞衬附于脑室,可帮助神经组织与脑室腔内的液体之间进行物质交换;小胶质细胞是神经系统的巨噬细胞,在神经系统病变时增多,有吞噬功能。

(三)神经纤维

神经元的轴突或长周围突被绝缘作用的髓鞘和神经膜所包裹,构成**神经纤维**(nerve fiber)。若被髓鞘和神经膜共同包裹,则称有髓神经纤维;若仅为神经膜所包绕,则称为无髓神经纤维。

三、神经系统的活动方式

神经系统的基本活动方式是**反射**(reflex)。反射是神经系统在调节机体的活动中,对内、外环境的各种刺激所作出的反应。完成反射的结构基础是**反射弧**（reflex arc）。反射弧包括感受器、传入（感觉）神经、中枢神经、传出（运动）神经和效应器五个部分。反射弧的任何部分因病变或外伤受损，都会导致相应反射消失，并出现感觉或运动障碍。

四、神经系统的常用术语

（一）灰质和白质

在中枢神经系统内，神经元胞体和树突聚集的部位，新鲜时色泽灰暗，称为**灰质**（gray matter）。在大脑和小脑表面的灰质成层配布，又称为**皮质**（cortex）。在中枢神经系统内，神经纤维聚集的部位，因髓鞘色泽白亮，称为**白质**（white matter）。位于大脑和小脑的白质，又称为**髓质**（medulla）。

（二）神经核和神经节

形态和功能相似的神经元胞体聚集成团，在中枢神经系统内，称为**神经核**（nucleus），在周围神经系统内，称为**神经节**（ganglion）。

（三）纤维束和神经

在中枢神经系统内，起止、行程和功能相同的神经纤维集合在一起，称为**纤维束**（fasciculus）。在周围神经系统内，神经纤维聚集成粗细不等的条索状结构，称为**神经**（nerve）。

（四）网状结构

在中枢神经系统内，由灰质和白质混合而形成的结构，称为**网状结构**（reticular formation），即神经纤维交织成网，灰质团块散在其中。

第二节　中枢神经系统

一、脊髓

（一）脊髓的位置和外形

脊髓（spinal cord）位于椎管内，上端在枕骨大孔处与延髓相连，下端在成人约平第1腰椎下缘，在新生儿可达第3腰椎下缘平面。

脊髓呈前后略扁的圆柱状，全长粗细不等，有两个梭形膨大，上方的叫**颈膨大**（cervical enlargement），自脊髓第4颈节至脊髓第1胸节，连有到上肢的神经；下方的叫**腰骶膨大**（lumbosacral enlargement），自脊髓第2腰节至脊髓第3骶节，连有到下肢的神经。脊髓下端逐渐变细成圆锥状，叫**脊髓圆锥**（conus medullaris）。脊髓圆锥向下延续为细长的无神经组织的细丝，叫**终丝**（filum terminale），向上与软脊膜相连，向下在第2骶椎水平以下由硬脊膜包裹，止于尾骨的背面（图8-2）。

脊髓表面有6条纵行的沟，前面正中较深的沟，称为**前正中裂**（anterior median fissure），后面正中较浅的沟，称为**后正中沟**（posterior median sulcus）。在前正中裂和后正中沟之间有前外侧沟和后外侧沟，前、后外侧沟内分别连有脊神经的前根和后根。前、后根在椎间孔处合并成一条脊神经，每条脊神经的后根均有一个膨大的神经节，称为脊神经节。

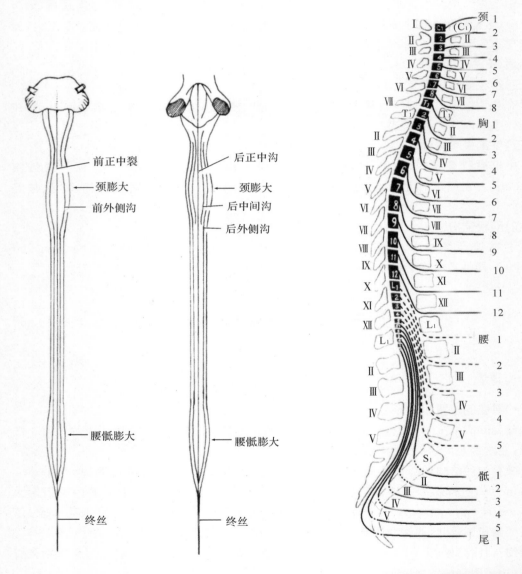

脊髓在外形上没有明显的节段性,将每一对脊神经前、后根所连的一段脊髓,称为一个脊髓节段。脊髓的两侧连有 31 对脊神经,因此,脊髓共有 31 个节段,即 8 个颈节(C)、12 个胸节(T)、5 个腰节(L)、5 个骶节(S)和 1 个尾节(Co)。腰、骶、尾部的脊神经根行至相应的椎间孔之前,在椎管内下行一段距离,并在脊髓圆锥以下围绕终丝,形成**马尾**(cauda equina)。临床上常选择第 3、4 或第 4、5 腰椎棘突之间进针行脊髓蛛网膜下隙穿刺或麻醉术,以避免损伤脊髓。

图 8-2　脊髓外形简图　　　　　　图 8-3　脊髓节段与椎骨的对应关系

由于自胚胎第 4 个月起,脊柱的生长速度比脊髓快,因此成人脊髓和脊柱的长度不相等,脊柱的长度与脊髓的节段并不完全对应。在成人,脊髓节段与椎骨的对应关系大致是(图 8-3):上颈髓节($C_1 \sim C_4$)与同序数椎骨相对应;下颈髓节($C_5 \sim C_8$)和上胸髓节($T_1 \sim T_4$)

比同序数椎骨高 1 个椎体；中胸髓节（T_5～T_8）比同序数椎骨高 2 个椎体；下胸髓节（T_9～T_{12}）比同序数椎骨高 3 个椎体；全部腰髓节约平对第 10～12 胸椎，全部骶、尾髓节约平对第 1 腰椎体。

(二)脊髓的内部结构

脊髓由灰质和白质构成。脊髓中央有一纵行的小管，称为**中央管**（central canal）。围绕中央管周围的是灰质，灰质的外周是白质（图 8-4）。

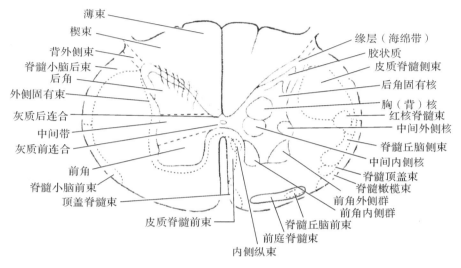

图 8-4　脊髓横切面(示内部结构)

1.灰质　在脊髓横切面上，灰质呈"H"形，左、右对称。每侧灰质前部扩大为前角或前柱；灰质的后部狭长为后角或后柱；在脊髓第 1 胸节至第 3 腰节，前角与后角之间有向外侧的突出为侧角或侧柱。

(1)**前角**（anterior horn）　含有成群分布的前角运动神经元，其轴突出脊髓前外侧沟，构成脊神经前根中的躯体运动纤维，支配躯干和四肢的骨骼肌运动。前角运动神经元包括大型的 α 运动神经元和小型的 γ 运动神经元。α 运动神经元的纤维支配骨骼肌的运动；γ 运动神经元与肌张力的调节有关。

(2)**后角**（posterior horn）　内有联络神经元，与感觉有关，接受脊神经后根各种感觉纤维传入的神经冲动，其轴突有的进入白质组成上行纤维束，将脊神经后根传入的感觉冲动上传到脑；有的则在脊髓的不同节段起到联络的作用。

(3)**侧角**（lateral horn）　位于脊髓的第 1 胸节至第 3 腰节，是交感神经的低级中枢。侧角内含交感神经节前神经元胞体，其轴突构成脊神经前根中的交感神经纤维。在骶髓第 2～4 节段中，虽无侧角，但在相当于侧角的位置，含有副交感神经节前神经元胞体，称骶副交感核，它是副交感神经的低级中枢，其轴突组成盆内脏神经。

2.白质　白质位于灰质的周围，借脊髓表面的沟、裂分为 3 个索，前正中裂与前外侧沟之间为前索；后正中沟与后外侧沟之间为后索；前、后外侧沟之间为外侧索。各索由上行(感觉)纤维束和下行(运动)纤维束组成。

上行纤维束：主要有薄束和楔束、脊髓丘脑束。

（1）**薄束**（fasciculus gracilis）和**楔束**（fasciculus cuneatus）（图 8-5）　薄束来自同侧第 5
胸节以下的脊神经节细胞的中枢突，楔束来自同
侧第 4 胸节以上的脊神经节细胞的中枢突。这
些脊神经节细胞的周围突分别至肌、腱、关节和皮
肤等处的感受器，中枢突经后根进入脊髓同侧形
成薄束和楔束，在脊髓后索上行，止于延髓的薄束
核和楔束核。薄束在后索的内侧，楔束在后索的
外侧，传导同侧躯干和四肢的本体感觉（肌、肌腱、
关节的位置觉、运动觉和振动觉）和皮肤精细触觉
（辨别物体纹理粗细和两点间的距离）的冲动。

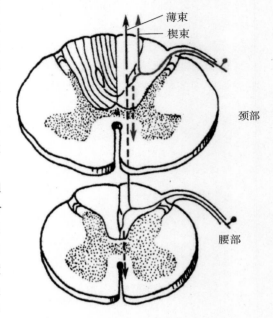

图 8-5　薄束和楔束

（2）**脊髓丘脑束**　分为**脊髓丘脑侧束**（lateral
spinothalamic tract）和**脊髓丘脑前束**（anterior
spinothalamic tract）（图 8-6）。脊髓丘脑束主要起
自脊髓灰质后角的神经元，这些神经元发出的轴
突交叉到对侧脊髓的外侧索和前索上行（但脊髓
丘脑前束含有少部分不交叉的纤维），经脑干止
于背侧丘脑。脊髓丘脑侧束位于外侧索的前半
部，传导躯干和四肢的痛觉和温度觉的冲动；脊
髓丘脑前束位于前索，传导躯干和四肢的痛温觉
和触（粗）压觉的冲动。

下行纤维束：主要有皮质脊髓束。

皮质脊髓束（corticospinal tract）（图 8-6）
起自大脑皮质躯体运动区的运动神经元，纤
维下行经内囊和脑干至延髓锥体交叉，其中
大部分纤维交叉至对侧，称为**皮质脊髓侧束**
（lateral corticospinal tract），其纤维终止于
同侧前角运动神经元；少量未交叉的纤维在
同侧下行，称为**皮质脊髓前束**（anterior
corticospinal tract），其纤维止于双侧脊髓
前角运动神经元。

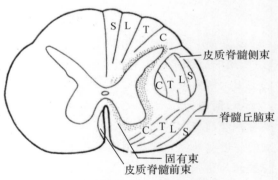

图 8-6　脊髓各主要纤维束的局部定位

皮质脊髓束管理躯干和四肢骨骼肌的随意运动。脊髓前角运动神经元主要接受来自对
侧大脑半球的纤维，但也接受来自同侧的少量纤维。支配上、下肢肌的前角运动神经元只接
受对侧大脑半球来的纤维，而支配躯干肌的运动神经元接受双侧皮质脊髓束的支配。因此，
当脊髓一侧的皮质脊髓束损伤后，只出现上肢、下肢骨骼肌的瘫痪，而躯干肌不瘫痪。

（三）脊髓的功能

1. 传导功能　脊髓内的纤维束是完成传导功能的重要结构。脊髓通过上、下行纤维束，
将脑与躯干和四肢的感受器、效应器发生联系。

2. 反射功能　脊髓是许多反射活动的低级中枢，可完成一些反射活动，如屈肌反射、排
便和排尿反射等。

二、脑

脑(brain)位于颅腔内,其形态结构及功能都较脊髓更为复杂。中国成年人的脑平均重量约为 1300g。一般分为端脑、间脑、小脑、中脑、脑桥和延髓六部分,通常将中脑、脑桥和延髓合称为脑干(图 8-7、图 8-8)。

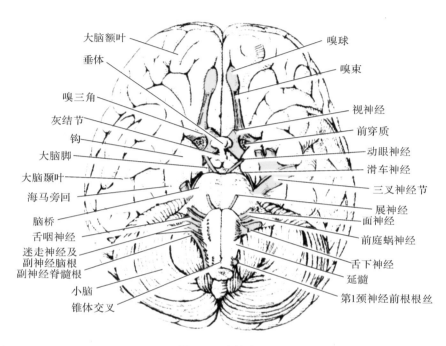

图 8-7　脑的底面

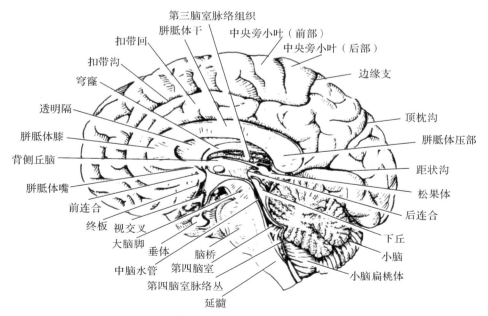

图 8-8　脑的正中矢状切面

(一)脑干

脑干(brain stem)是位于脊髓和间脑之间的部分,上接间脑,下续脊髓,自下而上由延髓、脑桥和中脑组成。脑干位于颅后窝前部,其中,延髓和脑桥的腹侧邻接枕骨斜坡,背面与小脑相连。延髓、脑桥和小脑之间围成的腔隙为第四脑室。

1.脑干的外形

(1)**延髓**(medulla oblongata)(图8-9、图8-10) 形似倒置的圆锥体,下端平枕骨大孔处与脊髓相连,上端借横行的延髓脑桥沟与脑桥分界。在延髓腹侧面,前正中裂两侧有纵行隆起,称为**锥体**(pyramid),其内有皮质脊髓束通过。在锥体的下端,大部分皮质脊髓束纤维左右交叉,形成**锥体交叉**(decussation of pyramid)。在延髓的前外侧沟内有舌下神经穿出。在延髓的后外侧沟内,自上而下依次连有舌咽神经、迷走神经和副神经。延髓背侧面的上部构成菱形窝的下半,延髓背侧面下部后正中沟的两侧各有两个纵行隆起,位于内侧的为**薄束结节**(gracile tubercle),位于外侧的为**楔束结节**(cuneate tubercle),其深面分别有薄束核和楔束核,它们是薄束和楔束的终止核。延髓背侧面上部与脑桥共同形成菱形窝,构成第四脑室底。

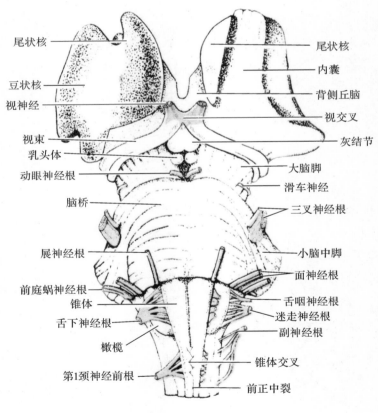

图8-9 脑干腹侧面

(2)**脑桥**(pons)(图8-9、图8-10) 腹侧面中部宽阔隆起,称脑桥基底部,其正中的纵行浅沟称**基底沟**(basilar sulcus),有基底动脉通过。基底部向后外逐渐变窄,移行为**小脑中脚**(middle cerebellar peduncle),两者的分界处连有三叉神经根。脑桥下缘借延髓脑桥沟与延髓分界,其上缘与中脑的大脑脚相接。在延髓脑桥沟内,从内侧向外侧依次有展神经、面神经和前庭蜗神经根穿出。脑桥背面的中部为菱形窝上半部,其两侧为小脑上脚和小脑中脚,连于小脑。

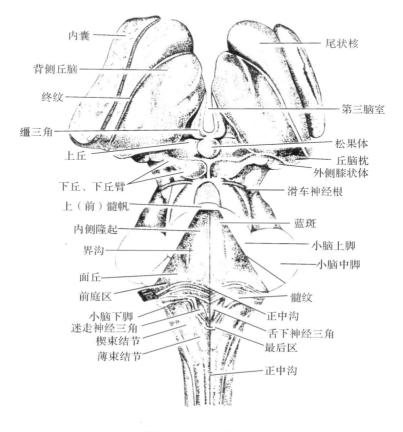

图 8-10　脑干背侧面

（3）**中脑**（midbrain）（图 8-9、图 8-10）　上界为间脑的视束,下界为脑桥上缘。中脑腹侧面有一对粗大的纵行隆起,称为**大脑脚**（cerebral peduncle）,两脚之间的凹陷为脚间窝,动眼神经由此穿出。中脑背面有上、下两对圆形的隆起,上方的称**上丘**（superior colliculus）,是视觉反射中枢;下方的称**下丘**（inferior colliculus）,是听觉反射中枢。下丘的下方连有滑车神经。

2.脑干的内部结构　脑干由灰质、白质和网状结构构成。脊髓中央管至延髓上部及脑桥,中央管由背侧向两侧展开成菱形窝,与小脑共同围成第四脑室,在中脑内则为中脑水管。

（1）灰质　脑干内的灰质不再像脊髓内的灰质那样相互连续成纵贯脑干全长的灰质柱,而是聚合成彼此相互独立的各种神经核。脑干内的神经核主要分为脑神经核和非脑神经核两种。脑神经核与第3～12对脑神经发生联系;非脑神经核不与脑神经相连,但参与各种神经传导通路或反射通路的组成（图 8-11）。

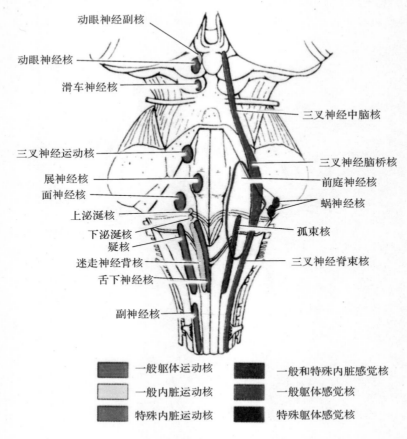

图 8-11　脑神经核在脑干背面的投影示意图

1)脑神经核:除嗅神经和视神经外,其他脑神经都与脑干内的脑神经核相连,是脑神经纤维起始或终止的部位。脑神经核的名称和位置多与其相连的脑神经的名称和连脑部位大致对应(图 8-12),如与滑车神经相连的脑神经核,称滑车神经核。

脑神经核根据其功能性质可分为脑神经运动核和脑神经感觉核,运动核又分为躯体运动核和内脏运动核,感觉核又分为躯体感觉核和内脏感觉核。躯体运动核 8 对,包括中脑的动眼神经核和滑车神经核,脑桥的三叉神经运动核、展神经核和面神经核,延髓的舌下神经核、疑核和副神经核;内脏运动核 4 对,包括中脑的动眼神经副核,脑桥的上泌涎核,延髓的下泌涎核和迷走神经背核;内脏感觉核 1 对,位于脑桥的孤束核;躯体感觉核 5 对,包括中脑的三叉神经中脑核,脑桥的三叉神经脑桥核,延髓的三叉神经脊束核、前庭神经核和蜗神经核(图 8-12)。

2)非脑神经核:不与脑神经相连,可成为脑干的低级中枢,或是上、下行通路的中继核团,与各级脑部或脊髓有广泛的联系。如位于延髓的薄束核与楔束核,中脑内的红核和黑质。

(2)白质　脑干中的白质主要由上行纤维束、下行纤维束和出入小脑的纤维组成。

上行纤维束:主要有内侧丘系、脊髓丘脑束和三叉丘系。

1)**内侧丘系**(medial lemniscus):由薄束核、楔束核发出的纤维组成,依次穿过延髓、脑桥

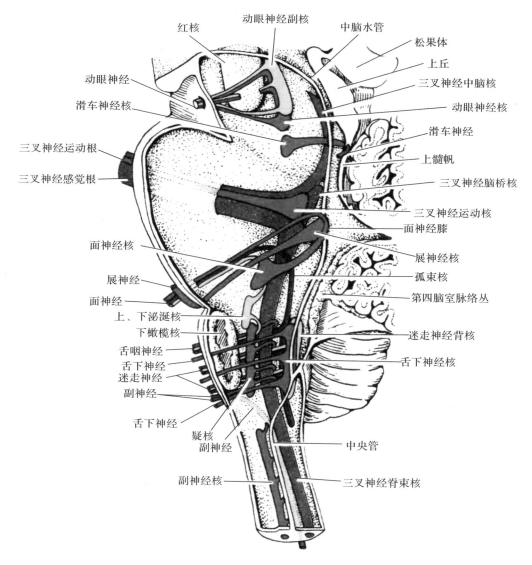

图 8-12 脑神经核与脑神经关系模式图

和中脑,止于背侧丘脑腹后外侧核。传导来自对侧躯干和四肢的意识性本体觉和精细触觉的冲动(图 8-13)。

2)**脊髓丘脑束**(spinothalamic tract):又称脊髓丘系。脊髓内脊髓丘脑侧束和脊髓丘脑前束上升到脑干,形成脊髓丘脑束,脊髓丘脑束最后终止于背侧丘脑腹后外侧核,传导来自对侧躯干和四肢的痛、温、触(粗)压觉的冲动。

3)**三叉丘系**(trigeminal lemniscus):由三叉神经脊束核及大部分三叉神经脑桥核发出的二级感觉纤维组成。该系上行,止于背侧丘脑腹后内侧核,传导来自对侧头面部的痛、温、触压觉冲动(图 8-14)。

下行纤维束:主要是锥体束。

锥体束(pyramidal tract)是由大脑皮质躯体运动中枢发出的支配骨骼肌随意运动的纤

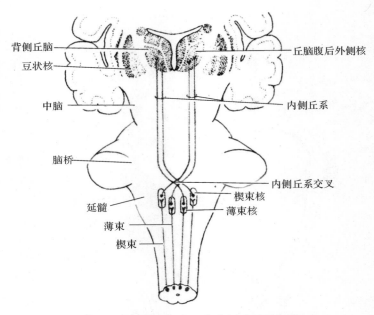

图 8-13　内侧丘系交叉和内侧丘系示意图

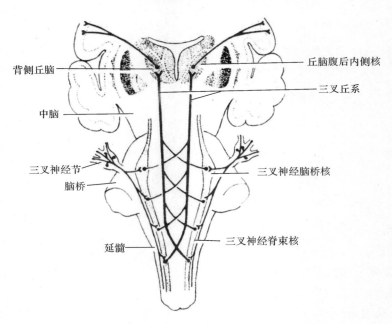

图 8-14　三叉丘系示意图

维束。锥体束纤维经端脑的内囊下行达脑干，穿行于中脑的大脑脚底、脑桥基底，至延髓腹侧聚集为延髓的锥体。

　　锥体束包括皮质核束和皮质脊髓束两部分。皮质核束在脑干内下行过程中陆续终止于各脑神经躯体运动核，以支配大部分双侧的头面部骨骼肌和对侧眼裂以下的表情肌及对侧的舌肌。皮质脊髓束穿过脑干直达锥体下端，大部分纤维在此越中线交叉至对侧，形成锥体交叉，交叉后的纤维在对侧脊髓内下降，称皮质脊髓侧束；小部分未交叉的纤维仍在同侧脊髓前索内下降,称皮质脊髓前束。皮质脊髓束主要支配对侧肢体骨骼肌和双侧躯干肌的随意运动。

（3）**网状结构**（reticular formation）　脑干内除神经核和上、下行纤维束外的区域,神经纤维纵横交织,其间散在有诸多大小不等的灰质团块,称为网状结构。

3.脑干的功能

（1）传导功能　脑干具有传导神经冲动的功能,大脑皮质与脊髓、小脑相互联系的上、下行纤维束都要经过脑干。

（2）反射功能　脑干内有多个反射活动的低级中枢。如延髓内有调节呼吸运动和心血管活动的"生命中枢";脑桥内有角膜反射中枢;中脑内有瞳孔对光反射中枢等。

（3）网状结构的功能　脑干的网状结构具有维持大脑皮质觉醒、引起睡眠、调节肌张力以及内脏活动等功能。

（二）小脑

1.小脑的位置　**小脑**（cerebellum）位于颅后窝,在延髓和脑桥的后上方,与脑干相连。小脑与脑干之间的腔隙为第四脑室。

2.小脑的外形　小脑两侧部膨大,称**小脑半球**（cerebellar hemispheres）;中间部狭窄,称**小脑蚓**（vermis）（图 8-15）。小脑上面稍平坦,下面膨隆。在小脑半球下面,靠近小脑蚓的两

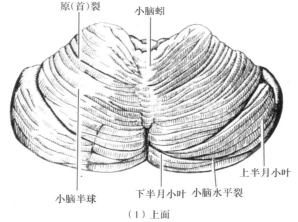

（1）上面

（2）下面

图 8-15　小脑的外形

侧有一对隆起,称**小脑扁桃体**(tonsil of cerebellum)。小脑扁桃体紧邻延髓和枕骨大孔的两侧,当颅内压增高时,小脑扁桃体有可能被挤压入枕骨大孔,形成枕骨大孔疝或称小脑扁桃体疝,压迫延髓,危及生命。

3.小脑的内部结构 小脑的表面是灰质,称**小脑皮质**(cerebellar cortex)。小脑内部为白质,称小脑髓质。包埋在髓质的灰质核团,称为**小脑核**(cerebellar nuclei),如顶核、球状核、栓状核和齿状核(图 8-16)。

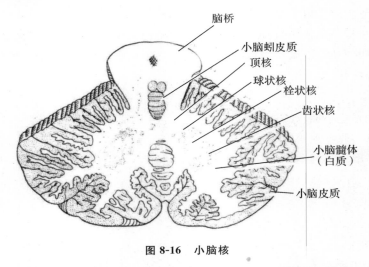

图 8-16 小脑核

4.小脑的功能 小脑是重要的运动调节中枢。小脑的主要功能是维持身体平衡,调节肌张力和协调骨骼肌的随意运动。

(三)间脑

间脑(diencephalon)位于脑干与端脑之间,连接大脑半球和中脑,大部分被大脑半球所掩盖。间脑中间有一窄腔,称为第三脑室。间脑可分为背侧丘脑、后丘脑、上丘脑、底丘脑和下丘脑五部分。

1.**背侧丘脑**(dorsal thalamus) 又称丘脑,位于间脑背侧部,是一对卵圆形灰质团块。丘脑内部有一呈"Y"字形的白质内髓板,它将丘脑分隔为 3 部分,即前核群、内侧核群和外侧核群。外侧核群腹侧的后部,称为腹后核,此核又分为腹后内侧核和腹后外侧核。腹后外侧核接收脊髓丘脑束、内侧丘脑束的纤维,是躯体感觉的中继站,腹后内侧核接收三叉丘系的纤维。背侧丘脑后端的外下方有两个隆起,位于内侧的为内侧膝状体,与听觉冲动传导有关;位于外侧的为外侧膝状体,与视觉冲动传导有关(图 8-17)。

2.**后丘脑**(metathalamus) 位于背侧丘脑的后下方,包括**内侧膝状体**(medial geniculate body)和**外侧膝状体**(lateral geniculate body),属特异性中继核。

3.**上丘脑**(epithalamus) 位于间脑的背侧部,包括松果体、缰连合、缰三角、丘脑髓纹和后连合。

4.**底丘脑**(subthalamus) 位于间脑与中脑的过渡区,内含底丘脑核,与黑质、红核、苍白球间有密切的纤维联系,参与锥体外系的功能。

5.**下丘脑**(hypothalamus) 位于背侧丘脑的前下方,组成第三脑室侧壁的下半和底壁。下丘脑主要包括**视交叉**(optic chiasma),视交叉的前上方连接终板,后方有**灰结节**(tuber

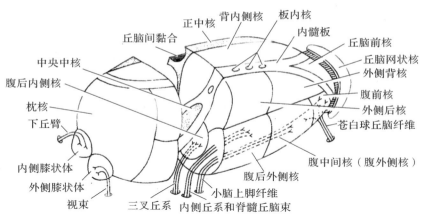

图 8-17　背侧丘脑核团模式图

cinereum），向前下移行于**漏斗**（infundibulum），漏斗下端与垂体相接，灰结节后方有一对圆形隆起，称**乳头体**（mamillary body）。

　　下丘脑的结构较为复杂，内含多个核团，重要的有视上核和室旁核（图 8-18）。**视上核**（supraoptic nucleus）位于视交叉上方，分泌抗利尿激素；**室旁核**（paraventricular nucleus）位于第三脑室侧壁内，分泌催产素。

　　下丘脑是调节内分泌和内脏活动的皮质下中枢，对机体体温、摄食、生殖、水盐平衡和内分泌活动等进行广泛的调节；下丘脑与边缘系统有密切联系，参与情绪行为的调节，如发怒和防御反应等；下丘脑与人类昼夜节律有关，具有调节机体昼夜节律的功能。

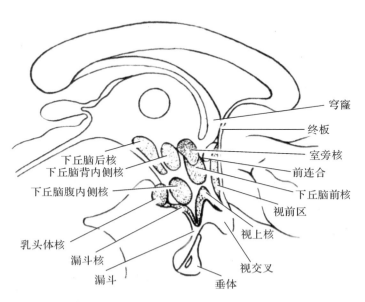

图 8-18　下丘脑的主要核团

227

（四）端脑

端脑（telencephalon）又称大脑，主要由左、右两个大脑半球组成，大脑半球内的腔隙为侧脑室。端脑覆盖于间脑、中脑和小脑的上面。

1. 大脑半球的外形　左、右大脑半球之间为纵行的**大脑纵裂**（cerebral longitudinal fissure），大脑纵裂的底为连接两侧大脑半球的纤维束，称**胼胝体**（corpus callosum）。大脑和小脑之间为**大脑横裂**（cerebral transverse fissure）。大脑半球表面凹凸不平，凹陷处形成脑沟，沟之间形成隆起的脑回。每侧大脑半球分为上外侧面、内侧面和下面（图 8-19、图 8-20）。

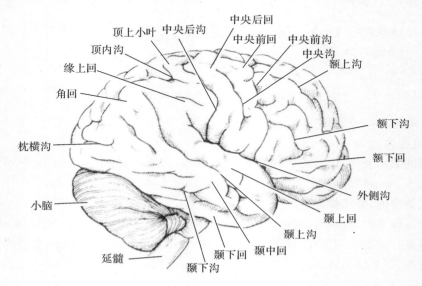

图 8-19　大脑半球外侧面

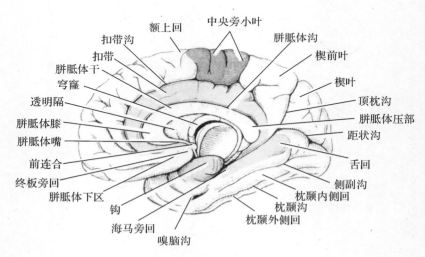

图 8-20　大脑半球内侧面

(1)大脑半球的分叶　每侧大脑半球由 3 条恒定的沟分为 5 叶，分别为额叶、顶叶、枕叶、颞叶及岛叶(图 8-21)。

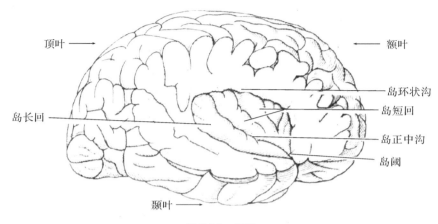

图 8-21　岛叶

大脑半球的 3 条沟：**外侧沟**(lateral sulcus)起于半球下面，行向后上方，至上外侧面。**中央沟**(central sulcus)起于半球上缘中点稍后方，斜向前下方，上端延伸至半球内侧面。**顶枕沟**(parietooccipital sulcus)位于半球内侧面后部，从距状沟起，自下向上至上外侧面。

大脑半球的 5 叶：在外侧沟上方和中央沟以前的部分为**额叶**(frontal lobe)；外侧沟以下的部分为**颞叶**(temporal lobe)；**枕叶**(occipital lobe)位于顶枕沟后方；**顶叶**(parietal lobe)为外侧沟上方，中央沟后方，枕叶以前的部分；**岛叶**(insula)呈三角形岛状，位于外侧沟深面，被额叶、顶叶、颞叶所掩盖。

(2)大脑半球各面主要的沟、回

1)大脑半球上外侧面：①额叶：在中央沟前方有与之平行的中央前沟，两沟之间的脑回为**中央前回**(precentral gyrus)。自中央前沟有两条向前水平走行的沟，分别称为**额上沟**(superior frontal sulcus)和**额下沟**(interior frontal sulcus)。额上沟的上方为**额上回**(superior frontal gyrus)，额上沟和额下沟之间为**额中回**(middle frontal gyrus)，额下沟和外侧沟之间为**额下回**(interior frontal gyrus)。②顶叶：在中央沟后方有与之平行的中央后沟，两沟之间为**中央后回**(postcentral gyrus)。在中央后沟后方，有一条与半球上缘平行的顶内沟。顶内沟的上方为顶上小叶，下方为顶下小叶。顶下小叶又分为围绕外侧沟末端的**缘上回**(supramarginal gyrus)和围绕颞上沟末端的**角回**(angular gyrus)。③颞叶：在外侧沟下方，有与之平行的颞上沟和颞下沟。颞上沟的上方为颞上回，自颞上回转入外侧沟内有几条自上外向下内的**颞横回**(transverse temporal gyrus)。颞上沟和颞下沟之间为颞中回。颞下沟的下方为颞下回(图 8-19)。

2)大脑半球内侧面：中央前、后回延伸到内侧面的部分，称为**中央旁小叶**(paracentral lobule)。在中部有前后方向走行略呈弓形的胼胝体。在胼胝体背面有胼胝体沟，此沟绕过胼胝体后方，向前移行为海马沟。在胼胝体沟上方，有与之平行的扣带沟，扣带沟与胼胝体沟之间为**扣带回**(cingulate gyrus)。在胼胝体后下方，有自顶枕沟行向前下至枕叶的**距状沟**(calcarine sulcus)。在距状沟的前下方，自枕叶向前伸向颞叶的沟为**侧副沟**(collateral sulcus),侧副沟的内侧为**海马旁回**(parahippocampal gyrus),其前端向后弯曲的部分,称为**钩**(uncus)(图8-20)。

　　扣带回、海马旁回和钩等大脑回,合称为**边缘叶**(limbic lobe)。边缘叶与丘脑前核群、下丘脑、杏仁体等皮质下结构密切联系,共同组成边缘系统。边缘系统与嗅觉、内脏活动、生殖、情绪、行为和记忆等密切相关。

　　3)大脑半球下面:在额叶的下面有纵行的嗅束,其前端膨大为嗅球,与嗅神经相连。嗅球和嗅束与嗅觉传导有关(图8-22)。

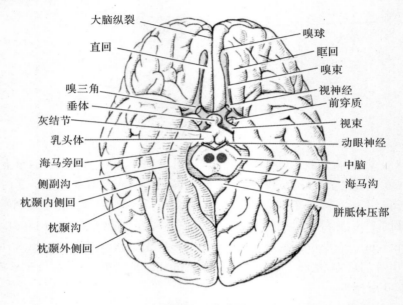

图8-22　脑底面

　　2.大脑半球的内部结构　　大脑半球表面的灰质,称为大脑皮质;皮质下的白质,称为大脑髓质;蕴藏在白质深部的灰质团块,称为基底核。

　　(1)大脑皮质及其功能定位　　大脑皮质是脑的最重要部分,是人体神经功能活动的最高级中枢。人类在长期的进化过程中,大脑皮质的不同部位逐渐形成了接受某些刺激,完成某些反射活动的相对集中区,称为大脑皮质的功能定位,又称中枢。

　　1)躯体运动中枢:位于中央前回和中央旁小叶前部。该中枢对骨骼肌运动的管理有一定的局部定位关系,其特点为:①上下颠倒,但头部是正的,中央前回最上部和中央旁小叶前部支配下肢肌的运动,中部支配躯干肌、上肢肌的运动,下部支配头面肌的运动;②左右交叉,即一侧运动中枢支配对侧半身骨骼肌的运动;③身体各部分投影区的大小与各部形体大小无关,而取决于功能的重要性和复杂程度(图8-23)。

　　2)躯体感觉中枢:位于中央后回和中央旁小叶后部,接受背侧丘脑腹后核传来的对侧半身浅感觉和深感觉的冲动。身体各部代表区的投影和第Ⅰ躯体运动区相似(图8-24)。

　　3)视觉中枢:位于距状沟上、下的枕叶皮质。一侧视觉中枢接受双眼同侧半视网膜传来的冲动,损伤一侧视区可引起双眼对侧视野偏盲,称同向性偏盲。

　　4)听觉中枢:位于颞横回。每侧的听觉中枢都接受来自两耳的听觉冲动,因此一侧听觉中枢受损,不致引起全聋。

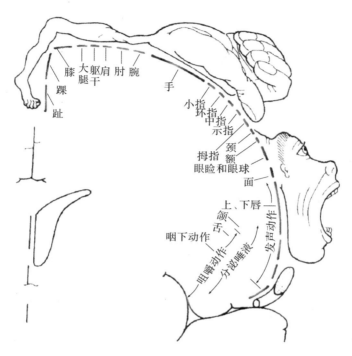

图 8-23　人体各部在第 I 躯体运动中枢的定位

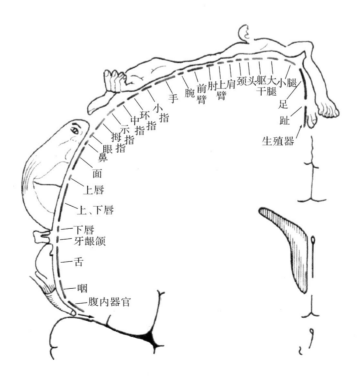

图 8-24　人体各部在第 I 躯体感觉中枢的定位

5）嗅觉中枢：位于海马旁回钩的内侧部及其附近。

6）内脏活动中枢：一般认为在边缘叶。

7）语言中枢：语言功能是人类大脑皮质所特有的，包括听话、说话、阅读和书写 4 个中枢（图 8-25）。①运动性语言中枢（说话中枢）：位于额下回后部。如果此中枢受损，虽能发音，却不能说出具有意义的语言，称运动性失语症。②书写中枢：位于额中回后部。此中枢若受损，虽然手的运动仍然正常，但却丧失书写文字符号的能力，称失写症。③听觉性语言中枢：位于颞上回后部。此中枢受损后，患者虽能听到别人讲话，但不理解讲话的意思，自己讲的话也同样不能理解，故不能正确回答问题和正常说话，称感觉性失语症。④视觉性语言中枢：又称阅读中枢，位于角回。此中枢受损时，虽视觉没有障碍，但不能理解文字符号的意义，称为失读症。

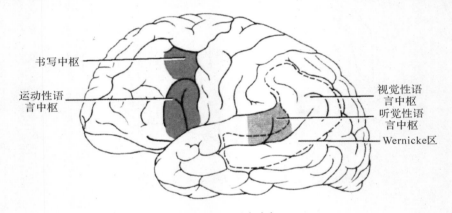

图 8-25　语言中枢

在长期的进化和发育过程中，大脑皮质的结构和功能都得到了高度的分化，而且左、右大脑半球的发育情况不完全相同，呈不对称性，左侧大脑半球与语言、意识、数学分析等密切相关，因此语言中枢主要在左侧大脑半球，右侧大脑半球则主要感知非语言信息、音乐、图形和时空概念。左、右大脑半球各有优势，它们互相协调和配合完成各种高级神经精神活动。

（2）**基底核**（basal nuclei）　位于大脑半球髓质内，靠近脑底，包括尾状核、豆状核和杏仁体等。

1）**尾状核**（caudate nucleus）：位于丘脑的背外侧，呈弯曲的圆柱体，分为头、体、尾 3 部分。

2）**豆状核**（lentiform nucleus）：位于背侧丘脑的外侧，豆状核被两个白质板分隔成 3 部分，外侧部最大称为壳（putamen），内侧两部分合称为**苍白球**（globus pallidus）。尾状核及壳是较新的结构，合称为新纹状体。苍白球为较旧的结构，称为旧纹状体。纹状体是锥体外系的重要组成部分，在调节躯体运动中起到重要作用。

3）**杏仁体**（amygdaloid body）：与尾状核的末端相连，属于边缘系统，与内脏活动有关。

（3）大脑半球的髓质　主要由联系皮质各部和皮质与皮质下结构的神经纤维组成，可分为 3 类。

1）**联络纤维**（association fibers）：是联系同侧大脑半球回与回、叶与叶之间的纤维，长短不一。

2）**联合纤维**（commissural fibers）：是联系左、右大脑半球的纤维，主要有胼胝体，位于大脑纵裂底，胼胝体广泛联系两侧大脑半球的皮质（图 8-26）。

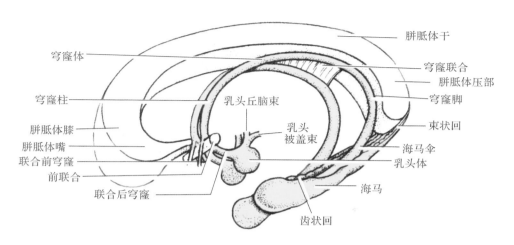

图 8-26 胼胝体、前联合和穹窿联合

3）投射纤维：是联系大脑皮质和皮质下中枢的上行和下行纤维，主要是内囊。

内囊是位于丘脑、尾状核和豆状核之间的上、下行纤维束。在脑的水平切面上，内囊呈尖端向内的"V"形，分为内囊前肢、内囊膝和内囊后肢。内囊前肢位于豆状核与尾状核头部之间，主要有额桥束和丘脑前辐射通过；内囊后肢位于豆状核与丘脑之间，有皮质脊髓束、丘脑中央辐射和视辐射等通过；内囊前、后肢的结合部为内囊膝，有皮质核束通过（图 8-27）。

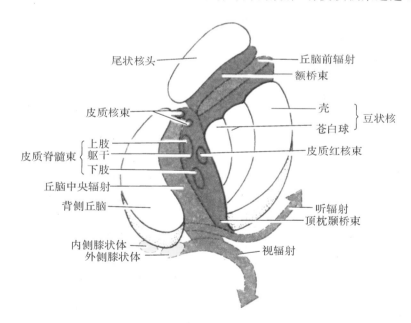

图 8-27 内囊横断面模式图

当一侧内囊损伤，患者可出现"三偏症"：①对侧半身感觉丧失（丘脑中央辐射受损）。②对侧肢体痉挛性瘫痪（皮质脊髓束受损）和对侧中枢性面瘫、对侧中枢性舌瘫（皮质核束受损）。③双眼对侧视野同向性偏盲（视辐射受损）。

第三节　周围神经系统

　　周围神经系统(peripheral nervous system)是指中枢神经系统(脑和脊髓)以外的神经部分。根据其发出的部位,周围神经系统可分为脊神经和脑神经。脊神经与脊髓相连,共 31 对,主要分布于躯干和四肢;脑神经与脑相连,共 12 对,主要分布于头面部。周围神经中的不同纤维成分分布于身体的不同部位:分布于躯干和四肢的骨骼肌和皮肤的称为躯体神经;分布于内脏、心血管和腺体组织的称为内脏神经。虽然根据周围神经的位置和分布特点可以将其划分为 4 个部分,但是这 4 个部分不是绝对独立的。实际上,无论是脊神经还是脑神经都含有躯体神经和内脏神经纤维。因此,为叙述方便,往往将周围神经系统分为三大部分来叙述,即脊神经、脑神经和内脏神经。

一、脑神经

　　脑神经(cranial nerve)(图 8-28)与脑相连,共 12 对,它们分别经颅底的孔、裂或管出入颅腔。脑神经中含有 7 种纤维成分。

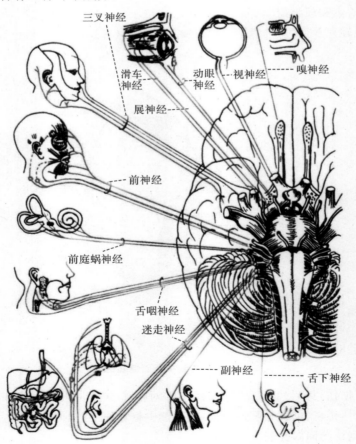

图 8-28　脑神经示意图

1. 一般躯体感觉纤维　　分布于头面部的皮肤、肌、肌腱和口、鼻大部分黏膜。
2. 特殊躯体感觉纤维　　分布于前庭蜗器和视器。
3. 一般内脏感觉纤维　　分布于头、颈、胸、腹的脏器。
4. 特殊内脏感觉纤维　　分布于味蕾和嗅器。
5. 一般躯体运动纤维　　支配眼球外肌和舌肌。
6. 一般内脏运动纤维　　分布于平滑肌、心肌和腺体。
7. 特殊内脏运动纤维　　分布于咀嚼肌、面肌和咽喉肌。

脑神经虽然总体上包括 7 种纤维成分,但就每一对脑神经而言,所包含的纤维成分种类多少不同,某些简单的脑神经只含 1 种纤维成分,某些复杂的脑神经可含有 3～4 种纤维成分。按脑神经所含的纤维成分不同,可把 12 对脑神经分为感觉性神经、运动性神经和混合性神经三种类型。

(一)嗅神经

　　嗅神经(olfactory nerve)(图 8-29)为内脏感觉神经,由上鼻甲和鼻中隔上份黏膜内的嗅细胞中枢突聚集构成约 20 条嗅丝,穿筛孔入颅腔,进入嗅球,传导嗅觉。

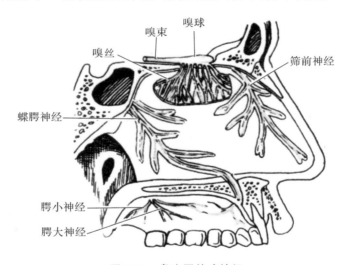

图 8-29　鼻中隔的嗅神经

　　颅前窝骨折累及筛板时,可撕裂嗅丝和脑膜,造成嗅觉障碍,同时脑脊液也可流入鼻腔。

(二)视神经

　　视神经(optic nerve)(图 8-30)属特殊躯体感觉神经,传导视觉冲动。视神经由视网膜节细胞的轴突在视神经盘处聚集后穿过巩膜构成。其经视神经管入颅中窝,向后内走行于垂体前方,连于视交叉,再经视束连于间脑外侧膝状体。在视交叉处,来自双侧眼球颞侧半视网膜节细胞的纤维不交叉,进入同侧视束;来自双侧眼球鼻侧半视网膜节细胞的纤维交叉到对侧,进入对侧视束。

　　视神经损伤,导致视觉障碍。一侧视神经损伤,患侧视野全盲。

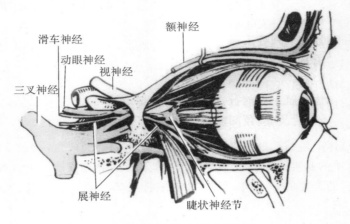

图 8-30　眶内神经(外侧面观)

(三)动眼神经

动眼神经（oculomotor nerve）（图 8-31）为运动性神经,含有躯体运动和内脏运动两种纤维。两种纤维合并形成动眼神经后,自中脑腹侧脚间窝出脑,在蝶骨体两侧穿行于海绵窦外侧壁上部,再经眶上裂入眶。其分支分布于上睑提肌、上直肌、下直肌、内直肌和下斜肌。动眼神经中的内脏运动纤维由下斜肌支进入睫状神经节,交换神经元后其节后纤维进入眼球,分布于睫状肌和瞳孔括约肌,参与调节瞳孔对光反射。

动眼神经损伤后,可致上睑提肌、上直肌、内直肌、下直肌、下斜肌瘫痪,出现上睑下垂、眼斜视外下方及瞳孔扩大、对光反射消失。

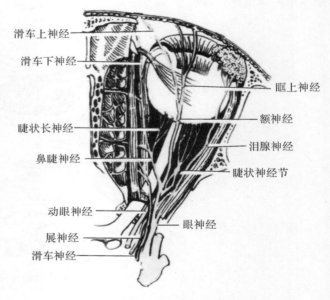

图 8-31　眶内神经(上面观)

(四)滑车神经

滑车神经（trochlear nerve）为运动性神经。其发自中脑滑车神经核,自中脑背侧下丘的下方出脑,是唯一从脑干背面出脑的脑神经。滑车神经自脑发出后绕过大脑脚外侧前行,穿过海绵窦外侧壁向前经眶上裂入眶。入眶后走向前内侧,支配上斜肌。若滑车神经损伤,则患侧眼不能向外下方斜视。

(五)三叉神经

三叉神经（trigeminal nerve）（图 8-32）为混合性神经,含一般躯体感觉和特殊内脏运动两种纤维。三叉神经以一般躯体感觉纤维为主,这些纤维的神经元胞体位于三叉神经节内,主要由感觉性假单极神经元胞体构成。该神经节细胞的中枢突集中构成粗大的三叉神经感觉根,与三叉神经中的特殊内脏运动纤维一起从脑桥基底部与小脑中脚交界处入脑,终止于三叉神经各感觉核。而特殊内脏运动纤维起于脑桥中段的三叉神经运动核,其发出的纤维组成三叉神经运动根与感觉纤维一起从脑桥基底部出、入脑,构成三叉神经。

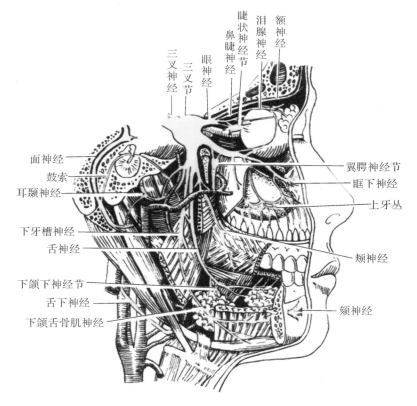

图 8-32 三叉神经的分布

三叉神经于三叉神经节处发出三大分支,分别为眼神经、上颌神经、下颌神经。从三大分支中又不断发出分支,分布于面部皮肤、眼及眶内、口腔、鼻腔、鼻旁窦的黏膜、牙、牙龈、硬脑膜等处(图 8-33)。主要传导所属区域的痛、温、触等多种感觉。

1. 眼神经(ophthalmic nerve) 为感觉性神经,自三叉神经节发出后,穿过海绵窦外侧壁,经眶上裂入眶,其分支主要有额神经、泪腺神经、鼻睫神经等。其分布于眶、眼球、泪腺、结膜、硬脑膜、部分鼻黏膜、额顶部和鼻背部皮肤,传导以上区域的感觉。

2. 上颌神经(maxillary nerve) 为感觉性神经,自三叉神经节发出后,进入海绵窦外

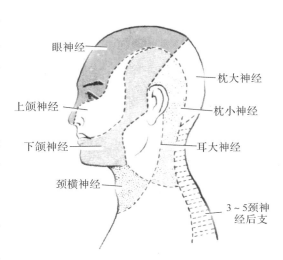

图 8-33 头面部皮神经分布示意图

侧壁，再沿其下部向前经圆孔出颅，经眶下裂入眶，延续为眶下神经。上颌神经主要分支有眶下神经、颧神经、上牙槽神经、翼腭神经等，主要分布于上颌牙、口腔和鼻腔黏膜、硬脑膜及睑裂与口裂之间的皮肤。

3. **下颌神经**（mandibular nerve）　是三叉神经分支中最粗大的一支，是既含有一般躯体感觉纤维又含有特殊内脏运动纤维的混合性神经。自三叉神经节发出后经卵圆孔出颅，在翼外肌深面分为前、后两干，前干细小，主要分布于咀嚼肌；后干粗大，其除分布于硬脑膜、下颌牙及牙龈、舌前 2/3 及口腔底的黏膜、耳颞区和口裂以下的皮肤，传导上述区域一般性躯体感觉外，还发出分支支配下颌舌骨肌和二腹肌。其主要的分支包括耳颞神经、颊神经、舌神经、下牙槽神经、咀嚼肌神经等。

一侧三叉神经损伤时出现同侧面部皮肤及眼、口和鼻黏膜一般性感觉丧失；一侧咀嚼肌瘫痪，张口时下颌偏向患侧。临床上常见的三叉神经痛可以波及三叉神经全部分支或某一分支。此时，疼痛部位与三叉神经 3 大分支管理的皮肤区域完全一致。

（六）展神经

展神经（abducent nerve）属躯体运动神经，起于脑桥内部的展神经核，在延髓脑桥沟中线两侧出脑，穿入海绵窦，经眶上裂入眶，分布于外直肌。展神经损伤可引起外直肌瘫痪，引起内斜视。

（七）面神经

面神经（facial nerve）（图 8-34）为混合性神经，含 4 种纤维成分。

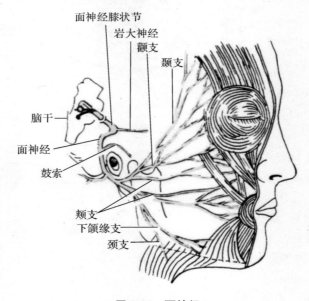

图 8-34　面神经

1. **特殊内脏运动纤维**　起于面神经核，主要支配表情肌的运动。
2. **一般内脏运动纤维**　起于上泌涎核，属副交感神经节前纤维，在翼腭神经节和下颌下神经节换元后，其节后纤维分布于泪腺、下颌下腺、舌下腺及鼻腔、腭部的黏膜腺体，控制其分泌。

3.特殊内脏感觉纤维　主要分布于舌前 2/3 的味蕾内,传导味觉。

4.躯体感觉纤维　主要传导耳部皮肤的躯体感觉和表情肌的本体感觉。

面神经的分支可根据其分支部位不同分为面神经管内的分支和颅外的分支。面神经管内的分支主要为鼓索。鼓索为面神经出茎乳突孔上方约 6mm 处的分支,其主要由特殊内脏感觉纤维构成,分布于舌前 2/3 的味蕾内,传导味觉;另外还有部分副交感纤维更换神经元后其节后纤维参与构成,其分布于下颌下腺和舌下腺,控制其分泌。面神经颅外的分支出茎乳孔后进入腮腺实质,在腺体内分支组成腮腺丛,由丛内发出分支至腮腺前缘,呈辐射状分布于面部各表情肌。其主要分支有颞支、颧支、颊支、下颌缘支、颈支,支配各表情肌和颈阔肌(图 8-34)。

面神经的损伤通常分面神经管外和管内两种不同的情况。面神经管外损伤主要表现为损伤侧表情肌瘫痪,如笑时口角偏向健侧、不能鼓腮,说话时唾液从口角处流出,伤侧额纹消失、鼻唇沟变平坦、眼轮匝肌瘫痪致闭眼困难、角膜反射消失等症状。如果面神经管损伤的同时还伤及面神经管段的分支,则除上述面肌瘫痪症状外,还出现舌前 2/3 味觉障碍、泪腺和唾液腺的分泌障碍等症状。

(八)前庭蜗神经

前庭蜗神经(vestibulocochlear nerve)是特殊躯体感觉性神经,由前庭神经和蜗神经组成。前庭神经传导平衡觉,由位于内耳道的双极感觉神经元的中枢突(轴突)构成,经内耳门入颅,终止于前庭神经核和小脑;其周围突(树突)分布于内耳道的球囊斑、椭圆囊斑、壶腹嵴中的毛细胞,传导头部位置变化感觉。蜗神经由蜗神经节内神经元发出的中枢突构成。蜗神经节位于内耳的蜗轴内,其周围突分布于内耳的螺旋器。蜗神经经内耳门入颅腔,在延髓脑桥沟外侧部入脑,终于蜗神经核,传导听觉。

前庭蜗神经损伤后,主要表现为伤侧耳聋和平衡功能障碍。如果是轻微损伤,前庭受到刺激,可出现眩晕、眼球震颤、恶心和呕吐等症状。

(九)舌咽神经

舌咽神经(glossopharyngeal nerve)(图 8-35)为混合性脑神经,含有 4 种纤维成分:特殊内脏运动纤维、一般内脏运动纤维、内脏感觉纤维和躯体感觉纤维。其以上纤维成分分别分布于茎突咽肌,腮腺,咽、舌后 1/3 的味蕾中,咽鼓管和鼓室等处黏膜,颈动脉窦和颈动脉小球周围,以及耳后皮肤等区域。分别支配腮腺的分泌;传导舌后 1/3 区域的一般性感觉和味觉;传导咽部的一般性内脏感觉;传导颈动脉窦和颈动脉小球的压力变化和二氧化碳浓度变化的刺激,反射性地调节血压和呼吸。

舌咽神经损伤,可出现患侧咽肌肌力减弱,吞咽困难;舌后 1/3 黏膜味觉和感觉丧失,舌根与咽峡区黏膜一般感觉障碍。

(十)迷走神经

迷走神经(vagus nerve)为混合性神经,是行程最长、分布最广的脑神经,含有 4 种纤维成分。

1.一般内脏运动纤维　起于延髓的迷走神经背核,随迷走神经分支分布于颈、胸、腹部多种器官,并在器官旁或器官内的副交感神经节交换神经元,交换后的节后纤维分布至该器官,控制这些部位的平滑肌、心肌和腺体的活动。

2.特殊内脏运动纤维　起于延髓的疑核,随迷走神经分支支配咽喉部肌。

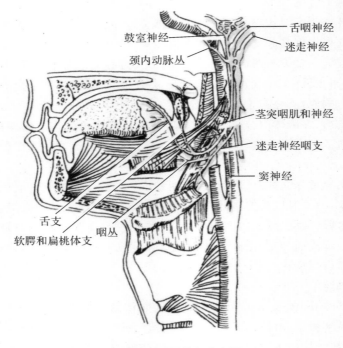

图 8-35　舌咽神经分布图

3.内脏感觉纤维　随迷走神经分支分布于颈、胸、腹部的多种器官,传导内脏感觉冲动。

4.躯体感觉纤维　随迷走神经分支分布于硬脑膜、耳郭及外耳道皮肤,传导躯体感觉。

迷走神经自延髓发出,连同舌咽神经、副神经一起伴随着颈静脉经颈静脉孔出颅,下行于颈动脉鞘内,至颈根部,由此向下左、右两侧迷走神经的形成略有不同。左侧迷走神经在左颈总动脉与左锁骨下动脉之间下行,越过主动脉弓的前方,经左肺根的前方下行至食管前面,分为很多细支,构成左肺丛和食管前丛,下行于食管下端又逐渐集中延续为迷走神经前干。右侧迷走神经越过右锁骨下动脉前方,沿气管右侧下行,经右肺根后方达食管后方,分支构成右肺丛和食管后丛,继续下行又集中构成迷走神经后干。迷走神经前、后干伴随食管一起穿膈肌食管裂孔入腹腔,分布于胃,其终支为腹腔支,参与内脏运动神经构成腹腔丛。

迷走神经沿途发出许多分支(图 8-36),其中较重要的分支如下:

(1)**喉上神经**(superior laryngeal nerve)　由迷走神经穿出颅腔后分出,在颈内动脉内侧下行,在舌骨大角水平分成内、外支,分布于喉部肌肉及咽、会厌、舌根和声门裂以上的喉黏膜,支配喉部肌肉的收缩和传导此区域的感觉。

(2)**颈心支**(cervical cardiac branch)　有上、下两支,在喉与气管两侧下行入胸腔,与颈交感神经发出的心神经交织构成心丛,调节心脏活动。

(3)**喉返神经**(recurrent laryngeal nerve)　左、右喉返神经的起点和行程有所不同。左喉返神经在左迷走神经干跨过主动脉弓前方时发出,继而绕主动脉弓下方上行,返回颈部。右喉返神经在右迷走神经干经过锁骨下动脉前方处发出,由下后方钩绕此动脉上行,返回颈部。在颈部,左、右喉返神经均走行于气管与食管之间,至甲状腺侧叶深面、环甲关节后方入喉,支配喉部肌肉,传导喉部黏膜感觉。

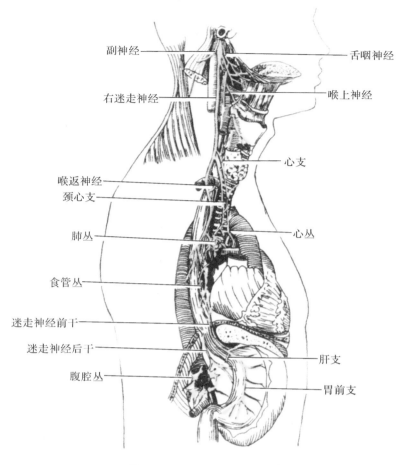

副神经

舌咽神经

右迷走神经

喉上神经

心支

喉返神经

颈心支

肺丛

心丛

食管丛

迷走神经前干

迷走神经后干

肝支

腹腔丛

胃前支

图 8-36 舌咽、迷走、副神经

喉返神经支配大多数喉部肌肉,在入喉前与甲状腺下动脉相交叉。在做甲状腺手术时,钳夹或结扎甲状腺下动脉时,应避免损伤喉返神经,防止导致声音嘶哑;两侧喉返神经同时损伤时,可引起失声、呼吸困难,甚至窒息。

(4)气管支和食管支 由左、右迷走神经在胸部发出的若干小分支与交感神经的分支共同构成肺丛和食管丛,分布于气管、支气管、肺及食管。主要含内脏感觉纤维和内脏运动纤维,传导脏器和胸膜的感觉,同时支配器官的平滑肌及腺体。

(5)胃前、后支 在贲门附近自迷走神经前、后干发出,前支沿胃小弯向右走行,沿途发出 4～6 个小支分布于胃前壁,终支呈"鸦爪"形分布于幽门部前壁;后支沿胃小弯后面走行,沿途分出分支分布于胃后壁,终支与前支相似,呈"鸦爪"形分布于幽门部后壁。

(6)腹腔支 为迷走神经后干的终支,向右行至腹腔干附近,与交感神经一起构成腹腔丛,伴腹腔干、肠系膜上动脉及肾动脉等血管分支分布于肝、胆囊、胰、脾、肾及结肠左曲以上的腹部消化管。

迷走神经干损伤后,内脏活动障碍表现为脉速、心悸、恶心、呕吐、呼吸深或窒息等症状。由于咽部感觉障碍和肌肉瘫痪,可出现声音嘶哑、语言和吞咽困难等症状。

（十一）副神经

副神经（accessory nerve）（图 8-36）为躯体运动神经，由副神经核发出的纤维构成，经颈静脉孔出颅，分布于胸锁乳突肌和斜方肌。

（十二）舌下神经

舌下神经（hypoglossal nerve）为躯体运动神经，由舌下神经核发出的纤维构成，经舌下神经管出颅，分布于舌内肌和舌外肌。当舌下神经损伤时，可引起同侧舌内、外肌瘫痪，伸舌时舌尖偏向患侧。

脑神经的性质、分布和损伤后的症状归纳于表 8-1 中。

表 8-1　脑神经概况

序列及名称	性质	分布	损伤症状
Ⅰ　嗅神经	感觉性	鼻腔嗅区黏膜	嗅觉障碍
Ⅱ　视神经	感觉性	眼球视网膜	视觉障碍
Ⅲ　动眼神经	运动性（含副交感纤维）	上直肌、下直肌、内直肌；下斜肌、上睑提肌；瞳孔括约肌、睫状肌	眼外斜视；上睑下垂；对光反射消失
Ⅳ　滑车神经	运动性	上斜肌	眼不能外下斜视
Ⅴ　三叉神经	混合性	头面部皮肤、口腔和鼻腔黏膜、牙及牙龈、眼球、硬脑膜；咀嚼肌	分布区感觉障碍；咀嚼肌瘫痪
Ⅵ　展神经	运动性	外直肌	眼内斜视
Ⅶ　面神经	混合性（含副交感纤维）	面部表情肌；泪腺、舌下腺、下颌下腺；舌前 2/3 味蕾	额纹消失、眼不能闭合、口角歪向健侧、鼻唇沟变浅；泪腺、下颌下腺、舌下腺分泌障碍；舌前 2/3 味觉障碍
Ⅷ　前庭蜗神经	感觉性	前庭器；蜗器	眩晕、眼球震颤；听觉障碍
Ⅸ　舌咽神经	混合性（含副交感纤维）	腮腺；舌后 1/3 黏膜及味蕾	腮腺分泌障碍；舌后 1/3 一般性感觉及味觉障碍
Ⅹ　迷走神经	混合性（含副交感纤维）	颈、胸、腹内脏器平滑肌、心肌、腺体；咽喉肌	心动过速、内脏活动障碍、感觉障碍；呼吸困难、声音嘶哑、吞咽障碍
Ⅺ　副神经	运动性	胸锁乳突肌、斜方肌	一侧胸锁乳突肌瘫痪，面无力转向对侧；斜方肌瘫痪，肩下垂、提肩无力
Ⅻ　舌下神经	运动性	舌内肌和部分舌外肌	舌肌瘫痪、伸舌时舌尖偏向患侧

二、脊神经

脊神经(spinal nerve)(图 8-37)为连接于脊髓部分的周围神经部分,共 31 对。每对脊神经由前根和后根组成,且借助前、后根连于一个脊髓节段。前根属运动性神经纤维,后根为感觉性神经纤维,两者在椎间孔处汇合成脊神经。在椎间孔附近,后根出现一个椭圆形膨大,称**脊神经节**(spinal ganglion),其中含有假单极感觉神经元。

根据脊神经与脊髓的连接关系,可将其分为 8 对颈神经、12 对胸神经、5 对腰神经、5 对骶神经、1 对尾神经。

脊神经为混合性神经,由以下 4 种纤维成分构成:

1.躯体感觉纤维 分布于躯干和四肢的皮肤、骨骼肌、肌腱和关节,将皮肤的浅感觉(痛觉、温度觉等)和肌、肌腱、关节的深感觉(本体感觉)冲动传入中枢。

2.内脏感觉纤维 分布于内脏、心血管和腺体,传导这些器官的感觉至中枢。

3.躯体运动纤维 分布于躯干和四肢的骨骼肌,支配其运动。

4.内脏运动纤维 分布于内脏、心血管和腺体,支配心肌、平滑肌的运动,控制腺体的分泌。

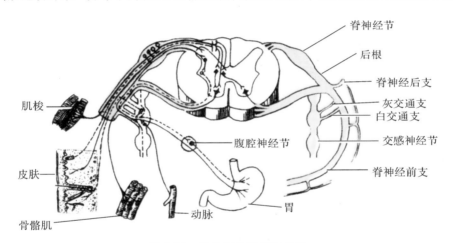

图 8-37 脊神经的组成和分布

每对脊神经的前根和后根在椎间孔处合为脊神经干后,立即又分为 4 支,即脊膜支、交通支、后支、前支。

1.脊膜支 为脊神经出椎间孔后发出的一条返回椎管内的细支,分布于脊髓被膜、血管壁、骨膜、韧带和椎间盘等处。

2.交通支 为连于脊神经与交感干之间的细支。

3.后支 是脊神经发出的一系列向躯干背面走行,分布于项部、背部和腰骶部的皮肤和肌的分支。

4.前支 是脊神经发出的最粗大的分支,也是分布范围最广的分支,主要分布于躯干前、外侧部和四肢的皮肤及肌肉中。各对脊神经前支除胸神经呈节段性分布于躯干外,其余各部脊神经前支分别交织成丛,形成颈丛、臂丛、腰丛、骶丛,由各丛再发出分支分布到躯干和四肢。

(一)颈丛

颈丛(cervical plexus)由第 1～4 颈神经的前支组成,位于胸锁乳突肌上部的深面。其主要发出的分支有：

1.皮（浅）支　自胸锁乳突肌后缘中点处由深面穿出深筋膜,形成枕小神经、耳大神经、颈横神经和锁骨上神经 4 支分支,呈放射状分布于枕部、颈部及胸上部的皮肤(图 8-38)。

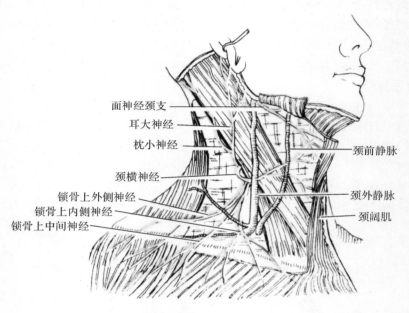

面神经颈支
耳大神经
枕小神经
颈横神经
锁骨上外侧神经
锁骨上内侧神经
锁骨上中间神经

颈前静脉
颈外静脉
颈阔肌

图 8-38　颈丛皮支

2.深支　主要支配颈部深肌、肩胛提肌、舌骨下肌群和膈肌。其中**膈神经**（phrenic nerve)（图 8-39)是颈丛最重要的分支,其在锁骨下动、静脉之间进入胸腔,经过肺根前方,在

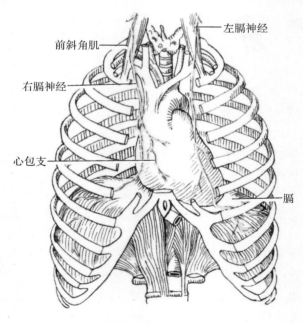

前斜角肌
右膈神经
心包支

左膈神经
膈

图 8-39　膈神经

纵隔胸膜和心包之间下降到膈。膈神经的运动纤维支配膈肌,感觉纤维分布胸膜、心包和膈肌下面的部分腹膜,右侧膈神经的感觉纤维甚至还分布到肝、胆囊和肝外胆道。

(二)臂丛

臂丛(brachial plexus)由第5~8颈神经的前支和第1胸神经前支的大部分组成,经斜角肌间隙穿出,在锁骨后方向下进入腋窝(图8-40)。组成臂丛的5个神经根经过反复分支、组合,最后形成3个束,即内侧束、外侧束和后束,此3束再次组合,并形成分支分布到上肢各部位。其主要分支有:

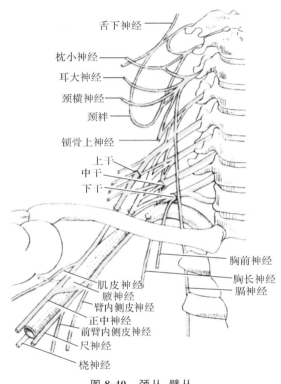

图 8-40 颈丛、臂丛

1.腋神经(axillary nerve) 起自臂丛后束,绕肱骨外科颈至三角肌深面,发出肌支,支配三角肌和小圆肌。皮支分布于肩部和臂外侧区上部的皮肤。腋神经受损时,可导致三角肌瘫痪,臂不能外展。

2.肌皮神经(musculocutaneous nerve) 起自臂丛外侧束,斜穿喙肱肌,经肱二头肌和肱肌之间下行,分支支配这3块肌肉(图8-41)。其终支在肘关节稍上方穿出深筋膜,续为前臂外侧皮神经,分布于前臂外侧的皮肤。肌皮神经受损时,臂部屈肘无力,同时伴前臂外侧皮肤感觉障碍。

3.正中神经(median nerve) 由分别发自臂丛内、外侧束的内、外侧根汇合而成,沿肱二头肌内侧下行至肘窝,继而穿旋前圆肌至前臂走行于指浅、深屈肌之间,经腕管跨过腕关节达手掌(图8-42)。正中神经在臂部无分支,在前臂其分支支配除肱桡肌、尺侧腕屈肌和指深屈肌尺侧半以外的所有前臂前群肌;在手掌分出分支支配除拇收肌以外的鱼际肌。此外,正中神经还发出数支皮支,分布于掌心、鱼际和桡侧半三个半指的掌面及中、远节背面的皮肤。

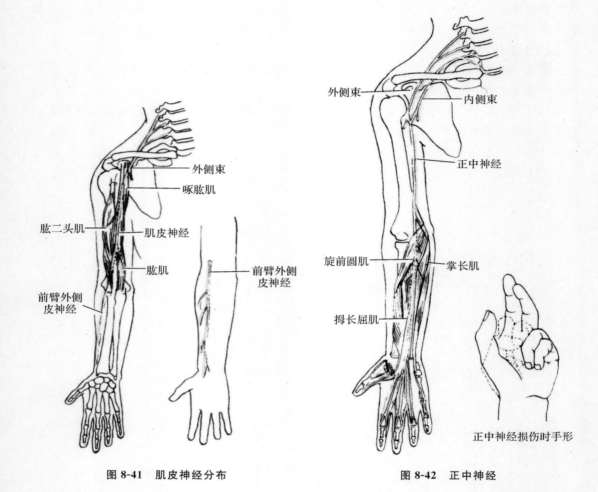

图 8-41　肌皮神经分布　　　　　　　　　图 8-42　正中神经

正中神经在腕部损伤后表现为鱼际肌萎缩，手掌平坦，称"猿手"，同时伴有拇指、示指和中指掌面感觉障碍。

4.尺神经（ulnar nerve）　起自臂丛内侧束，沿肱二头肌内侧下行至臂中段，穿内侧肌间隔至肱骨内上髁后方的尺神经沟，向下在前臂行于尺侧腕屈肌的深面达腕部，其分支进入手掌和手背（图 8-43）。尺神经在臂部无分支，在前臂分支支配尺侧腕屈肌和指深屈肌尺侧半，在腕部发出深支支配小鱼际、拇收肌、骨间掌肌和第 3、4 蚓状肌。此外，尺神经的皮支分布于手背尺侧半和手背两个半手指背侧皮肤及小鱼际、小指和环指尺侧半掌面皮肤。

尺神经在肘部肱骨尺神经沟处易发生损伤，损伤后表现为屈腕力量减弱，小鱼际肌萎缩，拇指不能内收，各掌指关节过伸，称"爪形手"，同时伴有手掌和手背的内侧缘皮肤感觉丧失。

5.桡神经（radial nerve）　是臂丛后束发出的最粗大的神经，沿肱骨中段后面的桡神经沟旋向外下，在肱骨外上髁上方穿外侧肌间隔入前臂，在肱桡肌和桡侧腕长伸肌之间下行至手背部（图 8-44）。桡神经在臂部发出肌支支配肱三头肌，在前臂支配肱桡肌、桡侧腕长伸肌及前臂后群肌。发出的皮支分布于臂和前臂后区的皮肤。在手背部，桡神经支配手背桡侧半和桡侧两个半手指背部的皮肤。

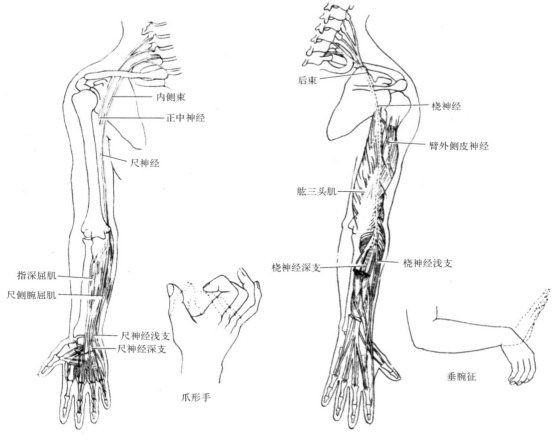

图 8-43　尺神经分布　　　　　　　　　　图 8-44　桡神经分布

桡神经在肱骨中段骨折时常受到损伤,主要表现为前臂伸肌瘫痪,抬前臂时呈"垂腕"状,同时伴有其皮支所支配区域的皮肤感觉障碍。

除上述主要分支外,臂丛尚有以下分支:胸长神经,沿前锯肌表面下降,支配该肌;肩胛背神经,在肩胛骨与脊柱之间下行,支配肩胛提肌和菱形肌;肩胛上神经,分布于冈上窝和冈下窝,支配冈上肌和冈下肌;肩胛下神经,分布于肩胛下肌和大圆肌,支配该 2 肌;胸背神经,沿肩胛骨外侧缘下行至背阔肌,支配该肌;胸内、外侧神经,支配胸大、小肌等。

(三)胸神经前支

胸神经前支共 12 对,第 1～11 对均位于相应的肋间隙中,称为**肋间神经**(intercostal nerve),第 12 对胸神经前支位于第 12 对肋的下方,称为肋下神经。肋间神经在肋间内、外肌之间伴肋间血管一起走行于肋骨下缘的肋沟中,至腋前线附近离开肋沟,续行于肋间隙的中间。肋间神经的肌支支配肋间肌和腹肌的前外侧群,皮支分布于胸、腹壁的皮肤。

胸神经前支在胸、腹壁皮肤的分布具有明显的节段性(图 8-45)。如 T_2 分布区相当于胸骨角平面;T_4 相当于乳头平面;T_6 相当于剑突水平;T_8 相当于肋弓平面;T_{10} 相当于脐平面;T_{12} 则分布于脐和耻骨联合连线中点平面。临床上常以节段性分布区的感觉障碍来推断脊髓损伤平面。

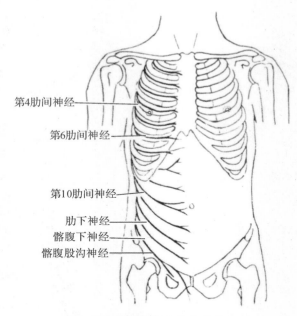

图 8-45　肋间神经在腹壁的分布

(四)腰丛

腰丛(lumbar plexus)(图 8-46)由第 12 胸神经前支的一部分，第 1～3 腰神经的前支和

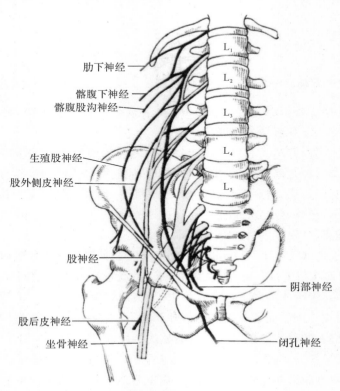

图 8-46　腰骶神经丛

第 4 腰神经前支的一部分纤维组成,位于腰大肌深面。腰丛除发出肌支支配髂腰肌和腰方肌之外,还发出以下分支:

1.**髂腹下神经**(iliohypogastric nerve)(图 8-46)　经肾后面和腰方肌前面行向外下,穿行在腹壁肌之间,在腹股沟浅环上方穿出至皮下。该神经的皮支分布于臀外侧、腹股沟区和下腹部皮肤,肌支参与支配腹壁肌肉。

2.**髂腹股沟神经**(ilioinguinal nerve)(图 8-46)　走行于髂腹下神经的下方,终支经腹股沟管浅环穿出,皮支分布于腹股沟区和阴囊前部的皮肤,肌支参与支配腹壁肌。

3.**股外侧皮神经**(lateral femoral cutaneus nerve)　经髂前上棘内侧、腹股沟韧带深面分布于大腿外侧部的皮肤。

4.**股神经**(femoral nerve)(图 8-47)　是腰丛最大的分支。发出后在腰大肌和髂腰肌之间下行,在腹股沟韧带中点稍外侧,经腹股沟韧带的深面行至股前区,随即分为数支。肌支支配耻骨肌、股四头肌和缝匠肌。皮支分布于大腿和膝关节前面的皮肤,其中最长的皮支称**隐神经**(saphenous nerve),在膝关节内侧潜出皮下,与大隐静脉伴行,分布于小腿内侧面和足内侧的皮肤。

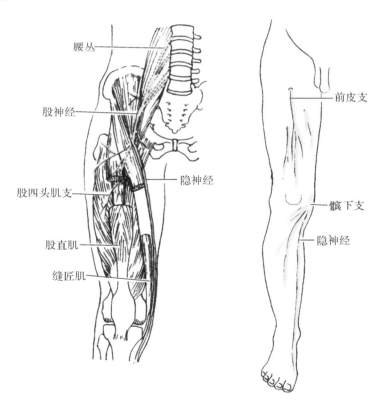

图 8-47　股神经分布

5.**闭孔神经**(obturator nerve)　沿小骨盆侧壁行向前下,穿闭孔膜出小骨盆,进入大腿内侧肌群,肌支支配闭孔外肌和大腿内收肌群,皮支分布于大腿内侧面皮肤。

6.**生殖股神经**(genitofemoral nerve)　皮支分布于阴囊(大阴唇)和大腿前区上部的皮肤,肌支支配提睾肌。

(五)骶丛

骶丛(sacral plexus)由第 4 腰神经前支的一部分和第 5 腰神经前支及骶神经、尾神经的前支组成。骶丛位于盆腔内,骶骨和梨状肌的前面。

骶丛发出的分支分布于盆部、臀部、会阴部、股后部、小腿以及足的肌肉和皮肤中。其主要分支有(图 8-48):

1. **臀上神经**(superior gluteal nerve) 经梨状肌上孔出盆腔,支配臀中、小肌和阔筋膜张肌。

2. **臀下神经**(inferior gluteal nerve) 经梨状肌下孔出盆腔,支配臀大肌。

3. **阴部神经**(pudendal nerve) 从梨状肌下孔出盆腔,绕坐骨棘经坐骨小孔入坐骨肛门窝,分布于会阴部、外生殖器及肛门周围的肌肉及皮肤。

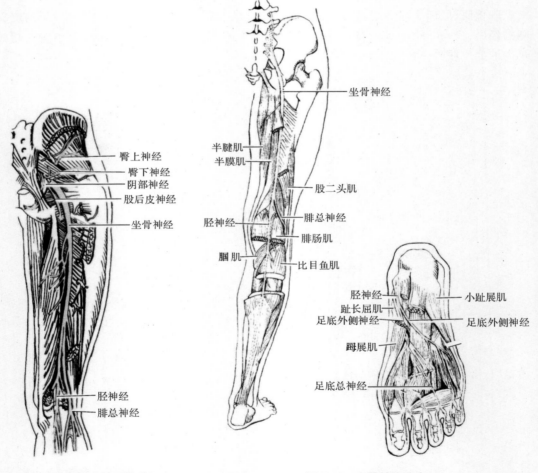

图 8-48　臀部和股后的神经　　　　图 8-49　坐骨神经分布

4. **坐骨神经**(sciatic nerve)(图 8-49) 是全身最粗大的神经。经梨状肌下孔出盆腔,在臀大肌深面,经坐骨结节与股骨大转子之间至股后区,在股二头肌深面下降至腘窝,一般在腘窝上方分为胫神经和腓总神经。坐骨神经本干在股后区发出肌支支配大腿后群肌。

(1)**胫神经**(tibial nerve) 胫神经为坐骨神经本干的直接延续,在腘窝中线下降至小腿后区,行经比目鱼肌深面,内踝后方,进入足底,分为足底内侧神经和足底外侧神经。胫神经的肌支支配小腿后群肌和足底肌,皮支分布于小腿后区和足底的皮肤。

胫神经受损后足不能跖屈,内翻力量减弱,表现为足背屈、外翻,呈"钩状足",并伴随足底皮肤感觉障碍。

(2)**腓总神经**(common peroneal nerve) 腓总神经由坐骨神经分出后,沿股二头肌肌腱内侧向外下走行,继而绕过腓骨颈向前,穿过腓骨长肌,分为腓浅神经和腓深神经(图 8-50)。腓浅神经在腓骨长、短肌和趾长伸肌之间下行,沿途分支支配腓骨长、短肌。其皮支分布于小腿外侧、足背和第 2~5 趾背侧皮肤。腓深神经分出后行于小腿前群肌之间,经踝关节前方达足背。肌支支配小腿前群肌、足背肌;皮支分布于足背第 1~2 趾背皮肤。

腓总神经绕行腓骨颈处位置表浅,易受到损伤,损伤后足下垂、内翻,呈"马蹄内翻足",并伴小腿前外侧及足背出现感觉障碍。

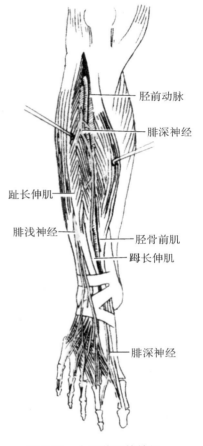

图 8-50 小腿前面的神经

三、内脏神经

内脏神经系统(visceral nervous system)是主要分布于内脏、心血管和腺体的神经,是整个神经系统中的一个组成部分。内脏神经按照纤维成分性质的不同可分为内脏感觉纤维和内脏运动纤维。内脏运动纤维调节内脏、心血管的运动及腺体的分泌,通常不受人的意志控制,故称为**自主神经系统**(autonomic nervous system)或**植物神经系统**(vegetative nervous system)。内脏感觉神经如同躯体感觉神经将内脏器官、心血管等处内脏感受器的感觉传入各级中枢,到达大脑皮质,内脏感觉神经传入的信息经中枢整合后,通过内脏运动神经调节内脏、心血管和腺体等器官的活动。

(一)内脏运动神经

1.内脏运动神经与躯体运动神经的区别

内脏运动神经(visceral motor nerve)与躯体运动神经相比,在结构和功能方面有较大差别,主要表现在以下几个方面(图 8-51):

(1)支配的器官不同 躯体运动神经支配骨骼肌,一般都受自主意志的控制;内脏运动神经则支配平滑肌、心肌和腺体,一定程度上不受自主意识的控制。

(2)纤维成分不同 躯体运动神经只有一种纤维成分,内脏运动神经则有交感和副交感两种纤维成分,而多数内脏器官同时接受交感和副交感神经的双重支配。

(3)神经元的数目不同 躯体运动神经自低级中枢至骨骼肌只有一个神经元,而内脏运动神经自低级中枢至其支配的器官则需在周围部的内脏神经节更换神经元,即需要 2 个神经元,第 1 个神经元称节前神经元,胞体位于脑或脊髓内,其轴突称节前纤维,第 2 个神经元称节后神经元,胞体位于内脏神经节内,其轴突称节后纤维。

（4）分布形式不同　躯体运动神经以神经干的形式分布；而内脏运动神经的节后纤维多沿血管或攀附脏器形成丛，由丛分支再分布到所支配的器官。

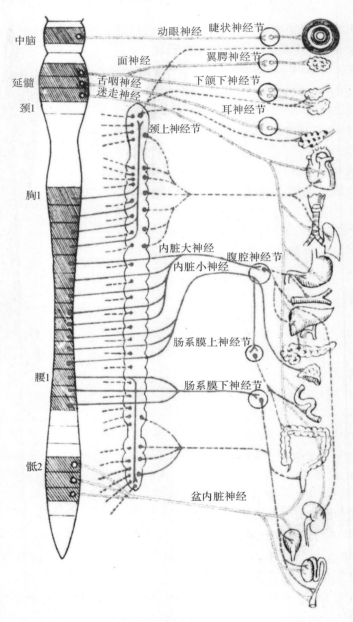

图 8-51　内脏运动神经概况

2.内脏运动神经的分部

内脏运动神经根据其形态结构和生理功能特点分为交感神经和副交感神经。

（1）**交感神经**（sympathetic nerve）　分为中枢部和周围部。交感神经的低级中枢位于脊髓胸 1～腰 3 脊髓节段的灰质侧角中，其神经元即为节前神经元，它发出的轴突即交感神经节前纤维；交感神经的周围部主要包括交感神经节、交感干和交感神经纤维。

1)交感神经节:根据所在位置分为椎旁神经节和椎前神经节。

椎旁神经节(paravertebral ganglia)即交感干神经节,位于脊柱两旁,约有 19～24 个;**椎前神经节**(prevertebral ganglia)呈不规则的结状团块,位于脊柱前方或腹主动脉脏支的根部,故称椎前节,其主要包括腹腔神经节、肠系膜上神经节、肠系膜下神经节和主动脉肾节等。交感神经节内的神经元即节后神经元,其发出的轴突即为交感神经节后纤维。

2)**交感干**(sympathetic trunk)(图 8-52):交感干由每侧的交感干神经节借节间支相互连接而成,交感干呈串珠状,左、右各一条,位于脊柱两旁,上自颅底,下至尾骨前方,于尾骨前方两干合并。

3)交感神经纤维:脊髓侧角神经元发出的节前纤维,随脊神经前根和脊神经走行,出椎间孔后离开脊神经,进入相应的椎旁神经节后,有三种去向:①终止于相应的椎旁神经节;②在交感干内上升或下降,终止于上方或下方的椎旁神经节;③穿经椎旁神经节,终止于椎前神经节。

交感神经节神经元发出的节后纤维也有三种不同去向:①返回脊神经,随脊神经分布于头颈部、躯干四肢的血管、汗腺和立毛肌等部;②攀附在动脉外,形成神经丛,并随动脉分支分布于所支配的器官;③由交感神经节直接发出分支分布到所支配的器官。

4)交感神经的分布概况:脊髓胸1～5 节段侧角神经元发出的节前纤维,在椎旁神经节更换神经元,节后纤维分布于头、颈、胸腔器官和上肢的血管、汗腺和立毛肌等。

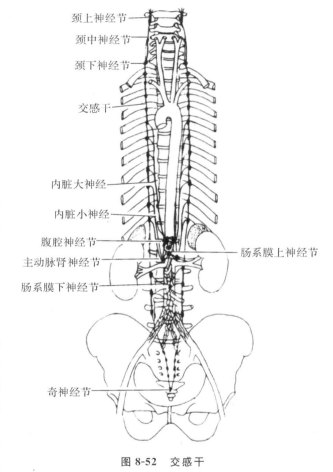

颈上神经节
颈中神经节
颈下神经节
交感干
内脏大神经
内脏小神经
腹腔神经节
主动脉肾神经节
肠系膜下神经节
肠系膜上神经节
奇神经节

图 8-52 交感干

脊髓胸 5～12 节段侧角神经元发出的节前纤维,在椎旁神经节或椎前神经节更换神经元,节后纤维分布于肝、胆囊、胰、脾、肾等腹腔实质性器官及结肠左曲以上的消化管。

脊髓腰 1～3 节段侧角神经元发出的节前纤维,在椎旁神经节或椎前神经节更换神经元,节后纤维分布于结肠左曲以下的消化管、盆腔器官和下肢的血管、汗腺和立毛肌等。

(2)副交感神经 **副交感神经**(parasympathetic nerve)的低级中枢位于脑干的副交感脑神经核和脊髓骶 2～4 节段灰质的骶副交感神经核。这些核内的神经元即节前神经元,其轴突即副交感神经节前纤维。

副交感神经的周围部包括副交感神经节和副交感神经纤维。副交感神经节多位于所支配的器官附近或器官壁内,故又称器官旁节或器官内节。节内的神经元即节后神经元,其轴突即副交感神经节后纤维。

颅部副交感神经由脑干内的脑神经副交感核发出的副交感神经节前纤维分别随动眼神经、面神经、舌咽神经和迷走神经走行,分别至各神经所支配的器官附近或壁内的副交感神经节更换神经元,其节后纤维分别分布于所支配的器官:①随动眼神经分布的副交感神经纤维走行至睫状神经节更换神经元,其节后纤维支配瞳孔括约肌和睫状肌;②随面神经走行的副交感神经纤维,一部分节前纤维至翼腭神经节更换神经元,节后纤维支配泪腺、鼻腔和腭部黏膜的腺体,另一部分节前纤维至下颌下神经节更换神经元,节后纤维支配下颌下腺和舌下腺等;③随舌咽神经走行的副交感神经纤维至耳神经节更换神经元,节后纤维支配腮腺;④随迷走神经走行的副交感神经纤维至相应器官内节更换神经元,节后纤维分布到颈部、胸部和腹部的器官(结肠左曲以上的消化管),支配平滑肌、心肌的运动和腺体的分泌活动。

骶部副交感神经由脊髓骶 $2 \sim 4$ 节段的骶副交感神经核发出的节前纤维随第 $2 \sim 4$ 对骶神经前支出骶前孔,然后离开骶神经,组成盆内脏神经,至所支配器官的器官旁节或器官内节更换神经元,其节后纤维支配结肠左曲以下的消化管、盆腔器官和外生殖器等。

(3)交感神经和副交感神经的主要区别　交感神经和副交感神经都是内脏运动神经,常共同支配同一器官,形成对内脏器官的双重神经支配。但在神经来源、形态结构、分布范围和功能上,交感神经与副交感神经又有明显区别,其主要不同点见表 8-2。

表 8-2　交感神经与副交感神经的主要区别

比较点	交感神经	副交感神经
低级中枢位置	脊髓 $T_1 \sim L_3$ 节段侧角	脑干副交感核,脊髓 $S_1 \sim S_4$ 节段的骶副交感神经核
神经节的位置	椎旁神经节和椎前神经节	器官旁节和器官内节
节前、节后纤维	节前纤维短,节后纤维长	节前纤维长,节后纤维短
神经元的联系	一个节前神经元可与多个节后神经元形成突触	一个节前神经元只与少数节后神经元形成突触
分布范围	广泛(头颈部、胸、腹腔脏器和全身血管、腺体、立毛肌)	局限(大部分血管、汗腺、立毛肌、肾上腺髓质等处无分布)

(二)内脏感觉神经

内脏感觉神经(visceral sensory nerve)接受内脏器官的各种刺激,转变为神经冲动传至中枢,产生内脏感觉。内脏感觉神经的神经元胞体位于脊神经节和脑神经节内。这些神经元的周围突随交感神经或副交感神经分布于内脏器官和血管等处,中枢突进入脊髓或脑干。

内脏感觉神经与躯体感觉神经形态基本相似,但在传导特点上有以下不同:

1.内脏器官的一般活动不引起感觉,较强烈的活动才能引起感觉。

2.内脏器官对切割、冷热或烧灼等刺激不敏感,对牵拉、膨胀、平滑肌痉挛、化学刺激以及缺血和炎症等刺激敏感。

3.内脏痛觉较为弥散,定位不准确。这是由于内脏感觉的传入途径比较分散,即一个脏器的感觉纤维经过多个节段的脊神经进入中枢,而一条脊神经又包括来自几个脏器的感觉纤维,因此内脏感觉往往是弥散的,定位较模糊。

第四节 神经系统传导通路

神经传导通路是由数个神经元通过突触相连而成的神经元链,为机体完成复杂反射活动的结构基础。感受器接受机体内外环境的各种刺激,并将其转变为神经冲动,沿传入神经元传递至中枢系统的相应部位,最后至大脑皮质高级中枢,形成感觉。大脑皮质对传入的信息进行综合分析后发出指令,沿传出纤维至脑干和脊髓的运动神经元到效应器,产生效应。此为神经系统活动的基本方式,即反射。根据其功能不同,可将神经传导通路分为两大类:**感觉传导通路**(上行传导通路)(sensory pathway)和**运动传导通路**(motor pathway)。

一、感觉传导通路

感觉传导通路根据其传导感觉冲动的来源可分为躯体感觉传导通路和内脏感觉传导通路。躯体感觉包括一般躯体感觉和特殊躯体感觉。一般躯体感觉包括深感觉和浅感觉,特殊躯体感觉包括视觉、听觉、平衡觉。内脏感觉亦分为一般和特殊内脏感觉,后者包括嗅觉。其中内脏感觉在内脏神经章节已有叙述,本节主要介绍躯体感觉传导通路。

(一)本体(深)感觉传导通路

本体感觉是指肌腱、关节等运动器官本身在不同状态(运动或静止)产生的感觉,包括位置觉、运动觉和震动觉,故又称深感觉。该传导通路除传导本体感觉外,还传导皮肤的精细触觉(如辨别两点距离和物体的纹理粗细)。此传导通路可分为意识性和非意识性两条通路,在这主要介绍躯干和四肢意识性本体感觉和精细触觉传导通路(图 8-53)。

该传导通路由 3 级神经元组成。第 1 级神经元胞体位于脊神经节内,其周围突(树突)构成脊神经感觉纤维,主要分布于躯干和四肢的肌肉、肌腱、关节、韧带部位,部分纤维还分布于相应部位皮肤的精细触觉感受器中;中枢突(轴突)构成脊神经后根进入脊髓同侧半后索,形成薄束和楔束,此二束上行分别止于延髓下部背侧的薄束核和楔束核。

第 2 级神经元胞体位于薄束核和楔束核,由其发出的轴突构成弓状纤维,在延髓中线上与对侧薄、楔束纤维交叉,形成内侧丘系交叉。交叉后的纤维形成内侧丘系纤维,最终上行至丘脑腹后外侧核形成第二次突触接触。

第 3 级神经元胞体位于丘脑腹后外侧核。发出纤维称丘脑中央辐射,经内囊后肢,主要投射至中央后回中、上部和中央旁小叶后部。

该传导通路主要传导躯干、四肢部位的本体感觉和精细触觉。若该传导通路在内侧丘系交叉以上部位受损,则导致损伤对侧躯干、四肢的本体感觉和精细触觉障碍;若损伤部位在内侧丘系交叉以下,则受损的同侧本体感觉和精细触觉发生障碍。

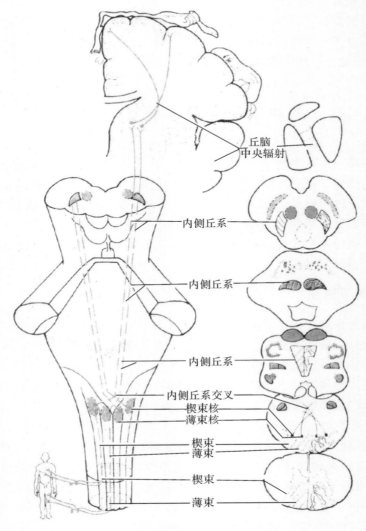

丘脑
中央辐射

内侧丘系

内侧丘系

内侧丘系

内侧丘系交叉
楔束核
薄束核

楔束
薄束

楔束
薄束

图 8-53　意识性本体感觉传导通路

(二)痛温觉、粗触觉和压觉(浅)传导通路

痛温觉、粗触觉和压觉又称浅感觉。根据传导感觉来源部位不同可分为躯干、四肢浅感觉传导通路和头面部浅感觉传导通路。

1. 躯干、四肢浅感觉传导通路(图 8-54)　由 3 级神经元链接构成。第 1 级神经元胞体位于脊神经节内,其周围突(树突)构成脊神经内的感觉纤维,分布于躯干、四肢皮肤的痛温觉感受器;中枢突(轴突)经脊神经后根入脊髓,先在脊髓内上升 1~2 个脊髓节段,然后止于脊髓灰质后角。

第 2 级神经元胞体位于脊髓后角内,其轴突经脊髓白质前联合,交叉到对侧白质的外侧索前部和前索的外侧部,分别构成脊髓丘脑侧束和脊髓丘脑前束。一般认为,侧束传导痛温觉,前束传导粗触觉、压觉。脊髓丘脑侧束和前束合称为脊髓丘脑束,上行至背侧丘脑的腹后外侧核。

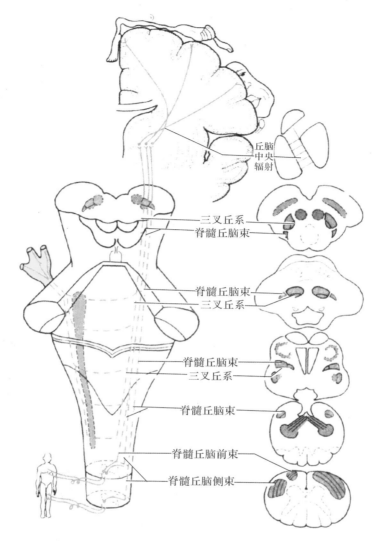

丘脑
中央
辐射

三叉丘系
脊髓丘脑束

脊髓丘脑束
三叉丘系

脊髓丘脑束
三叉丘系

脊髓丘脑束

脊髓丘脑前束

脊髓丘脑侧束

图 8-54 痛觉、温度觉和粗触觉传导通路

第 3 级神经元胞体位于背侧丘脑的腹后外侧核,它们发出的纤维称丘脑中央辐射,经内囊后肢投射到中央后回中、上部和中央旁小叶后部。

此传导通路主要传导躯干、四肢部位皮肤的痛觉、温度觉、粗触觉和压觉。如果在脑干及以上部位损伤了此传导通路,可导致损伤对侧躯干、四肢部位的痛温觉和粗触压觉障碍。若在脊髓部位损伤,则感觉障碍出现在同侧。

2.头面部浅感觉传导通路 由 3 级神经元组成。第 1 级神经元胞体主要位于三叉神经节内,其周围突经三叉神经分支分布至头面部皮肤、黏膜及牙的感觉器等。中枢突经三叉神经感觉根进入脑干;三叉神经中传导痛温觉的三叉神经根的纤维入脑后下降为三叉神经脊束,连同舌咽、迷走和面神经的纤维一起止于三叉神经脊束核,传导触压觉的纤维终止于三叉神经脑桥核。

第 2 级神经元的胞体位于三叉神经脊束核和三叉神经脑桥核内,它们发出的纤维交叉至对侧,组成三叉丘系,止于背侧丘脑的腹后内侧核。

第3级神经元的胞体在背侧丘脑的腹后内侧核,发出纤维经内囊后肢,投射到中央后回下部。

在此通路中,若三叉丘系以上受损,则导致对侧头面部痛温觉和触压觉障碍;若三叉丘系以下受损,则同侧头面部的痛温觉和触压觉障碍。

(三)视觉传导通路和瞳孔对光反射传导通路

1.视觉传导通路(图8-55) 由3级神经元构成。第1级神经元为视网膜的双极细胞,其周围突至视觉感受器,即视网膜的视杆、视锥细胞;中枢突与视网膜内的节细胞相互构成突触。

第2级神经元为视网膜的节细胞。其轴突构成视神经,经视神经管进入颅腔后形成视交叉,再延续为视束,最后止于外侧膝状体核。在视交叉处,来自两眼鼻侧半视网膜的神经纤维相互交叉,来自颞侧半视网膜的纤维不交叉。因此,在视束内包含来自对侧眼球鼻侧视网膜的交叉纤维和同侧眼球颞侧视网膜的未交叉纤维。

第3级神经元胞体位于外侧膝状体核,其轴突构成纤维经内囊后肢的后端,形成视辐射,最终投射于大脑距状沟上、下缘的皮质中,即视觉中枢。

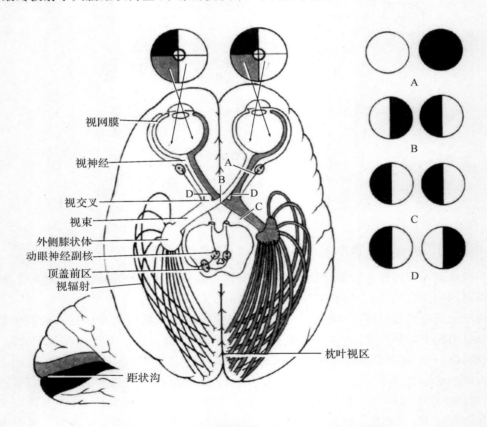

图 8-55 视觉传导通路和瞳孔对光反射传导通路

当视觉传导通路的不同部位受损时,可引起不同的视野缺损:当一侧眼的视网膜或视神经受损时,患侧眼的视野全盲;当视交叉中央部的交叉纤维受损时,两眼颞侧视野偏盲(管状视野);当视交叉一侧的不交叉纤维受损时,患侧眼的鼻侧视野偏盲;当一侧视束、视辐射或视觉中枢受损时,可引起双眼损伤对侧的视野同向偏盲。

2.瞳孔对光反射传导通路(图 8-55)　当光照一侧眼的瞳孔,引起两眼瞳孔缩小的反应称为瞳孔对光反射。瞳孔对光反射的通路如下:视网膜→视神经→视交叉→两侧视束→顶盖前区→两侧动眼神经副核→动眼神经→睫状神经节→节后纤维→瞳孔括约肌收缩→两侧瞳孔缩小。

瞳孔对光反射在临床上有重要意义,如双眼瞳孔对光反射消失,可能预示病危。

二、运动传导通路

运动传导通路包括躯体运动传导通路和内脏运动传导通路。躯体运动传导通路又包括锥体系和锥体外系两部分,其功能主要为支配和调控骨骼肌的随意运动。

(一)锥体系

锥体系(pyramidal system)主要是支配躯体骨骼肌的随意运动。其由上、下两级神经元组成。上运动神经元为大脑皮质中央前回和中央旁小叶前部的巨型锥体细胞及额、顶叶部分区域的锥体细胞,其轴突组成下行纤维束,称锥体束。其中,终止于脑神经核内的纤维称皮质脑干束(或皮质核束),终止于脊髓灰质前角的运动神经元纤维称皮质脊髓束。下运动神经元为脑神经运动核或脊髓灰质前角内的运动神经元,其轴突分别组成脑神经和脊神经内的运动纤维,终止于躯体的骨骼肌。

1.**皮质核束**(corticonuclear tract)(图 8-56)　上运动神经元为大脑皮质中央前回下部的锥体细胞,其轴突集中下行组成皮质脑干束,经过内囊膝部、中脑的大脑脚、脑桥的基底至延髓锥体。皮质脑干束在下行过程中,绝大部分纤维同时终止于双侧的脑神经躯体运动核(如动眼神经核、滑车神经核、展神经核、三叉神经运动核等),少部分纤维越中线完全交叉至对侧,终止于对侧的面神经核下部和舌下神经核。下运动神经元胞体位于脑干内的上述脑神经运动核内,其轴突构成脑神经中的躯体运动纤维,支配双侧眼外肌、咀嚼肌、面上部表情肌、胸锁乳突肌、斜方肌、咽喉肌和一侧的面下部表情肌、舌肌。

若病变累及一侧上神经元,则仅引起病变对侧眼裂以下的表情肌及对侧舌肌的瘫痪,表现为病变对侧鼻唇沟消失、口角下垂、不能鼓腮、口角歪向病变侧、伸舌时舌尖偏向病变对侧。若受损部位为下神经元,如某个脑神经核或脑神经损伤,则只引起同侧该受损神经核或脑神经所支配的头、面部肌肉瘫痪。

2.**皮质脊髓束**(corticospinal tract)(图 8-56)　上运动神经元胞体为位于大脑皮质中央前回上 2/3 和中央旁小叶前部的锥体细胞。下运动神经元的胞体则位于脊髓灰质前角运动核内。上运动神经元胞体发出的轴突构成皮质脊髓束下行,经内囊后肢、中脑的大脑脚底,达脑桥的基底部,再进入延髓锥体,在锥体下端大部分纤维交叉至对侧(即锥体交叉),组成皮质脊髓侧束,在脊髓外侧索下行;小部分不交叉的纤维组成皮质脊髓前束在脊髓前索内下行。皮质脊髓侧束的纤维主要进入同侧的脊髓灰质前角运动外侧核形成突触,而皮质脊髓前束纤维同时与双侧脊髓灰质前角运动内侧核形成突触。脊髓灰质前角运动外、内侧核的神经元发出轴突构成脊神经的运动纤维,分别支配四肢部位和躯干部位骨骼

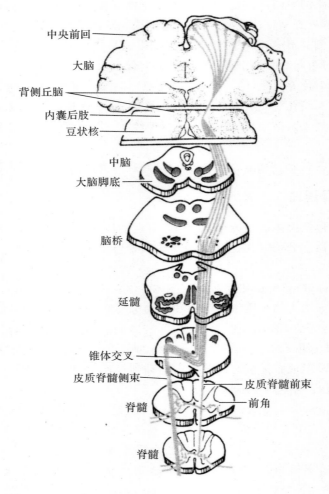

中央前回

大脑

背侧丘脑

内囊后肢

豆状核

中脑

大脑脚底

脑桥

延髓

锥体交叉

皮质脊髓侧束

脊髓

脊髓

皮质脊髓前束

前角

图 8-56　锥体系

肌的随意运动。

　　皮质脊髓束的损伤可分为上运动神经元损伤和下运动神经元损伤两种情况。若为中央前回上 2/3 及中央旁小叶额前部的神经元胞体及发出的轴突损伤(即上运动神经元损伤),则典型表现为对侧半身的痉挛性瘫痪,以四肢为主(又称硬瘫)。若为脊髓灰质前角运动神经元或它们发出的轴突即脊神经损伤(下运动神经元损伤),则典型表现也是随意运动消失,但范围较小,多为该神经所支配的一块或几块肌瘫痪,肌张力降低(又称软瘫)。

(二)锥体外系

　　锥体外系(extrapyramidal system)是指锥体系以外一切与躯体运动有关的下行传导通路。锥体外系结构复杂,有多条传导通路。其主要功能为调节肌张力,协调肌肉运动,维持姿势和习惯性动作等。锥体外系的活动从属于锥体系,两者的关系密切,锥体系准确的随意运动主要靠锥体外系的正常活动来保证实现。

第五节 脑和脊髓的被膜、血管及脑脊液循环

一、脑和脊髓的被膜

脑和脊髓的表面包有三层被膜,由外向内依次为硬膜、蛛网膜和软膜,它们有支持、保护脑和脊髓的作用。

(一)脊髓的被膜

脊髓的被膜由外向内为硬脊膜、脊髓蛛网膜和软脊膜(图 8-57)。

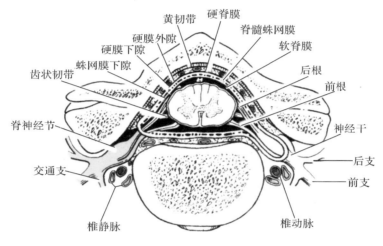

图 8-57 脊髓的被膜(横断面)

1. **硬脊膜**(spinal dura mater) 由致密结缔组织构成,厚而坚韧,包裹着脊髓。硬脊膜上端附于枕骨大孔边缘,与硬脑膜相延续,下端自第 2 骶椎平面以下逐渐变细,包裹终丝,末端附于尾骨背面。硬脊膜与椎管内面的骨膜之间的间隙称**硬膜外隙**(epidural space),内含疏松结缔组织、脂肪、淋巴管和静脉丛等,此间隙呈负压,有脊神经根通过。临床上进行硬膜外麻醉,是将药物注入此间隙,以阻滞脊神经根内的神经传导。

2. **脊髓蛛网膜**(spinal arachnoid mater) 为半透明的薄膜,位于硬脊膜与软脊膜之间,向上与脑蛛网膜相延续。脊髓蛛网膜与软脊膜之间有较宽阔的间隙,称为**蛛网膜下隙**(subarachnoid space),此间隙内充满脑脊液。脊髓蛛网膜下隙的下部,自脊髓下端至第 2 骶椎水平扩大,称为**终池**(terminal cistern),内有马尾。因此临床上常在第 3、4 或第 4、5 腰椎间进行腰椎穿刺,以抽取脑脊液或注入药物而不伤及脊髓。

3. **软脊膜**(spinal pia mater) 薄而富有血管,紧贴在脊髓的表面,并延伸至脊髓的沟裂中,在脊髓下端移行为终丝。

(二)脑的被膜

脑的被膜由外向内为硬脑膜、脑蛛网膜和软脑膜。

1. **硬脑膜**(cerebral dura mater) 厚而坚韧,由两层构成,外层即颅骨内骨膜,内层较外层坚厚,两层之间有丰富的血管和神经。硬脑膜与颅盖骨连结疏松,易于分离,当硬脑膜血

管损伤时,可在硬脑膜与颅骨之间形成硬膜外血肿。硬脑膜在颅底处则与颅骨结合紧密,故颅底骨折时,易将硬脑膜与脑蛛网膜同时撕裂,使脑脊液外漏。硬脑膜在枕骨大孔的周围与硬脊膜相延续。

硬脑膜的内层折叠形成若干板状突起,深入脑的各部之间,起分隔、承托和固定脑的作用。主要有:①**大脑镰**(cerebral falx),呈镰刀形,伸入大脑纵裂内;②**小脑幕**(tentorium of cerebellum),形似幕帐,伸入大脑横裂内,其前内缘游离形成幕切迹。

硬脑膜在某些部位两层分开,内面衬以内皮细胞,形成特殊的颅内静脉管道,内含静脉血,称为**硬脑膜窦**(sinus of dura mater)(图 8-58)。主要的硬脑膜窦有:①**上矢状窦**(superior sagittal sinus),位于大脑镰上缘,向后流入窦汇。窦汇由上矢状窦与直窦在枕内隆突处汇合而成。②**下矢状窦**(inferior sagittal sinus),位于大脑镰下缘,其走向与上矢状窦一致,向后汇入直窦。③**直窦**(straight sinus),位于大脑镰与小脑幕连接处,由大脑大静脉和下矢状窦汇合而成,向后通窦汇。④**横窦**(transverse sinus),成对,位于小脑幕后外侧缘附着处的枕骨横窦沟处,连接窦汇与乙状窦。⑤**乙状窦**(sigmoid sinus),成对,位于乙状窦沟内,是横窦的延续,向前下在颈静脉孔处出颅续为颈内静脉。⑥**海绵窦**(cavernous sinus),位于蝶骨体的两侧,为硬脑膜两层间的不规则腔隙。海绵窦内有颈内动脉、展神经、动眼神经、滑车神经、三叉神经的眼神经和上颌神经通过。海绵窦向前经眼静脉与面静脉交通,向下经卵圆孔的小静脉与翼静脉丛相通,故面部感染可经上述交通蔓延至海绵窦,引起海绵窦炎和血栓,继而累及经过海绵窦的结构,出现相应的症状。

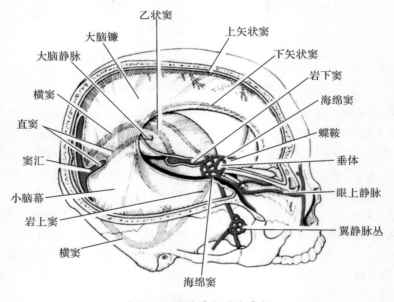

图 8-58 硬脑膜和硬脑膜窦

2.**脑蛛网膜**(cerebral arachnoid mater) 薄而透明,缺乏血管和神经,与软脑膜之间有较宽的蛛网膜下隙。脑蛛网膜下隙内充满脑脊液,此隙向下与脊髓蛛网膜下隙相通。在小脑与延髓之间的蛛网膜下隙较大,称为**小脑延髓池**(cerebellomedullary cistern)。蛛网膜在上矢状窦的两侧形成许多绒毛状突起,突入上矢状窦内,称为**蛛网膜粒**(arachnoid granulations)。脑脊液经蛛网膜粒渗入硬脑膜窦内,回流入静脉(图 8-59)。

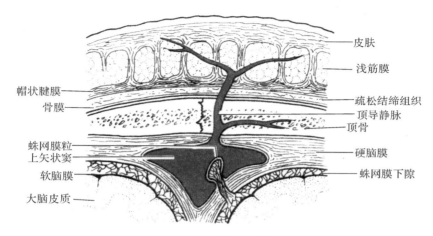

图 8-59 脑蛛网膜和硬脑膜窦

3. **软脑膜**(cerebral pia mater) 薄而富有血管和神经,紧贴于脑的表面并深入沟裂内。在脑室附近,软脑膜的血管反复分支形成毛细血管丛,并连同其表面的软脑膜和室管膜上皮一起突入脑室,形成脉络丛,是产生脑脊液的主要结构。

二、脑和脊髓的血管

(一)脑的血管

1. **脑的动脉** 脑的动脉来自颈内动脉和椎动脉。大脑半球的前 2/3 和部分间脑由颈内动脉供应;大脑半球后 1/3 及部分间脑、脑干和小脑由椎动脉供应。颈内动脉和椎动脉都发出皮质支和中央支,皮质支营养皮质和浅层髓质,中央支营养间脑、基底核和内囊等。

(1)**颈内动脉**(internal carotid artery) 起自颈总动脉,自颈部向上至颅底,经颞骨岩部的颈动脉管进入颅内,分支营养脑和眼球等,主要分支有:

1)**大脑前动脉**(anterior cerebral artery)(图 8-60、图 8-61):在视神经上方向前内行,进入大脑纵裂,与对侧的同名动脉借前交通动脉相连,然后沿胼胝体沟向后行。皮质支分布于

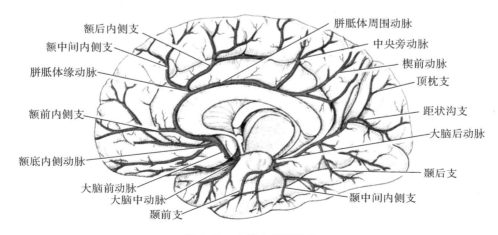

图 8-60 大脑内侧面动脉

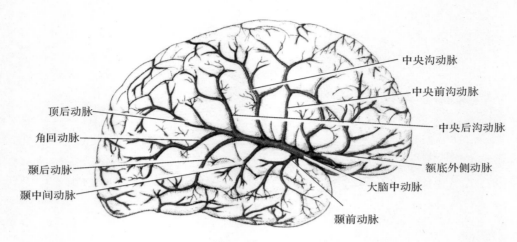

图 8-61　大脑外侧面的动脉

顶枕沟以前的大脑半球内侧面、额叶底面的一部分和额、顶两叶上外侧面的上部；中央支供应尾状核、豆状核前部和内囊前肢（图 8-62）。

　　2）**大脑中动脉**（middle cerebral artery）（图 8-60、61）：可视为颈内动脉的直接延续，向外行进入外侧沟，分为数支皮质支，营养大脑半球上外侧面的大部分和岛叶。大脑中动脉在起始部发出数支细小的中央支，又称豆纹动脉，垂直向上进入脑实质，营养尾状核、豆状核、内囊膝和后肢（图 8-62）。在高血压动脉硬化时，大脑中动脉的中央支易破裂而导致脑出血，引起内囊损伤。

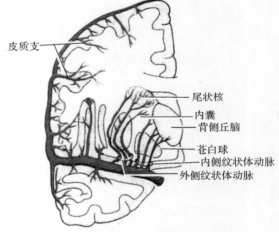

图 8-62　大脑中动脉的中央支和皮质支

　　3）**后交通动脉**（posterior communicating artery）：两条，自颈内动脉发出后，与大脑后动脉吻合。

　　（2）**椎动脉**（vertebral artery）（图 8-63）

　　起自锁骨下动脉，穿第 6 至第 1 颈椎横突孔，经枕骨大孔进入颅腔，在脑桥基底部，左、右椎动脉合成一条基底动脉，基底动脉沿脑桥基底沟上行，至脑桥上缘分为两条**大脑后动脉**（posterior cerebral artery）。椎动脉主要营养脑干、小脑、间脑后部和大脑半球的后 1/3。

　　（3）大脑动脉环（Willis 环）　由前交通动脉、两侧大脑前动脉、两侧颈内动脉末端、两侧后交通动脉和两侧大脑后动脉互相连通组成。位于脑底下方，蝶鞍上方，环绕视交叉、灰结节及乳头体周围（图 8-63）。此环使两侧颈内动脉与椎动脉相交通，在正常情况下，大脑动脉环两侧的血液不相混合。当此环的某一处发育不良或被阻断时，可在一定程度上通过大脑动脉环使血液重新分配和代偿，以维持脑的血液供应。

　　2.脑的静脉　脑的静脉壁薄无瓣膜，不与动脉伴行，可分为深、浅两组静脉，两组之间相互吻合。浅组收集大脑皮质及皮质下髓质的静脉血；深组收集大脑髓质深部的静脉血。两组静脉注入邻近的硬脑膜窦，最终回流至颈内静脉。

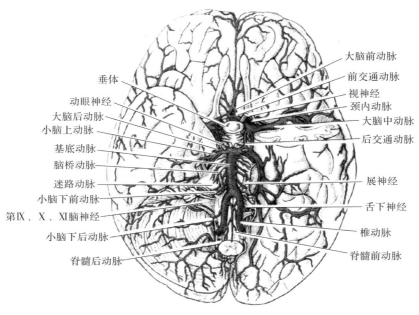

垂体
动眼神经
大脑后动脉
小脑上动脉
基底动脉
脑桥动脉
迷路动脉
小脑下前动脉
第Ⅸ、Ⅹ、Ⅺ脑神经
小脑下后动脉
脊髓后动脉

大脑前动脉
前交通动脉
视神经
颈内动脉
大脑中动脉
后交通动脉
展神经
舌下神经
椎动脉
脊髓前动脉

图 8-63　大脑底面的动脉

(二)脊髓的血管

1.脊髓的动脉　脊髓的动脉来源于椎动脉和节段性动脉。椎动脉发出脊髓前动脉和脊髓后动脉,沿脊髓表面下行过程中,与肋间后动脉、腰动脉发出的节段性动脉分支吻合成网,分支营养脊髓(图 8-64)。

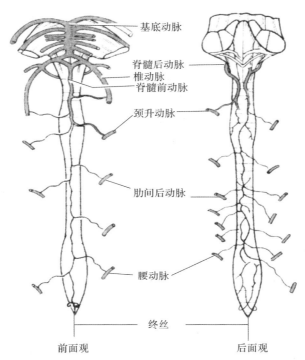

基底动脉
脊髓后动脉
椎动脉
脊髓前动脉
颈升动脉
肋间后动脉
腰动脉
终丝
前面观　　后面观

图 8-64　脊髓的动脉

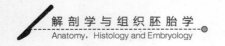

2. **脊髓的静脉**　脊髓的静脉较动脉多而粗,收集脊髓内的小静脉,汇集成脊髓前、后静脉,最后注入硬膜外隙的椎内静脉丛。

三、脑脊液的循环

(一)脑室

脑室是脑内的腔隙,各脑室内有脉络丛并充满脑脊液。脑室包括左、右侧脑室、第三脑室和第四脑室(图 8-65)。

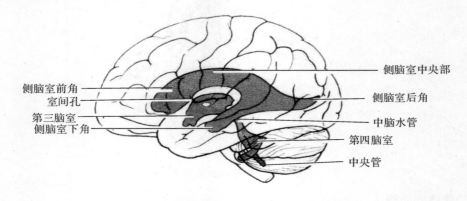

图 8-65　脑室系统投影

1. **侧脑室**(lateral ventricle)　位于大脑半球内,左右各一,延伸至半球的各个叶内。侧脑室经左、右室间孔与第三脑室相通。

2. **第三脑室**(third ventricle)　位于两侧背侧丘脑和下丘脑之间的矢状位裂隙。第三脑室前部通过室间孔与侧脑室相通,后经中脑水管与第四脑室相通。

3. **第四脑室**(fouth ventricle)　位于延髓、脑桥和小脑之间,第四脑室的顶形如帐篷,朝向小脑,底即菱形窝。第四脑室向上经中脑水管通第三脑室,向下通脊髓中央管,并通过第四脑室正中孔和外侧孔与蛛网膜下隙相通。

(二)脑脊液及其循环

脑脊液(cerebral spinal fluid)主要由各脑室脉络丛产生,充满于脑室、蛛网膜下隙和脊髓中央管内的无色透明液体,内含多种浓度不等的无机离子、葡萄糖、微量蛋白和少量淋巴细胞。脑脊液对中枢神经系统起缓冲、保护、营养、运输代谢产物和调节颅内压等作用。脑脊液总量在成人平均约为 150ml。

脑脊液处于不断产生、循环和回流的平衡状态中,其循环途径是:侧脑室脉络丛产生的脑脊液,经室间孔流至第三脑室,与第三脑室脉络丛产生的脑脊液一起,经中脑水管流入第四脑室,再汇合第四脑室脉络丛产生的脑脊液一起经第四脑室正中孔和两个外侧孔流入蛛网膜下隙,然后脑脊液再沿此隙流向大脑背面的蛛网膜下隙,经蛛网膜粒渗透到硬脑膜窦(主要是上矢状窦)内,回流入血液中(图 8-66)。若脑脊液在循环途中发生阻塞,则可导致脑积水和颅内压升高,使脑组织受压移位,甚至出现脑疝而危及生命。

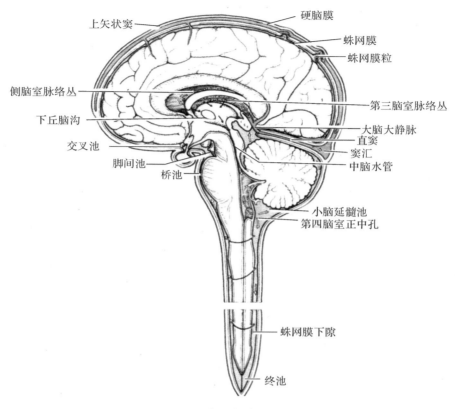

图 8-66　脑脊液循环模式图

思考与练习

一、名词解释

1.灰质　　　　　　　　　2.纤维束　　　　　　　　　3.内囊

4.硬膜外隙　　　　　　　5.蛛网膜下隙　　　　　　　6.大脑动脉环

二、选择题

1.成人脊髓下端约平对　　　　　　　　　　　　　　　　　　　　　　　（　　　）

　　A.第 1 腰椎体下缘　　　　B.第 2 腰椎体下缘　　　　C.第 3 腰椎体下缘

　　D.第 4 腰椎体下缘　　　　E.第 5 腰椎体下缘

2.脊髓前角的神经元是　　　　　　　　　　　　　　　　　　　　　　　（　　　）

　　A.感觉神经元　　　　　　B.运动神经元　　　　　　C.联络神经元

　　D.交感神经元　　　　　　E.副交感神经元

3.在脊髓内传导精细触觉的纤维是　　　　　　　　　　　　　　　　　（　　　）

　　A.皮质脊髓侧束　　　　　B.内侧丘系　　　　　　　C.脊髓丘脑束

D. 皮质脊髓前束　　　　　　　　　E. 薄束和楔束

4. 躯体运动中枢位于　　　　　　　　　　　　　　　　　　　（　　）

    A. 中央后回　　　　　　　　　　　B. 中央前回

    C. 中央后回和中央旁小叶后部　　　D. 中央前回和中央旁小叶前部

    E. 中央前回和中央旁小叶后部

5. 通过内囊膝的纤维束是　　　　　　　　　　　　　　　　　（　　）

    A. 皮质脊髓束　　　　　　B. 丘脑中央辐射　　　　C. 皮质核束

    D. 视辐射　　　　　　　　E. 额桥束

6. 动眼神经损伤可表现为　　　　　　　　　　　　　　　　　（　　）

    A. 角膜反射消失　　　　　B. 瞳孔开大　　　　　　C. 瞳孔缩小

    D. 不能闭眼　　　　　　　E. 眼球向内转

7. 味觉纤维走行于　　　　　　　　　　　　　　　　　　　　（　　）

    A. 面神经和舌咽神经　　　B. 面神经和舌下神经　　C. 面神经和迷走神经

    D. 舌咽神经和三叉神经　　E. 舌咽神经和舌下神经

8. 斜方肌的支配神经是　　　　　　　　　　　　　　　　　　（　　）

    A. 副神经　　　　　　　　B. 胸背神经　　　　　　C. 胸长神经

    D. 腋神经　　　　　　　　E. 肌皮神经

9. 肱骨外科颈骨折最容易损伤　　　　　　　　　　　　　　　（　　）

    A. 肌皮神经　　　　　　　B. 腋神经　　　　　　　C. 正中神经

    D. 尺神经　　　　　　　　E. 桡神经

10. 尺神经最易损伤的部位是　　　　　　　　　　　　　　　　（　　）

    A. 上臂中部　　　　　　　B. 尺神经沟　　　　　　C. 前臂内侧

    D. 尺骨茎突　　　　　　　E. 外科颈

11. 支配臀大肌的神经是　　　　　　　　　　　　　　　　　　（　　）

    A. 坐骨神经　　　　　　　B. 臀上神经　　　　　　C. 臀下神经

    D. 闭孔神经　　　　　　　E. 阴部神经

12. 下列哪支神经损伤可出现"爪形手"表现　　　　　　　　　（　　）

    A. 正中神经　　　　　　　B. 腋神经　　　　　　　C. 桡神经

    D. 尺神经　　　　　　　　E. 肌皮神经

13. 以下关于内脏神经的说法,错误的是　　　　　　　　　　　（　　）

    A. 主要分布于内脏、心血管和腺体

    B. 中枢在脑和脊髓内

    C. 含有感觉和运动两种纤维

    D. 内脏感觉神经元的胞体在脑和脊髓的神经节内

    E. 分为交感和副交感神经两部分

14. 躯干、四肢本体感觉和精细触觉传导通路　　　　　　　　　（　　）

    A. 第 1 级神经元的胞体在脊髓后角

    B. 第 2 级神经元的胞体在薄束核和楔束核

    C. 交叉部位在脑桥

D. 包括外侧丘系和三叉丘系

E. 第 3 级神经元的胞体位于背侧丘脑腹后内侧核

15. 一侧内囊损伤表现为 （　）

A. 对侧上、下肢瘫痪 B. 对侧半身瘫痪和偏盲

C. 对侧半身感觉障碍和偏盲 D. 对侧半身感觉障碍和运动障碍

E. 对侧半身感觉和运动障碍，双眼偏盲，对侧听力完全丧失

16. 大脑中动脉来自 （　）

A. 颈外动脉 B. 颈内动脉 C. 椎动脉

D. 脊髓前动脉 E. 基底动脉

17. 以下关于蛛网膜下隙的叙述，正确的是 （　）

A. 在硬膜与蛛网膜之间 B. 在蛛网膜与软膜之间

C. 有脊神经通过 D. 脑蛛网膜与软脑膜之间无蛛网膜下隙

E. 脑和脊髓的蛛网膜下隙互不相通

三、简答题

1. 简述臂丛的主要分支及分布。

2. 临床上行硬膜外麻醉穿刺时，针头经过哪些结构到达硬膜外隙？

3. 试述脑脊液的产生部位和循环途径。

4. 针刺足底，患者感觉疼痛，试分析其传导路径。患者由于疼痛引起足趾屈，该反射又是如何传导的？

（林正彬、盘　梅）

参考答案

第九章 内分泌系统

【学习要点】
    1.内分泌系统的组成。
    2.甲状腺的形态、位置、功能,以及甲状旁腺的位置、功能。
    3.肾上腺的位置、结构和功能。
    4.垂体的形态、位置、结构和功能,松果体的位置。
    5.胰岛的分布和功能。
    6.胸腺的位置和形态。
    7.生殖腺的位置和功能。

教学 PPT

内分泌系统(endocrine system)(图 9-1)是神经系统以外的另一重要调节系统,由内分泌腺和内分泌组织组成。**内分泌腺**(endocrine gland)是结构上独立存在的器官,其特点是没有导管,故又称为无管腺;腺上皮细胞排列成团状、索状或泡状,含有丰富的毛细血管和毛细淋巴管,如甲状腺、甲状旁腺、肾上腺、垂体等。内分泌腺分泌的化学物质称为**激素**(hormone),激素直接进入毛细血管和毛细淋巴管,再经血流运送至全身,对特定的靶器官和靶细胞发挥作用。**内分泌组织**(endocrine tissue)以细胞团为单位分散在人体的其他器官或组织内,如胰腺中的胰岛、睾丸中的间质细胞、卵巢中的卵泡和黄体以及消化管壁内的内分泌细胞等。

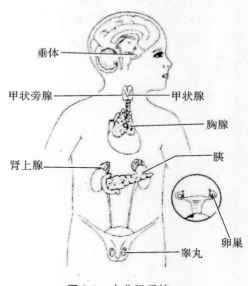

图 9-1 内分泌系统

内分泌系统与神经系统相辅相成,共同维持人体内环境的平衡与稳定。相较于神经系统快速而精准的调节,内分泌系统将分泌的化学物质运送到全身特定的靶细胞从而实现调节功能,其作用缓慢而持续。

一、甲状腺

(一)甲状腺的形态和位置

甲状腺(thyroid gland)位于颈前部,棕红色,呈"H"形,分左侧叶、右侧叶及连接左、右两侧叶的甲状腺峡。甲状腺侧叶位于喉下部与气管上部的两侧面,上至甲状软骨中部,下至第

6气管软骨环。甲状腺峡位于第2～4气管软骨环前方,其上缘常有一向上伸出的锥状叶。甲状腺侧叶与甲状软骨、环状软骨有韧带相连,故吞咽时甲状腺可随喉上、下移动。甲状腺两侧叶的后面与甲状旁腺、喉返神经相邻,进行甲状腺手术时须注意这一解剖关系,避免误伤甲状旁腺和喉返神经。

(二)甲状腺的微细结构

甲状腺的表面有结缔组织被膜包绕,并随血管和神经深入腺实质,将甲状腺分为若干小叶。每个小叶内含有大量的甲状腺滤泡(图 9-2),滤泡壁主要由滤泡上皮细胞构成,在滤泡之间的结缔组织内还分布着滤泡旁细胞。

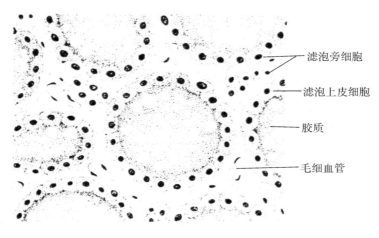

滤泡旁细胞
滤泡上皮细胞
胶质
毛细血管

图 9-2　甲状腺的微细结构

滤泡上皮细胞呈立方形,细胞核圆,位于中央,能分泌**甲状腺素**(thyroxine),对促进机体新陈代谢、生长发育,特别是对脑和骨骼的正常发育与功能有重要作用。甲状腺激素分泌不足,在幼年可引起骺软骨板的发育、骨化停滞,影响神经系统发育,从而出现发育迟缓、身材矮小、智力低下等,形成呆小症;在成年时期分泌不足则可出现黏液性水肿。另外,碘对甲状腺激素分泌有调节作用,某些地区因缺碘导致甲状腺肿大,称为地方性甲状腺肿。

滤泡旁细胞呈卵圆形或多边形,能分泌**降钙素**(calcitonin),具有降低血钙作用,参与机体钙平衡调节。

二、甲状旁腺

(一)甲状旁腺的形态和位置

甲状旁腺(parathyroid gland)(图 9-3)为上、下两对扁椭圆形小体,淡棕黄色,大小似绿豆,位于甲状腺侧叶后缘,有时也可埋入甲状腺实质中。上甲状旁腺位置比较恒定,在甲状腺侧叶后缘上、中 1/3 交界处;下甲状旁腺位置变异较大,多位于甲状腺侧叶后缘近下端的甲状腺下动脉附近。

(二)甲状旁腺的微细结构

甲状旁腺的细胞呈索状或团状排列,其腺细胞主要包含主细胞和嗜酸性细胞两种。

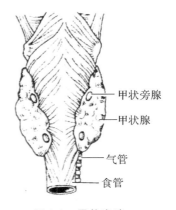

甲状旁腺
甲状腺
气管
食管

图 9-3　甲状旁腺

主细胞是甲状旁腺的主要细胞,能分泌**甲状旁腺素**(parathyroid hormone,PTH),调节钙磷代谢。PTH动员骨钙入血,促进肾小管对钙离子的重吸收和磷酸盐的排泄,使血钙浓度增加和血磷浓度下降。如甲状腺手术中不慎误将甲状旁腺切除,可引起血钙降低、手足抽搐、肢体对称性疼痛与痉挛;若甲状旁腺功能亢进,则可引起骨质疏松并易发骨折。

三、肾上腺

(一)肾上腺的形态和位置

肾上腺(suprarenal gland)左、右各一,呈淡黄色,左肾上腺近似半月形(图 9-4),右肾上腺呈三角形,位于腹膜后间隙内脊柱两侧,左、右肾上段的上内方,与肾共同被肾筋膜包裹。肾上腺的前面有不太明显的肾上腺门,是血管、神经和淋巴管进出之处。

(二)肾上腺的微细结构

肾上腺的实质分为皮质和髓质两部分(图 9-4)。

1.肾上腺皮质　肾上腺皮质位于肾上腺的周围部,根据细胞的排列形态,由浅至深依次分为球状带、束状带、网状带。

(1)球状带　位于皮质浅层。细胞呈低柱状或立方形,排列成球形细胞团,核小而圆,染色深,胞质少,弱嗜碱性。球状带可分泌盐皮质激素,主要代表为**醛固酮**(aldosterone),调节电解质和水盐代谢。

(2)束状带　位于皮质中层。细胞体积大,胞核染色浅,位于中央。束状带可分泌糖皮质激素,主要代表为**可的松**(cortisone)和**氢化可的松**(hydrocortisone),调节糖、脂肪和蛋白质的代谢。

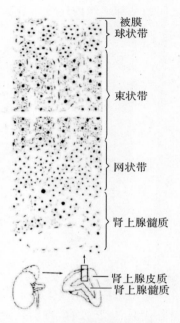

被膜
球状带

束状带

网状带

肾上腺髓质

肾上腺皮质
肾上腺髓质

图 9-4　肾上腺的微细结构

(3)网状带　紧靠髓质,细胞排列成不规则的条索状,交织成网。网状带的细胞较束状带的小,胞核亦小,染色深,胞质弱嗜酸性。网状带可分泌**雄激素**(androgen)和少量的**雌激素**(estrogen),但分泌量较少,在生理情况下意义不大。

2.肾上腺髓质　肾上腺髓质位于肾上腺中央部,其细胞呈多边形,易被铬盐染成棕黄色,又称嗜铬细胞。嗜铬细胞可分泌**去甲肾上腺素**(noradrenaline,NE)和**肾上腺素**(edrenaline,E)。去甲肾上腺素主要作用于血管,可引起小动脉收缩、血压升高;肾上腺素主要作用于心肌,促使心肌兴奋、心率增快。

四、垂体

垂体(hypophysis)(图 9-5)呈灰红色,椭圆形,位于颅底蝶鞍的垂体窝内,借漏斗柄与下丘脑相连。垂体的前上方与视交叉相邻,当垂体发生肿瘤时可压迫视交叉的中央部,引起两侧视野的颞侧偏盲。垂体可分为腺垂体和神经垂体两部分。腺垂体包括远侧部、结节部和中间部;位于后方的神经垂体较小,由神经部和漏斗组成。其中,远侧部和结节部称为前叶,中间部和神经部称为后叶。

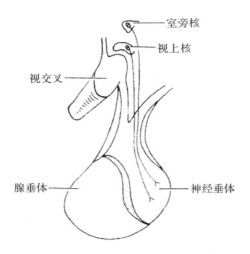

图 9-5　垂体(正中矢状面)

(一)腺垂体

腺垂体(adenohypophysis)由排列成索状或团状的腺细胞构成。根据 HE 染色法,将腺细胞分为嗜酸性细胞、嗜碱性细胞和嫌色细胞(图 9-6)。

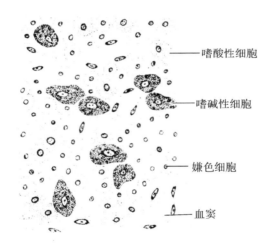

图 9-6　腺垂体的微细结构

1.**嗜酸性细胞**　数量较多,呈圆形或椭圆形,胞质内含嗜酸性颗粒,可分泌以下两种激素:

(1)**生长激素**(growth hormone,GH)　能促进体内多种代谢过程,尤能刺激骺软骨生长,使骨增长。在幼年时期,生长激素分泌不足可致侏儒症,分泌过多引起巨人症,成人则发生肢端肥大症。

(2)**催乳激素**(mammotropin)　能促进乳腺发育,在妊娠后期和哺乳期,可促进乳汁分泌。

2.**嗜碱性细胞**　数量较嗜酸性细胞少,呈椭圆形或多边形,胞质内含嗜碱性颗粒,可分泌以下三种激素:

(1)**促甲状腺激素**(thyroid stimulating hormone,TSH)　能促进甲状腺激素的合成和释放。

(2)**促性腺激素**(gonadotropin,Gn)　该激素在女性可促进卵泡的生长、发育和黄体的形成；在男性则刺激生精小管的支持细胞合成雄激素结合蛋白、促进精子的发生，同时刺激睾丸间质细胞分泌雄激素。

(3)**促肾上腺皮质激素**(adrenocorticotropin hormone,ACTH)　可促进肾上腺皮质分泌糖皮质激素。

3. **嫌色细胞**(chromophobe cell)　细胞数量多，体积小，着色浅，其功能尚未明了。

(二)神经垂体

神经垂体(neurohypophysis)主要由无髓神经纤维和神经角质构成，不含腺体细胞，不能合成激素，只能储存和释放视上核和室旁核合成的激素。神经垂体储存和释放的激素主要有以下两种：

1. **抗利尿激素**(antidiuretic hormone,ADH)　又称加压素，由下丘脑的视上核和室旁核的神经内分泌细胞分泌，经下丘脑—垂体束到达神经垂体后释放。其主要作用是提高远曲小管和集合小管对水的通透性，促进水的吸收，使尿量减少，是尿液浓缩和稀释的关键性调节激素。当抗利尿激素分泌不足时，导致肾小管对水的重吸收障碍，使尿量增多，24小时可达5000～10000ml，即尿崩症。

2. **催产素**(oxytocin)　主要由室旁核的神经内分泌细胞分泌，能引起子宫平滑肌收缩和促进乳腺泌乳。

五、松果体

松果体(pineal body)为一椭圆形小体，色灰红，位于胼胝体和上丘之间，附于第三脑室顶的后部。松果体通过视神经、下丘脑视交叉上核和交感神经间接感知外界光照，参与调节机体的昼夜节律，并实现日节律性、季节律性地合成和分泌**褪黑素**(melatonin)。褪黑素可抑制垂体促性腺激素的释放，间接影响性腺的发育。在儿童时期，若松果体病变，可出现性早熟或性器官过度发育；若分泌过盛，可导致青春期延迟。此外，松果体还能分泌生长抑素、促甲状腺激素释放激素、脑啡肽等多种生物活性物质。

六、胰岛

胰岛(pancreatic islet)是胰的内分泌部，为许多大小不等、形状不一的细胞群，其周围有薄膜包裹，散在于胰腺实质内，以胰尾最多，其余部分分布较少。胰岛分泌的激素主要有胰岛素和胰高血糖素，参与血糖浓度调节，前者能降低血糖，后者可升高血糖。

七、胸腺

胸腺(thymus)属于淋巴器官，兼有内分泌功能。胸腺位于胸骨柄后方，上纵隔的前部，主动脉弓和头臂静脉等大血管的前方。胸腺通常分为不对称的左、右两叶，两者借结缔组织相连，多呈扁条状，质软，周围有脂肪组织和淋巴结。胸腺有明显的年龄变化，新生儿和幼儿甚为发达，随年龄的增长逐渐萎缩、退化，成人的胸腺通常被结缔组织替代。

胸腺可分泌胸腺素和胸腺生成素等物质，能将来自骨髓、脾等处的淋巴干细胞转化为具有免疫能力的 T 淋巴细胞,是 T 淋巴细胞分化、发育及成熟的场所。

八、生殖腺

睾丸(testis)是男性生殖腺,左右各一,位于阴囊内,可产生精子和雄性激素。雄性激素由精曲小管之间的间质细胞产生,经毛细血管进入血液循环,其作用是激发男性的第二性征,并维持正常的性功能。

卵巢(ovary)为女性生殖腺,左右各一,位于盆腔内,贴靠于小骨盆侧壁的卵巢窝,可产生卵泡。卵泡壁细胞主要产生雌激素和孕激素。卵泡排卵后,残留在卵巢内的卵泡壁变为黄体,并分泌孕激素和雌激素。雌激素可刺激子宫、阴道和乳腺的生长发育,出现并维持第二性征。孕激素则能使子宫内膜增厚,为受精卵的种植做准备,同时促使乳腺逐渐发育,以备授乳。

思考与练习

一、选择题

1. 内分泌器官不包括　　　　　　　　　　　　　　　　（　　）
   A. 胰岛　　　　　　　　B. 垂体　　　　　　　　C. 甲状腺
   D. 肾上腺　　　　　　　E. 唾液腺

2. 甲状腺激素产生于甲状腺中的　　　　　　　　　　　（　　）
   A. 滤泡上皮细胞　　　　　　　　　B. 滤泡旁细胞
   C. 滤泡间的血管内皮细胞　　　　　D. 结缔组织细胞
   E. 间质细胞

3. 甲状旁腺　　　　　　　　　　　　　　　　　　　　（　　）
   A. 是三角形小体　　　　　　　　　B. 共有 2 个
   C. 位于甲状腺侧叶的后方　　　　　D. 位于甲状腺峡部
   E. 能分泌甲状腺激素

4. 分泌降钙素的细胞是　　　　　　　　　　　　　　　（　　）
   A. 嗜铬细胞　　　　　　　　　　　B. 甲状腺滤泡上皮细胞
   C. 胰岛细胞　　　　　　　　　　　D. 甲状腺滤泡旁细胞
   E. 滤泡旁细胞

5. 肾上腺皮质球状带分泌　　　　　　　　　　　　　　（　　）
   A. 肾上腺素　　　　　　B. 糖皮质激素　　　　　C. 盐皮质激素
   D. 性激素　　　　　　　E. 促肾上腺素释放激素

6. 肾上腺皮质束状带分泌　　　　　　　　　　　　　　（　　）
   A. 糖皮质激素　　　　　B. 盐皮质激素　　　　　C. 催乳素
   D. 促生长素　　　　　　E. 性激素

7. 肾上腺皮质网状带分泌　　　　　　　　　　　　　　（　　）
   A. 卵泡刺激素　　　　　　　　　　B. 黄体生成素

C. 雄激素和少量雌激素　　　　　　　　D. 催乳素

E. 醛固酮

8. 腺垂体嗜酸性细胞分泌　　　　　　　　　　　　　　　　　　　　　（　　）

A. 卵泡刺激素　　　　　　　　　　　　B. 催乳素

C. 黄体生成素　　　　　　　　　　　　D. 间质细胞刺激素

E. 抗利尿激素

9. 腺垂体嗜碱性细胞分泌　　　　　　　　　　　　　　　　　　　　　（　　）

A. 促生长素　　　　　　　　　　　　　B. 促性腺激素

C. 催乳素　　　　　　　　　　　　　　D. 促肾上腺皮质激素

E. 催产素

10. 能分泌抗利尿激素、催产素的是　　　　　　　　　　　　　　　　　（　　）

A. 腺垂体嗜酸性细胞　　　　　　　　　B. 腺垂体嗜碱性细胞

C. 神经垂体　　　　　　　　　　　　　D. 下丘脑的视上核

E. 下丘脑室旁核

二、简答题

1. 人体主要的内分泌器官和内分泌组织有哪些？

2. 简述甲状腺的结构和功能。

3. 简述肾上腺皮质的分带和功能。

4. 简述垂体的细胞种类和功能。

5. 请你推断一下，如果甲状腺功能减退可引起哪些症状？

（施骥文）

参考答案

第二篇
组织学与胚胎学

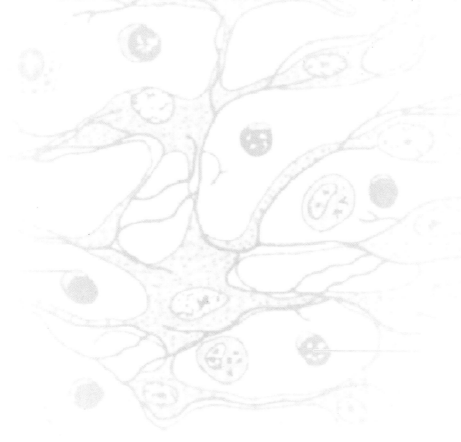

第十章　基本组织

教学 PPT

第一节　上皮组织

　　上皮组织(epithelial tissue)简称**上皮**(epithelium),由大量排列紧密的细胞和少量细胞间质共同组成。上皮细胞具有明显的极性,即上皮细胞的两端在结构和功能上具有明显的差异,朝向体表、器官外表面或有腔器官腔面的一侧为游离面,细胞游离面分化出一些特殊的结构与其功能相适应;游离面的对侧称基底面,细胞的基底面常借助基膜与结缔组织相连。上皮组织内没有血管,其营养靠深部结缔组织中的血管透过基膜供给,但上皮组织内可有丰富的感觉神经末梢。

　　根据上皮组织结构和功能的不同,常可分被覆上皮和腺上皮两大类。被覆上皮有保护、吸收、分泌、排泄等功能,腺上皮具有分泌功能。另外,体内还有少量特化的上皮,如具有收缩功能的肌上皮,感受特定理化刺激的感觉上皮。

一、被覆上皮

　　被覆上皮(covering epithelium)主要被覆于人体和某些器官外表面或衬贴于有腔器官的内表面。被覆上皮的结构除具有上皮组织的共性外还具有以下特点:①细胞排列紧密,细胞间质少。②再生能力强。

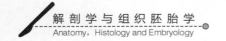
根据被覆上皮的细胞形态及其排列特点，可将其分为**单层上皮**（simple epithelium）和**复层上皮**（stratified epithelium）两大类。各类被覆上皮及其分类情况如图 10-1 所示。

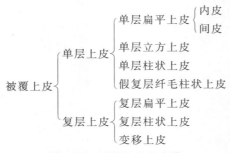

被覆上皮
- 单层上皮
  - 单层扁平上皮
    - 内皮
    - 间皮
  - 单层立方上皮
  - 单层柱状上皮
  - 假复层纤毛柱状上皮
- 复层上皮
  - 复层扁平上皮
  - 复层柱状上皮
  - 变移上皮

图 10-1　被覆上皮的分类

按细胞侧面的形态，单层上皮可分为单层扁平上皮、单层立方上皮、单层柱状上皮、假复层纤毛柱状上皮；复层上皮可分为复层扁平上皮、复层柱状上皮和变移上皮。

（一）单层扁平上皮

单层扁平上皮（simple squamous epithelium）又称单层鳞状上皮，由一层扁平形细胞排列而成。从表面观察，细胞呈多边形或不规则形，细胞边缘呈锯齿状或波浪状，互相嵌合。细胞核呈扁圆形，位于细胞中央。由垂直切面观察，核扁形，胞质少，只有含核的部分略厚。分布于心血管和淋巴管内表面的称内皮。内皮细胞薄而光滑，有利于血液和淋巴的流动及物质交换；衬贴于胸膜、腹膜和心包膜表面的称间皮，光滑而湿润，可减少器官活动时的摩擦（图 10-2、图 10-3）。

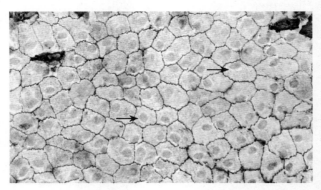

图 10-2　单层扁平上皮（肠系膜铺片，表面观，镀银、苏木精染色，×200）　→细胞核

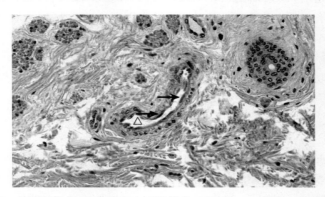

图 10-3　单层扁平上皮（食管内皮，HE 染色，×200）　△血管，→内皮细胞核

（二）单层立方上皮

单层立方上皮（simple cuboidal epithelium）由一层立方形细胞排列形成（图 10-4、图 10-5）。从上皮表面观察，细胞呈六角形或多边形；从垂直切面观察，细胞呈立方形，核圆，位于细胞中央。分布于肾小管、甲状腺滤泡、胆小管等。单层立方上皮有分泌和吸收功能。

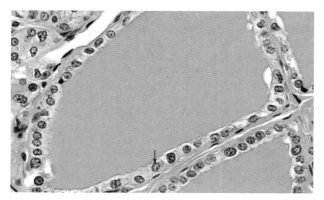

图 10-4　单层立方上皮（甲状腺，HE 染色，×400）　↓ 细胞核

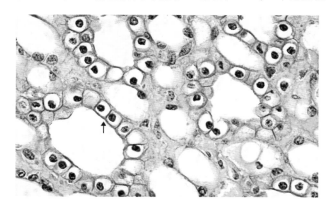

图 10-5　单层立方上皮（肾小管，HE 染色，×400）　↑ 立方上皮

（三）单层柱状上皮

单层柱状上皮（simple columnar epithelium）由一层棱柱状细胞构成（图 10-6、图 10-7）。从侧

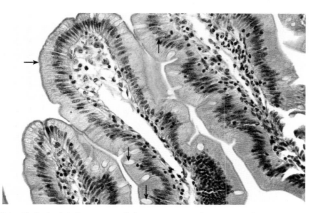

图 10-6　单层柱状上皮（小肠，HE 染色，×200）　↑ 细胞核，↓ 杯状细胞，→ 纹状缘

面看,呈长柱状,核椭圆形、近基底部。从表面看,细胞呈多边形。细胞游离面常有微绒毛,以扩大表面积。单层柱状上皮主要分布于胃肠、胆囊和子宫等器官的内表面,有吸收或分泌的功能。分布于肠壁的单层柱状上皮除了柱状细胞外,还散在有杯状细胞。杯状细胞形似高脚酒杯,底部狭窄,含有深染的核,顶部膨大,充满分泌颗粒,分泌颗粒分泌的黏蛋白与水结合后形成黏液,有润滑和保护上皮的作用。

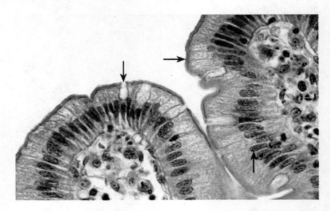

图 10-7　单层柱状上皮(小肠,HE 染色,×400)　↑细胞核,↓杯状细胞,→纹状缘

(四)假复层纤毛柱状上皮

假复层纤毛柱状上皮(pseudostratified ciliated columnar epithelium)由高矮不一的柱状、梭形、锥体形和杯状细胞组成,细胞的基底面都位于同一基膜上,排成一层。由于细胞核不在同一平面上,外观似多层,故称假复层。柱状细胞之间夹有杯状细胞,可分泌黏液。柱状细胞游离面有纤毛,能做节律性摆动,将黏液连同黏附的灰尘和细菌等推向咽部排到体外,起到清洁保护作用。此上皮主要分布于呼吸道内表面(图 10-8、图 10-9)。

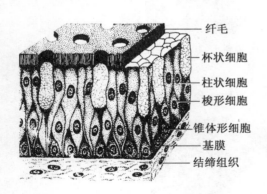

纤毛
杯状细胞
柱状细胞
梭形细胞
锥体形细胞
基膜
结缔组织

图 10-8　假复层纤毛柱状上皮立体模式图

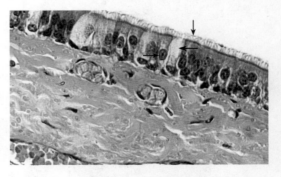

图 10-9　假复层纤毛柱状上皮(气管,HE 染色, ×400)　→细胞核,↓纤毛,←杯状细胞

(五)复层扁平上皮

复层扁平上皮(stratified squamous epithelium)由多层细胞组成,因表层细胞呈扁平的鳞片状,故又称复层鳞状上皮。浅部为数层扁平细胞,中部为数层多边形细胞,基底部为一层矮柱状细胞。基底部细胞分裂增殖能力强,新生的细胞不断向表面推移,以补充衰老或损伤而脱落的浅表细胞。复层扁平上皮主要分布于皮肤、口腔、食管和阴道等处。

复层扁平上皮较厚,具有较强的机械保护作用、耐摩擦,并可阻止异物的入侵,受损后有很强的再生修复能力。位于皮肤的复层扁平上皮,浅层细胞的核消失,胞质中充满角蛋白,细胞干硬,并不断脱落,称角化复层扁平上皮(图10-10)。分布于口腔、食管和肛管等处的复层扁平上皮,浅层细胞是有核的活细胞,含角蛋白少,称未角化复层扁平上皮(图10-11)。

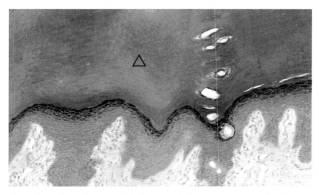

图 10-10　角化复层扁平上皮(手掌皮,HE 染色,×100)　△角质层,※结缔组织

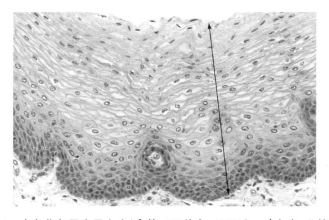

图 10-11　未角化复层扁平上皮(食管,HE 染色,×200)　↕上皮,△结缔组织

(六)复层柱状上皮

复层柱状上皮(stratified columnar epithelium)浅层是一层排列整齐的柱状细胞,中间为几层多边形细胞,深层是一层矮柱状细胞。复层柱状上皮分布于眼睑结膜和男性尿道等处。

(七)变移上皮

变移上皮(transitional epithelium)的细胞层数与细胞形态随所在器官的充盈或排空的不同状态而变化(图10-12、图10-13)。器官扩张充盈时,细胞层数变少,细胞变薄;器官收缩排空时,细胞层数变多,细胞变厚,表层细胞呈立方形,胞质丰富,常有双核,可覆盖几个中间层细胞,称盖细胞;中间数层呈多边形;基底层细胞为矮柱状。变移上皮主要分布于肾盂、输尿管和膀胱等的内表面。

二、腺上皮和腺

机体内专门执行分泌功能的上皮,称**腺上皮**(glandular epithelium)。以腺上皮为主要

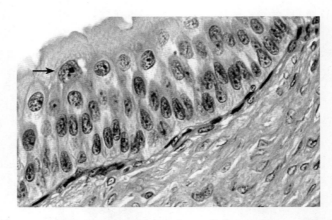

图 10-12　变移上皮空虚状态(膀胱,HE 染色,×400)　→盖细胞

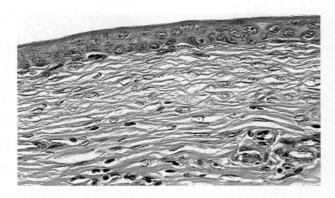

图 10-13　变移上皮充盈状态(膀胱,HE 染色,×400)

成分构成的器官,称**腺**(gland)。根据有无导管及分泌物的输出途径,腺可分为**外分泌腺**(exocrine gland)和**内分泌腺**(endocrine gland)。外分泌腺通过导管与上皮表面相连,分泌物经导管排到身体表面或器官腔内,如唾液腺、汗腺、乳腺等。内分泌腺则无导管,其分泌物称激素,直接进入毛细血管和淋巴循环输送到全身而发挥效应,如甲状腺、肾上腺等。

(一)外分泌腺的分类

外分泌腺分为单细胞腺和多细胞腺。杯状细胞属单细胞腺,大多数外分泌腺属多细胞腺。外分泌腺一般由分泌部和导管两部分组成。

根据腺细胞分泌物的性质分为浆液腺、黏液腺和混合腺。浆液腺由浆液腺细胞构成腺泡,具有蛋白质分泌细胞的特点;黏液腺由黏液腺细胞构成腺泡,具有糖蛋白分泌细胞的特点;由上述两种腺细胞共同组成混合腺(图 10-14)。

(二)外分泌腺的结构

1.分泌部　又称腺泡,一般由单层细胞组成,中央为腺腔。大部分混合腺腺泡主要由黏液腺细胞组成,少量浆液腺细胞位于腺泡的底部,切片中呈半月形结构,称浆半月。有些腺体的分泌部与基膜之间有肌上皮细胞,肌上皮细胞收缩有助于腺泡分泌物排入导管。

2.导管　导管是与分泌部直接相连的上皮性管道,由单层或复层围成,为排出分泌物的管道,个别导管兼有分泌和吸收的功能。

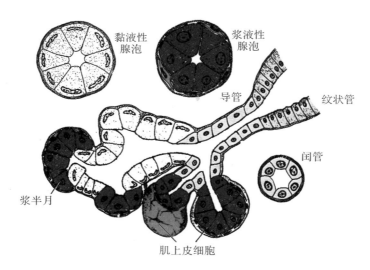

黏液性腺泡

浆液性腺泡

导管

纹状管

闰管

浆半月

肌上皮细胞

图 10-14 混合腺模式图

三、特殊上皮

特殊上皮即感觉上皮,如能感受痛、温、触和压觉刺激的皮肤,能感受光刺激的视器,能感受声波刺激的前庭蜗器等(见后述)。

四、上皮细胞的特殊结构

上皮细胞的游离面、基底面和细胞相邻面,根据功能的需要常形成一些特殊的结构(图 10-15、图 10-16)。

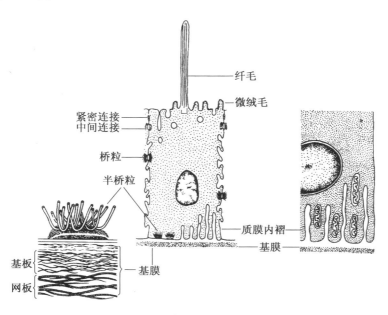

纤毛

微绒毛

紧密连接

中间连接

桥粒

半桥粒

质膜内褶

基膜

基板

网板

基膜

图 10-15 上皮细胞特殊结构超微结构模式图

（一）上皮细胞的游离面

1.**微绒毛**（microvillus） 是细胞膜和细胞质形成的指状突起，在电镜下才能辨认。微绒毛直径约 100nm，长度和数量因细胞的种类或生理状态不同而有很大的差别。有些上皮细胞的微绒毛短而少，而在吸收功能旺盛的器官，如小肠的柱状上皮细胞和肾近端小管的上皮细胞，微绒毛多而长，且排列整齐，形成光镜下可见的纹状缘或刷状缘。微绒毛增大了细胞的表面积，增加了消化和吸收功能（图 10-16）。

在电镜下微绒毛表面为细胞膜，内为细胞质，胞质内有许多纵行的微丝，微丝一端附着于微绒毛尖端，另一端与细胞顶部的终末网相连。微绒毛的微丝为肌动蛋白丝，终末网中有肌球蛋白，两者相互作用，可以使微绒毛伸长或缩短。

2.**纤毛**（cilium） 是细胞膜和细胞质形成的指状突起，比微绒毛粗且长，在光镜下能看到（图 10-15）。纤毛长 5～10μm，粗 300～500nm。在电镜下，纤毛的表面为细胞膜，内为细胞质，胞质中含有纵行的微管。纤毛的中央为两条完整的微管，周围为 9 组二联微管（图 10-17）。

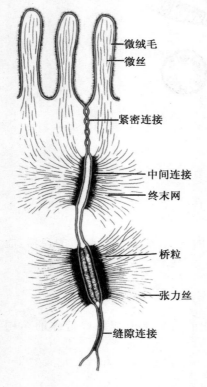

图 10-16 细胞侧面连接模式图

微绒毛
微丝
紧密连接
中间连接
终末网
桥粒
张力丝
缝隙连接

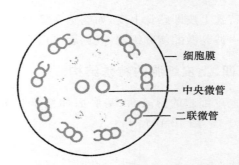

图 10-17 纤毛横断面超微结构模式图

细胞膜
中央微管
二联微管

纤毛具有节律性定向摆动的能力，许多纤毛的协调摆动像风吹麦浪一样，把上皮表面的黏液及其黏附的颗粒物质定向推送，以清除异物、细菌等。纤毛主要分布于呼吸道等上皮细胞的游离面。

（二）上皮细胞的相邻面

在上皮细胞的相邻面有许多连接结构，使上皮细胞互相牢固相连。这些连接结构主要有紧密连接、中间连接和桥粒，它们共同构成连接复合体（图 10-16）。这些结构可封闭近游离面的细胞间隙，防止有损组织的大分子物质进入深部组织。此外尚有缝隙连接，又称缝管连接，是相邻两细胞膜由管径为 2nm 的小管相通连，有利于细胞间的物质交换和信息传递。

1.**紧密连接**（tight junction） 又称封闭连接，也称闭锁小带，位于相邻细胞间隙的顶端侧面，呈箍状环绕细胞的顶端。紧密连接可封闭细胞间隙，防止大分子物质通过细胞间隙进入深部组织。

2.**中间连接**（intermediate junction） 又称黏着小带，位于紧密连接的下方，呈带状环绕上皮细胞的顶部。中间连接除有黏着作用外，还有保持细胞形状和传递细胞收缩力的作用。

3. **桥粒**（desmosome） 又称黏着斑，呈纽扣状，大少不等。在电镜下，相邻细胞间有一稍宽的间隙，其中有低密度的丝状物，并在中间密集形成纵行的中间线。间隙两侧的胞质面，附有由致密物质构成的附着板，胞质中有许多张力丝呈"U"形黏附在附着板上，起固定和支持作用。桥粒像铆钉一样将细胞牢固地连接起来。

4. **缝隙连接**（gas junction） 又称通讯连接，是一种广泛存在于各种组织的细胞连接形式。冷冻蚀刻方法显示，相邻细胞膜内有许多规则排列的柱状颗粒。颗粒由 6 个杆状的连接蛋白分子围成，其中央有 2nm 的管腔，相邻两细胞膜中的柱状颗粒对接，管腔相通，管道进行小分子物质和离子交换，传递化学信息，使细胞在营养代谢、增殖分化和功能等方面成为统一体。

上述几种细胞连接，不仅存在于上皮细胞，还存在于肌组织、神经组织及结缔组织的细胞间。四种连接中，如果有两种或两种以上连接同时存在，称连接复合体。

（三）上皮细胞的基底面

1. **基膜**（basement membrane） 位于上皮细胞基底面并与深部结缔组织相连的一层薄膜。不同的部位基膜厚度不同，一般染色光镜下难以辨认，PAS 染色和镀银染色可以显示。电镜下基膜分为三层：靠近上皮基底面的一层为透明板，主要是纤维粘连蛋白受体；透明层的下面是电子密度高的致密板，又称基板，由上皮细胞分泌而成；第三层位于致密板之下，靠近结缔组织，称网织板，又称网板，由网状纤维和基质构成，是结缔组织的成纤维细胞分泌形成。基膜起支持和连接作用。基膜为半透膜，具有选择通透性，利于上皮细胞与结缔组织之间的物质交换。

2. **质膜内褶**（plasma membrane infolding） 是上皮细胞基底面的细胞膜折向细胞质形成的皱褶。在电镜下可见内褶两侧的胞质内含有许多与其平行排列的线粒体。质膜内褶以扩大细胞表面积，以利于重吸收，常见于肾小管上皮细胞的基底面（图 10-18）。

3. **半桥粒**（hemidesmosome） 位于上皮细胞的基底面，为桥粒的一半，主要作用是将上皮细胞固着在基膜上（图 10-19）。

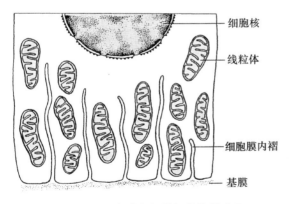

图 10-18 细胞膜内褶微细结构模式图

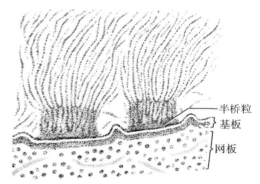

图 10-19 半桥粒和基膜超微结构模式图

第二节 结缔组织

结缔组织（connective tissue）由细胞和细胞间质构成，细胞少，种类多，散在于细胞间质内。细胞间质多，包括丝状的纤维、无定形的基质，基质中含有不断更新的组织液。结缔组织在体内分布广泛,形态结构和功能多样,分为纤维性的固有结缔组织、液态的血液和淋巴、固态的软骨组织和骨组织,具有支持、连接、营养、运输和保护等功能。

按细胞和纤维的种类、含量的不同,固有结缔组织可分为疏松结缔组织、致密结缔组织、脂肪组织和网状组织。

一、疏松结缔组织

疏松结缔组织(loose connective tissue)松软而富有弹性和韧性,基质发达,有丰富的毛细血管,纤维排列稀疏且交织成网,故又称蜂窝组织(图 10-20)。疏松结缔组织分布广泛,位于器官之间、组织之间和细胞之间,具有连接、支持、营养、防御、保护和修复等功能。

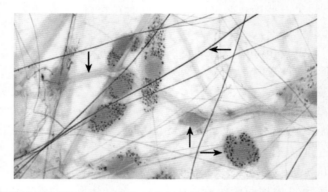

图 10-20　疏松结缔组织(肠系膜铺片,台盼蓝活体注射＋醛复红＋偶氮洋红染色,×400)
↑成纤维细胞核,→巨噬细胞,↓胶原纤维,←弹性纤维

1.细胞

(1)成纤维细胞　是疏松结缔组织的主要细胞成分,常附着在胶原纤维上。细胞扁平、多突起,核椭圆、着色浅。成纤维细胞能合成纤维和基质。当成纤维细胞的功能处于静止状态时,称纤维细胞。当组织损伤时,纤维细胞可逆转为成纤维细胞,并分裂、增殖,向受损部位迁移,产生细胞外基质,形成瘢痕组织,修复创伤(图 10-21)。

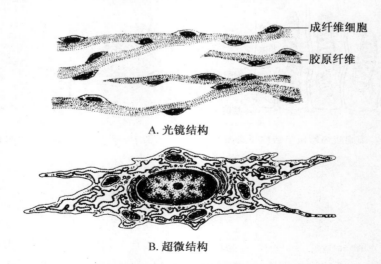

A. 光镜结构

B. 超微结构

图 10-21　成纤维细胞的结构模式图

（2）巨噬细胞 来源于血液中的单核细胞。巨噬细胞形态不规则，常有短而粗的突起，核小、着色较深，胞质嗜酸性。巨噬细胞受到炎症或其他刺激时，可做活跃的变形运动，具有很强的吞噬细菌等异物和衰老死亡细胞的能力，在机体防御和免疫反应中起重要作用（图 10-22）。

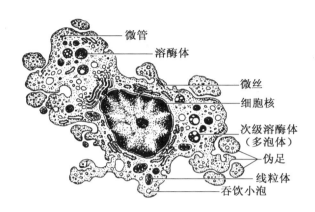

图 10-22 巨噬细胞的超微结构模式图

（3）浆细胞 来源于 B 淋巴细胞，在抗原的刺激下，B 淋巴细胞被激活、增殖转变为浆细胞。浆细胞呈圆形或椭圆形，核圆、位于细胞一侧，核染色质块状，沿核膜呈车轮状分布，胞质嗜碱性。浆细胞主要合成免疫球蛋白，又称抗体，参与体液免疫（图 10-23）。

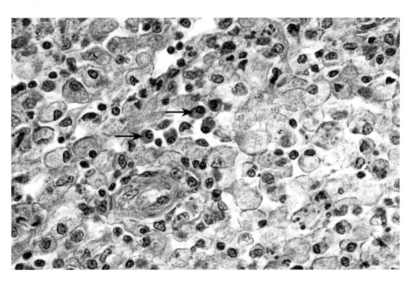

图 10-23 浆细胞（肉芽组织，HE 染色，×400） →浆细胞

（4）肥大细胞 肥大细胞常分布于小血管周围，胞体圆形或椭圆形，较大。核小，胞质充满异染性颗粒。颗粒内含肝素、组胺和嗜酸性粒细胞趋化因子等，胞质内含白三烯。组胺和白三烯可使局部毛细血管和微静脉扩张，通透性增加，组织液渗出增多，导致局部红肿，引起机体的过敏反应。肝素具有抗凝血作用（图 10-24、图 10-25）。

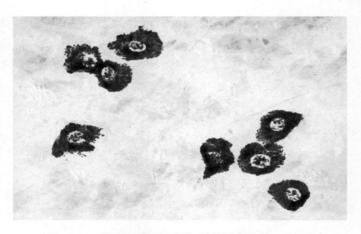

图 10-24　肥大细胞(肠系膜，甲苯胺蓝染色，×400)

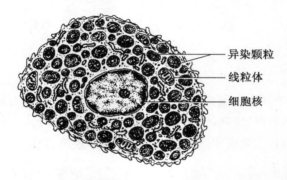

异染颗粒
线粒体
细胞核

图 10-25　肥大细胞超微结构模式图

(5)脂肪细胞　脂肪细胞胞体大，球形，内含脂肪滴，将胞质挤到边缘，核被挤到一侧。在HE 染色标本中，脂肪滴被酒精等溶解，呈空泡状。脂肪细胞能合成和储存脂肪(图 10-26)。

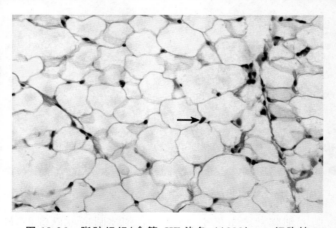

图 10-26　脂肪组织(食管，HE 染色，×200)　→细胞核

(6)未分化的间充质细胞　是保留在成体结缔组织的干细胞，保持着间充质细胞多向分化的潜能，在炎症及创伤修复时可增殖分化为成纤维细胞、脂肪细胞、内皮细胞、平滑肌细胞等。分布于小血管，尤其是毛细血管周围。

（7）白细胞 血液内的白细胞受趋化因子的吸引以变形运动穿出毛细血管和微静脉壁，游走到疏松结缔组织内，行使防御功能。

2.细胞间质 疏松结缔组织的细胞间质包括纤维和基质。

（1）纤维 疏松结缔组织的纤维有胶原纤维、弹性纤维和网状纤维三种（图10-20、图10-21）。

1）胶原纤维：数量最多，因其新鲜时呈白色，故又称白纤维（图10-27）。胶原纤维是伤口愈合的主要成分。

2）弹性纤维：数量较少，因其新鲜时呈黄色，故又称黄纤维（图10-20）。HE染色不易着色，被醛复红或地衣红染成紫色或棕褐色。弹性纤维呈细丝状，有分支交织成网。它的化学成分为弹性蛋白，富有弹性，弹性会随年龄增长而减弱。

3）网状纤维：数量少，纤维短而细，分支多且交织成网，HE染色不易着色，用银染法处理呈黑色，故又称嗜银纤维。网状纤维主要分布于结缔组织和其他组织交界处，如基膜的网板、淋巴器官和造血器官等处（图10-28）。

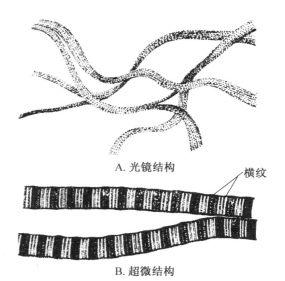

A. 光镜结构

横纹

B. 超微结构

图 10-27 胶原纤维结构模式图

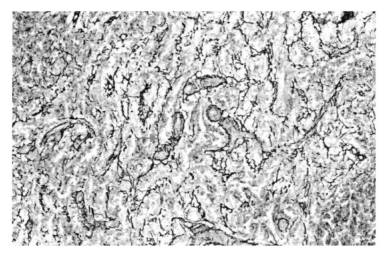

图 10-28 网状组织（镀银染色，×100） →网状纤维

（2）基质 基质是无色透明的胶状物质，充填于纤维与细胞之间。它的化学成分除丰富的水分之外，主要为蛋白多糖。多糖分子主要是透明质酸，可结合大量的蛋白质分子和其他多糖分子，形成蛋白多糖聚合体。大量的蛋白多糖聚合体形成带有许多微小孔隙的分子筛。分子筛可限制大分子物质（如细菌等）的扩散，防止炎症蔓延。但某些细菌、癌细胞、蛇毒等

可产生或含有透明质酸酶,分解透明质酸而破坏分子筛,导致感染和肿瘤的扩散。

组织液是从毛细血管动脉端渗出的血浆,然后,大部分组织液经毛细血管静脉端进入血液,小部分组织液进入毛细淋巴管生成淋巴,此过程处于不断更新的动态平衡之中,以利组织细胞与血液进行物质交换。在病理情况下,基质中的组织液可增多或减少,前者导致水肿,后者导致脱水,均可影响细胞的正常生理活动。

二、致密结缔组织

致密结缔组织(dense connective tissue)主要由大量胶原纤维组成,纤维较粗大,排列致密,纤维间的细胞和基质较少,细胞主要是成纤维细胞,纤维主要是胶原纤维和弹性纤维。根据纤维的排列方式不同,致密结缔组织可分为以下两种:

1.规则致密结缔组织　主要构成肌腱、韧带和腱膜,其大量密集的胶原纤维顺着受力的方向平行排列成束。细胞成分很少,位于纤维束之间,主要是腱细胞,一种形态特殊的成纤维细胞,胞体伸出多个薄翼状突起插入纤维束之间,胞核扁平,着色深(图10-29)。

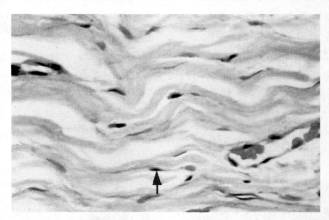

图 10-29　规则致密结缔组织(肌腱,HE 染色,×400)　↑细胞核

2.不规则致密结缔组织　其特点是粗大的胶原纤维彼此交织成致密的板层结构,纤维之间含有少量基质和成纤维细胞。如皮肤的真皮、硬脑膜、巩膜和器官的被膜等(图10-30)。

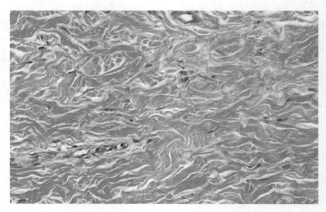

图 10-30　不规则致密结缔组织(真皮,HE 染色,×400)

三、脂肪组织

脂肪组织(adipose tissue)由大量脂肪细胞集群而成,主要分布于皮下、网膜、髓腔和肾的周围,由疏松结缔组织分隔成小叶。根据脂肪细胞结构和功能不同,脂肪组织分为以下两种(图 10-31):

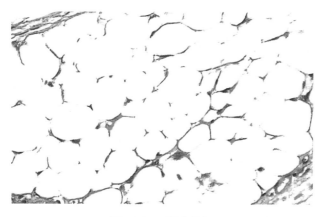

图 10-31　脂肪组织

1.白(黄)色脂肪组织　这是最常见的脂肪组织。人的脂肪细胞呈黄色,某些哺乳动物的脂肪细胞呈白色。脂肪细胞中央有一大脂滴,薄层胞质位于细胞周边。核呈扁圆形,被脂滴推挤到细胞一侧。连同胞质呈新月形,在 HE 染色上脂滴溶解形成一个大空泡。黄色脂肪组织主要分布在皮下、网膜和系膜等,具有储存脂肪、维持体温、缓冲外力冲击等作用。

2.棕色脂肪组织　呈棕色,内有丰富的毛细血管,脂肪细胞内散在许多小脂滴,线粒体大而丰富,核圆形,位于细胞中央。棕色脂肪组织在成人很少,新生儿和冬眠的动物较多,在新生儿主要分布在肩胛间区、腋窝及颈后部。

四、网状组织

网状组织(reticular tissue)由网状细胞、网状纤维和基质构成。网状细胞呈星形,多突起,相邻细胞的突起互相连接成网状,细胞核大、着色浅。网状细胞能产生网状纤维,沿细胞的胞体和突起交织分布在基质中。网状组织主要分布于造血器官和淋巴组织等处,构成血细胞发育的微环境(图 10-28、图 10-32)。

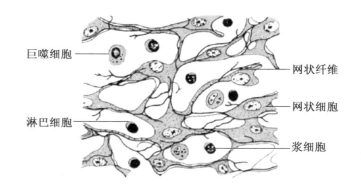

巨噬细胞　　网状纤维　　网状细胞　　淋巴细胞　　浆细胞

图 10-32　网状组织结构模式图

五、软骨组织和软骨

(一)软骨组织

软骨组织由软骨细胞和细胞间质组成。细胞间质的基质呈固态凝胶状，纤维散布其中。软骨细胞单个或多个聚集成群，包埋于基质中。软骨组织中无血管，故细胞的营养依靠软骨膜血管来提供。

(二)软骨

软骨(cartilage)由软骨组织和软骨膜构成。根据软骨的基质内所含纤维成分的不同，可将软骨分为透明软骨、弹性软骨和纤维软骨三种。

1. 透明软骨　透明软骨的基质内只含少量细小的胶原纤维，折光率与基质一致，所以HE染色切片上不能分辨(图10-33、图10-34)。基质主要成分是蛋白多糖和水，还有一定量的软骨黏蛋白。软骨细胞包埋在软骨基质中，所在腔隙称软骨陷窝。靠近软骨表面的细胞胞体小，呈扁椭圆，单个存在，是幼稚的细胞；深层的细胞逐渐成熟，体积增大，呈圆形或椭圆形，胞质弱嗜碱性，细胞多为2～8个聚集在一起成群分布，因为都是由一个软骨细胞分裂而来，所以称为同源细胞群。在电镜下，胞质内有许多粗面内质网和高尔基复合

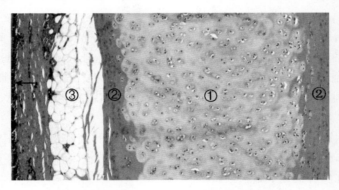

图 10-33　透明软骨(气管，HE 染色，×40)
①软骨组织，②软骨膜，③脂肪组织，←上皮组织

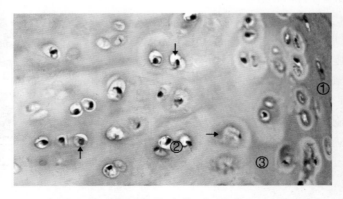

图 10-34　透明软骨(气管，HE 染色，×200)
①软骨膜，②同源细胞群，③软骨基质，↓软骨陷窝，↑软骨细胞，→软骨囊

体,还有糖原和脂滴。软骨细胞具有合成和分泌基质和纤维的功能,分布于呼吸道、肋软骨和关节软骨等处。

2.弹性软骨 其结构与透明软骨相似,弹性软骨的基质内含有大量交织成网的弹性纤维,故有较好的弹性,分布于耳郭、会厌、外耳道和咽鼓管等处(图10-35)。

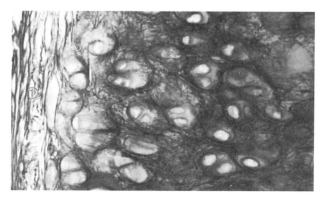

图 10-35 弹性软骨(耳郭,弹性染色,×200)
①软骨膜,②同源细胞群,→弹性纤维

3.纤维软骨 新鲜标本呈乳白色,无骨膜,纤维软骨的基质内含有大量平行或交织排列的胶原纤维束。纤维软骨有较大的伸展性,并可以对抗压力和摩擦,分布于关节盘、椎间盘和耻骨联合等处(图10-36)。

六、骨组织与骨

骨组织(osseous tissue)由骨细胞和骨基质组成,由于大量的骨盐沉积,使骨组织十分坚硬。

(一)骨基质

骨基质(bone matrix)是一种钙化的间质,又称骨质,分为有机质和无机质两种成分。有机质含有大量的胶原纤维和少量无定形基质。基质的主要成分是蛋白聚糖及其复合物,呈凝胶状,具黏合纤维的作用。无机质以钙、磷离子为主,又称骨盐。骨盐的存在形式主要是羟磷灰石结晶,呈细针状。骨胶原纤维平行成层排列,借基质黏合在一起,钙盐密集而规则地沉积在胶原纤维间,共同形成既韧又硬的板状结构,称骨板。骨板以不同形式排列,形成骨密质和骨松质(图10-37)。

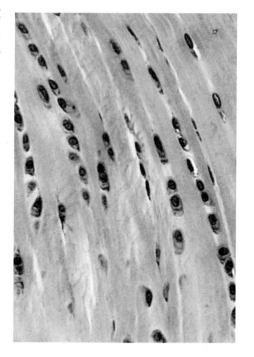

图 10-36 纤维软骨
(椎间盘,HE 染色,×200)

(二)骨组织的细胞

骨组织的细胞除大量骨细胞外,还有骨祖细胞、成骨细胞和破骨细胞。骨细胞位于骨组织内部,其余三种分布在表面(图10-38)。

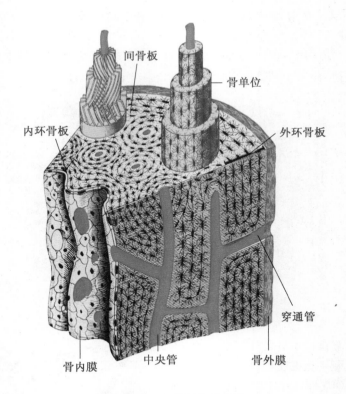

间骨板

骨单位

内环骨板

外环骨板

穿通管

骨内膜

中央管

骨外膜

图 10-37　长骨结构模式图

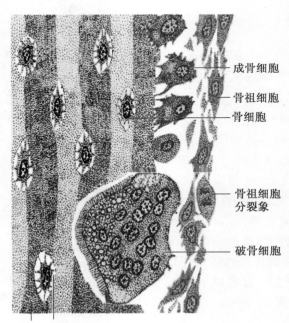

成骨细胞

骨祖细胞

骨细胞

骨祖细胞
分裂象

破骨细胞

骨板 骨陷窝

图 10-38　骨组织的各种细胞示意图

1.骨祖细胞　是骨组织的干细胞,位于骨组织和骨膜的交界面,骨生长、改建或骨折修复时,骨祖细胞功能活跃,不断增殖分化为成骨细胞。

2.成骨细胞　在成骨活跃的骨组织表面,成骨细胞排列成一层,胞体较大,呈立方形或矮柱形。细胞表面有许多细小突起,细胞核大而圆,核仁明显,胞质弱碱性。成骨细胞合成和分泌骨基质的有机成分,形成类骨质,类骨质在骨盐沉积后变为骨基质,成骨细胞也成为骨细胞。

3.骨细胞　骨细胞的结构和功能与其成熟度有关,刚转变的骨细胞与成骨细胞相似,仍能产生少量类骨质。随着类骨质的增多和钙化,细胞逐渐成熟。骨细胞呈扁椭圆形,多突起,分散于骨板间或骨板内,骨细胞的胞体位于骨陷窝内,突起位于骨小管内。相邻细胞的突起以缝隙连接相连,可以传递信息。相邻骨陷窝通过骨小管彼此连通,骨陷窝和骨小管内含有组织液,可营养骨组织并带走代谢产物。

骨组织的表面还有成骨细胞和破骨细胞,它们能根据机体的需要产生新的骨质或吞噬旧的骨质来改变骨的结构。胞体埋于骨板内或骨板间的骨质内(图10-39、图10-40)。

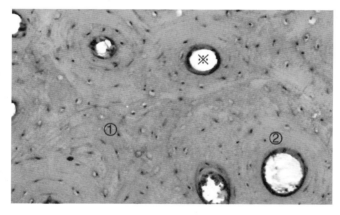

图 10-39　骨切片(长骨,HE 染色,×100)
①间骨板,②骨单位,※中央管

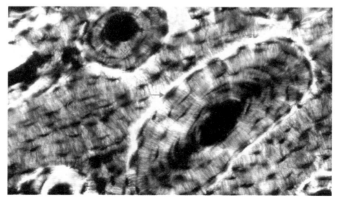

图 10-40　骨磨片(长骨,大丽紫染色,×100)
①间骨板,→黏合线,※骨单位

4. 破骨细胞　数量少，散在分布于骨组织的边缘，由多个单核细胞融合而成，是一种多核巨细胞，核 6～50 个不等。破骨细胞的主要功能是溶解和吸收骨基质，在骨组织内，破骨细胞和成骨细胞相辅相成，共同参与骨的生长和改建。

(三)长骨的结构

长骨由骨密质和骨松质、骨膜、关节软骨、骨髓及血管、神经等组成。

1. **骨密质**(compact bone)　位于骨干和骨骺的外侧面，骨板排列十分规律，按排列方式分为环骨板、骨单位和间骨板。

(1)环骨板　是环绕骨干内、外表面排列的骨板，分别称为内环骨板和外环骨板。外环骨板厚，由数层或十多层骨板组成，较整齐地环绕骨干排列。内环骨板薄，仅数层骨板，组成不如外环骨板规则。

内、外环骨板均有垂直或斜穿骨板的管道，称为穿通管，与纵行排列的中央管相通，内含血管、神经及结缔组织。

(2)骨单位(osteon)　骨单位又称哈弗斯(Haversian)系统，位于环骨板之间，是构成长骨骨干的主要结构单位。每个骨单位的中央有一条纵行的中央管，以中央管为中心，由 4～20 层骨板呈同心圆排列。中央管内有血管、神经和结缔组织(图 10-41)。

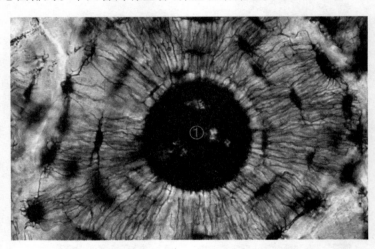

图 10-41　骨单位(长骨，大丽紫染色，×400)
①中央管，→骨陷窝，↑骨小管

(3)间骨板　位于骨单位之间或骨单位与环骨板之间，由一些大小和形态不规则的骨板聚集而成，是骨单位或内、外环骨板被吸收后的残留部分。

2. **骨松质**　结构疏松，位于骨的内部。在长骨，骨松质主要位于骨的两端。骨松质主要由许多细片状或针状的骨小梁相互连接形成，结构疏松似海绵状，其中网眼内含有红骨髓。骨小梁由数层平行排列的骨板和骨细胞构成。

七、血液

血液是液态的结缔组织，流动于心血管系统内，占体重的 7%～8%，健康成人约有 5L。血液由血浆和血细胞组成(图 10-42、图 10-43)。

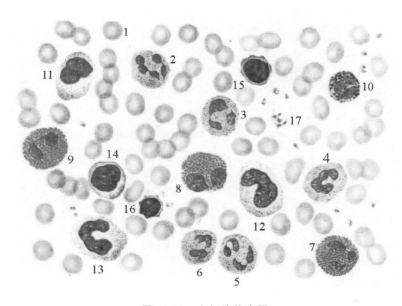

图 10-42　血细胞仿真图
1. 红细胞；2～6. 中性粒细胞；7～9. 嗜酸性粒细胞；10. 嗜碱性粒细胞；
11～13. 单核细胞；14～16. 淋巴细胞；17. 血小板

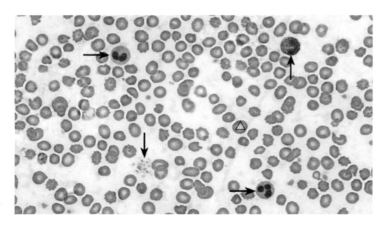

图 10-43　血细胞（血涂片，瑞氏染色，×400）
△红细胞，→中性粒细胞，↑嗜酸性粒细胞，↓血小板

(一)血浆

血浆（plasma）相当于结缔组织的细胞间质，为淡黄色液体，约占全血容积的 55%，血液凝固后析出的淡黄色透明液体，称血清。血浆的化学成分中，水占 90%，其余为血浆蛋白、无机盐、维生素、激素及代谢产物等。

(二)血细胞

血细胞（blood cell）悬浮于血浆中，约占全血容积的 45%，包括红细胞、白细胞和血小板。血细胞的分类及其正常值如图 10-44 所示。

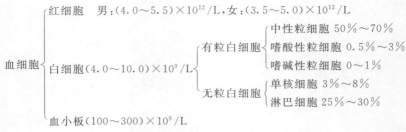

图 10-44　血细胞的分类及其正常值

1.**红细胞**（erythrocyte，red blood cell，RBC）　成熟红细胞呈双凹圆盘状。其直径 $7\sim 8\mu m$，中央较薄，周围较厚。无细胞核及细胞器，细胞质内充满**血红蛋白**（hemoglobin，Hb），血红蛋白是含有卟啉铁的蛋白质，约占红细胞重量的 33%，易与酸性染料结合，被染成橘红色。血红蛋白具有结合和运输 O_2 及 CO_2 的功能。所以红细胞能供给全身细胞所需 O_2，并带走细胞所产生的大部分 CO_2。正常成人血红蛋白的正常值，男性为 $120\sim 150g/L$，女性为 $110\sim 140g/L$。

红细胞的细胞膜中有一类镶嵌蛋白质，即血型抗原 A 或血型抗原 B，构成人类的 ABO 血型抗原系统，在临床输血中具有重要意义。

从骨髓进入外周循环血液中还有未完全成熟的红细胞，这些红细胞称网织红细胞，网织红细胞进入外周循环血液中 $1\sim 3$ 天后，细胞器消失，成为成熟的红细胞。成年人外周血液中的网织红细胞占红细胞总数的 0.5%～1.5%，新生儿占 3%～6%。骨髓造血功能发生障碍患者，网织红细胞计数降低，而贫血患者网织红细胞计数增加，说明治疗有效。

红细胞的寿命约 120 天，衰老的红细胞在肝、脾和骨髓等处被巨噬细胞吞噬，其血红蛋白中的铁可被重新利用造血。

2.**白细胞**（leukocyte，white blood cell，WBC）　白细胞为有核的球形细胞，能做变形运动参与机体的防御和免疫功能（图 10-45）。

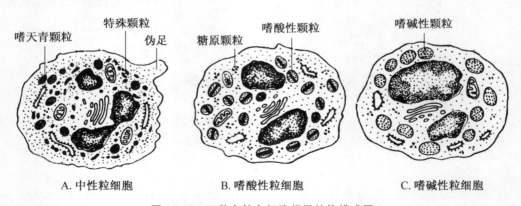

A.中性粒细胞　　　　　B.嗜酸性粒细胞　　　　　C.嗜碱性粒细胞

图 10-45　三种有粒白细胞超微结构模式图

根据细胞质内是否含有特殊颗粒，可分为有粒白细胞和无粒白细胞。前者包括中性粒细胞、嗜酸性粒细胞和嗜碱性粒细胞三种，后者包括单核细胞和淋巴细胞两种。

（1）中性粒细胞　是数量最多的白细胞，直径 $10\sim 12\mu m$，细胞核呈杆状或分为 $2\sim 5$ 叶。细胞质内布满许多颗粒，其中体积较大、淡紫色的颗粒为嗜天青颗粒；较细小，淡红色的为特殊颗粒。嗜天青颗粒约占 20%,是一种溶酶体,含有酸性磷酸酶、髓过氧化物酶和多种酸性水解酶,能消化吞噬的细菌和异物。特殊颗粒约占 80%,是一种分泌颗粒,内含溶菌酶、吞噬素等,具有杀菌作用。中性粒细胞吞噬大量的细菌后,自身也死亡,成为脓细胞。中性粒细胞从骨髓进入血液,停留 6～8 小时后离开,在结缔组织中存活 2～3 天。

(2)嗜酸性粒细胞 直径 10～15μm,细胞核呈杆状或分为 2 叶,细胞质内布满粗大的、分布均匀的、染成橘红色的嗜酸性颗粒,是一种特殊的溶酶体,还含有阳离子蛋白、组胺酶、芳基硫酸酯酶。嗜酸性粒细胞能做变形运动,有选择地吞噬抗原抗体复合物;释放组胺酶灭活组织胺,从而减轻过敏反应;借助免疫物质,杀灭寄生虫,从而抑制机体过敏反应,在机体患过敏性疾病或寄生虫病时,血液的嗜酸性粒细胞会增多。

(3)嗜碱性粒细胞 直径 10～12μm,数量最少,圆形,细胞核呈"S"形或不规则且染色淡,常被颗粒遮盖而轮廓不清。胞质中含有大小不等的分布不均的紫蓝色嗜碱性颗粒。颗粒内有肝素、组织胺和慢反应物质等,功能与肥大细胞相似。

(4)单核细胞 是体积最大的白细胞。直径 14～20μm,呈圆形或卵圆形;细胞核呈肾形、马蹄铁形或不规则形,细胞质较多,染成灰蓝色,内含许多细小的淡紫色嗜天青颗粒,即溶酶体。单核细胞在血液中停留 12～48 小时后加入结缔组织或其他组织,分化为巨噬细胞,具有变形运动和强吞噬能力(图 10-46)。

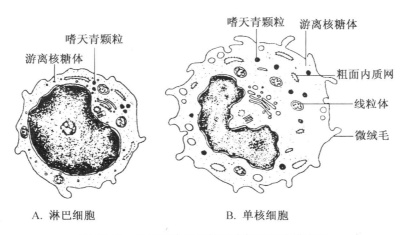

A. 淋巴细胞　　　　　　B. 单核细胞

图 10-46 淋巴细胞和单核细胞超微结构模式图

(5)淋巴细胞 细胞呈圆球形或卵圆形(图 10-46),直径 6～20μm,核圆形或椭圆形,染色深,一侧常有凹陷,红胞质少,染成天蓝色,内含少量嗜天青颗粒。淋巴细胞可分大、中、小三种,在血液循环中以小淋巴细胞数量最多。淋巴细胞的形态虽然相似,但根据其发生、功能和表面性质的不同,可分为 T 淋巴细胞、B 淋巴细胞和 NK 细胞等,光镜下不易区分。①T淋巴细胞,简称 T 细胞,在血液中 T 细胞占总数的 75%,需要在胸腺内分裂、分化和发育,故称胸腺依赖淋巴细胞;T 细胞是细胞免疫的主要细胞,有杀伤靶细胞的作用。②B 淋巴细胞,简称 B 细胞,在血液中 B 细胞占总数的 10%～15%,需要在骨髓内分裂、分化和发育,故称骨髓依赖淋巴细胞;在抗原刺激下,B 细胞经过多次分裂,转变成浆细胞,浆细胞能产生抗体,参与体液免疫。③自然杀伤细胞,即 NK 细胞,在血液中 NK 细胞占总数的 10%,主要存在于脾及血液中;NK 细胞不需先经抗原致敏,便可杀伤某些感染病毒的细胞和肿瘤细胞。

3. **血小板** (blood platelet) 血小板的直径仅 2～4μm，呈双凸圆盘状，是骨髓巨核细胞胞质脱落的碎片，因此并无细胞核。在血涂片上，血小板呈不规则形，聚集成群分布于血细胞之间。血小板周围部分呈浅蓝色，中央部分有紫蓝色颗粒。血小板在止血和凝血过程中起重要的作用。若其数量显著减少或功能障碍，则可导致皮肤或黏膜出血(图 10-47)。

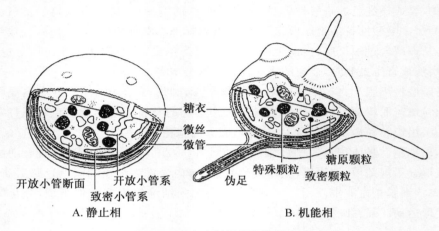

图 10-47　血小板超微结构模式图

第三节　肌组织

肌组织(muscle tissue)主要由能收缩的肌细胞构成。肌细胞间有少量结缔组织，内含血管和神经。肌细胞呈细长的纤维状，又称肌纤维。肌细胞膜称肌膜，细胞质称肌浆，其中的滑面内质网称肌浆网。根据形态结构和分布的不同，肌组织可分骨骼肌、心肌和平滑肌三类。

一、骨骼肌

骨骼肌(skeletal muscle)多附着于骨骼上，收缩迅速有力。骨骼肌收缩受意识支配，又称随意肌(图 10-48)。

(一)骨骼肌纤维的光镜结构

骨骼肌纤维呈细长的圆柱状，直径 10～100μm，长短不等，一般为 1～40mm，长可达100mm 以上。细胞核多、椭圆形，位于肌膜深面。肌浆内含许多与细胞长轴平行排列的肌原纤维，每条肌原纤维均显示出明暗相间的横纹，故骨骼肌又称横纹肌。明带又称 I 带，暗带又称 A 带。用油镜观察，可见暗带的中央有一条浅色的窄带，称 H 带，H 带的中央有一条深色的 M 线。明带的中央有一条深色的 Z 线。相邻两 Z 线之间的一段肌原纤维，称肌节。肌节是肌原纤维的结构和功能单位(图 10-49)。

(二)骨骼肌纤维的超微结构

1. **肌原纤维** 由粗、细两种肌丝构成，两种肌丝沿肌原纤维的长轴排列。**粗肌丝**(thick

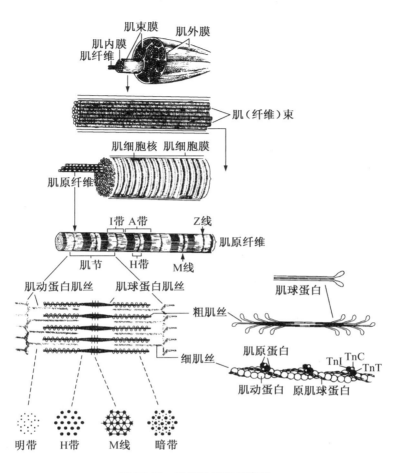

图 10-48　骨骼肌结构示意图

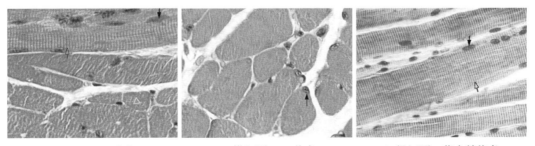

A. 纵切面　HE染色　　　　B. 横切面　HE染色　　　　C. 纵切面　苏木精染色

图 10-49　骨骼肌(舌,×400)　↑细胞核,⇧横纹,△横切

filament)位于肌节的中部,两端游离,中央借 M 线固定。**细肌丝**(thin filament)位于肌节的两侧,一端附着于 Z 线,另一端伸至粗肌丝之间,与粗肌丝平行,其末端游离,止于 H 带的外侧。所以明带只有细肌丝,H 带只含粗肌丝,H 带以外的暗带由粗、细肌丝组成。在横断面上,一根粗肌丝周围有 6 条细肌丝,而一根细肌丝周围有 3 条粗肌丝(图 10-50)。

（1）**粗肌丝** 由肌球蛋白组成，形似豆芽，分头和杆两部分，肌球蛋白分子的头部在电镜下可见横桥。肌球蛋白的头部具有ATP酶活性，当与细肌丝的肌动蛋白接触时被激活，分解ATP并释放能量，使横桥做屈伸运动。

（2）**细肌丝** 由肌动蛋白、原肌球蛋白和肌钙蛋白组成。肌动蛋白由球形的肌动蛋白单体连接成串珠状，形成双股螺旋链。原肌球蛋白是由两条多肽链相互缠绕形成的双股螺旋状分子。肌钙蛋白为球形，附着于原肌球蛋白分子上，可与钙离子结合。

2.**横小管** 由肌膜向肌浆内凹陷形成的管状结构，其走向与肌纤维长轴垂直，位于明带和暗带交界处。横小管可将肌膜的兴奋迅速传导至肌纤维内。

3.**肌浆网** 是肌纤维中特化的滑面内质网，位于横小管之间。其中部包绕一段肌原纤维，称纵小管。两端扩大呈扁囊状，

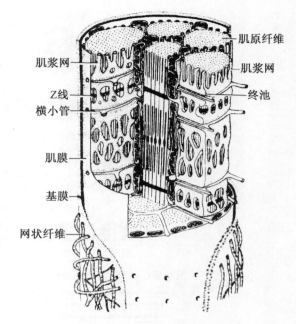

图 10-50　骨骼肌超微结构模式图

称终池，每条横小管和两侧的终池组成三联体，此部位的作用是将兴奋从肌膜传递到肌浆网。肌浆网的生理功能是调节和控制肌质内 Ca^{2+} 的浓度，在肌纤维的收缩过程中起重要作用。

二、心肌

心肌分布于心壁和接近心脏的大血管。心肌收缩有自动节律性，缓慢而持久，不易疲劳。心肌收缩不受意识支配，为不随意肌（图 10-51）。

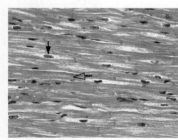
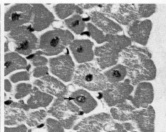
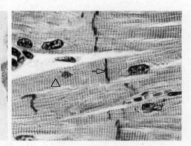

A.纵切面　HE染色　　　　B.横切面　HE染色　　　　C.纵切面　苏木精染色

图 10-51　心肌(心脏，×200)　↑细胞核，↕闰盘，△横纹

(一)心肌纤维的光镜结构

心肌纤维呈短圆柱状，有分支并互相连接。核单个、卵圆形，位于细胞中央，偶见双核。心肌纤维也有横纹，故心肌也属横纹肌，但不如骨骼肌明显。相邻心肌纤维连接处有颜色较

深染的线,称闰盘,即缝隙连接,此处电阻低,电信息易通过。

(二)心肌纤维的超微结构

心肌纤维的超微结构与骨骼肌相似,也有排列规律的粗肌丝和细肌丝,不同的是:①心肌纤维的肌丝粗细不等,故心肌肌原纤维不如骨骼肌规则、明显;②横小管较粗,位于 Z 线水平;③肌浆网稀疏,纵小管不发达,多为二联体;④闰盘是心肌的连接结构,相邻心肌纤维横向连接有中间连接和桥粒,纵向连接部位有缝隙连接可确保心肌的同步收缩(图 10-52)。

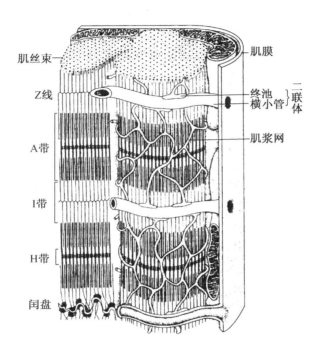

图 10-52　心肌纤维超微结构

三、平滑肌

平滑肌成层分布于内脏器官、腺体和血管壁内,收缩缓慢而持久,平滑肌收缩不受意识支配,亦为不随意肌(图 10-53)。

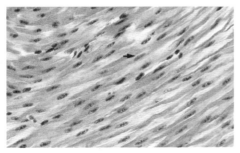
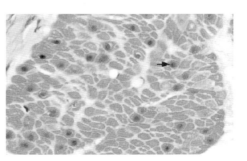

A. 纵切面　　　　　　　　　　　　B. 横切面

图 10-53　平滑肌(小肠,HE 染色)　→细胞核

(一)平滑肌纤维的光镜结构

平滑肌纤维呈长梭形,核单个,长椭圆形或杆状,着色较深,可见 1～2 个核仁,位于细胞中央,肌纤维没有横纹,不属横纹肌。

(二)平滑肌纤维的超微结构

平滑肌内无肌原纤维,可见大量的密斑、密体、中间丝、细肌丝和粗肌丝。粗肌丝由肌球蛋白构成,细肌丝主要由肌动蛋白组成。粗、细肌丝和中间丝由密体和密斑固定。平滑肌纤维肌质网稀少。平滑肌纤维之间有较发达的缝隙连接,可迅速传递冲动,使相邻肌纤维同步收缩或舒张。

第四节　神经组织

神经组织是构成神经系统的主要成分,由神经细胞和神经胶质细胞组成。神经细胞是神经系统的形态和功能单位,又称神经元。神经元具有感受体内、外刺激,整合信息和传导冲动的功能。某些神经元还具有内分泌功能。神经胶质细胞不能传导冲动,对神经元起支持、保护、营养、绝缘和防御等作用(图 10-54)。

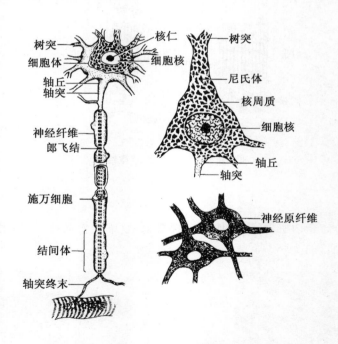

图 10-54　神经元结构模式图

一、神经元

神经元的形态多样,但均可分为**胞体**(soma)和**突起**(neurite)两部分,突起又分**树突**(dendrite)和**轴突**(axon)两类。

(一)神经元的一般形态结构

1.胞体　神经元胞体大小不一,形态各异,是神经元的代谢和营养中心。

(1)细胞膜　是可兴奋膜,具有接收刺激、处理信息、产生并传导冲动的功能。在构成细胞膜的膜蛋白中,有些是离子通道,有些是受体,前者可通过特定的离子,后者可与相应的神经递质相结合,从而产生神经冲动(图10-55)。

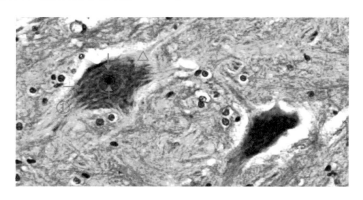

图 10-55　多极神经元(脊髓,HE 染色,×200)
①树突,△轴丘,↓细胞核,↑核仁,→尼氏体,←神经胶质细胞核

(2)细胞质　除含一般细胞器外,特征性结构是尼氏体和神经原纤维。在树突和核周细胞质内有许多呈嗜碱性的颗粒状或块状小体,称**尼氏体**(Nissl body)或嗜染质。在电镜下,尼氏体为平行排列的粗面内质网和游离核糖体聚集成的团块。尼氏体能合成蛋白质和神经递质,是神经元功能状态的标志。神经原纤维在 HE 染色切片中无法分辨,在镀银染色切片中呈棕黑色细丝,交织成网状,并伸出树突和轴突。在电镜下,神经原纤维由神经丝、微管和微丝构成,构成神经元的细胞骨架和参与物质运输(图10-56)。

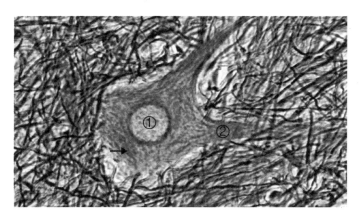

图 10-56　多极神经元(脊髓,硝酸银染色,×400)
①细胞核,②突起,→神经原纤维

(3)细胞核　大而圆,位于胞体中央,核仁大而明显。

2.突起

(1)树突　每个神经元可有 1 个或多个树突,形如树枝状。在树突的表面常见许多棘状小突起,称为树突棘,是形成突触的主要部位。树突具有接收刺激并将冲动传向胞体的功能。

(2)轴突　每个神经元只有一个轴突,由胞体发出。轴突细长,表面光滑,末端分支较多,形成轴突终末。轴突表面的细胞膜称轴膜,内含的细胞质称轴浆。轴浆可做双向性流动,称轴浆运输。轴突长短不一,短的仅数微米,长的可达 1m 以上。轴突可将冲动传递给其他神经元或效应器。

(二)神经元的分类

神经元常以突起数目、功能及所释放的神经递质进行分类(图 10-57)。

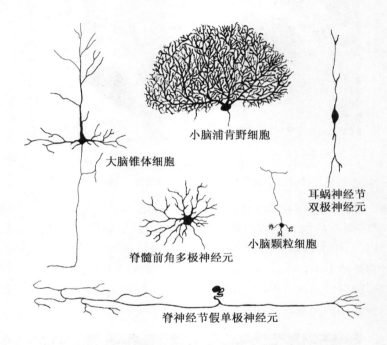

图 10-57　神经元形态分类

1.根据神经元突起的数目分类

(1)多极神经元　有一个轴突和多个树突,如脊髓前角的运动神经元。

(2)双极神经元　从细胞两端各发出一个突起,即一个树突和一个轴突,多起联络作用。

(3)假单极神经元　从细胞体发出一个突起,后又分为两支,一支分布到其他组织和器官,称周围突,另一支进入中枢神经系统,称中枢突,如脊神经节的感觉神经元。

2.根据神经元的功能分类

(1)感觉神经元　感觉神经元又称传入神经元,多为假单极神经元,主要位于脑神经节和脊神经节内,其周围突的末梢分布在皮肤、脏器及肌等处,接收刺激,并将刺激转化为神经冲动,再经中枢突传向中枢。

(2)运动神经元　运动神经元又称传出神经元,多为多极神经元,主要位于脑和脊髓内,将神经冲动传给肌或腺而产生效应。

(3)联络神经元　联络神经元又称中间神经元,多为多极神经元,在神经元之间起信息加工和传递作用(图 10-58)。

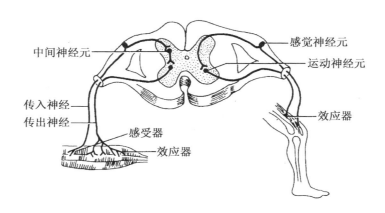

图 10-58　根据神经元的功能分类

3. 根据神经元末梢释放的神经递质分类

①胆碱能神经元；②去甲肾上腺素能神经元；③肽能神经元；④胺能神经元；⑤氨基酸能神经元。另外，一氧化氮（NO）和一氧化碳（CO）也是神经递质。一般一个神经元只释放一种神经递质，同时还可以释放一种神经调质。

二、突触

神经元与神经元之间或神经元与非神经元之间传递信息的结构，称**突触**（synapse）。突触也是一种细胞连接方式，常见的是一个神经元的轴突终末与另一个神经元的树突、树突棘或胞体连接，分别形成轴—树突触、轴—棘突触或轴—体突触。突触可分电突触和化学性突触两类。电突触是神经元之间的缝隙连接，电流可迅速通过缝隙连接而传递信息。通常所指的突触为化学性突触，它以化学物质（神经递质）作为细胞之间传递信息的媒介（图 10-59）。

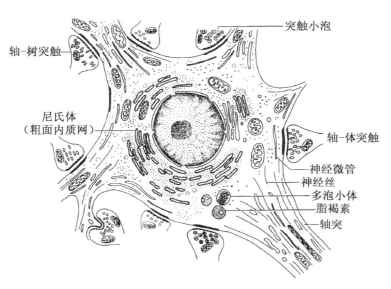

图 10-59　多极神经元及突触超微结构模式图

化学性突触的结构包括突触前成分、突触间隙和突触后成分三部分（图 10-60）。突触前、后成分彼此相对的细胞膜，分别称突触前膜和突触后膜，两者之间有狭窄的间隙为突触间隙。在突触前膜内侧的轴浆中有许多突触小泡以及线粒体、微丝、微管等细胞器。突触小泡内含有神经递质，如乙酰胆碱、去甲肾上腺素等。突触后膜上有能结合神经递质的特异性受体。当神经冲动传至突触前膜时，突触小泡以胞吐方式将神经递质释放到突触间隙，然后与突触后膜上的特异性受体结合，引起突触后膜的兴奋性或抑制性变化，从而使突触后神经元兴奋或抑制。神经递质产生上述效应后，立即被相应的酶分解而失去活性，以保证突触传递的灵敏性。

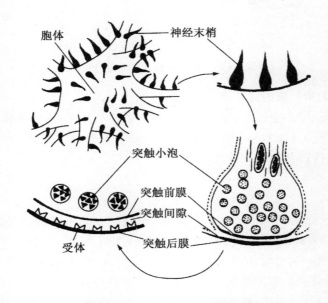

图 10-60　化学性突触结构模式图

三、神经胶质细胞

神经胶质细胞广泛分布于中枢神经系统和周围神经系统，形态各异，均有突起，突起无树突和轴突之分，亦没有传导神经冲动的功能。

（一）中枢神经系统的神经胶质细胞

中枢神经系统的神经胶质细胞有星形胶质细胞、少突胶质细胞、小胶质细胞和室管膜细胞（图 10-61）。

1. 星形胶质细胞　是最大的胶质细胞，起支持、绝缘和营养神经元的作用，有些突起末端扩展形成脚板，在脑和脊髓表面形成胶质界膜，贴附在毛细血管壁上，构成血—脑屏障的神经胶质膜。星形胶质细胞分为两种：①纤维性星形胶质细胞，多分布于脑和脊髓的白质，细胞呈星形，突起细长，分支较少，胞质内含有大量的胶质丝；②原浆性星形细胞，多分布于脑和脊髓的灰质，突起较短粗，分支多，胶质丝较少。

2. 少突胶质细胞　分布于神经元胞体附近及轴突周围，在中枢神经系统内形成髓鞘，起绝缘、保护和营养作用。

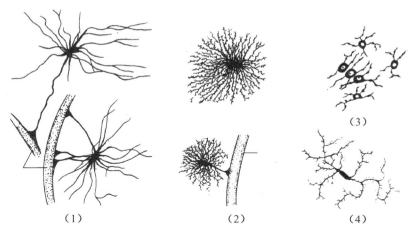

（1）纤维性星形胶质细胞；（2）原浆性星形胶质细胞；
（3）少突胶质细胞；（4）小胶质细胞

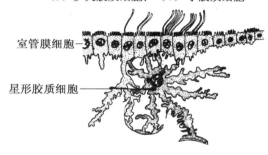

室管膜细胞

星形胶质细胞

图 10-61　中枢神经系统的神经胶质细胞模式图

3. 小胶质细胞　由血液中的单核细胞衍变而来,可转变为巨噬细胞,有吞噬功能。

4. 室管膜细胞　是衬贴于脑室和脊髓中央管内表面的单层上皮细胞。衬贴于脑室脉络丛的室管膜细胞可参与脑脊液的生成(图 10-61)。

（二）周围神经系统的神经胶质细胞

1. 施万细胞（Schwann cell）

周围神经系统中的神经胶质细胞主要是神经膜细胞,又称施万细胞,包裹在神经元突起的周围,形成周围神经的髓鞘和神经膜(图 10-62)。

2. 卫星细胞（satellite cell）

又称被囊细胞,是神经节内包裹神经元胞体的一层扁平或立方形细胞,其核圆形或卵圆形。

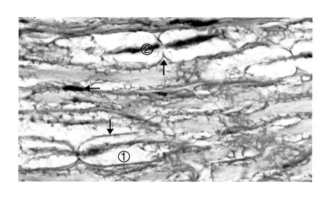

图 10-62　有髓神经纤维纵切面(坐骨神经,HE 染色,×400)
①髓鞘,②轴突,↑郎飞结,↓神经膜,←施万细胞核

四、神经纤维和神经

(一)神经纤维

神经纤维(nerve fiber)由神经元的长突起(包括轴突和长树突)外包神经胶质细胞构成。根据神经胶质细胞是否形成髓鞘,可将神经纤维分为有髓神经纤维和无髓神经纤维两种。

1.有髓神经纤维

(1)周围神经系统的有髓神经纤维　脑神经和脊神经大多数属于有髓神经纤维,神经元长的轴突外包髓鞘和神经膜,构成有髓神经纤维。外周髓鞘是由施万细胞的细胞膜呈长卷筒状一个接一个地套在轴突外面形成的。相邻的施万细胞不完全连接,于神经纤维上这一部位较狭窄,称神经纤维节,又称郎飞结。两个相邻郎飞结之间的一段神经纤维,称结间体(图10-62、图10-63)。

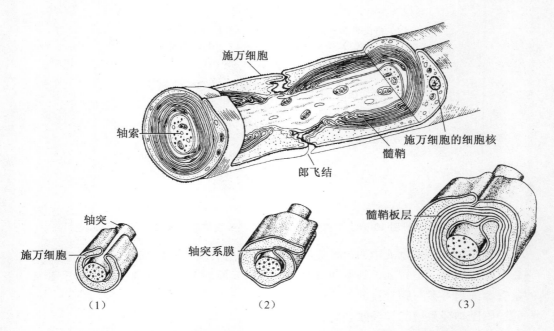

图10-63　周围神经系统有髓神经纤维超微结构模式图(上)及髓鞘形成过程(下)

(2)中枢神经系统的有髓神经纤维　其结构与周围神经系统的有髓神经纤维基本相同,但形成髓鞘的细胞是少突胶质细胞(图10-64)。

由于髓鞘具有绝缘作用,故神经冲动只能从一个神经纤维节跳跃到下一个神经纤维节,称跳跃式传导。由于髓鞘有绝缘作用,故兴奋在传导时不易向周围扩散,能确保反应的精确。节间体越长、有髓神经纤维的轴突越粗,其髓鞘越厚,跳跃式传导的速度越快。

2.无髓神经纤维

(1)周围神经系统的无髓神经纤维　神经元长突起外仅有神经膜包裹,无髓鞘,无郎飞结,称无髓神经纤维。周围神经系统一个神经膜细胞可包裹许多条长突起而不形成髓鞘。

(2)中枢神经系统的无髓神经纤维　轴突外面没有特异性的神经胶质细胞包裹,轴突裸露地走行于有髓神经纤维或神经胶质细胞之间。

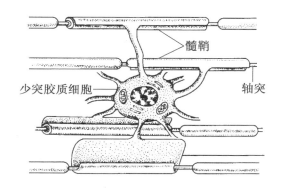

图 10-64　中枢神经系统有髓神经纤维髓鞘形成示意图

无髓神经纤维较细,因无髓鞘和郎飞结,神经冲动只能沿轴膜传导,冲动传导是连续式的,故传导的速度较慢。

(二)神经

周围神经系统中功能相关的神经纤维集合在一起,外包致密结缔组织,称为神经。一条神经内含有感觉神经纤维或运动神经纤维,分别称为感觉神经或运动神经;但大多数神经同时含有感觉、运动和自主神经纤维,称为混合神经。在结构上,多数神经同时含有髓和无髓两种神经纤维。

包裹在神经表面的致密结缔组织称神经外膜。神经纤维束表面有几层扁平的上皮样细胞,形成神经束膜,细胞间有紧密连接,对进入神经纤维束的大分子物质起屏障作用。在神经纤维束内,每条神经纤维表面的薄层结缔组织称神经内膜。

五、神经末梢

周围神经纤维的终末部分在全身各组织或器官内形成的结构,称神经末梢。按其功能可分为感觉神经末梢和运动神经末梢两大类。

(一)感觉神经末梢

感觉神经末梢(sensory nerve ending)是感觉神经纤维的终末部分与所在组织共同形成的结构,又称感受器。感受器能接收内、外环境的各种刺激,并将刺激转化为神经冲动,传向中枢。

感觉神经末梢可分为游离神经末梢和有被囊神经末梢两类(图 10-65)。

1.游离神经末梢　神经纤维的终末部分失去神经膜细胞,其裸露的细支广泛分布于表皮、角膜和黏膜上皮,或分布于各型结缔组织内,如真皮、骨膜、脑膜、血管外膜、关节囊、肌腱、韧带、筋膜和牙髓等,能感受痛、冷和热、轻触、压力和某些化学物质的刺激。

2.有被囊神经末梢　神经纤维末梢外面包裹结缔组织被囊,种类较多,常见的有如下几种:

(1)**触觉小体**(tactile corpuscle)　多分布于皮肤的真皮乳头内,以手指掌侧的皮肤居多。触觉小体呈椭圆形,其长轴与皮肤表面垂直,小体内有许多扁平横列的细胞,外有结缔组织被囊,有髓神经纤维进入小体后失去髓鞘,感受触觉(图 10-66)。

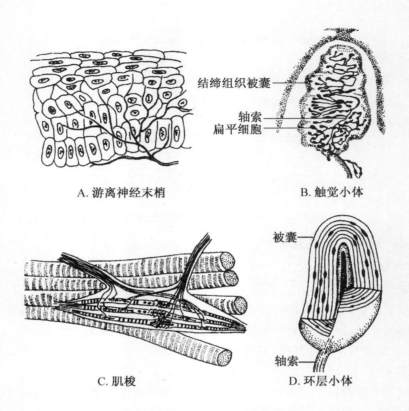

结缔组织被囊

轴索
扁平细胞

A. 游离神经末梢　　　　　　　　B.触觉小体

被囊

轴索

C.肌梭　　　　　　　　D.环层小体

图 10-65　感觉神经末梢分类示意图

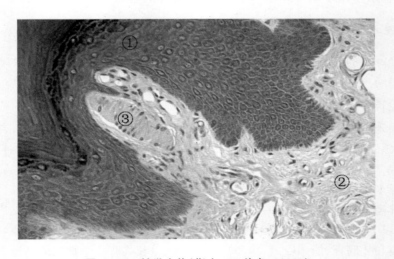

图 10-66　触觉小体(指皮,HE 染色,×200)
①表皮,②真皮,③触觉小体

　　(2)**环层小体**(lamellar corpuscle)　是体积较大的卵圆形或球形小体,位于中央呈均质状的圆柱体,裸露的轴突周围包绕着由许多扁平细胞和结缔组织围成的同心圆被囊。环层小体广泛分布于皮下组织、骨膜、韧带和关节囊等处,感受压觉和振动觉(图 10-67)。

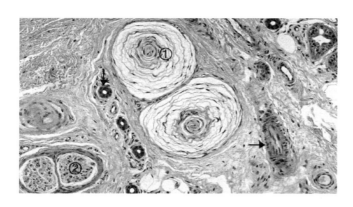

图 10-67　环层小体(指皮,HE 染色,×100)

①环层小体,②神经纤维束,↓汗腺导管,→小动脉

(3)**肌梭**(muscle spindle)　是分布于骨骼肌内的梭形小体,表面有结缔组织被囊,内含许多较细的骨骼肌纤维,称为梭内肌纤维。梭内肌纤维的核成串排列或集中在肌纤维中段而使该处膨大。感觉神经纤维进入肌梭前失去髓鞘,裸露的轴突进入肌梭内分成数支,分别呈环状包绕梭内肌纤维中段的含核部分,或呈树枝样附着在接近中段处。肌梭是一种本体感受器,能感受肌纤维的牵引、伸展和收缩的变化,在调节骨骼肌的活动上起重要作用。

(二)运动神经末梢

运动神经末梢(motor nerve ending)是运动神经纤维分布到肌组织和腺的终末结构,又称效应器,支配肌的收缩和调节腺的分泌。运动神经末梢可分为躯体和内脏运动神经末梢。

1.躯体运动神经末梢　分布于骨骼肌,位于脊髓前角或脑干的运动神经元胞体发出的长轴突,抵达骨骼肌细胞时失去髓鞘,其轴突形成爪状分支,每一分支形成葡萄状终末,并与骨骼肌肌膜形成突触连接,称运动终板,又称神经肌突触(图 10-68、图 10-69)。

2.内脏运动神经末梢　分布于心肌、内脏及血管的平滑肌等处。其神经纤维较细,无髓鞘末梢分支呈串珠状或膨大的小结,附着于肌细胞表面或穿行于腺细胞之间,与效应细胞建立突触。

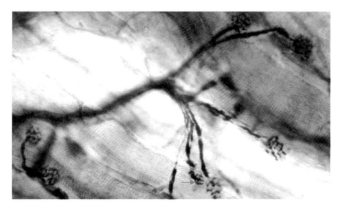

图 10-68　运动终板(骨骼肌铺片,氯化金染色,×200)

①骨骼肌纤维,→运动终板

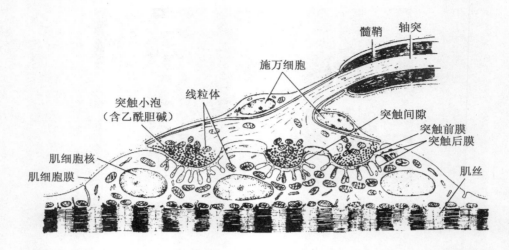

图 10-69 运动终板超微结构模式图

思考与练习

一、选择题

1. 微绒毛和纤毛的共同特点是 （　　）
   A. 均由细胞膜和细胞质形成　　　　　　B. 其内有微丝
   C. 其内有微管　　　　　　　　　　　　D. 均有吸收功能
   E. 均有分泌功能

2. 不属于固有结缔组织的是 （　　）
   A. 疏松结缔组织　　　　　B. 致密结缔组织　　　　　C. 血液
   D. 脂肪组织　　　　　　　E. 网状组织

3. 透明软骨分布于 （　　）
   A. 气管　　　　　　　　　B. 耳郭　　　　　　　　　C. 会厌
   D. 耻骨联合　　　　　　　E. 椎间盘

4. 骨单位是指 （　　）
   A. 外环骨板和骨外膜　　　　　　　　　B. 内环骨板和骨内膜
   C. 中央管和骨内膜　　　　　　　　　　D. 中央管及其周围的圆筒形骨板
   E. 穿通管和骨内膜

5. 以下关于成熟红细胞的描述，不正确的是 （　　）
   A. 双凹圆盘状　　　　　　　　　　　　B. 直径约 $7\sim8\mu m$
   C. 有一个细胞核　　　　　　　　　　　D. 细胞质内含血红蛋白
   E. 能运输 O_2 和 CO_2

6. 急性化脓性疾病时血液中增多的细胞是 （　　）
   A. 中性粒细胞　　　　　　　　　　　　B. 嗜酸性粒细胞

C. 嗜碱性粒细胞　　　　　　　　　　D. 巨噬细胞

E. 血小板

7. 肌膜陷入肌纤维内形成　　　　　　　　　　　　　　　　　（　　）

A. 肌浆网　　　　　　　　B. 横小管　　　　　　　　C. 肌节

D. 终池　　　　　　　　　E. 肌原纤维

8. 两个心肌纤维相互连接处的结构是　　　　　　　　　　　　（　　）

A. Z 线　　　　　　　　　B. 闰盘　　　　　　　　　C. 紧密连接

D. 中间连接　　　　　　　E. M 线

9. 能感受压觉的神经末梢是　　　　　　　　　　　　　　　　（　　）

A. 触觉小体　　　　　　　B. 环层小体　　　　　　　C. 运动终板

D. 肌梭　　　　　　　　　E. 游离神经末梢

10. 运动终板是指　　　　　　　　　　　　　　　　　　　　　（　　）

A. 游离神经末梢

B. 有被囊的神经末梢

C. 分布到心肌、平滑肌的的运动神经末梢

D. 分布到骨骼肌的运动神经末梢

E. 分布到腺体的运动神经末梢

二、简答题

1. 简述上皮组织的特殊结构。

2. 简述血细胞分类及正常值。

3. 简述骨骼肌纤维和心肌纤维的超微结构的不同点。

4. 简述周围神经系统有髓神经纤维的结构。

（颜绍雄）

参考答案

第十一章 消化系统

【学习要点】
1. 胃和小肠黏膜的微细结构。
2. 食管壁、大肠壁的微细结构。
3. 肝、胰的微细结构。

教学 PPT

第一节 消化管

一、消化管的一般结构

除口腔与咽外，消化管壁一般由内向外依次为黏膜、黏膜下层、肌层和外膜四层（图 11-1）。

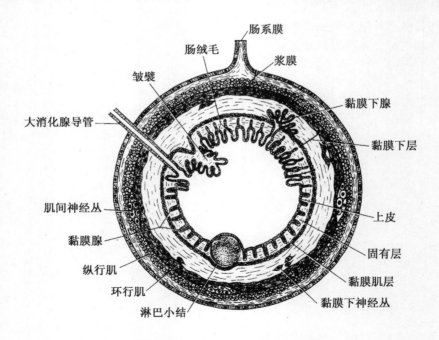

图 11-1 消化管壁一般组织结构模式图

(一)黏膜

黏膜(tunica mucosa)为消化管壁的最内层,由内向外分为上皮、固有层和黏膜肌层。

1.上皮　衬在消化管的内腔面。在口腔、咽、食管和肛门为复层扁平上皮,其余段为单层柱状上皮。

2.固有层　由疏松结缔组织构成,内含消化腺体、血管、神经和淋巴管等。

3.黏膜肌层　由1～2层平滑肌构成。平滑肌收缩和舒张可以改变黏膜形态,促进腺体分泌物的排出和血液、淋巴的运行。

(二)黏膜下层

黏膜下层(submucosa)由疏松结缔组织构成,内含较大的血管、淋巴管和黏膜下神经丛(图11-2)。在食管和十二指肠的黏膜下层内分别有食管腺和十二指肠腺。黏膜和黏膜下层共同突向消化管腔内,形成环行或纵行的皱襞,扩大了黏膜的表面积。

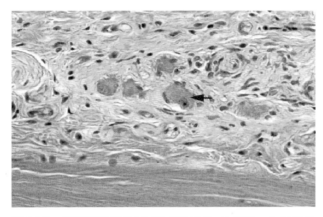

图11-2　黏膜下神经丛(食管,HE染色,×400)　↑神经元

(三)肌层

肌层(tunica muscularis)较厚。在口腔、咽、食管上段和肛门处的肌层为骨骼肌,其余部分则为平滑肌。肌层一般分为内环行、外纵行两层,其间有肌间神经丛(图11-3)。在贲门、幽门处肌层增厚,形成括约肌。

(四)外膜

外膜(tunica adventitia)是消化管壁的最外层。咽、食管、直肠下段的外膜称为纤维膜,其余消化管的外膜称为浆膜。

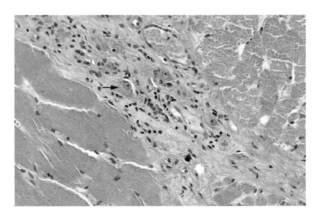

图11-3　肌间神经丛(食管,HE染色,×400)　↑神经元

二、口腔黏膜的结构特点

口腔黏膜由未角化的复层扁平上皮和固有层组成,无黏膜肌,在固有层的结缔组织中含

有黏液性和浆液性的小唾液腺。舌由表面的黏膜和深部的舌肌组成,舌背的黏膜较厚并形成许多乳头状隆起,称为舌乳头。人的舌乳头类型主要有丝状乳头、菌状乳头和轮廓乳头三种。在轮廓乳头的上皮内有较多的味蕾,其为卵圆形小体,是味觉感受器,可感受酸甜苦咸。

三、食管的微细结构特点

黏膜层的上皮为复层扁平上皮,黏膜肌层主要由一层纵行平滑肌构成。黏膜下层为疏松结缔组织,内含有大量的食管腺。食管肌层的上 1/3 段为骨骼肌,中 1/3 段内既有骨骼肌,又有平滑肌,下 1/3 段为平滑肌(图 11-4)。

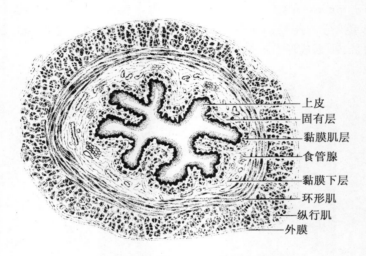

图 11-4　食管壁的微细结构模式图

（标注：上皮、固有层、黏膜肌层、食管腺、黏膜下层、环形肌、纵行肌、外膜）

四、胃的微细结构特点

1. **黏膜**　较厚,在活体呈橘红色。黏膜表面有许多针尖样小凹为胃小凹,是 3～5 条胃腺的共同开口部位(图 11-5)。

（1）上皮　为单层柱状上皮,主要为表面黏液细胞,并含少量内分泌细胞和干细胞。表面黏液细胞能分泌黏液。黏液附在胃黏膜表面形成一层保护层,防止胃黏膜受盐酸的腐蚀。

（2）固有层　为疏松结缔组织,内有许多胃腺。胃腺根据所在部位不同,分为贲门腺、幽门腺和胃底腺。贲门腺和幽门腺分别位于贲门部和幽门部,

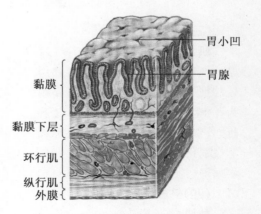

图 11-5　胃壁组织结构模式图

（标注：胃小凹、胃腺、黏膜、黏膜下层、环行肌、纵行肌、外膜）

分泌黏液和溶菌酶等;胃底腺位于胃底和胃体,是分泌胃液的主要腺体(图 11-6),由主细胞、壁细胞、颈黏液细胞、干细胞和内分泌细胞组成。①**主细胞**(chief cell),又称胃酶细胞,呈柱状,胞质基部呈强嗜碱性,顶部充满粗大的酶原颗粒,在 HE 染色切片上多溶解而呈泡沫状(图 11-7)。主细胞主要分泌胃蛋白酶原,胃蛋白酶原经盐酸激活,成为有活性的胃蛋白酶,参与蛋白质的分解;电镜下,主细胞具有典型的蛋白质分泌细胞的超微结构特点,核周有

大量粗面内质网与发达的高尔基复合体,顶部有许多酶原颗粒。②**壁细胞**(parietal cell),又称泌酸细胞,细胞较大,呈圆锥形或三角形,胞质强嗜酸性(图11-7)。电镜下,壁细胞游离面的胞膜向胞质内陷,形成迂曲分支的小管,称细胞内分泌小管。胞质内还有极丰富的线粒体、少量粗面内质网和高尔基复合体(图11-8)。壁细胞主要分泌盐酸和内因子。盐酸有激活胃蛋白酶原和杀菌等作用。内因子有助于肠上皮对维生素 B_{12} 的吸收。③颈黏液细胞位于胃底腺颈部,数量少。④干细胞位于胃底腺颈部至小凹深部,HE 染色不易辨认。⑤内分泌细胞(后述)。

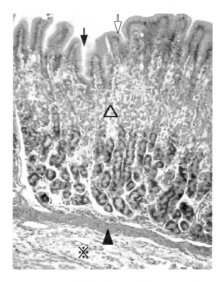

图 11-6 胃黏膜(HE 染色,×200)

↑胃小凹,⇧表面黏液细胞,△含有胃底腺的固有层,▲黏膜肌层,※黏膜下层

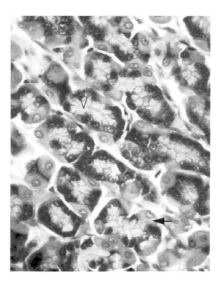

图 11-7 胃底腺(HE 染色,×400)

↑壁细胞,⇧主细胞

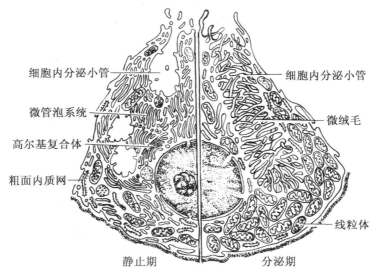

细胞内分泌小管　　　　细胞内分泌小管

微管泡系统　　　　微绒毛

高尔基复合体

粗面内质网

线粒体

静止期　　　　分泌期

图 11-8 壁细胞超微结构模式图

（3）黏膜肌　由内环行与外纵行两薄层平滑肌组成。

2.黏膜下层　为疏松结缔组织，内含较大的血管、淋巴管和神经，在老年人还可见成群的脂肪细胞。

3.肌层　较厚，由内斜形、中环形和外纵形3层平滑肌构成。环行肌在幽门处形成幽门括约肌，可控制胃内容物进入小肠的速度。

4.外膜　为浆膜。

五、小肠的微细结构特点

1.黏膜　小肠黏膜突向管腔内形成许多**环形皱襞**（plicae circulares）和**绒毛**（villus）。上皮为单层柱状，由吸收细胞、杯状细胞和少量内分泌细胞组成。固有层内有大量的肠腺（图11-9、图11-10）。肠绒毛由上皮和固有层向肠腔内突起而成（图11-11）。绒毛中轴由

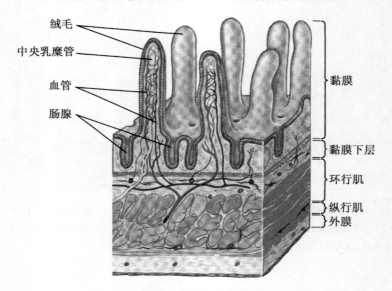

图 11-9　小肠组织结构模式图

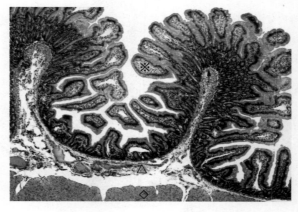

图 11-10　小肠（空肠，HE 染色，×40）

※小肠绒毛，☆固有层，↑黏膜肌，△黏膜下层，◇肌层

固有层构成,内有 1～2 条纵行的毛细淋巴管,称中央乳糜管。固有层内还含有大量淋巴组织,在十二指肠多为弥散淋巴组织,在空肠多为孤立淋巴小结,在回肠多为集合淋巴小结,可穿过黏膜肌层抵达黏膜下层。环状皱襞和肠绒毛扩大了小肠黏膜的表面积,使小肠黏膜的表面积达 200m² 左右,增强了小肠对营养物质的吸收能力。

肠腺由黏膜上皮向固有层内凹陷而成,腺管开口于相邻肠绒毛根部之间。构成小肠腺的细胞除与黏膜上皮相同的吸收细胞、杯状细胞、内分泌细胞外,还有潘氏细胞和干细胞。肠腺主要分泌多种消化酶和溶菌酶。

2.小肠壁其他各层结构 黏膜下层含较多血管、淋巴管和神经。十二指肠的黏膜下层内有十二指肠腺,为复管泡状腺,其导管穿过黏膜肌层开口于小肠腺底部,能分泌碱性黏液,保护十二指肠黏膜免受胃酸侵蚀;还产生表皮生长因子释入肠腔,促进小肠上皮细胞增殖。除部分十二指肠壁的外膜为纤维膜外,其余均为浆膜(图 11-12)。

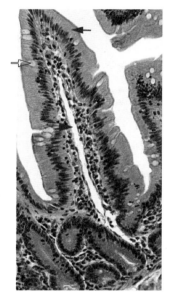
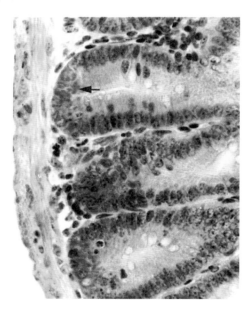

图 11-11　小肠绒毛(HE 染色,×200)　　　　图 11-12　潘氏细胞(HE 染色,×400)

↑吸收细胞,⇡杯状细胞,▲中央乳糜管,△小肠腺　　　　↑潘氏细胞

六、大肠的微细结构特点

1.盲肠、结肠与直肠的组织学结构基本相同(图 11-13)。黏膜表面光滑,无绒毛;结肠袋之间的横沟处有半月形皱襞,直肠下段有三个横行的皱襞(直肠横襞)。上皮为单层柱状,由吸收细胞和杯状细胞组成。固有层内有稠密的大肠腺,呈单管状,由吸收细胞、杯状细胞、少量干细胞和内分泌细胞组成。分泌黏液、保护黏膜是大肠腺的重要功能。固有层内可见孤立淋巴小结。肌层由内环行和外纵行两层平滑肌组成。外膜主要为浆膜,而升结肠、降结肠和直肠含部分纤维膜。

2.阑尾的结构特点 管腔小而不规则,大肠腺短而少。固有层内有极丰富的淋巴组织,形成许多淋巴小结,并突入黏膜下层,致使黏膜肌很不完整。肌层很薄,外覆浆膜(图 11-14)。

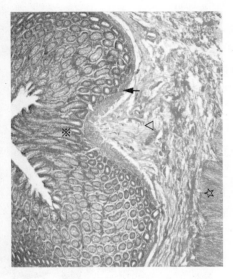

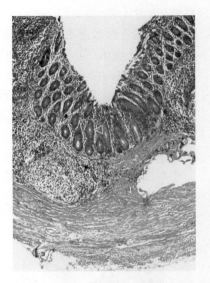

图 11-13　结肠纵切面(HE 染色,×40)
※黏膜层,↑黏膜肌,△黏膜下层,☆肌层

图 11-14　阑尾横切面(HE 染色,×40)
△黏膜层,☆淋巴小结,◇肌层

七、胃肠的内分泌细胞

胃、小肠和大肠的上皮及腺体内有大量散在的内分泌细胞,尤以胃幽门部和十二指肠上段为多,其细胞总数超过机体内所有内分泌腺腺细胞的总和。胃肠的内分泌细胞大多单个夹于其他上皮细胞之间,在 HE 染色切片上不易辨认。在银染标本上,细胞基底部含许多嗜银颗粒。在电镜下可见分泌颗粒的大小、形状与电子密度等依细胞类型而异。所分泌的激素主要协调胃肠道自身的消化吸收功能,也参与调节其他器官的生理活动。

根据细胞游离面是否达到腔面,可分为两种类型:①开放型,细胞多呈锥体形,游离面有微绒毛伸达管腔,可感受腔内食物和消化液的刺激而分泌激素。②封闭型,细胞多为椭圆形,细胞顶部被相邻细胞覆盖而未露出腔面,主要受胃肠运动的机械刺激或其他激素的调节而分泌激素。

目前已知有 10 余种胃肠内分泌细胞,它们的分布和结构均有一定特点。

八、消化管的淋巴组织

消化管与外界相通,各种细菌、病毒、寄生虫(卵)等病原微生物易于进入,它们大多被胃酸、消化酶以及潘氏细胞分泌的防御素和溶菌酶所破坏,其余可受到消化管淋巴组织的免疫抵御。消化管淋巴组织包括淋巴小结、弥散分布的淋巴细胞、浆细胞、巨噬细胞和树突状细胞等与肠上皮共同形成一道防线。

在肠集合淋巴小结处,局部黏膜向肠腔呈圆顶状隆起,无绒毛和小肠腺,此部位上皮内有一种特殊类型的细胞,因其游离面有微皱褶而称微皱褶细胞(M 细胞)。M 细胞可摄取肠腔内抗原物质,以囊泡的形式转运并传递给下方的淋巴细胞,后者进入黏膜淋巴小结和肠系膜淋巴结内增殖分化为幼浆细胞,然后经淋巴细胞再循环途径,大部分返回消化管黏膜,并转变为浆细胞合成和分泌免疫球蛋白 A(IgA)。IgA 能和吸收细胞基底面和侧面膜中的一种镶嵌糖蛋白——分泌片结合,形成分泌性 IgA(sIgA)。sIgA 被吸收细胞吞入胞质,继而释入细胞衣。sIgA 可特异性地与抗原结合,从而抑制或杀灭细菌,中和病毒,降低抗原物质与上皮细胞黏着和进入,保护肠黏膜。

第二节　消化腺

一、唾液腺

大唾液腺有腮腺、下颌下腺、舌下腺三对,它们的导管均开口于口腔。

1.大唾液腺的一般结构　大唾液腺为复管泡状腺,外包结缔组织被膜,实质分为许多小叶,由腺泡与分支的导管组成。

(1)腺泡　呈泡状或管泡状,由单层立方或锥体形腺细胞组成。在腺细胞与基膜之间有肌上皮细胞,其收缩有助于将腺泡的分泌物排出。腺泡可分为浆液性、黏液性和混合性三种类型。组成腺泡的腺细胞有两种类型,即浆液性腺细胞和黏液性腺细胞。

(2)导管　导管是反复分支的上皮性管道。从与腺管连接开始至开口于口腔,导管依次分为**闰管**(intercalated duct)、分泌管、小叶间导管和总导管。闰管由单层扁平或单层立方上皮围成。分泌管为单层高柱状上皮,细胞核圆形,位于细胞顶部,胞质嗜酸性强,基部可见基底纵纹,故又称纹状管。分泌管有转运水和吸钠排钾的功能。小叶间导管和总导管均位于小叶之间的结缔组织内,起始部为单层柱状上皮,以后随着管径变大,逐渐过渡为假复层柱状上皮,其末端与口腔的复层扁平上皮相延续(图 11-15)。

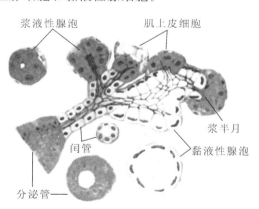

图 11-15　唾液腺腺泡和导管结构模式图

2.三种大唾液腺的结构特点

(1)腮腺为纯浆液性腺,闰管长,分泌管较短,分泌物含大量唾液淀粉酶。

(2)下颌下腺为混合性腺,以浆液性腺泡为主,黏液性和混合性腺泡较少,闰管短,分泌管发达,其分泌物含唾液淀粉酶较少,而含黏液较多。

(3)舌下腺为混合性腺,以黏液性和混合性腺泡为主,无闰管,分泌管也较短,分泌物以黏液为主。

二、肝

肝表面覆有结缔组织被膜。肝门处的被膜伸入肝内,将肝实质分隔成许多个肝小叶(图 11-16)。相邻几个肝小叶之间的区域为肝门管区(图 11-17)。

1.**肝小叶**(hepatic lobule)　是肝结构和功能的基本单位,由肝细胞构成,呈多面棱柱

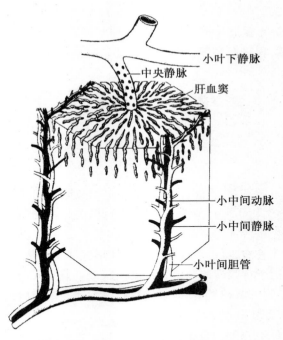

图 11-16　肝小叶立体模式图

小叶下静脉
中央静脉
肝血窦
小中间动脉
小中间静脉
小叶间胆管

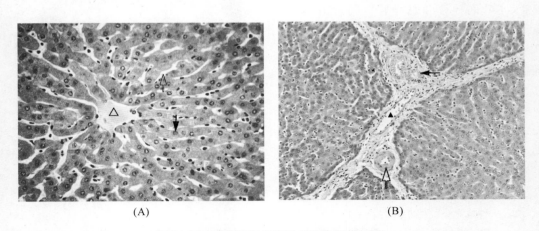

(A)　　　　　　　　　　　　　(B)

图 11-17　肝小叶与门管区(HE 染色,×400)

A.肝小叶　△中央静脉,↑肝索,⇡肝血窦

B.门管区　⇡小叶间动脉,▲小叶间静脉,↑小叶间胆管

体形,每个肝小叶中央有 1 条纵行的中央静脉。肝细胞以中央静脉为中心呈放射状单行排列,形成肝板,其横断面为肝索(图 11-17、图 11-18)。每个肝小叶由中央静脉、肝板、肝血窦、窦周隙和胆小管组成。

(1)**中央静脉**(central vein)　位于肝小叶中央,是多条肝血窦在肝小叶中轴汇成的一条静脉,故管壁不完整(图 11-17)。

(2)**肝板**(hepatic plate)　肝细胞以中央静脉为中心呈放射状单行排列,形成肝板,相邻肝板吻合连接成网状。在肝的组织切片上,肝板呈索状,又称肝索(图 11-17)。

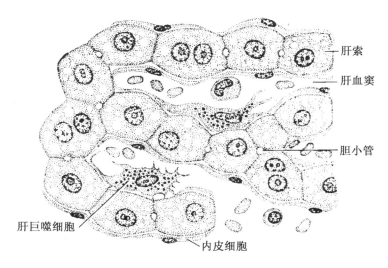

图 11-18　肝索与肝血窦模式图

肝细胞(hepatocyte)是构成肝小叶的主要成分,呈多面体形,细胞核大而圆,约 1～2 个,居中央,核仁明显,细胞质呈嗜酸性(图 11-17)。因肝细胞分化程度较高,功能复杂,故电镜下可见多种细胞器和内含物(图 11-19)。①线粒体为肝细胞的功能活动不断提供能量。②粗面内质网能合成多种血浆蛋白质,如白蛋白、纤维蛋白原、凝血酶原、载体蛋白和脂蛋白等。③滑面内质网常与糖原颗粒相伴存在,可参与胆汁、甘油三酯和极低密度脂蛋白的合成,脂类、激素和胆红素的代谢,类固醇激素(如性激素)的灭活及多种物质的生物转化、解毒

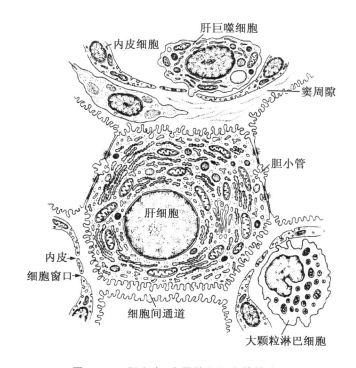

图 11-19　肝血窦、窦周隙和胆小管模式图

等作用。④高尔基复合体与分泌胆汁有关。⑤溶酶体参与肝细胞的细胞内消化、胆红素转运和铁的储存。⑥微体消除过氧化氢对细胞的毒性作用。⑦内含物有糖原、脂滴和色素等，它们的含量均因机体所处的生理和病理状态的不同而异。

（3）肝血窦（hepatic sinusoid）　为相邻肝板之间的不规则空隙（图 11-17），由一层内皮细胞围成。其内有肝巨噬细胞，具有吞噬功能（图 11-18、图 11-19）。

1）内皮细胞：电镜下，内皮细胞上有许多大小不等的窗孔，窗孔无隔膜，细胞间隙大，内皮外无基膜，仅有少量网状纤维附着（图 11-19）。因此，肝血窦通透性大，血浆中除乳糜微粒外，血浆的各种成分均可自由通过，有利于肝细胞与血液间的物质交换。

2）肝巨噬细胞：又称**枯否细胞**（Kupffer cell）（图 11-18），是定居在肝内的巨噬细胞。细胞体积较大，形态不规则，常以突起附着于内皮细胞上，或穿过内皮细胞窗孔或间隙伸入窦周隙内，胞核呈椭圆形，胞质内常见被吞噬的异物等。电镜下，细胞表面有大量皱褶和微绒毛（图 11-19），胞质内含大量的各级溶酶体和吞噬体。肝巨噬细胞由血液单核细胞分化而来，具有活跃的吞噬功能，有重要的防御作用。

（4）**窦周隙**（perisinusoidal space）　又称 Disse 间隙，为肝血窦内皮细胞与肝细胞之间的狭小间隙（图 11-18、图 11-19），宽约 $0.4\mu m$。由于血窦内皮通透性大，故窦周隙内充满血浆，肝细胞表面的微绒毛直接浸泡在血浆内，是肝血窦内血液与肝细胞之间进行物质交换的场所。窦周隙还有散在的网状纤维和贮脂细胞。贮脂细胞形态不规则，最主要的特征是胞质内含有大小不等的脂滴，在 HE 染色切片中不易被辨认。贮脂细胞的功能是贮存脂肪和维生素 A，合成网状纤维和分泌基质。当患慢性肝炎、慢性酒精中毒等肝脏疾病时，贮脂细胞异常增殖，肝内纤维增多，可导致肝硬化。

（5）胆小管　位于相邻的肝细胞之间，由部分肝细胞膜向细胞质内凹陷而成（图 11-18、图 11-19）。胆小管的功能主要是将胆汁循肝小叶中央引流向周边，汇入小叶间胆管。电镜下，胆小管腔面有肝细胞形成的微绒毛突入腔内，胆小管周围的相邻肝细胞膜形成紧密连接、桥粒等连接复合体封闭胆小管周围的细胞间隙，防止胆汁外溢入窦周隙。黄疸型肝炎或胆道堵塞患者，胆小管的正常结构被破坏，胆汁则溢入窦周隙，进而进入血窦，导致黄疸。

2. 肝门管区　相邻肝小叶之间的结缔组织区，称门管区，其中可见三种伴行的管道，即小叶间动脉、小叶间静脉和小叶间胆管（图 11-17）。小叶间动脉是肝动脉的分支，管腔小，管壁相对较厚；小叶间静脉是肝门静脉的分支，管腔较大而不规则，管壁薄；小叶间胆管管壁为单层立方上皮，它们向肝门方向汇集，最后形成左、右肝管出肝。

三、胰

胰表面被覆薄层的结缔组织被膜，结缔组织伸入胰腺内将实质分隔为许多小叶。胰腺实质由外分泌部和内分泌部组成（图 11-20）。

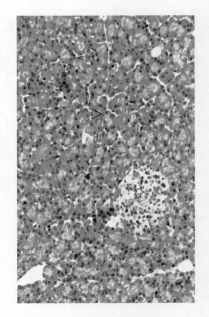

图 11-20　胰（HE 染色，×100）
△外分泌部，☆内分泌部（胰岛）

1.外分泌部 为复管泡状浆液性腺,由腺泡和导管组成。

(1)腺泡 腺细胞具有典型的浆液性腺细胞的结构特点(图11-21)。胞体呈锥形,核圆,靠近基底部,胞质顶部有许多嗜酸性酶原颗粒,颗粒数量因细胞功能状态不同而异,饥饿时增多,进食后减少。

(2)导管 腺泡和泡心细胞与闰管相连,闰管较长,逐渐汇合成小叶内导管,后者在小叶间结缔组织内汇合成小叶间导管,再汇合成一条主导管,贯穿胰腺全长,在胰头部与胆总管汇合,开口于十二指肠乳头。闰管为单层扁平上皮,从小叶内导管至主导管,管腔逐渐增大,由单层立方上皮逐渐变为单层柱状。主导管为单层高柱状上皮,上皮内可见杯状细胞。外分泌部分泌胰液,成人每天分泌约1500～3000ml。胰液为碱性液体(pH值约为

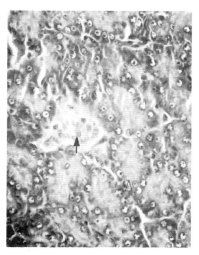

图11-21 胰(HE染色,×400)
⇑外分泌部(腺泡),↑内分泌部(胰岛)

7.8～8.4),其中含多种消化酶前体,如胰蛋白酶原、胰糜蛋白酶原、胰淀粉酶、胰脂肪酶、DNA酶和RNA酶等,分别消化食物中的各种营养成分。腺细胞还分泌一种胰蛋白酶抑制因子,可防止胰蛋白酶原在胰腺内激活,若这种内在机制失调或某些致病因素使胰蛋白酶原在胰腺内激活,可使胰腺组织自我消化,导致急性胰腺炎。

2.内分泌部 又称胰岛,是散在于腺泡之间的内分泌细胞团(图11-21)。成人胰腺约有100万个胰岛,约占胰腺体积的1.5%,胰尾部较多。胰岛大小不一,小的仅由数个细胞组成,大的有数百个细胞。细胞排列成团索状,细胞间有丰富的有孔毛细血管。人的胰岛主要有A、B、D和PP四种细胞,HE染色切片中不易区分,可用Mallory等特殊染色法以及电镜和免疫组织化学法进行鉴别。

(1)A细胞 又称高血糖素细胞,约占胰岛细胞总数的20%,多分布于胰岛周边,细胞体积较大。A细胞分泌**高血糖素**(glucagon),能促进肝细胞糖原分解为葡萄糖,并抑制糖原合成,使血糖升高。

(2)B细胞 又称胰岛素细胞,约占胰岛细胞总数的70%,多分布于胰岛的中央部,细胞体积较小。B细胞分泌**胰岛素**(insulin),主要促进肝细胞、脂肪细胞等细胞吸收血液内的葡萄糖,合成糖原或转化为脂肪储存,可使血糖降低。胰岛素和高血糖素的协同作用能保持血糖水平处于动态平衡。若B细胞退化,胰岛素分泌不足,可致血糖升高,并从尿中排出,即为糖尿病。若胰岛B细胞发生肿瘤或细胞功能亢进,则胰岛素分泌过多,可导致低血糖症。

(3)D细胞 约占胰岛细胞总数的5%,散在于A、B细胞之间,并与A、B细胞紧密相贴,细胞间有缝隙连接。D细胞分泌**生长抑素**(somatostatin),以旁分泌或经缝隙连接直接作用于邻近的A细胞、B细胞或PP细胞,抑制这些细胞的分泌活动。

(4)PP细胞 数量很少,主要存在于胰岛的周边部。PP细胞分泌**胰多肽**(pancreatic polypeptide),有抑制胃、肠运动和胰液分泌以及胆囊收缩的作用。

思考与练习

选择题

1. 消化道管壁可分为哪几层　　　　　　　　　　　　　　　　　　（　　）

 A. 黏膜、黏膜下层、肌层、外膜　　　　　B. 内膜、中膜、浆膜

 C. 内皮、肌层、纤维膜　　　　　　　　　D. 内膜、中膜、纤维膜

 E. 内膜、中膜、外膜

2. 下列哪一项结构与扩大小肠的表面积无关　　　　　　　　　　　（　　）

 A. 绒毛　　　　　　　　B. 微绒毛　　　　　　　　C. 小肠腺

 D. 柱状细胞　　　　　　E. 环状皱襞

3. 盐酸的主要作用是　　　　　　　　　　　　　　　　　　　　　（　　）

 A. 激活胃酶　　　　　　　　　　　　　B. 稀释毒物

 C. 参与蛋白质的消化　　　　　　　　　D. 激活胃蛋白酶原和杀菌

 E. 以上答案都对

4. 肝的基本结构单位是　　　　　　　　　　　　　　　　　　　　（　　）

 A. 肝板　　　　　　　　B. 肝细胞　　　　　　　　C. 肝血窦

 D. 胆小管　　　　　　　E. 肝小叶

5. 以下关于胰岛特征的描述中,哪一项是错误的　　　　　　　　　（　　）

 A. 胰岛为大小不等的细胞团

 B. 以胰头部较多

 C. 细胞形态不一,排列成索或团

 D. 主要有 A、B、D、PP 四种细胞

 E. 含丰富的有孔毛细血管

（蔡茂聪）

参考答案

第十二章　呼吸系统

教学 PPT

　　呼吸系统由呼吸道和肺两部分组成。其中,呼吸道由鼻、咽、喉、气管、支气管和肺内的各级支气管分支所组成。从鼻到喉这一段称上呼吸道;气管、支气管及肺内各级支气管的分支这一段为下呼吸道。肺是进行气体交换的器官。呼吸系统的主要功能是进行气体交换。

第一节　呼吸道

一、呼吸道的一般结构

(一)鼻

　　鼻是呼吸道的起始部分,是呼吸兼嗅觉器官,并辅助发音。鼻可分为外鼻、鼻腔和鼻旁窦三部分。

　　1.外鼻　外鼻位于面部中央,呈锥体形,由骨和软骨作支架,外面覆皮肤和少量皮下组织,内衬黏膜。外鼻(图 12-1)上端较窄,位于两眼之间为鼻根,向下延续的狭长部分为鼻背,下端高突的部分为鼻尖,鼻尖两侧向外方膨隆的部分为鼻翼,当患者呼吸困难时,可出现鼻翼扇动。鼻尖和鼻翼处的皮肤较厚,富含皮脂腺和汗腺,与深部皮下组织和软骨膜连接紧密,容易发生疖肿,故发炎时,局部肿胀压迫神经末梢,可引起剧烈疼痛。由鼻翼向外下方至口角的浅沟称鼻唇沟,面瘫患者患侧鼻唇沟变浅或消失。外鼻下端有一对鼻孔,是气体出入呼吸道的门户。

　　2.鼻腔　鼻腔由骨和软骨围成,其内面衬以黏膜和皮肤。

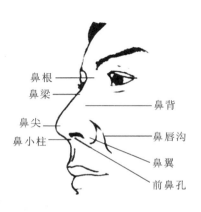

图 12-1　外鼻

鼻腔上部黏膜内还有接受气味刺激的嗅觉细胞。鼻腔被鼻中隔分为左、右两腔。每侧鼻腔分鼻前庭和固有鼻腔两部分(图 12-2)。

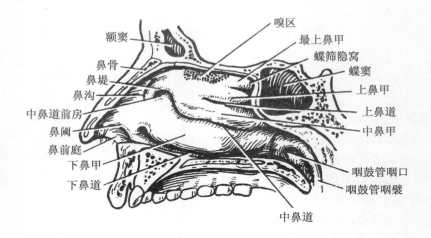

图 12-2　鼻腔外侧壁(右侧)

(1)鼻前庭　为鼻翼所遮盖部分,内面衬以皮肤,长有鼻毛,有滤过灰尘和净化空气的作用。鼻前庭的上皮为复层扁平上皮,固有层由结缔组织构成,含有毛囊、皮脂腺、汗腺。鼻前庭的前部相当于鼻尖的内角处,有一向外膨隆的隐窝,称为鼻前庭隐窝,常为疖肿、痤疮好发之处,此处缺乏皮下组织,故发生疖肿时,疼痛甚剧。

(2)固有鼻腔　为鼻前庭以后的部分,前至鼻阈,后借鼻后孔通鼻咽,由骨性鼻腔内衬黏膜构成。固有鼻腔的黏膜因结构不同而功能各异,上鼻甲及鼻中隔上部的黏膜呈淡黄色,称嗅区,内含嗅细胞,能感受嗅觉。嗅上皮为假复层柱状上皮,固有层由浆液性嗅腺、血管、淋巴管和神经组成。其余部分黏膜呈粉红色,称呼吸区,由假复层纤毛柱状上皮和丰富的鼻腺、静脉丛、淋巴组织构成,可温暖、湿润吸入的空气。在鼻中隔前下部的黏膜内血管丰富而表浅,若受外伤或干燥空气刺激,血管易破裂而出血,故临床上称易出血区或 Little 区。

3.鼻旁窦　鼻旁窦内衬有黏膜,与鼻腔黏膜相延续,均为纤毛柱状呼吸上皮,内含杯状细胞和腺体。鼻旁窦黏膜纤毛的运动方向朝向自然窦口,有利于窦内分泌物排出。鼻腔黏膜的炎症常可蔓延至鼻旁窦引起鼻窦炎。如果炎症波及上颌窦,由于上颌窦容积大,开口位置高而小,自然引流不通畅,易成慢性炎症,迁延不愈。其中,上颌窦窦腔最大,开口位置高于窦腔底,分泌物不易排出,故上颌窦的慢性炎症在临床上最为多见。

(二)喉

喉既是呼吸道,又是发音器官。

1.弹性圆锥　为弹性纤维构成的膜性结构,自甲状软骨前端的后面,向下附于环状软骨上缘,向后附于杓状软骨。此膜上缘游离,紧张于甲状软骨与杓状软骨之间,称声韧带。弹性圆锥前部连于甲状软骨下缘与环状软骨上缘之间的部分称环甲膜。当患者咽喉部发生急性阻塞而窒息,又不具备气管切开条件时,将穿刺针穿透环甲膜刺入声门下腔,建立临时呼吸通道,以抢救患者生命。

2.喉肌　是附着于喉软骨上的细小骨骼肌,可控制发音的强弱,调节音调和通气量。

3.喉腔及喉黏膜 喉腔由喉软骨、韧带、喉肌和喉黏膜等共同围成，向上经喉口通喉咽，向下通气管。

喉腔大部分由假复层纤毛柱状上皮和丰富的腺体、淋巴管构成。中部的侧壁上有上、下两对呈前、后方向走行的黏膜皱襞，上方的一对为前庭襞，左、右两侧前庭襞之间的裂隙称前庭裂；下方的一对为声襞，左、右两侧声襞之间的裂隙称声门裂，声门裂是喉腔最狭窄的部位。发音时，呼出的气流通过声门裂，可以引起声带振动，发出声音。

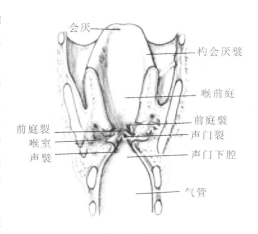

图 12-3 喉腔(冠状切面)

喉腔(图 12-3)借两对皱襞分为 3 部分：①从喉口至前庭裂之间的部分称喉前庭；②前庭裂至声门裂之间的部分称喉中间腔；③声门裂至环状软骨下缘之间的部分称声门下腔，该处黏膜下组织较疏松，炎症时易引起水肿，尤其是婴幼儿喉腔较窄小，喉水肿时容易引起喉阻塞而导致呼吸困难。

二、气管与主支气管的微细结构

气管管壁由内向外依次分为黏膜、黏膜下层和外膜三层(图 12-4)。

1.黏膜 表面为假复层纤毛柱状上皮，由纤毛细胞、杯状细胞、基细胞、刷细胞和弥散的神经内分泌细胞等组成。纤毛向咽侧呈快速摆动，将黏液及附于其上的尘粒、细菌等异物推向咽部而被咳出，故纤毛细胞有净化吸入空气的重要作用。

2.黏膜下层 为疏松结缔组织，除有血管、淋巴管和神经外，还有较多混合性腺。

3.外膜 由透明软骨、平滑肌和结缔组织构成。外膜为疏松结缔组织，主要有 16～20 个"C"形透明软骨环构成管壁支架，软骨环之间以弹性纤维组成的膜状韧带连接，使气管保持通畅并有一定弹性。软骨环的缺口朝向气管后壁，缺口处有弹性纤维组成的韧带和平滑肌束。咳嗽反射时平滑肌收缩，使气管腔缩小，有助于清除痰液。气管与黏膜下层有较多的气管腺。

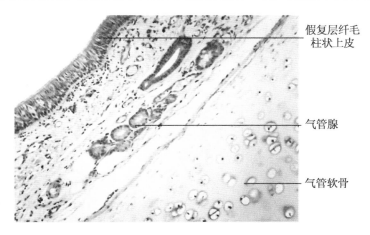

图 12-4 气管的微细结构(HE 染色，×100)

第二节　肺 的 微 细 结 构

肺外被浆膜。肺组织分为实质和间质。肺实质由肺内支气管各级分支及其终端的大量肺泡构成。肺间质由浆膜伸入的结缔组织及其血管、神经和弹性纤维构成。肺实质按功能分为导气部和呼吸部。

一、导气部

导气部的结构与主支气管基本相似，也分为黏膜、黏膜下层和外膜三层，但随分支的增多，管径渐小，管壁渐薄，管壁结构也逐渐变化，管壁内的平滑肌逐渐增多，从细支气管至终末细支气管，最终形成完整的环形肌层。因此，平滑肌的收缩与舒张，可直接控制管腔的大小，从而影响出入肺泡的气体量。若平滑肌痉挛收缩，可使管腔持续狭窄，造成呼吸困难。

二、呼吸部

呼吸部是进行气体交换的部分，包括呼吸性细支气管、肺泡管、肺泡囊和肺泡（图12-5），具有气体交换功能。

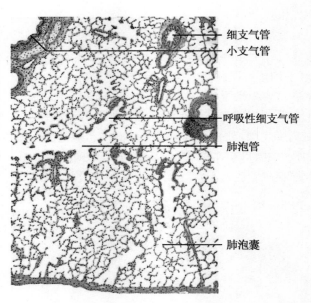

细支气管
小支气管
呼吸性细支气管
肺泡管
肺泡囊

图 12-5　肺组织结构模式图

1. **呼吸性细支气管**（respiratory bronchiole）　是终末细支气管的分支，由于管壁上出现少量肺泡，所以显微镜下显示其管壁不太完整，管壁上皮为单层立方上皮，上皮外有少量环行平滑肌。

2. **肺泡管**（alveolar duct）　是呼吸性细支气管的分支，管壁上有许多肺泡，故其自身的管壁结构很少，管壁结构仅存在于相邻肺泡开口之间，切片上呈结节状膨大。

3. **肺泡囊**（alveolar sac）　连于肺泡管的末端，是几个肺泡的共同开口处，其管壁也是由肺泡围成,但在相邻肺泡开口之间无平滑肌,故无结节状膨大。

4.**肺泡**(pulmonary alveoli)　构成肺的主要结构,是由单层上皮细胞构成的半球状囊泡,是肺部气体交换的主要部位,也是肺的功能单位。成人每个肺中约有3亿~4亿个肺泡,总表面积可达70~80m²。肺泡壁极薄,由单层肺泡上皮细胞和基膜构成(图12-6):一类是Ⅰ**型肺泡细胞**(type Ⅰ alveolar cell),细胞扁平而较薄,核部略厚,基底部是基底膜,表面光滑,核扁圆形。Ⅰ型肺泡细胞覆盖了肺泡95%的表面积,是进行气体交换的部位。Ⅰ型肺泡细胞无增殖能力,损伤后由Ⅱ型肺泡细胞增殖分化补充。另一类是Ⅱ**型肺泡细胞**(type Ⅱ alveolar cell),嵌在Ⅰ型肺泡细胞之间,能分泌表面活性物质(磷脂类物质),具有降低肺泡表面张力,稳定肺泡形态的作用。肺泡与肺泡之间为肺泡隔,内含丰富的毛细血管、弹性纤维和肺巨噬细胞。巨噬细胞在吞噬灰尘后称为尘细胞。

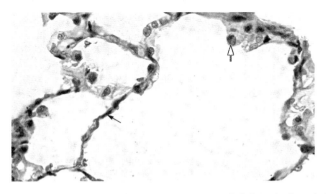

图 12-6　肺泡结构模式图(HE 染色,×400)　←Ⅰ型肺泡细胞,⇧Ⅱ型肺泡细胞

毛细血管与肺泡壁紧密相贴,肺泡与血液之间进行气体交换时,气体经过的结构称气—血屏障(呼吸膜),包括Ⅰ型肺泡细胞、基膜、毛细血管基膜和内皮细胞四层结构。

三、肺的血液循环

肺有两组血液循环系统,一是肺循环,二是体循环的支气管循环。

(一)肺循环

肺循环又称小循环,由肺动脉、肺静脉和肺泡毛细血管网组成,是气体交换的功能血管。

肺动脉分左、右两支,在相应侧肺门受到纤维鞘的包裹后,与支气管平行分支,到达终末细支气管水平,肺动脉呈直角地穿透纤维鞘,进入肺小叶而成肺小动脉,最后形成毛细血管网包绕肺泡。在呼吸性细支气管,肺泡管和肺泡囊壁层发出极细分支,构成毛细血管网,在这里完成气体交换。由于毛细血管壁散布有外膜细胞,且内皮细胞也有肌纤维的分布,故能配合生理的需要,起控制和调节毛细血管内血流量的作用。

右心室 $\longrightarrow$ 肺动脉 $\xrightarrow{\text{肺门}}$ 左右肺动脉 $\xrightarrow{\text{进入肺小叶}}$ 肺小叶间动脉 $\xrightarrow{\text{包绕肺泡}}$ 肺泡毛细血管网(气体交换)

肺静脉起自肺泡毛细血管网和胸膜毛细血管的远端。其小静脉在肺小叶间隔中引流,不伴随肺动脉,最后汇集于肺门左右两侧的静脉,分别组成上、下静脉干,注入左心房。

肺泡毛细血管网 $\longrightarrow$ 肺小叶间静脉 $\longrightarrow$ 肺左(右)上下静脉 $\longrightarrow$ 左心房

（二）支气管循环

支气管循环由支气管动脉、毛细血管网和支气管静脉组成。它是体循环的组成部分,是气道和胸膜等的营养血管。

思考与练习

一、选择题

1.鼻黏膜易出血部位是 （ ）
 A.下鼻甲   B.中鼻甲   C.Little 区
 D.上鼻甲   E.鼻中隔上部

2.喉炎时易引起水肿的部位在 （ ）
 A.喉室   B.喉中间腔   C.喉口
 D.喉前庭   E.声门下腔

3.站立时腔内分泌物不易流出的鼻旁窦是 （ ）
 A.上颌窦   B.额窦   C.筛窦前中群
 D.筛窦后群   E.蝶窦

二、简答题

1.肺泡上皮由哪几种细胞构成？各有何作用？

2.试述氧气从外界吸入体内到肺泡隔毛细血管内经过的解剖学结构。

（严　颖）

参考答案

第十三章　泌尿系统

教学 PPT

　　泌尿系统由肾、输尿管、膀胱和尿道组成。肾不仅是产生尿液的器官,而且还具有某些内分泌功能,其余器官均为排尿管道。

第一节　肾

一、肾的微细结构

(一)肾的一般结构

　　肾表面覆盖一层致密结缔组织构成的被膜,在正常情况下易于剥离,但在患某些肾病时,会发生粘连而不易剥离。肾门处除血管、神经、淋巴管等进出肾之外,还有较多的结缔组织伸入肾内,构成肾的间质(图 13-1)。

　　在新鲜肾的冠状切面上,外周暗红色部分为肾的皮质,深部浅色部分为肾的髓质。髓质由 8～18 个肾锥体组成,其底朝向皮质,锥尖朝向肾门,称肾乳头。肾乳头被漏斗状膜性管道包裹,即肾小盏。2～3 个肾小盏汇合成为一个肾大盏,2～3 个肾大盏汇合成为一个漏斗形的肾盂,肾盂出肾门后转折向下移行为输尿管(图 13-1)。

　　肾皮质与肾髓质分界并不平整,伸入相邻肾锥体之间的皮质部分称为肾柱。从肾乳头向锥体底部呈放射状走行的细线称为髓放线。

　　肾实质由大量肾单位、集合小管组成,其间有少量的结缔组织、血管、淋巴管和神经等构成肾的间质。肾单位由肾小体和肾小管构成,是尿液形成及重吸收的结构和功能单位。集合小管是收集、浓缩和运输尿液的管道,开口于肾小盏(图 13-2)。肾小管和集合小管都是单层上皮构成的管道,合称泌尿小管(图 13-3)。

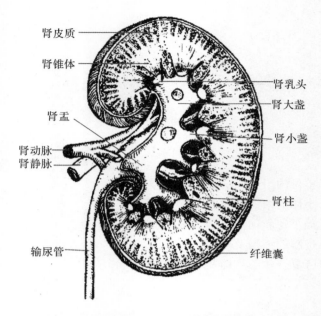

肾皮质
肾锥体
肾盂
肾动脉
肾静脉
输尿管

肾乳头
肾大盏
肾小盏
肾柱
纤维囊

图 13-1　右肾冠状切面(后面观)

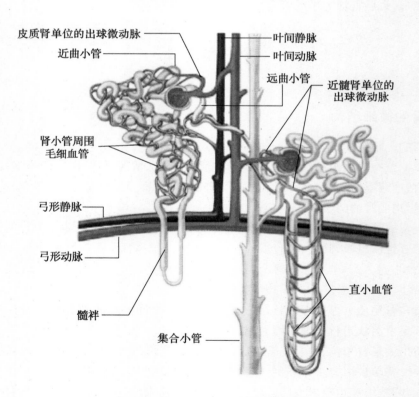

皮质肾单位的出球微动脉
近曲小管
肾小管周围
毛细血管
弓形静脉
弓形动脉
髓袢
集合小管

叶间静脉
叶间动脉
远曲小管
近髓肾单位的
出球微动脉
直小血管

图 13-2　肾单位与集合小管模式图

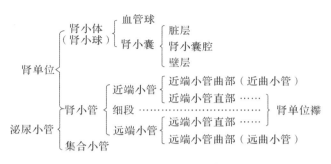

图 13-3　泌尿小管的组成

(二)肾单位

肾单位(nephron)由球形的肾小体和细长而弯曲的肾小管组成,是肾的结构和功能的基本单位,每个肾有100万～150万个肾单位(图13-2)。根据肾小体在皮质中的深浅位置不同,将肾单位分为浅表肾单位和髓旁肾单位。浅表肾单位位于皮质浅部,发生较早,体积较小,髓襻较短,约占肾单位总数的85%～90%,在尿液的形成过程中起重要作用;髓旁肾单位位于皮质深部,靠近髓质,发生较晚,体积较大,髓襻较长,约占肾单位总数的10%～15%,对尿液的浓缩起重要作用。

1. 肾小体(renal corpuscle)　呈圆形或卵圆形,位于肾皮质内,又称肾小球,由血管球与肾小囊两部分组成(图13-4)。肾小体的主要作用是过滤血浆形成原尿。肾小体微动脉出入的部位,称血管极;与近端小管曲部相连接的一端,称尿极。

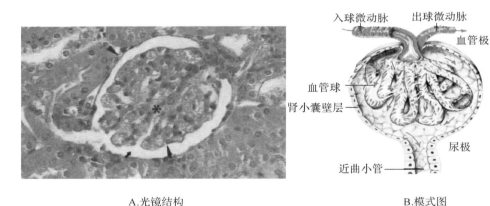

A.光镜结构　　　　　　　　　　　　　　　　　　B.模式图

图 13-4　肾小体光镜结构(A)及模式图(B)

(1)**血管球**(glomerulus)　是肾小体内入球微动脉和出球微动脉之间的一团盘曲成球状的毛细血管,并被肾小囊包裹(图13-4)。入球微动脉从血管极进入,分支形成毛细血管,而后汇合形成出球微动脉,再次经血管极一侧离开。一般入球微动脉粗而短,出球微动脉细而长,这样一来两者之间的毛细血管内压力较高,有利于血浆的滤过(图13-4)。电镜下,血管球为有孔毛细血管,仅由一层内皮细胞及其外面的基膜构成。内皮细胞有很多小孔,直径50～100nm,有利于血浆中的小分子物质滤出。毛细血管的基膜较厚,电镜下分为三层,中层厚而致密,内、外层薄而稀疏,主要成分为Ⅳ型胶原蛋白、层粘连蛋白和蛋白多糖,它们是形成分子筛的结构。

（2）**肾小囊**（renal capsule）　是肾小管起始部膨大并凹陷而成的杯状双层囊，分为脏层和壁层（图13-4）。壁层为单层扁平上皮，在尿极处与近端小管曲部上皮相连续，在血管极处返折形成脏层。脏、壁层之间的空隙为肾小囊腔，与近端小管曲部相通（图13-4）。脏层的上皮细胞贴附在毛细血管基膜外面，称为足细胞。电镜下，足细胞的胞体较大，从胞体伸出几个较大的初级突起，初级突起再伸出许多指状的次级突起，相邻的次级突起相互镶嵌，形成栅栏状紧包在毛细血管外面（图13-5）。镶嵌的次级突起间有宽约25nm的裂隙，称为裂孔，孔上覆以4～6nm厚的薄膜，称裂孔膜。血管球滤过血浆形成原尿，必须通过毛细血管内皮、基膜和裂孔膜，这三层结构称滤过膜，也称滤过屏障（图13-6）。在一般情况下，相对分子质量小于70000、直径小于4nm、带正电荷的物质容易通过滤过膜，形成原尿。若滤过膜受损，则大分子蛋白质，甚至血细胞都可以漏入肾小囊腔内，出现蛋白尿或血尿。

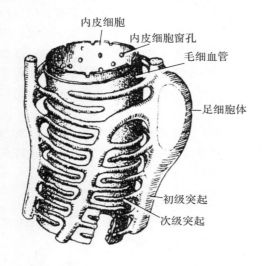

图13-5　足细胞与毛细血管超微结构模式图

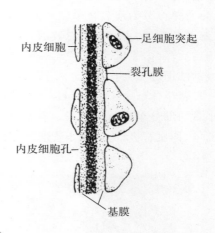

图13-6　滤过膜超微结构模式图

知 识 链 接

肾小球肾炎

链球菌感染引起的急性肾小球肾炎，是以蛋白尿、血尿、少尿、高血压、水肿为主要临床症状的一组疾病。溶血性链球菌感染引起扁桃体炎后，其抗体与人体内免疫球蛋白结合，形成抗原抗体复合物，沉积在肾小球毛细血管基膜上，使滤过膜受损，通透性增高，肾小体毛细血管球内的大分子蛋白质甚至血细胞可通过受损的滤过膜进入肾小囊腔，通过肾小管排出体外，引起蛋白尿和血尿等症。

2. 肾小管（renal tubule）　是一条细长而弯曲的单层上皮性管道，与肾小囊壁层相续。根据肾小管各段的形态、结构和功能，由近端向远端依次分为近端小管、细段和远端小管三部（图13-7）。肾小管具有重吸收原尿和排泄等作用。

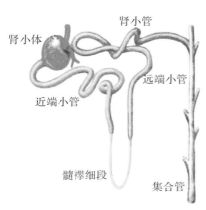

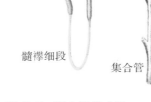

图 13-7 肾小管模式图

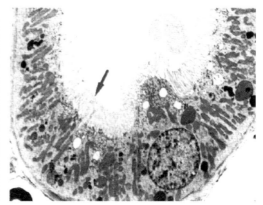

图 13-8 近端小管和远端小管模式图

（1）近端小管 是肾小管的起始部分，与肾小囊腔相连。近端小管也是最粗、最长的一段，约占肾小管总长的一半。其行程和结构分为曲部和直部（图 13-8）。

1）近端小管曲部（近曲小管）：是肾小管的起始部，与肾小囊腔相连。光镜下，管壁厚，管腔较小而不规则。管壁由单层立方形或锥体状细胞构成，其游离面的刷状缘为密集排列的微绒毛（图 13-8）。电镜下，刷状缘由大量微绒毛整齐排列而成，细胞侧面有许多侧突相互嵌合，故光镜下细胞分界不清。细胞基部有发达的质膜内褶，形成光镜下的纵纹。上皮细胞的侧突、微绒毛和质膜内褶，扩大了上皮细胞的表面积，有利于物质的交换（图 13-9）。

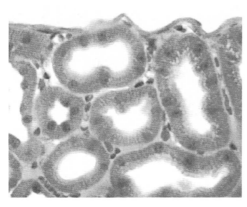

A.近曲小管　　　　　　　　　　　　　　　B.刷状缘

图 13-9 近曲小管及刷状缘

2）近端小管直部（近直小管）：位于髓放线和锥体内。近侧端与曲部相续，远侧端管径突然变细移行为细段。其结构与曲部相似，但上皮细胞的侧突、微绒毛和质膜内褶不如曲部发达（图 13-8）。

近端小管是原尿重吸收的重要场所，成人一昼夜双肾产生的原尿约为 180L，其中 85%

的水、几乎所有的葡萄糖和氨基酸以及 65％的钠离子、50％的尿素都在此处被重吸收,除此以外,近端小管还能分泌氢离子、氨、肌酐和马尿酸等代谢产物。因此,近端小管是重吸收原尿中大量的有用物质,分泌、排泄某些代谢产物的重要部位。

(2)细段 位于髓放线和锥体内,呈"U"形(图 13-7)。由近端小管直部、细段和远端小管直部共同构成的"U"形结构称肾单位襻(髓襻)。细段管径是肾小管三部中最小的部分,由单层扁平上皮围成,有利于水和离子的通过,对终尿的浓缩和稀释具有重要意义(图 13-8)。

(3)远端小管 位于髓质内,并经髓放线返回皮质,移行为远端小管直部(图 13-7)。远端小管连接于细段和集合小管之间,按其行程可分为直部和曲部,两者都由单层立方上皮细胞构成(图 13-8)。

1)远端小管直部(远直小管):近侧端与细段相续,远侧端与曲部相连,其管壁上皮的结构与近端小管直部相似(图 13-8)。细胞呈立方形,着色浅,微绒毛短而少,细胞分界清楚(图 13-8)。

2)远端小管曲部(远曲小管):远端小管曲部比近端小管曲部短,盘曲于肾小体附近,结构基本与远端小管直部相似(图 13-8)。

远端小管的功能是继续重吸收水和钠离子,并向管腔分泌钾离子、氢离子和氨,对维持血液的酸碱平衡具有重要意义。肾上腺皮质分泌的醛固酮和垂体后叶分泌的抗利尿激素对此段具有调节作用。

近曲小管与远曲小管比较见表 13-1。

表 13-1 两种肾小管的区别

比较项目	远曲小管	近曲小管
细胞嗜酸性	弱,色淡	强,色深
细胞分界	清楚	不清楚
管壁	薄,细胞小	厚,细胞大
管腔	大而规则	小而不规则
刷状缘	无	明显
基底纵纹	不清楚	清楚
重吸收能力	弱	强

3.集合小管 后接远端小管曲部,自肾皮质行向肾髓质,当到达髓质深部后,先后与其他集合小管汇合,最后形成管径较粗的乳头管,开口于肾乳头(图 13-2)。其管壁的上皮细胞由单层立方上皮逐渐变为单层柱状上皮。集合小管具有进一步吸收原尿中的水和无机盐的功能。

(三)球旁复合体

球旁复合体(juxtaglomerular complex)也称近血管球复合体或肾小球旁器,由球旁细胞、致密斑和球外系膜细胞组成(图 13-10),它们在位置、结构和功能上密切相关,故合为一体。

1.球旁细胞 是入球微动脉接近血管球处由入球微动脉管壁的平滑肌变形而成。细胞呈立方形或多边形,细胞核呈圆形,胞质中含有分泌颗粒,内含肾素。球旁细胞能分泌的肾素可以使血管紧张素原转化为血管紧张素,使血管平滑肌收缩,还可刺激肾上腺皮质分泌醛固酮,促进远端小管和集合小管对钠离子和水的重吸收,导致血容量增大,血压升高。某些

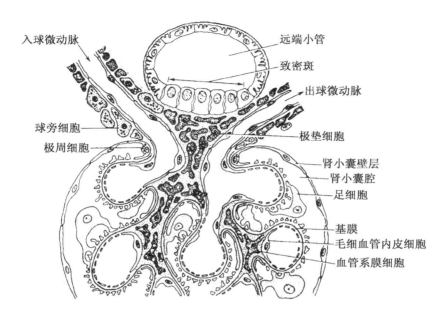

入球微动脉

远端小管

致密斑

出球微动脉

球旁细胞

极周细胞

极垫细胞

肾小囊壁层

肾小囊腔

足细胞

基膜

毛细血管内皮细胞

血管系膜细胞

图 13-10　球旁复合体结构模式图

肾病伴高血压,就与肾素分泌相关。

2.致密斑　位于远曲小管与球旁细胞连接处,是远曲小管管壁上皮细胞变高、变窄所形成的细胞密集区。致密斑是一种离子感受器,能感受远端小管中钠离子的浓度变化,当钠离子浓度降低时,将信息传递给球旁细胞,并促进其分泌肾素。

3.球外系膜细胞　又称极垫细胞,位于致密斑、入球和出球微动脉之间的三角形区域内,形态结构与球内系膜细胞相似。于球旁细胞和球内系膜细胞之间存在缝隙连接,它在球旁复合体功能活动中起传递信息的功能。

(四)肾间质

肾间质由肾内的结缔组织、血管、神经组成,皮质内不明显,但髓质尤其是乳头处明显。髓质的成纤维细胞特殊分化,称间质细胞。间质细胞内除有较多细胞器外,还有脂滴,能合成细胞外基质,分泌前列腺素和生成基质等。

肾小管周围的血管内皮细胞能产生红细胞生成素,刺激骨髓生成红细胞。肾病晚期,因此处的血管内皮细胞受损,合成红细胞生成素减少,常伴有贫血症状。

二、肾的血液循环

肾动脉在近肾门处分支形成肾段动脉,继而分支形成叶间动脉,叶间动脉在肾柱内走行,分支呈弓形,走行于皮质和髓质交界处,称弓形动脉。弓形动脉分出若干小叶间动脉,呈放射状走行于皮质迷路内,其末端达被膜下形成被膜毛细血管网。小叶间动脉沿途分出许多入球微动脉,进入肾小体,形成毛细血管球,继而汇合成出球微动脉。浅表肾单位的出球微动脉离开肾小体后,又分支形成球后毛细血管网,分布在肾小管周围(图 13-11)。球后毛细血管网依次汇合小叶间动脉、弓形静脉和叶间静脉,与相应动脉伴行,最后形成肾静脉出肾。髓旁肾单位的出球微动脉不仅形成球后毛细血管网,而且还发出若干直小动脉,进入髓质,而后折返直行,称直小静脉,构成"U"形的直血管襻,与髓襻伴行,直小静脉汇入小叶间静脉或弓形静脉(图 13-11)。

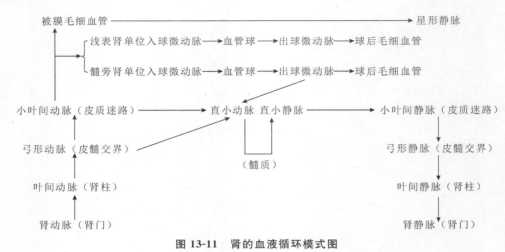

图 13-11　肾的血液循环模式图

第二节　排尿管道

排尿管道包括肾盏、肾盂、输尿管和尿道,它们的结构基本相似,其功能是将肾内形成的终尿排出体外。排尿管道的基本结构由黏膜、肌层和外膜三层组成。

一、输尿管的微细结构

输尿管(ureter)黏膜形成许多纵行皱襞,管腔呈星形。变移上皮有 4～5 层细胞,固有层为结缔组织。上 2/3 段的肌层为内纵外环两层平滑肌,下 1/3 段肌层增厚为内纵、中环和外纵三层。在膀胱开口处黏膜折叠成瓣,膀胱充盈时,瓣膜受压封闭输尿管开口,以防止尿液逆流。外膜为疏松结缔组织,与周围组织移行(图 13-12)。

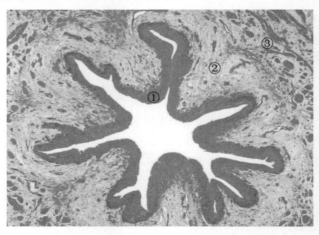

图 13-12　输尿管　①上皮,②固有层,③肌层

二、膀胱的微细结构

膀胱为储存尿液的器官,其结构与输尿管相似,但肌层增厚。黏膜有许多皱襞,皱襞在膀胱充盈时减少或消失。黏膜上皮为变移上皮,其细胞层数及形态随膀胱的功能状态而发生变化。当膀胱空虚时,上皮细胞厚约8~10层,表层细胞大,呈立方形;当膀胱充盈时,上皮变薄,仅为3~4层细胞,细胞变扁。固有层内含有较多的胶原纤维和弹性纤维。肌层由内纵、中环、外纵三层平滑肌组成,中层平滑肌在尿道内口处增厚为括约肌。外膜大多为疏松结缔组织,仅膀胱顶部为浆膜(图13-13)。

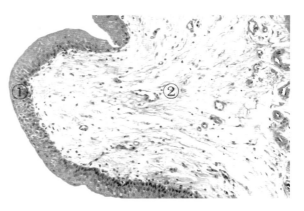

图 13-13 膀胱 ①变移上皮,②固有层

思考与练习

一、名词解释

1.肾单位   2.血管球   3.滤过屏障

二、选择题

1.下列关于肾单位的描述中,哪一项是错误的 ( )

  A.为肾的结构和功能单位

  B.由肾小体和肾小管组成

  C.可分为皮质肾单位和髓旁肾单位

  D.每个肾所含肾单位多达100万个以上

  E.肾单位仅位于皮质

2.下列关于肾小体血管球的描述中,哪一项是错误的 ( )

  A.为入球微动脉分支形成的襻状毛细血管

  B.为有孔型毛细血管

  C.孔眼密度较大,孔上一般有隔膜覆盖

  D.毛细血管之间有血管系膜

  E.汇合成一条出球微动脉离开肾小体

3.下列关于足细胞的描述中,哪一项是错误的 ( )

  A.为肾小囊脏层细胞

  B.形态特殊,有许多突起

  C.胞体较大,凸向肾小囊腔,从胞体发出数个较大的初级突起

  D.每个初级突起均发出许多次级突起,并相互穿插

  E.突起间的孔隙称裂孔,裂孔上无膜覆盖

4.下列结构中能滤过血液形成原尿的是　　　　　　　　　　　　（　　）

　　A.近端小管　　　　　　　　　B.细段　　　　　　　　　C.远端小管

　　D.集合小管　　　　　　　　　E.肾小体

5.下列关于肾小囊的描述中,哪一项是错误的　　　　　　　　　（　　）

　　A.为肾小管起始部膨大并凹陷而成的双层杯状囊

　　B.壁层为单层立方上皮

　　C.肾小囊与近端小管相连的一端为肾小体的尿极

　　D.血管球滤过形成的滤液首先进入肾小囊腔

　　E.在血管极处肾小囊壁层返折与脏层相连

6.肾小管包括　　　　　　　　　　　　　　　　　　　　　　　（　　）

　　A.近端小管、髓襻、远端小管、集合小管

　　B.近端小管直部、细段、远端小管直部

　　C.近端小管曲部、细段、远端小管曲部

　　D.近端小管、髓襻、远端小管

　　E.以上均不对

7.HE切片上,肾近端小管曲部的细胞界限不清的主要原因在于　（　　）

　　A.细胞膜极薄　　　　　　　　B.细胞膜易于溶解　　　　C.细胞间质极少

　　D.相邻细胞侧突互相嵌合　　　E.细胞质嗜色性太弱

8.肾小管各段中微绒毛最发达的部位存在于　　　　　　　　　　（　　）

　　A.近端小管曲部　　　　　　　B.远端小管曲部　　　　　　C.近端小管直部

　　D.远端小管直部　　　　　　　E.细段

9.球旁细胞由何种细胞分化而成　　　　　　　　　　　　　　　（　　）

　　A.小叶间动脉平滑肌细胞　　　　　　B.入球微动脉内皮细胞

　　C.入球微动脉平滑肌细胞　　　　　　D.出球微动脉内皮细胞

　　E.出球微动脉平滑肌细胞

10.致密斑　　　　　　　　　　　　　　　　　　　　　　　　　（　　）

　　A.由近端小管上皮分化而成　　　　　B.由近曲小管上皮分化而成

　　C.由远端小管上皮细胞分化而来　　　D.由远端小管上皮分化而成

　　E.由集合小管上皮分化而成

三、简答题

1.试述肾小体的组成、结构及功能。

2.试述肾小管各段结构特点及其功能。

（韩朝智）

参考答案

第十四章　生殖系统

教学 PPT

第一节　男性生殖系统

男性生殖系统由睾丸、生殖管道、附属腺及外生殖器组成。

一、睾丸的微细结构

　　睾丸表面覆以浆膜,即鞘膜脏层,深部为致密结缔组织构成的白膜。白膜在睾丸后缘增厚形成**睾丸纵隔**(mediastinum testis)。纵隔的结缔组织呈放射状伸入睾丸实质,将其分隔成约 250 个锥形小叶,每个小叶内有 1～4 条弯曲细长的生精小管。生精小管在近睾丸纵隔处汇集为短而直的直精小管,它们进入睾丸纵隔相互吻合形成睾丸网。生精小管之间的疏松结缔组织称睾丸间质(图 14-1)。

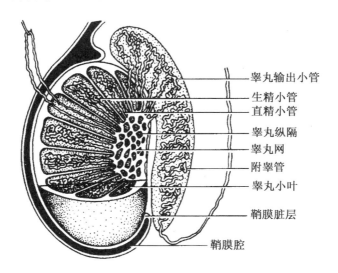

睾丸输出小管
生精小管
直精小管
睾丸纵隔
睾丸网
附睾管
睾丸小叶
鞘膜脏层
鞘膜腔

图 14-1　睾丸与附睾结构模式图

(一)生精小管

生精小管(seminiferous tubule)为一细长的管道,长 30~70cm,直径为 150~250μm,由特殊的**生精上皮**(spermatogenic epithelium)构成。生精上皮由生精细胞和支持细胞组成。生精上皮的基膜明显,基膜外侧有胶原纤维和梭形的**肌样细胞**(myoid cell)。肌样细胞收缩有助于精子排出(图 14-2)。青春期前,生精小管为实心结构,生精细胞仅为精原细胞。

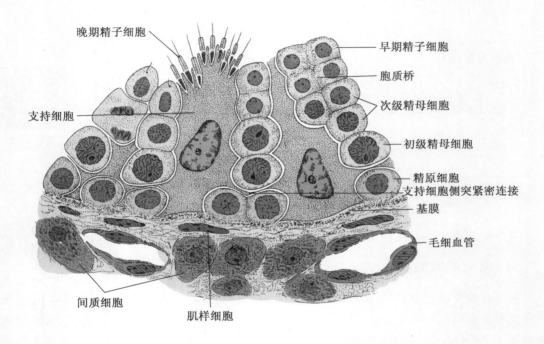

图 14-2　生精小管上皮细胞超微结构模式图

1.**生精细胞**(spermatogenic cell)　自生精小管基底部至腔面,依次有精原细胞、初级精母细胞、次级精母细胞、精子细胞和精子。从精原细胞发育成为精子的过程称精子发生(图 14-3)。

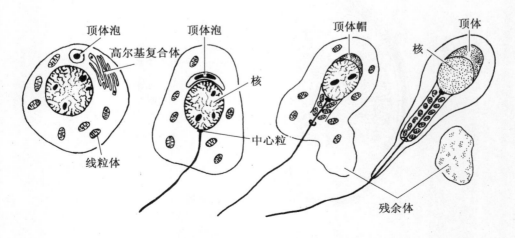

图 14-3　精子形成示意图

（1）**精原细胞**（spermatogonium）　来源于胚胎时期的原始生殖细胞，紧贴生精小管的基膜，呈圆形或卵圆形。精原细胞分为 A、B 两型。A 型精原细胞是生精细胞的干细胞，不断地分裂增殖，一部分作为干细胞保留，另一部分分化为 B 型精原细胞。从青春期开始，B 型精原细胞经过数次分裂后，分化为初级精母细胞。

（2）**初级精母细胞**（primary spermatocyte）　位于精原细胞近腔侧，体积较大，常有数层，核大而圆，核型为(46,XY)。初级精母细胞经过 DNA 复制后，进行第一次减数分裂，形成两个次级精母细胞。由于第一次减数分裂的分裂前期历时较长，故在生精小管的切片上可见到处于不同分裂时期的初级精母细胞。

（3）**次级精母细胞**（secondary spermatocyte）　位于初级精母细胞的近腔侧，体积较小，核圆形，染色较深，核型为(23,X)或(23,Y)。次级精母细胞不进行 DNA 复制而迅速进入第二次减数分裂，产生两个精子细胞。由于次级精母细胞存在时间短，所以在切片上不易见到。

（4）**精子细胞**（spermatid）　位于近管腔面，体积较小，数量多，核圆形，染色深，核型为(23,X)或(23,Y)，为单倍体。精子细胞不再分裂而经过复杂的形态结构变化，由圆形逐渐转变为蝌蚪状的精子，此过程称为**精子形成**（spermlogenesxs）。此过程的主要变化包括：①核染色质高度浓缩、变长，构成精子头部；②高尔基复合体形成**顶体**（acrosome）；③中心体迁移到尾侧形成鞭毛；④线粒体聚集，缠绕在轴丝近段周围，形成线粒体鞘；⑤多余的胞质汇聚于尾侧，形成残余胞质，最后脱落，被支持细胞吞噬。

（5）**精子**（spermatozoon）　人的精子形似蝌蚪，长约 $60\mu m$，分头和尾两部分。头部嵌入支持细胞的顶部胞质中，尾部游离于生精小管腔。头部为高度浓缩的核，核的前 2/3 有顶体覆盖。顶体是特殊的溶酶体，内含多种水解酶，在受精过程中，顶体释放顶体酶，溶解放射冠的细胞外基质与透明带后，精子的头进入卵细胞。精子的尾部分为颈段、中段、主段和末段四部分（图 14-4）。

2.**支持细胞**（sustentacular cell）　呈不规则长锥体形，从生精小管基底一直伸达腔面。由于其侧面镶嵌着各级生精细胞，故光镜下细胞轮廓不清。核呈卵圆形、三角形或不规则形，染色浅，核仁明显（图 14-5）。电镜下，胞质内有大量滑面内质网和一些粗面内质网，高尔基复合体发达，线粒体和溶酶体较多，并有许多脂滴、糖原、微丝和微管。相邻支持细胞侧面的近基底部，胞膜形成紧密连接，将精原细胞与其他生精细胞隔开。在生精小管和睾丸间质中的毛细血管之间的结构叫**血—生精小管屏障**（blood-seminiferous tubule barrier），又称**血—睾屏障**（blood-testis barrier），其组成包括毛细血管内皮及其基膜、结缔组织、生精上皮基膜和支持细胞间的紧密连接，其中紧

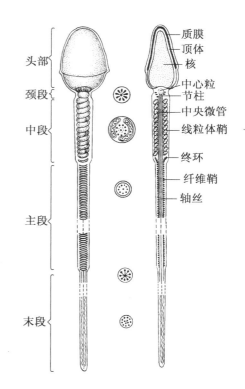

图 14-4　精子超微结构模式图

（图右侧标注，自上而下：质膜　顶体　核　中心粒　节柱　中央微管　线粒体鞘　终环　纤维鞘　轴丝）

（图左侧标注，自上而下：头部　颈段　中段　主段　末段）

密连接最重要。该屏障对保持生精小管内微环境的稳定有重要作用,有利于精子的发生。

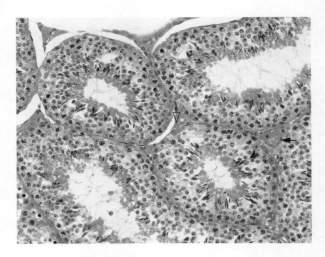

图 14-5　支持细胞与生精小管(睾丸,HE 染色,×400)
▲支持细胞,⇗间质细胞,↑毛细血管

支持细胞的主要功能有:①支持、保护和营养各级生精细胞;②吞噬和消化精子细胞变形脱落的残余胞质;③分泌雄激素结合蛋白,保持生精小管内有较高的雄激素水平,促进精子发生等。

(二)睾丸间质

睾丸间质(interstitial tissue of testis)位于生精小管之间,为富含血管和淋巴管的疏松结缔组织,其中有**睾丸间质细胞**(testicular interstitial cell),又称 Leydig 细胞。光镜下,细胞呈圆形或多边形,核圆居中,胞质嗜酸性;电镜下具有类固醇激素分泌细胞的结构特征。从青春期开始,睾丸间质细胞分泌雄激素,促进精子发生和男性生殖器官的发育,以及维持男性第二性征和性功能。

(三)直精小管和睾丸网

生精小管在近睾丸纵隔处变成短而细的直行管道,称**直精小管**(tubulus rectus)。直精小管管壁为单层立方或矮柱状上皮,无生精细胞。直精小管进入睾丸纵隔内分支吻合成网状的管道,称**睾丸网**(rete testis)。睾丸网管壁为单层立方上皮,管腔大而不规则。精子经直精小管和睾丸网出睾丸。

二、输精管道的微细结构

男性生殖管道包括附睾、输精管、射精管和尿道,为精子的成熟、储存和输送提供了有利的环境。

(一)附睾

附睾(epididymis)位于睾丸的后上方,分头、体、尾三部。头部主要由**输出小管**(efferent duct)组成,体部和尾部由**附睾管**(epididymal duct)组成。输出小管是与睾丸网连接的 8～12 条弯曲小管,管壁上皮由高柱状细胞和低柱状细胞相间排列而成,故管腔不规则。高柱状细胞游离面有大量纤毛,纤毛摆动可促使精子向附睾管运行。附睾管为一条长 4～6m、高度盘曲的管道,远端与输精管相连。附睾管管壁由假复层纤毛柱状上皮构成,管腔规则,上皮游离面有成簇排列粗而长的静纤毛(图 14-6)。细胞有分泌功能,其分泌物有利于精子功能的成熟,故附睾的功能异常会影响精子的成熟,导致不育。

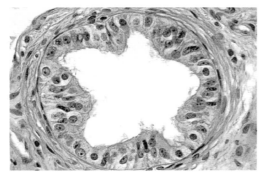 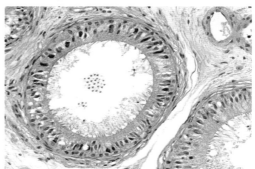

A.输出小管（HE染色，×400）　　　　　　B.附睾管（HE染色，×200）

图 14-6　输出小管和附睾管(附睾)

(二)输精管

输精管(ductus deferens)是壁厚腔小的肌性管道,管壁由黏膜、肌层和外膜组成。黏膜表面为较薄的假复层柱状上皮,固有层结缔组织中弹性纤维丰富。肌层厚,由内纵行、中环行和外纵行排列的平滑肌纤维组成(图 14-7)。在射精时,肌层强力收缩,将精子快速排出。

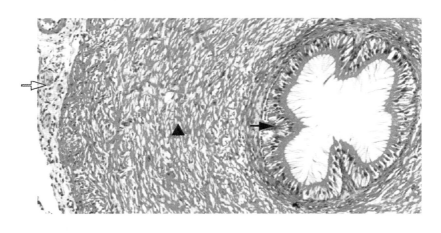

图 14-7　输精管(HE 染色,×100)　　↑黏膜,▲肌层,⇧外膜

三、前列腺的微细结构

附属腺包括前列腺、精囊、尿道球腺,它们的分泌物连同精子构成精液。

前列腺(prostate)呈栗形,环绕于尿道起始段,由富含弹性纤维和平滑肌纤维的结缔组织组成被膜。被膜的部分结缔组织和平滑肌伸入腺内形成支架。腺实质主要由 30～50 个复管泡状腺组成,腺腔较大且不规则,腺上皮形态不一,由单层立方、单层柱状及假复层柱状上皮交错构成,腺导管开口于尿道的前列腺部。前列腺分泌物浓缩形成的圆形嗜酸性板层状小体称前列腺凝固体,随年龄的增长而增多,甚至钙化成为前列腺结石(图 14-8)。

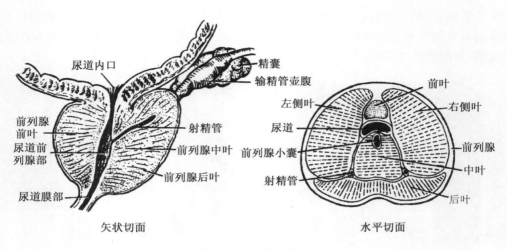

矢状切面   水平切面

图 14-8　前列腺分叶

第二节　女性生殖系统

　　女性生殖系统由卵巢、输卵管、子宫、阴道和外生殖器组成。卵巢产生卵细胞和分泌女性激素；输卵管输送生殖细胞，是受精部位；子宫是产生月经和孕育胎儿的器官。

一、卵巢的微细结构

　　卵巢呈扁椭圆形，表面包绕着单层立方或扁平上皮，上皮深部为薄层致密结缔组织构成的白膜。卵巢实质分为周围的皮质和中央的髓质，两者无明显界限。皮质很厚，含不同发育阶段的卵泡、黄体和白体等。髓质范围较小，有许多迂曲的血管和淋巴管（图 14-9）。

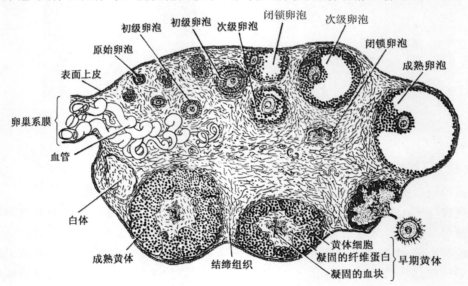

图 14-9　卵巢结构模式图

（一）卵泡的发育与成熟

卵泡（follicle）是由中央的一个**卵母细胞**（oocyte）和周围的**卵泡细胞**（follicular cell）组成的球泡状结构。卵泡发育是一个连续的变化过程，一般分为原始卵泡、生长卵泡和成熟卵泡三个阶段（图14-10、图14-11）。卵泡发育始于胚胎时期，第5个月胎儿的双侧卵巢有原始卵泡近700万个，以后逐渐减少，出生时有100万～200万个，青春期时仅存约4万个。从青春期开始，在垂体分泌的卵泡刺激素和黄体生成素的作用下，卵泡陆续开始发育。

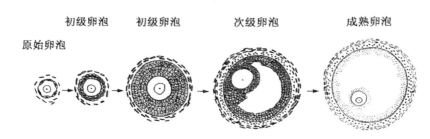

图14-10　各级卵泡模式图

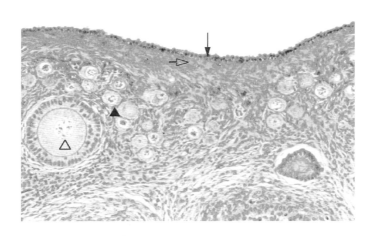

图14-11　卵巢皮质（卵巢，HE染色，×100）
↑表面上皮，⇧白膜，▲原始卵泡，△初级卵泡

1.原始卵泡（primordial follicle）　位于皮质浅层，数量多，体积小，是处于静止状态的卵泡。原始卵泡呈球形，由一个初级卵母细胞和周围一层扁平的卵泡细胞构成。初级卵母细胞为圆形，体积大，胞质嗜酸性，核大而圆，染色浅。初级卵母细胞是在胚胎时期由卵原细胞分裂分化形成，并长期停滞在第一次减数分裂前期，直至排卵前才完成分裂。卵泡细胞较小，呈扁平状，染色较深，与周围结缔组织间有基膜（图14-12）。卵泡细胞有支持和营养卵母细胞的作用。

2.生长卵泡（growing follicle）　从青春期开始，部分原始卵泡生长发育，称生长卵泡。生长卵泡分为初级卵泡和次级卵泡两个阶段。

（1）**初级卵泡**（primary follicle）　初级卵母细胞体积逐渐增大，核增大，胞质中出现丰富的细胞器。卵泡细胞增生，由扁平变为立方形或柱状，由单层逐渐变为复层。最里面的一层卵泡细胞为柱状，呈放射状排列，称放射冠。在初级卵母细胞与放射冠之间出现一层由它们共同

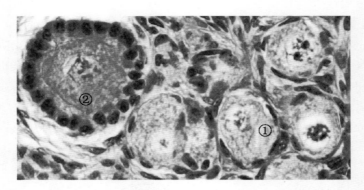

图 14-12　原始卵泡和初级卵泡(卵巢,HE 染色,×400)　①原始卵泡,②初级卵泡

分泌形成的均质状、折光性强、嗜酸性的带状结构,称**透明带**(zona pellucida)。随初级卵泡逐渐增大,其周围的结缔组织逐渐分化形成**卵泡膜**(theca folliculi)(图 14-13、图 14-14)。

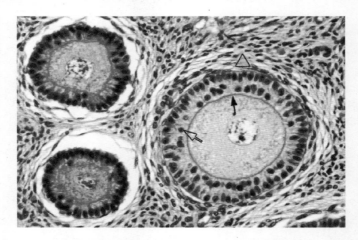

图 14-13　初级卵泡(卵巢,HE 染色,×200)　↑透明带,↕放射冠,△卵泡膜

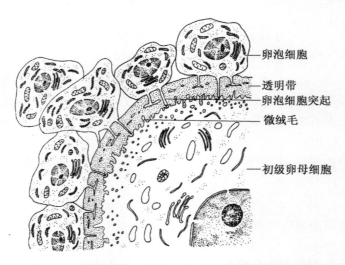

卵泡细胞

透明带

卵泡细胞突起

微绒毛

初级卵母细胞

图 14-14　卵母细胞、透明带及卵泡细胞超微结构模式图

（2）**次级卵泡**（secondary follicle）　由初级卵泡继续发育形成。其卵泡细胞层数逐渐增多，卵泡细胞间出现一些小腔隙并逐渐融合成一个新月形的大腔，称卵泡腔，腔内充满卵泡液。随着卵泡液的增多，卵泡腔扩大，初级卵母细胞、透明带、放射冠及部分卵泡细胞被推到卵泡腔一侧，形成突入卵泡腔内的隆起，称**卵丘**（cumulus oophorus）。位于卵泡腔周围的数层卵泡细胞形成卵泡壁，称颗粒层，卵泡细胞改称颗粒细胞。卵泡膜分化为两层。内层紧贴卵泡壁的基膜，毛细血管丰富，基质细胞分化为多边形或梭形的膜细胞，具有类固醇激素分泌细胞的特征；外层有环行排列的胶原纤维和少量平滑肌纤维（图 14-15、图 14-16）。膜细胞合成雄激素，雄激素透过基膜，在颗粒细胞内转化为雌激素，故雌激素是由膜细胞和颗粒细胞联合产生的。雌激素少量进入卵泡液，大部分进入血液循环，作用于子宫等靶器官。

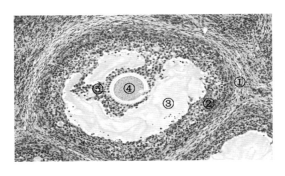 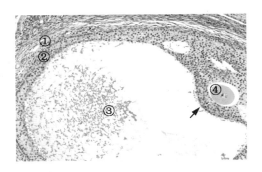

图 14-15　次级卵泡（卵巢，HE 染色，×100）
①卵泡膜，②颗粒层，③卵泡腔，
④初级卵母细胞，⑤卵泡细胞

图 14-16　次级卵泡（卵巢，HE 染色，×200）
①卵泡膜，②颗粒层，③卵泡腔，
④初级卵母细胞，↑卵丘

3. **成熟卵泡**（mature follicle）　是次级卵泡发育的最后阶段。由于卵泡液急剧增多，卵泡腔变大，使卵泡体积显著增大，直径可超过 2cm；但颗粒细胞的数目不再增加，因此卵泡壁越来越薄（图 14-17）。卵泡向卵巢表面突出。在排卵前 36～48 小时，初级卵母细胞恢复并完成第一次减数分裂，形成一个大的次级卵母细胞和一个很小的**第一极体**（first polar body）。次级卵母细胞迅速进入第二次减数分裂，并停滞于分裂中期。

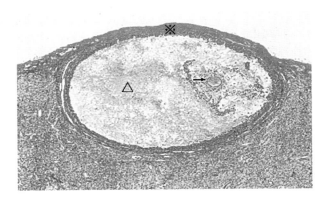

图 14-17　成熟卵泡（卵巢，HE 染色，×40）
↑卵母细胞，△卵泡腔，※卵泡小斑

在一个月经周期中,有数十个原始卵泡同时生长发育,但通常只有一个卵泡发育成熟并排卵,其他卵泡在不同发育阶段发生退化,形成闭锁卵泡。

(二)排卵

成熟卵泡破裂,次级卵母细胞及其周围的透明带和放射冠从卵巢表面排出的过程,称**排卵**(ovulation)(图 14-18)。生育期的妇女通常每 28 天左右排卵一次,排卵一般发生在月经周期的第 14 天。一般每次排卵一个,左右卵巢交替排卵。女性一生排出约 400 个卵。卵排出后 24 小时内若未受精,次级卵母细胞即退化消失;若受精,则继续完成第二次减数分裂,形成一个成熟的卵细胞和一个第二极体。

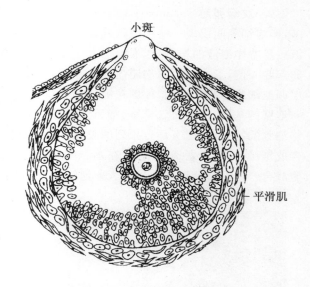

图 14-18　成熟卵泡排卵前示意图

(三)黄体

排卵后,残留在卵巢内的卵泡颗粒层和卵泡膜向卵泡腔内塌陷,在黄体生成素的作用下,逐渐发育成一个体积大而富含血管的内分泌细胞团,新鲜时呈黄色,故称**黄体**(corpus luteum)。黄体主要由两类细胞构成,即由颗粒细胞增殖分化来的颗粒黄体细胞和由膜细胞分化来的膜黄体细胞。颗粒黄体细胞数量多,体积大,染色浅,位于黄体中央。膜黄体细胞数量少,体积小,染色较深,主要位于黄体周边部。两种细胞都具有类固醇激素分泌细胞的结构特点(图 14-19)。颗粒黄体细胞分泌孕激素,膜黄体细胞与颗粒黄体细胞协同作用分泌雌激素。

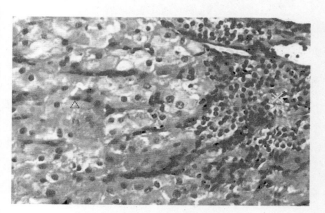

图 14-19　黄体的结构(HE 染色,×400)
※膜黄体细胞,△颗粒黄体细胞

若排出的卵未受精,黄体仅维持 12～14 天后退化,称月经黄体。若受精并妊娠,在胎盘分泌的绒毛膜促性腺激素的刺激下,黄体继续发育,直径可达 4～5cm,称妊娠黄体。妊娠黄体除分泌大量的孕激素和雌激素外,还分泌肽类的松弛素,这些激素促使子宫内膜增生,子宫平滑肌松弛,以维持妊娠。妊娠 4～6 个月,由胎盘取代黄体。无论何种黄体,最终均退化,被结缔组织取代而成为白体。

(四)闭锁卵泡

女性从胎儿至出生,乃至整个生殖期,绝大多数卵泡不能发育成熟,它们在发育的各个阶段停止生长并退化,退化的卵泡称**闭锁卵泡**(atretic follicle)(图 14-20)。卵泡的闭锁是一种基因控制的细胞凋亡过程。小的卵泡(原始卵泡和初级卵泡)闭锁后,逐渐消失,不留痕迹。大的卵泡(次级卵泡)闭锁后,被结缔组织和血管分隔成散在的细胞团索,称间质腺。其细胞增大呈多边形,能分泌雌激素。人类的间质腺很少,猫及啮齿动物的间质腺较发达。

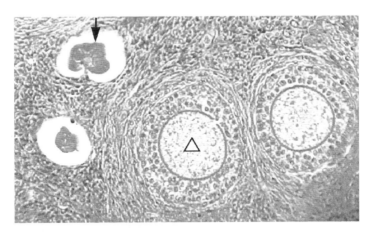

图 14-20　闭锁卵泡(卵巢,HE 染色,×100)
↑闭锁卵泡,△初级卵泡

二、输卵管的微细结构

输卵管管壁由内向外依次分为黏膜、肌层和浆膜(图 14-21)。黏膜由单层柱状上皮和固有层构成。黏膜向管腔突出形成纵行、有分支的皱襞。皱襞于壶腹部最发达,高而多分支。上皮由分泌细胞和纤毛细胞构成。分泌细胞的分泌物组成输卵管液,可营养卵,辅助卵的运行。纤毛细胞的纤毛向子宫方向摆动,可将卵推向子宫,并阻止细菌进入腹膜腔。输卵管上皮受卵巢激素的作用而出现周期性变化。固有层为薄层的结缔组织,含有丰富的毛细血管和散在的平滑肌纤维。肌层由内环行与外纵行的两层平滑肌构成,峡部最厚,壶腹部较薄。

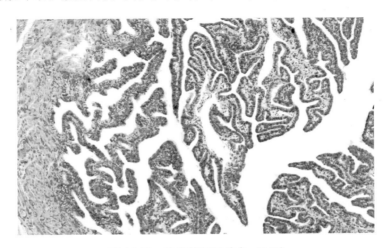

图 14-21　输卵管(HE 染色,×40)

三、子宫的微细结构

子宫为腔小、壁厚的肌性器官，分底部、体部和颈部。子宫壁由外向内分为外膜、肌层和内膜（图 14-22）。

（一）子宫底部和体部的结构

1. 外膜　为浆膜，即腹膜脏层。

2. 肌层　很厚，由成束或成片的平滑肌构成。在妊娠期，平滑肌纤维受卵巢激素的作用，增生肥大并分裂增殖，使肌层显著增厚。分娩后，肌纤维迅速恢复正常大小，部分肌纤维凋亡。

3. 内膜　由单层柱状上皮和固有层构成。上皮由分泌细胞和纤毛细胞组成。固有层较厚，由疏松结缔组织构成，内含子宫腺、血管和大量低分化的基质细胞。子宫腺为单管状腺，由上皮下陷而成。根据结构和功能不同，子宫内膜可分为表浅的功能层和深部的基底层。**功能层**（functional layer）较厚，约占内膜厚度的 4/5，接受螺旋动脉血液供应，随月经周期发生周期性剥脱；妊娠时，胚泡植入此层并在其中生长。**基底层**（basal layer）较薄，接受基底动脉血液供应，不随月经周期剥脱，在月经期后能增生修复功能层（图 14-23）。

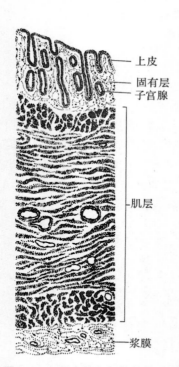

图 14-22　子宫壁组织结构模式图

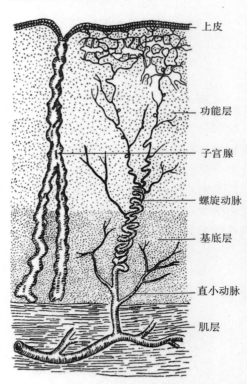

图 14-23　子宫腺与螺旋动脉示意图

（二）子宫内膜的周期性变化

从青春期开始，在卵巢分泌的雌激素和孕激素的作用下，子宫底部和体部的内膜功能层发生周期性变化，即每 28 天左右发生一次内膜的剥脱、出血、修复和增生过程，称**月经周期**（menstrual cycle）。每个月经周期是从月经来潮的第一天起至下次月经来潮的前一天止（图 14-24）。

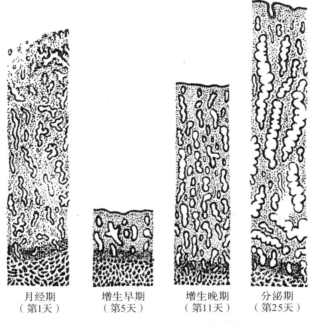

| 月经期
（第1天） | 增生早期
（第5天） | 增生晚期
（第11天） | 分泌期
（第25天） |

图 14-24　子宫内膜的周期性变化

1. 增生期（proliferative phase）　月经周期的第 5～14 天，即从月经结束至排卵。此期卵巢内有一批卵泡正在迅速生长，故又称**卵泡期**（follicular phase）。在卵泡分泌的雌激素作用下，残存的基底层增生修复功能层。此期子宫内膜主要的变化为：①子宫内膜逐渐增厚；②基质细胞分裂增殖，产生大量的纤维和基质；③子宫腺增多、增长且弯曲，到增生晚期，腺腔扩大；④螺旋动脉随子宫内膜的不断增厚而伸长、弯曲。此期末，卵巢内的成熟卵泡排卵，子宫内膜进入分泌期。

2. 分泌期（secretory phase）　月经周期的第 15～28 天，即从排卵到下一次月经前。此期卵巢已形成黄体，又称**黄体期**（luteal phase）。在黄体分泌的雌激素和孕激素作用下，子宫内膜进一步增厚。此期子宫内膜主要的变化为：①子宫腺进一步增多、增长并极度弯曲，腺腔膨胀，充满由腺细胞分泌的含糖原等营养物质的分泌物；②螺旋动脉进一步伸长、迂曲；③固有层内组织液增多，呈现水肿；④部分基质细胞分化成**前蜕膜细胞**（predecidual cell）。排出的卵若未受精，则进入月经期。

3. 月经期（menstrual phase）　月经周期的第 1～4 天，即从月经开始到出血停止。排卵未受精，月经黄体退化，雌激素和孕激素的水平下降，螺旋动脉持续收缩，导致子宫内膜功能层缺血，组织细胞坏死。而后，螺旋动脉短暂扩张，毛细血管破裂，血液涌入内膜功能层，内膜功能层崩溃，最后血液与坏死脱落的内膜组织一起从阴道排出，称**月经**（menstruation）。月经期内，子宫内膜有创面，应保持经期卫生以防感染。

（三）子宫颈

子宫颈壁由外向内分为外膜、肌层和黏膜。外膜是结缔组织构成的纤维膜；肌层由平滑肌和富含弹性纤维的结缔组织构成；黏膜由上皮和固有层构成。上皮为单层柱状上皮，分泌黏液，其分泌活动受卵巢激素的影响。在子宫颈口处，单层柱状上皮移行为复层扁平上皮，分界清晰，是宫颈癌的好发部位。

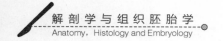

思考与练习

选择题

1. 不再进行分裂的生精细胞是 （　　）

    A. 精原细胞   B. 初级精母细胞   C. 次级精母细胞

    D. 精子细胞   E. 精子

2. 以下关于间质细胞的描述，哪一项错误 （　　）

    A. 位于睾丸纵隔内   B. 常成群分布   C. 体积较大

    D. 呈多边形   E. 可分泌雄性激素

3. 生精小管上皮由下列哪两种细胞组成 （　　）

    A. 支持细胞和间质细胞   B. 支持细胞和生精细胞   C. 间质细胞和生精细胞

    D. 支持细胞和精子细胞   E. 支持细胞和精原细胞

4. 生精小管的功能是 （　　）

    A. 分泌雄激素   B. 分泌精液   C. 储存精子

    D. 产生精子   E. 排出精子

5. 卵泡的透明带 （　　）

    A. 由卵母细胞分泌形成

    B. 由卵泡细胞分泌形成

    C. 由卵泡膜细胞分泌形成

    D. 由卵母细胞和卵泡细胞共同分泌形成

    E. 由卵泡细胞和卵泡膜细胞共同分泌形成

6. 卵母细胞完成第一次成熟分裂是在 （　　）

    A. 原始卵泡形成时期   B. 排卵前 48 小时   C. 排卵时

    D. 排卵后 48 小时   E. 以上都不对

7. 下列关于子宫内膜的描述，哪一项错误 （　　）

    A. 由上皮和固有层组成

    B. 可分为功能层和基底层

    C. 基底层具有增生修复的功能

    D. 基底层和功能层都可发生周期性剥脱和出血

    E. 上皮为单层柱状上皮

（方　杰）

参考答案

第十五章　脉管系统

【学习要点】
1. 掌握心、动脉和毛细血管的结构特点，毛细血管的分类。
2. 熟悉静脉的一般结构。
3. 了解心传导系统的组成及特殊心肌纤维。

教学 PPT

心血管系统的器官均为中空性器官，除毛细血管外，其管壁结构均可分为内膜、中膜和外膜，但各器官的管壁结构各异，以适应其功能的需要。

一、心脏

心壁从内向外依次由心内膜、心肌膜和心外膜组成（图 15-1、图 15-2）。

(一)心内膜

心内膜是一层光滑的薄膜，与血管内膜相连续。心内膜由内皮、内皮下层、内膜下层组成。内皮为单层扁平上皮，表面光滑，利于血液流动。内皮下层为细密结缔组织，含少量平滑肌纤维。心内膜下层为疏松结缔组织，靠近心肌膜，其中含小血管和神经。心室的心内膜下层有浦肯野纤维，是心传导系统的分支。

(二)心肌膜

心肌膜为心壁最厚的一层，由心肌纤维组成，其间有丰富的毛细血管。心肌纤维集合成束，呈螺旋状环绕，分为内纵行、中环行和外斜行。心室肌层较心房肌层厚，左心室肌层最厚。心房肌和心室肌不相连续，均附着于致密结缔组织构成的纤维环上。

心室和心房的肌纤维结构和功能基本相同。心房肌纤维除具有收缩功能外，部分肌质内还有一种分泌颗粒，称心房特殊颗粒，可分泌心钠素，具有排钠、利尿、扩张血管和降低血压等作用。

(三)心外膜

心外膜属浆膜，位于心包膜脏层。表面为间皮，间皮深面为疏松结缔组织，含血管、神经、淋巴管及脂肪细胞等。心包的脏、壁两层之间为心包腔，内含少量液体，可减少摩擦，有利于心的搏动。当有炎症时两层粘连，心脏搏动受限制。

(四)心瓣膜

心瓣膜位于房室口和动脉口处，为心内膜向腔内凸起形成的薄片状结构。心瓣膜表面为内皮，内部为致密结缔组织，与纤维环相连。其功能是阻止心房和心室舒缩时血液倒流。

(五)心传导系统

心壁内有特殊心肌纤维组成的心传导系统，包括窦房结、房室结、房室束及其分支，能产生节律性兴奋,并传导到心各部,使心房和心室肌纤维按一定节律收缩。组成心传导系统的细胞有3种。

(1)起搏细胞　简称P细胞,位于窦房结和房室结的中心,是心肌兴奋的起搏点。

(2)移行细胞　位于窦房结和房室结周边及房室束,细胞结构介于起搏细胞与心肌纤维之间,主要功能是传导冲动。

(3)浦肯野纤维　又称束细胞,组成房室束及其分支,与心肌纤维相连。胞体短而粗,胞质着色浅,细胞间有缝隙连接。其功能是将冲动快速传导至各部心肌,产生同步收缩。

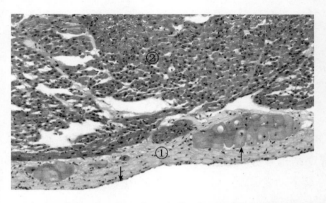

图15-1　心脏(HE染色,×100)　①心内膜,②心肌膜,↑浦肯野纤维,↓内皮

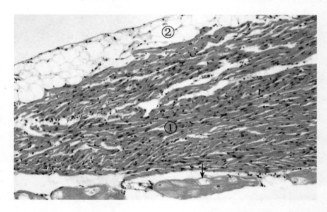

图15-2　心脏(HE染色,×200)　①心肌膜,②心外膜,↓浦肯野纤维

二、血管

(一)动脉

动脉管壁均分为内膜、中膜和外膜,各层结构随动脉分支而变化,以中膜变化最显著。

1.大动脉　包括主动脉、肺动脉、无名动脉、颈总动脉、锁骨下动脉和髂总动脉等,管壁很厚,含大量弹性膜和弹性纤维,又称弹性动脉。大动脉为心脏的辅助泵,使心脏节律性搏动而间断性泵出的血液在血管中连续流动。

(1)**内膜**(tunica intima)　由内皮和内皮下层组成。内皮细胞中有**W-P小体**(Weibel-Palade body)。W-P小体储存vWF凝血因子,参与止血和凝血。内皮下层为疏松结缔组织,内含胶原纤维和少量平滑肌纤维。内皮下层之外,有多层弹性膜与中膜的弹性膜延续。

（2）**中膜**（tunica media） 较厚,由40～70层弹性膜组成,弹性膜间由弹性纤维相连,其间夹有少量平滑肌纤维、胶原纤维和基质。中膜的弹性纤维使扩张的血管回缩,胶原纤维有维持张力和支持的功能。在病理情况下,中膜的平滑肌纤维可移入内膜,增生并形成结缔组织,使内膜增厚,成为动脉粥样硬化的病理基础。

（3）**外膜**（tunica adventitia） 由疏松结缔组织构成,较薄,内有营养血管,分布到中膜和外膜。

2.中动脉 除大动脉外,在解剖学上命名的管径在1～10mm的动脉大多属中动脉,因其中膜平滑肌丰富,故又称肌性动脉(图15-3)。

（1）内膜 由内皮、内皮下层和内弹性膜组成。内皮下层为疏松结缔组织。内膜与中膜交界处有1～2层内弹性膜,为内膜和中膜的分界。

（2）中膜 较厚,由10～40层环形平滑肌构成,肌纤维间夹有弹性纤维和胶原纤维,由平滑肌纤维产生。

（3）外膜 厚度与中膜接近,由疏松结缔组织构成,含小的营养血管和神经纤维束,神经纤维伸入中膜平滑肌,可调节血管的舒缩。

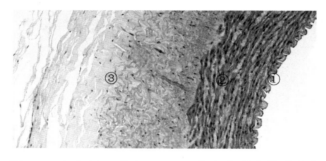

图15-3 中动脉(HE染色,×100) ①内膜,②中膜,③外膜

3.小动脉 指管径在0.3～1mm的动脉,属肌性动脉。结构与中动脉相似,但各层均变薄。较小的小动脉没有内、外弹性膜,中膜仅数层平滑肌纤维(图15-4)。

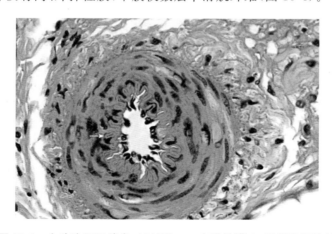

图15-4 小动脉(HE染色,×400) →内弹性膜,←平滑肌细胞核

4.微动脉 指管径在 0.3mm 以下的动脉,无内、外弹性膜。中膜有 1~2 层平滑肌纤维,外膜较薄。小动脉和微动脉通过平滑肌纤维的舒缩,调节局部组织的血流量和血压,又称外周阻力血管。

(二)静脉

静脉也分大、中、小及微静脉。与伴行的动脉相比,静脉的管腔大、壁薄、弹性小,在切片上,管腔常呈不规则塌陷。管壁也分内膜、中膜和外膜,但三层的界限不清。管壁平滑肌和弹性组织少,结缔组织较多;无内弹性膜或不明显;中膜不发达;外膜则较厚,尤其大静脉,外膜中有较多的纵行平滑肌束,无外弹性膜。管径在 2mm 以上的静脉常有瓣膜,称静脉瓣,由内膜突入管腔折叠而成,表面为内皮,内含弹性纤维的结缔组织,可防止血液倒流(图 15-5)。

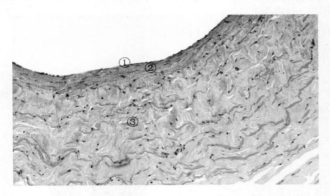

图 15-5 中静脉(HE 染色,×100) ①内膜,②中膜,③外膜

(三)毛细血管

毛细血管直径一般为 $6 \sim 8 \mu m$,是管径最细、分布最广的血管,管壁最薄、通透性大,管内血流缓慢,是血液与组织液进行物质交换的场所。人体毛细血管的总面积巨大,估计体重 60kg 的人可达 $700 m^2$。

1.毛细血管管壁 由 1~3 个内皮细胞围成。内皮和基膜间有散在的**周细胞**(pericyte),当组织受损伤后,可分化成平滑肌纤维,参与血管的重建。内皮细胞能分泌多种生物活性物质,参与血管功能的调节(图 15-6)。

2.毛细血管的分类 在电镜下,根据内皮细胞和基膜等的结构特点,毛细血管可分 3 类。

(1)连续毛细血管 内皮细胞相互连续,细胞间由紧密连接封闭,基膜完整。胞质含大量质膜小泡,是血液和组织之间进行物质交换的主要形式。连续毛细血管主要分布于结缔组织、肌组织、胸腺、肺和中枢神经系统等处,参与各种屏障性结构的构成。

(2)有孔毛细血管 内皮细胞不含核处极薄,有较多内皮窗孔贯穿胞质,孔可由隔膜封闭。内皮细胞间有紧密连接,基膜完整。内皮窗孔有利于血管内外中、小分子的物质交换。有孔毛细血管主要分布于胃肠黏膜、某些内分泌腺和肾血管球等处。

(3)**血窦**(sinusoid) 也称窦状毛细血管,管腔大而不规则,内皮薄、有孔,细胞间隙较大,无紧密连接,基膜不完整或缺如。血窦通透性大,有利于大分子物质甚至血细胞出入血管。血窦主要分布于肝、脾、骨髓和某些内分泌腺中。

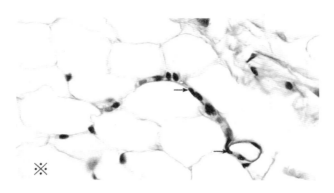

图 15-6　毛细血管(脂肪组织,HE 染色,×400)　→毛细血管,※脂肪细胞

(四)微循环

微循环指微动脉和微静脉间的血液循环,其基本功能是实现血液与组织间的物质交换。典型的微循环由 6 部分组成。

微动脉管壁的平滑肌受神经体液因素的影响而舒缩,与小动脉一起调控微循环血流量。

微动脉的直接分支,称毛细血管前微动脉。后者继而分支为中间微动脉,管壁有一层不连续平滑肌纤维,收缩时调节整个毛细血管网的血量。

真毛细血管是中间微动脉分支形成的毛细血管网,即通常所说的毛细血管,是物质交换的场所。其入口处有平滑肌纤维包绕,称毛细血管前括约肌,控制进入真毛细血管的血量。

直捷通道是中间微动脉的延续,直接与微静脉相通,是距离最短的毛细血管,结构同真毛细血管。通常微循环的血流大部分由微动脉经中间微动脉和直捷通路快速进入微静脉,仅小部分血液流经真毛细血管。当组织功能活跃时,毛细血管前括约肌开放,大部分血液流经真毛细血管网,进行物质交换。

动静脉吻合是微动脉和微静脉之间的直接连续,人体内器官几乎均有该结构,但以皮肤、肺、脾、唇和鼻等组织中为多,特别是手指、足趾和耳郭处较多。动静脉吻合在体温调节中发挥作用,也是调节局部血流量的重要结构。

微静脉内皮较薄,较大的微静脉管壁上有平滑肌,属于毛细血管后阻力血管,是微循环血流控制的"后闸门"。

思考与练习

选择题

1.与大动脉功能密切相关的是　　　　　　　　　　　　　　　　　　　　　(　)
　　A.内弹性膜　　　　　　　B.外弹性膜　　　　　　　C.中膜的弹性膜
　　D.平滑肌　　　　　　　　E.平滑肌纤维

2.分配到身体各部和各器官的血流量的血管是　　　　　　　　　　　　　(　)
　　A.小动脉　　　　　　　　B.中动脉　　　　　　　　C.大动脉
　　D.小静脉　　　　　　　　E.微动脉

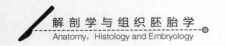

3. 中动脉中膜内最丰富的是 （　）
  A. 弹性纤维　　　　　　B. 胶原纤维　　　　　　C. 平滑肌
  D. 弹性膜　　　　　　　E. 基质

4. 心骨骼的组成是 （　）
  A. 心房肌　　　　　　　B. 心室肌　　　　　　　C. 致密结缔组织
  D. 疏松结缔组织　　　　E. 胶原纤维

5. 毛细血管的构成是 （　）
  A. 内膜、中膜和外膜
  B. 内皮、基膜和平滑肌
  C. 内皮和基膜
  D. 内皮、基膜和周细胞
  E. 内皮、基膜、周细胞和平滑肌

6. 周细胞存在于 （　）
  A. 小动脉内皮细胞与基膜间
  B. 微动脉内皮细胞与基膜间
  C. 毛细血管内皮细胞与基膜间
  D. 毛细血管平滑肌细胞与基膜间
  E. 微静脉内皮细胞与平滑肌细胞间

7. 连续毛细血管分布于 （　）
  A. 淋巴管　　　　　　　B. 胃肠黏膜　　　　　　C. 肺
  D. 肌组织　　　　　　　E. 胸腺

（施荣庆）

参考答案

第十六章 免疫系统

教学 PPT

第一节　免疫细胞

免疫细胞(immunocytes)泛指所有参加免疫应答或与免疫应答有关的细胞及其前体,包括淋巴细胞、抗原提呈细胞及其他免疫细胞等。

一、淋巴细胞

淋巴细胞是构成免疫系统的主要细胞,是执行免疫功能的主要成员。淋巴细胞在体内分布很广,各种淋巴细胞的寿命长短不一,形态各异。依据发生、来源、表面标志、形态结构和功能表现不同,可将淋巴细胞分为胸腺依赖淋巴细胞、骨髓依赖淋巴细胞和自然杀伤细胞3类。

(一)胸腺依赖淋巴细胞

胸腺依赖淋巴细胞(thymus dependent lymphocytes)简称 T 细胞,由淋巴干细胞在胸腺增殖分化而成,是淋巴细胞中数量最多、功能最复杂的一类细胞。血液中的 T 细胞占淋巴细胞总数的 $60\%\sim75\%$。根据 T 细胞的功能,可将其分为辅助性 T 细胞、抑制性 T 细胞和细胞毒性 T 细胞 3 个亚群。这是细胞免疫应答的主要细胞。

(二)骨髓依赖淋巴细胞

骨髓依赖淋巴细胞(bone marrow dependent lymphocytes)简称 B 细胞,由淋巴干细胞在骨髓增殖分化而成。B 细胞占血液中淋巴细胞总数的 $10\%\sim50\%$。其主要功能是产生抗体介导体液免疫应答。

(三)自然杀伤细胞

自然杀伤细胞(natural killer cell)简称 NK 细胞,占血液中淋巴细胞的 10%,主要存在于外周血和脾中,这类细胞不依赖于抗原刺激,可直接杀伤靶细胞,是非特异性免疫的重要组成部分。

二、抗原提呈细胞

抗原提呈细胞是指体内能捕捉、加工、处理抗原,并将抗原信息提呈给 T 细胞的一类免疫细胞。抗原提呈细胞包括巨噬细胞及其他抗原提呈细胞。

(一)巨噬细胞

巨噬细胞起源于骨髓造血干细胞,血液中的单核细胞是其前体细胞。单核细胞在不同部位穿出血管壁进入组织和器官内,分化为巨噬细胞。巨噬细胞主要具有吞噬、抗原处理和提呈、分泌和调节免疫应答等作用。

(二)其他抗原提呈细胞

造血干细胞、粒细胞、肥大细胞等均可在免疫应答中发挥不同作用,亦属于免疫细胞。

第二节　淋巴组织

淋巴组织是一种以网状组织为支架的特殊组织,其网眼中含有大量的淋巴细胞、少量的浆细胞和巨噬细胞,分为弥散淋巴组织和淋巴小结两种。

一、弥散淋巴组织

弥散淋巴组织(diffuse lymphoid tissue)分布广泛,淋巴细胞呈弥散性分布,与周围组织无明显分界。弥散淋巴组织的淋巴细胞主要是 T 细胞,也含有少量的 B 细胞、巨噬细胞、肥大细胞和浆细胞,是 T 细胞分裂、分化的部位。弥散淋巴组织中常见毛细血管后微静脉,又称高内皮微静脉,细胞间有间隙,基膜不完整,是淋巴细胞从血液进入淋巴组织的重要通道。

周围免疫器官和淋巴组织内的淋巴细胞可经淋巴管进入血流循环到达全身,又可通过毛细血管后微静脉再回入免疫器官或淋巴组织内,如此周而复始,使淋巴细胞从一个免疫器官到另一个免疫器官,从一处淋巴组织到另一处淋巴组织,这种现象称为淋巴细胞再循环。淋巴细胞再循环增加了淋巴细胞识别抗原的机会,使分散在全身各处的淋巴细胞成为一个相互关联的统一体,对提高机体的免疫功能具有重要意义。

二、淋巴小结

淋巴小结(lymphoid nodule)是由 B 细胞密集而成的淋巴组织,大小不一,边界清楚,呈圆形或椭圆形。淋巴小结中央染色浅,由大、中淋巴细胞构成,称为生发中心;周围染色深,为较密集的小淋巴细胞。未受抗原刺激的初级淋巴小结较小,无生发中心。受抗原刺激后,淋巴小结增大,中央染色浅,形成生发中心,此即次级淋巴小结。当抗原被清除后,淋巴小结可变小或消失。

发育良好的次级淋巴小结正中切面可见较大的生发中心,并可区分为暗区和明区。暗区较小,位于淋巴小结一端,主要由许多转化的大的 B 细胞构成,胞质丰富,嗜碱性强,着色深;明区较大,位于淋巴小结中央,由暗区大的 B 细胞不断分裂成中等大的 B 细胞迁移至此而形成。生发中心周边为密集的小淋巴细胞,以与暗区相对的小结顶部最厚,称为小结帽。小结帽着色较深,形似新月,其内的小淋巴细胞多为记忆 B 细胞或浆细胞的前身,是淋巴小结最先接触抗原的部位。

第三节 免疫器官

免疫器官又称为淋巴器官,以淋巴组织为主要成分,依其结构和功能的不同,分为中枢免疫器官和周围免疫器官。中枢免疫器官包括胸腺和骨髓,是淋巴干细胞分化发育成初始T细胞和B细胞的场所。中枢淋巴器官在胚胎时期发育较早,不断向周围免疫器官输送淋巴细胞,其发生和功能不受抗原刺激的影响。周围免疫器官包括淋巴结、脾和扁桃体等,接受中枢免疫器官输入的淋巴细胞。周围免疫器官在胚胎时期发育较晚,其发育程度依赖于中枢免疫器官,并受抗原刺激的调控,是进行免疫应答的主要场所。

一、胸腺

胸腺(thymus)分为不对称的左、右两叶,借结缔组织相连。胸腺的结构与功能状态随着年龄的增加发生明显改变,在胚胎后期至幼儿期胸腺生长快,体积最大,青春期后开始萎缩,功能降低,老年期大部分由脂肪组织代替。

(一)胸腺的结构

胸腺表面覆有薄层结缔组织构成的被膜,被膜的结缔组织伸入实质形成小叶间隔,随同神经、血管构成胸腺间质。小叶间隔把实质分隔成许多不完全分离的小叶;小叶周边为皮质,深部为髓质,小叶的髓质彼此相连(图16-1)。

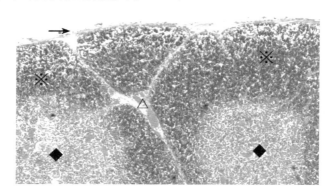

图 16-1 胸腺(HE 染色,×40) →被膜,△小叶间隔,※皮质,◆髓质

1. **皮质**(cortex) 皮质以胸腺上皮细胞为支架,间隙内含有大量密集的淋巴细胞和少量巨噬细胞等。

(1)**胸腺上皮细胞**(thymic epithelial cell) 皮质内有被膜下上皮细胞和星形上皮细胞。前者的胞质内含有吞入的胸腺细胞,能分泌胸腺素和胸腺生成素,为胸腺细胞发育所必需。后者即上皮性网状细胞,细胞有多个分支状突起,相邻细胞的胞突以桥粒相连成网,不分泌激素,有诱导胸腺细胞发育和分化的作用。

(2)**胸腺细胞**(thymocyte) 即胸腺内分化发育中的T细胞,主要分布在胸腺皮质内,占胸腺皮质细胞总数的85%～90%。从皮质浅层到深层,淋巴干细胞逐渐分化为T细胞。

2. 髓质（medulla） 髓质有大量的胸腺上皮细胞、成熟的胸腺细胞、交错突细胞和巨噬细胞（图16-2）。胸腺上皮细胞多而分布密集，淋巴细胞较少而稀疏，故髓质染色较皮质浅。胸腺上皮细胞有髓质上皮细胞和胸腺小体上皮细胞。前者是分泌胸腺素的主要细胞，后者参与构成胸腺小体。胸腺小体呈圆形或卵圆形，大小不等，是胸腺结构的重要特征，其功能尚不清楚，但缺乏胸腺小体的胸腺不能培育出胸腺细胞。

3. 血—胸腺屏障（blood-thymus barrier） 血—胸腺屏障是胸腺皮质部阻挡血液中的大分子物质进入胸腺的屏障式结构。其构成为：①连续毛细血管内皮及内皮间的紧密连接；②完整的内皮基膜；③毛细血管周隙；④上皮基膜；⑤连续的胸腺上皮细胞。

（二）功能

1. 产生初始 T 细胞 在胸腺，幼稚的胸腺细胞不断分裂分化成成熟的初始 T 细胞。

2. 分泌胸腺激素 胸腺上皮细胞能分泌多种胸腺细胞发育所必需的胸腺激素，如胸腺素和胸腺生成素。

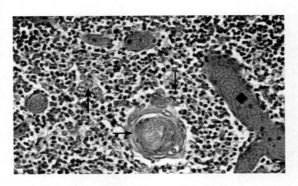

图 16-2　胸腺髓质（HE 染色，×200）
→胸腺小体，↑胸腺上皮细胞，↓胸腺细胞，◆毛细血管

二、淋巴结

淋巴结（lymph node）为主要的周围免疫器官，哺乳动物比较发达、完整，人体约有 450 个淋巴结。其位于淋巴回流的通路上，常成群分布于颈部、肺门、腋窝等处。其凸面有数条输入淋巴管通入；凹面有 1～2 条输出淋巴管穿出，血管、神经也由此进出。

（一）淋巴结的结构

淋巴结的表面为薄层致密结缔组织构成的被膜，被膜内有数条输入淋巴管，被膜结缔组织伸入实质形成小梁，小梁粗细不等，互相连接成网，构成淋巴结实质的粗支架；淋巴结实质分为周边部染色较深的皮质和中央部染色较浅的髓质，皮质和髓质之间并无明显的分界（图16-3）。

1. 皮质 皮质位于被膜下方，其厚薄及组成变化很大，包括浅层皮质、副皮质区及皮质淋巴窦 3 部分。

（1）**浅层皮质**（superfacial cortex） 是邻近被膜的薄层淋巴组织，主要结构为淋巴小结，淋巴小结内可见生发中心，小结主要由 B 细胞构成。

（2）**副皮质区**（paracortical zone） 位于皮质的深层，为较大片的弥散淋巴组织，主要由密集的 T 细胞构成，除 T 细胞之外，其内还含有交错突细胞、巨噬细胞及毛细血管后微静脉

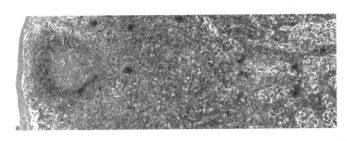

图 16-3　淋巴结(HE 染色,×40)　①被膜,②浅层皮质,③副皮质区,④髓质

等。新生动物切除胸腺后,此区即不发育,故称为胸腺依赖区。

(3)**皮质淋巴窦**(cortical sinus)　包括被膜下窦和小梁周窦。窦壁由薄而连续的内皮构成,窦腔内由星状的内皮细胞支撑,巨噬细胞可附于内皮细胞表面。淋巴在窦内缓慢流动,有利于巨噬细胞清除异物、病原微生物及抗原物质等。

2.髓质　髓质位于淋巴结中央,由髓索和髓窦组成。髓索由淋巴组织构成条索,互相连接成网,其内主要含有浆细胞、B 细胞和巨噬细胞。髓索与皮质淋巴窦结构相同,但较宽大,腔内巨噬细胞较多,故有较强的滤过功能(图 16-4)。

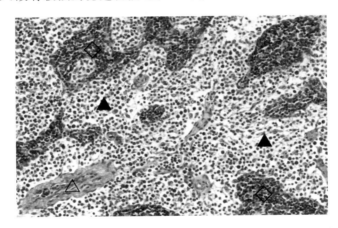

图 16-4　淋巴结髓质(HE 染色,×100)　◇髓索,▲髓窦,△小梁

3.淋巴结内的淋巴通路　淋巴液经输入淋巴管进入淋巴结的被膜下窦和小梁周窦,部分渗入皮质淋巴组织,然后渗入髓质,部分从小梁周窦直接进入髓窦,最后都经输出淋巴管出淋巴结。由输出淋巴管流出的淋巴内含有较多的抗体和淋巴细胞。

(二)功能

1.滤过淋巴液　病原体侵入皮下或黏膜后,通过毛细淋巴管的内皮间隙进入淋巴循环,回流入淋巴结。当淋巴缓慢地流经淋巴窦时,巨噬细胞可清除其中绝大部分细菌和少量病毒。

2.参与免疫应答　细菌等抗原物质进入淋巴结后,巨噬细胞和交错突细胞可捕获与处理抗原,然后将抗原信息传递给 T、B 细胞,引起免疫应答。

三、脾

脾(spleen)为人体最大的周围免疫器官,脾的大小和重量因不同年龄、不同个体、不同状态而异。在成年人身体中,脾通常约长 12cm、宽 7cm、厚 3～4cm,平均重量为 150g;在老年人身体中,其大小和重量都趋于减小。

(一)脾的结构

1. **白髓**(white pulp)　在新鲜脾切面上呈散在的灰白色小点状,为密集的淋巴组织,由动脉周围淋巴鞘和脾小体构成(图 16-5)。

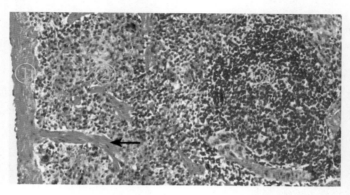

图 16-5　脾(HE 染色,×100)　①被膜,②红髓,③白髓,←小梁

(1)**动脉周围淋巴鞘**(periarterial lymphatic sheath)　为弥散淋巴组织,沿中央动脉周围分布,主要含大量的 T 细胞。此区相当于淋巴结内的副皮质区,是胸腺依赖区。当发生细胞免疫应答时,动脉周围淋巴鞘内的 T 细胞分裂增殖,鞘也增厚。

(2)**脾小体**(splenic corpuscle)　即脾内的淋巴小结,位于动脉周围淋巴鞘和边缘区之间,大部分嵌入淋巴鞘内。其结构与淋巴结的淋巴小结相同,主要由大量的 B 细胞构成。当抗原刺激发生体液免疫应答时,淋巴小结大量增多,体积增大。

2. **边缘区**(marginal zone)　位于白髓和红髓交界处,该区的淋巴细胞密度介于白髓、红髓之间。此区含有 T 细胞和 B 细胞,并含有较多的巨噬细胞。该区是血液以及淋巴细胞进入淋巴组织的重要通道。

3. **红髓**(red pulp)　位于白髓和边缘区的周围、被膜下方及小梁的周围,约占脾实质的2/3。红髓由脾索及脾血窦组成,因有大量的红细胞,故在新鲜脾切面上呈红色(图 16-6)。

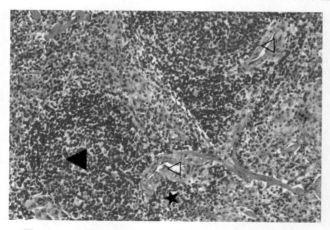

图 16-6　红髓(脾,HE 染色,×400)　△脾血窦,▲脾索

（1）**脾索**（splenic cord） 脾索是富含血细胞的淋巴条索。脾索宽窄不等,互相连接,与血窦相间排列。脾索内含有较多 B 细胞、浆细胞和巨噬细胞,是脾滤血的主要场所。

（2）**脾血窦**（splenic sinusoid） 位于脾索之间,互相连接成网,窦腔较大,且不规则。窦壁内皮细胞呈长杆状,沿血窦长轴排列,内皮细胞外基膜不完整,有网状纤维环绕,细胞间有间隙,形成栅栏状缝隙结构。血窦附近有较多的巨噬细胞,其突起可通过内皮间隙伸入窦腔。

（二）脾的血液循环

脾动脉从脾门进入脾后分支进入小梁,称为小梁动脉。小梁动脉沿途分支,并离开小梁进入动脉周围淋巴鞘内,称为中央动脉。中央动脉发出一些分支形成毛细血管供应白髓。中央动脉主干在穿出白髓进入脾索时形成一些直行的微动脉,形似笔毛,称为笔毛动脉;笔毛微动脉末端大部分开口于脾索,小部分直接开口于脾血窦。流入脾索的血液通过窦壁进入脾血窦内。脾血窦汇入小梁内的小梁静脉,最后在门部汇成脾静脉出脾。

（三）功能

1. 滤血 滤血的主要部位是脾索和边缘区,此处含有大量的巨噬细胞,可吞噬清除血液中的异物、病菌和衰老、死亡的血细胞。当脾功能亢进时,滤血过度,可引起红细胞或血小板减少。

2. 造血 在胚胎早期,脾能产生各种血细胞。当骨髓开始造血后,脾变成免疫器官,仅能产生淋巴细胞和浆细胞,但仍保持有产生多种血细胞的功能,当机体严重缺血或在某些病理状态下,脾可以恢复造血功能。

3. 免疫应答 脾内的淋巴组织中,T 细胞占 40%,B 细胞占 55%,另外还有 NK 细胞等。它们都参与机体的免疫应答。脾是体内产生抗体最多的器官。

思考与练习

一、名词解释

1. 血—胸屏障　　　　　2. 淋巴再循环　　　　　3. 胸腺小体

4. 生发中心　　　　　5. 脾血窦

二、选择题

1. B 细胞主要分布在淋巴结内的　　　　　　　　　　　　　　　　　　　（　　）

   A. 皮质与髓质交界处　　　B. 髓索　　　　　　　　C. 浅层皮质

   D. 深层皮质　　　　　　　E. 髓质

2. 组成脾白髓的结构有　　　　　　　　　　　　　　　　　　　　　　　（　　）

   A. 脾索和淋巴小结

   B. 脾索和脾血窦

   C. 动脉周围淋巴鞘和脾血窦

   D. 动脉周围淋巴鞘和淋巴小结

   E. 脾血窦和淋巴小结

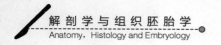
三、简答题

1. 试述淋巴结的结构和功能。
2. 简述血—胸屏障的基本结构。

（谢冬梅）

参考答案

第十七章　内分泌系统

教学 PPT

　　内分泌系统包括内分泌器官、内分泌组织和内分泌细胞三部分。内分泌器官是指结构上独立存在、肉眼可见的内分泌腺,如甲状腺、甲状旁腺、肾上腺、垂体、松果体和胸腺等。内分泌组织为散在分布于其他器官内的细胞团,如胰腺中的胰岛、睾丸中的间质细胞、卵巢中的卵泡和黄体等。内分泌细胞则散在分布于胃肠道、心、肝、肺等器官。

　　各种内分泌细胞所分泌的物质统称为激素,直接渗入血液、淋巴或组织液,通过其运输,作用于特定的细胞或器官,这些细胞或器官称为这种激素的靶细胞或靶器官。每种内分泌腺一般只分泌一种或几种激素,靶细胞上具有与相应激素结合的受体,两者结合才能使靶细胞或靶器官发生生理功能的改变。

一、甲状腺

(一)形态和位置

　　甲状腺是人体内最大的内分泌腺,质地柔软,血液供应丰富,呈棕红色。其形态略呈"H"形,分为左、右两个侧叶及连接左、右侧叶的甲状腺峡。峡的上缘常有锥状叶向上伸出。

(二)甲状腺的组织结构

　　甲状腺表面包有一层结缔组织被膜,并伸入腺实质内,将实质分为许多大小不等的小叶,每个小叶内含有 $20\sim40$ 个甲状腺滤泡(图 17-1)。滤泡之间有少量的结缔组织、丰富的毛细血管和成群的滤泡旁细胞(图 17-1)。

　　1.甲状腺滤泡(thyroid follicle)　大小不等,呈圆形、卵圆形或不规则形,由单层立方滤泡上皮细胞围成。滤泡上皮细胞的形态与其功能密切相关,当甲状腺功能旺盛时,细胞呈低柱状,当甲状腺功能低下时,细胞呈扁平状。滤泡腔内充满透明的胶质,胶质是滤泡上皮细胞的分泌物,是一种糖蛋白,碘化后即碘化的甲状腺球蛋白,该物质被水解酶分解,形成大量的四碘甲腺原氨酸(T_4,即甲状腺素)和少量的三碘甲腺原氨酸(T_3)。T_3 和 T_4 统称甲状腺激素。甲状腺激素的主要功能是促进机体的新陈代谢、生长发育,提高神经系统的兴奋性,尤其是对婴幼儿的骨骼和中枢神经系统的发育有显著影响。若婴幼儿时期甲状腺功能低下,则会导致婴幼儿身材矮小、智力低下,称呆小症。当甲状腺功能亢进时,临床上则会表现为多食、消瘦、畏热。

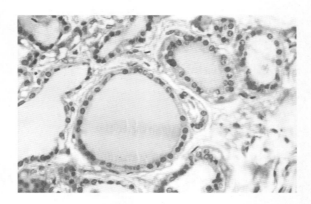

图 17-1　甲状腺滤泡

2.**滤泡旁细胞**(parafollicular cell)　又称降钙素细胞或亮细胞,细胞呈卵圆形或多边形,位于滤泡间或滤泡上皮间分泌降钙素,可促进成骨细胞的活动,使骨盐沉积,并抑制肾小管和胃肠道对钙的吸收,从而使血钙降低。

二、甲状旁腺

(一)甲状旁腺的形态和位置

甲状旁腺为两对扁椭圆形小体,大小似黄豆,呈棕黄色。甲状旁腺分上、下两对,通常贴附于甲状腺侧叶的后面。有的甲状旁腺可埋入甲状腺侧叶的实质内,导致手术时寻找困难。

(二)甲状旁腺的组织结构

甲状旁腺包有结缔组织被膜,腺细胞排列成团状或索状,其间含有少量的结缔组织和丰富的毛细血管。腺细胞主要有主细胞和嗜酸性细胞(图 17-2)。

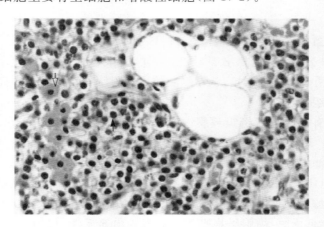

图 17-2　甲状旁腺微细结构(HE 染色,×200)
↑主细胞,⇧嗜酸性细胞

1.**主细胞**(chief cell)　数量多,细胞较小,呈圆形或多边形,核圆居中,胞质染色较浅。主细胞可合成和分泌**甲状旁腺素**(parathyroid hormone)。甲状旁腺素可增强破骨细胞的活性,使骨盐溶解,并能促进肠及肾小管对钙的吸收,从而使血钙浓度升高。甲状旁腺素与降钙素共同调节和维持机体血钙的稳定。行甲状腺手术时,若误切甲状旁腺,导致甲状旁腺素分泌不足,则出现血钙浓度降低,可引起肌肉抽搐,甚至死亡。

2.嗜酸性细胞 该细胞的功能目前尚不清楚。

三、肾上腺

(一)肾上腺的形态和位置

肾上腺位于腹膜后方,附于肾的内上方,呈黄色,左、右各一,右侧为三角形,左侧近似半月形。

(二)肾上腺的组织结构

肾上腺表面包有结缔组织被膜,其实质由周围部的皮质和中央部的髓质两部分构成。

1.肾上腺皮质 肾上腺皮质占肾上腺体积的$80\%\sim90\%$,根据其细胞的形态结构和排列方式,由表向里分为球状带、束状带和网状带三部分(图17-3)。

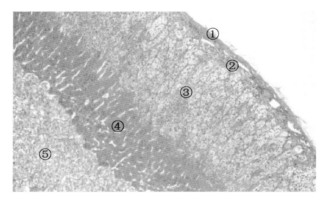

图 17-3 肾上腺微细结构(HE 染色,×40)
①被膜,②球状带,③束状带,④网状带,⑤髓质

(1)**球状带**(zona glomerulosa) 较薄,紧贴被膜之下。细胞较小,呈低柱状或多边形,胞质嗜酸性,核小,染色深。细胞排列成球团状。球状带的细胞分泌盐皮质激素,主要成分为醛固酮,其主要功能是调节钠、钾和水的代谢。

(2)**束状带**(zona fasciculata) 最厚,位于球状带的深部。细胞排列成单行或双行纵行的细胞索,细胞较大,呈多边形,胞质空泡状,核圆,染色浅,居中。束状带的细胞分泌糖皮质激素,主要成分为皮质醇、皮质酮,可调节糖和蛋白质的代谢,还有抑制免疫应答及抗炎症反应等作用。

(3)**网状带**(zona reticularis) 最薄,位于皮质的最内层。细胞呈多边形,胞质嗜酸性,核小,染色深。网状带的细胞分泌雄激素和少量雌激素。

2.肾上腺髓质 肾上腺髓质位于肾上腺的中央部,占肾上腺体积的$10\%\sim20\%$,主要由排列成索状或团状的髓质细胞组成,其间有血窦和少量结缔组织。髓质细胞体积较大,呈多边形,细胞质内有许多易被铬盐染成棕黄色的嗜铬颗粒,所以髓质细胞又称嗜铬细胞(图17-3)。

肾上腺髓质可分泌两种激素:①肾上腺素,可使心肌收缩力增强,心率加快,心和骨骼肌的血管扩张,皮肤的血管收缩;②去甲肾上腺素,可使血压升高,心、脑和骨骼肌内的血流加速。

四、垂体

(一)垂体的形态和位置

垂体色灰红，呈椭圆形，重约 0.5g，位于颅底蝶鞍背面的垂体窝内。其上端借漏斗连于下丘脑，前上方与视交叉相邻。因为视交叉位于垂体的前上方，故当垂体有肿瘤时，可压迫视交叉，导致双眼颞侧视野偏盲。

垂体由腺垂体和神经垂体两部分组成。腺垂体位于前部，又分为远侧部、中间部和结节部三部分；神经垂体位于后部，可分为神经部、漏斗部和正中隆起三部分。通常将远侧部和结节部称为前叶；将中间部和神经部称为后叶(图 17-4)。

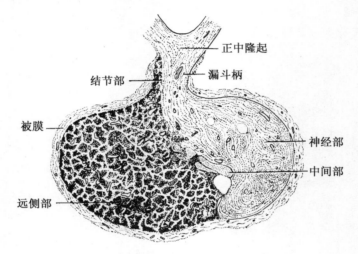

图 17-4 垂体模式图

(二)垂体的微细结构

垂体表面有一层结缔组织被膜，内有丰富的毛细血管。

1.腺垂体 远侧部是构成腺垂体的主要部分，腺垂体由腺上皮细胞构成。腺细胞排列成团索状，细胞间具有丰富的血窦和少量结缔组织。根据腺细胞的染色特性可将其分为**嗜酸性细胞**(acidophil cell)、**嗜碱性细胞**(basophil cell)和**嫌色细胞**(chromophobe cell)三种(图 17-5)。

(1)嗜酸性细胞 数量较多，呈圆形或卵圆形，细胞质内含有许多粗大的嗜酸性颗粒。嗜酸性细胞能分泌两种激素：①生长激素，可促进体内多种代谢过程，尤其是促进骨的增长。幼年时若生长激素分泌过盛，可引起巨人症；若生长激素分泌不足，可引起侏儒症；成年时若生长激素分泌过多，则出现肢端肥大症。②催乳激素，可促进乳腺发育和乳汁分泌。

(2)嗜碱性细胞 数量较少，细胞质中含有嗜碱性颗粒。嗜碱性细胞能分泌三种激素：①促甲状腺激素，能促进甲状腺滤泡的增生和甲状腺激素的合成与释放；②促肾上腺皮质激素，可促进肾上腺皮质束状带分泌糖皮质激素；③促性腺激素，包括促卵泡激素(卵泡刺激素)和黄体生成素。促卵泡激素可促进女性卵泡的生长发育，在男性则促进精子的生长发育。黄体生成素在女性可促进排卵和黄体形成，在男性则刺激睾丸间质细胞分泌雄激素，所以又称为间质细胞刺激素。

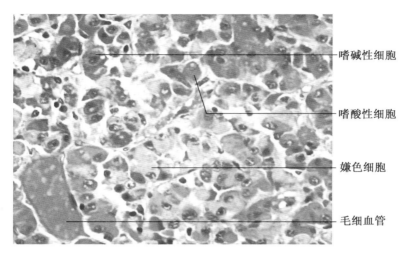

图 17-5 腺垂体微细结构(HE 染色,×400)

（3）嫌色细胞 数量最多,体积小,呈圆形或多边形,细胞质少,着色较浅,细胞边界不清。

2.神经垂体 神经垂体属于神经组织,主要由大量的无髓神经纤维和神经胶质细胞组成,其间含有丰富的窦状毛细血管。因不含腺细胞,故神经垂体无分泌功能,其储存和释放的激素来自下丘脑。下丘脑的视上核和室旁核含有神经内分泌细胞,能合成抗利尿激素和催产素。①抗利尿激素,由视上核分泌。抗利尿激素一方面可促进肾远曲小管和集合小管对水的重吸收,使尿量减少,调节水的代谢;另一方面,大量抗利尿激素可使小动脉收缩,使血压升高,故又称血管升压素。②催产素,由室旁核分泌。该激素可促使妊娠子宫壁平滑肌收缩,加快分娩过程,还促使乳汁分泌(图 17-6)。

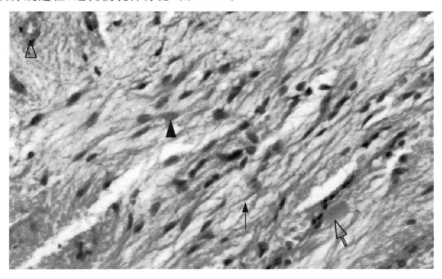

图 17-6 神经垂体微细结构(HE 染色,×200)
↑无髓神经纤维,△毛细血管,▲垂体细胞,⇩赫令体

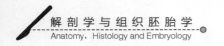
五、松果体

松果体为一淡红色椭圆形小体，位于背侧丘脑的后上方。松果体在儿童时期较发达，一般 7 岁后逐渐萎缩。松果体主要合成分泌褪黑激素，褪黑激素有增强机体免疫力、促进睡眠及抗肿瘤、抗衰老等作用。若褪黑激素分泌不足，可导致儿童性早熟。

思考与练习

选择题

1. 不属于内分泌腺的是 （　　）
   A. 垂体 　　　　　　 B. 甲状腺 　　　　　　 C. 胰腺
   D. 胸腺 　　　　　　 E. 肾上腺
2. 下列哪种激素不是腺垂体嗜碱性细胞分泌的 （　　）
   A. 促肾上腺皮质激素 　 B. 黄体生成素 　　　　 C. 促甲状腺激素
   D. 催乳素 　　　　　　 E. 卵泡刺激素
3. 生长激素主要作用于哪个系统 （　　）
   A. 神经系统 　　　　　 B. 消化系统 　　　　　 C. 运动系统
   D. 脉管系统 　　　　　 E. 生殖系统
4. 侏儒症是小儿缺少哪种激素所致 （　　）
   A. 雄激素 　　　　　　 B. 生长激素 　　　　　 C. 甲状腺激素
   D. 甲状旁腺素 　　　　 E. 雌激素
5. 以下哪种物质常用作升压药 （　　）
   A. 黄体生成素 　　　　 B. 卵泡刺激素 　　　　 C. 肾上腺素
   D. 去甲肾上腺素 　　　 E. 甲状腺激素

（唐仁美）

参考答案

第十八章　感觉器官

教学 PPT

　　感觉器是感受器及其附属结构的总称。感受器是机体接受内、外环境各种刺激的结构,并把刺激转变为神经冲动,经感觉神经传入中枢神经系统,经整合分析产生感觉,再由高级中枢发出神经冲动,经运动神经传至效应器,对刺激作出反应。人体内的感觉器官主要有皮肤中的各种感受器、眼、耳、鼻、舌等。

第一节　皮　肤

　　皮肤覆盖于人体表面,是人体最大的器官,由表皮和真皮构成,借皮下组织与深部的结构相连,有保护深部结构、感受刺激、调节体温、排泄和吸收等功能。
　　皮肤分为浅层的表皮和深层的真皮两层(图 18-1)。

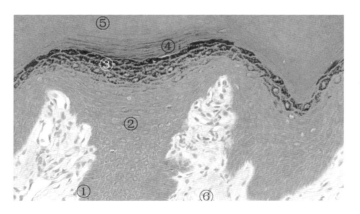

图 18-1　手指皮(HE 染色,×200)
①基底层,②棘层,③颗粒层,④透明层,⑤角质层,⑥真皮

一、表皮

表皮位于皮肤表层,属于角化的复层扁平上皮。根据上皮细胞的分化程度和结构特点,可将表皮由内向外分五层:基底层、棘层、颗粒层、透明层和角化层(图 18-1)。

1. 基底层(stratum basale) 位于表皮的最深层,借基膜与深部的结缔组织相连。基底层由一层矮柱状基底细胞组成,细胞质内有丰富的游离核糖体及散在的角蛋白丝。此层细胞有较强的分裂增殖能力,新生的细胞向浅层推移,分化为表皮的其余几层细胞。在皮肤的创伤愈合中,基底细胞具有重要的再生修复作用。

2. 棘层(stratum spinosum) 由 4～10 层多边形细胞构成,细胞表面向四周伸出许多细小的棘状突起。

3. 颗粒层(stratum granulosum) 由 3～5 层梭形细胞构成,细胞器和细胞核渐趋退化,胞质中有较大的透明角质颗粒。

4. 透明层(stratum lucidum) 为数层扁平细胞,胞质呈均质透明状,细胞器和细胞核已消失。

5. 角质层(stratum corneum) 由数层或数十层扁平的角质细胞构成,角质细胞是一些干硬的死细胞,已无细胞器和细胞核,细胞质内充满了角质蛋白。此层是皮肤的重要保护层,对酸、碱和摩擦有较强的抵抗力。角质层浅层细胞不断脱落,形成皮屑。

二、真皮

真皮位于表皮深面,由致密结缔组织构成。真皮分为乳头层和网状层(图 18-1)。

1. 乳头层(papillary layer) 紧靠表皮的基底层,结缔组织向表皮的基底突出,形成乳头状隆起。乳头内含有丰富的毛细血管和游离神经末梢、触觉小体等。

2. 网状层(reticular layer) 较厚,在乳头层的深面,两者无明显分界。网状层的结构较致密,结缔组织纤维束互相交织成网,使皮肤具有较强的韧性和弹性。此层含有较多的小血管、淋巴管和神经,以及毛囊、皮脂腺、汗腺和环层小体等。

三、皮下组织

真皮的深面为皮下组织。皮下组织不属于皮肤结构,主要由疏松结缔组织和脂肪组织构成,也称浅筋膜,将皮肤和深部组织连接起来,具有保温和缓冲作用。常用的皮下注射就注入此层,而皮内注射是注入真皮内(图 18-2)。

四、皮肤的附属器

皮肤的附属器包括毛发、皮脂腺、汗腺和指(趾)甲(图 18-2)。

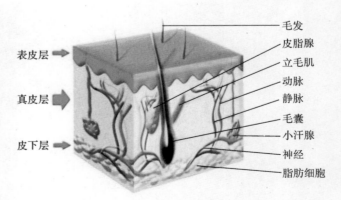

表皮层
真皮层
皮下层

毛发
皮脂腺
立毛肌
动脉
静脉
毛囊
小汗腺
神经
脂肪细胞

图 18-2 皮肤的附属器

(一)毛发

毛发分毛干、毛根和毛球三部分。毛干露于体表,毛根埋入皮肤内。毛根包在由上皮和结缔组织组成的毛囊内,毛囊的下端结合在一起,形成膨大的毛球,毛球是毛和毛囊的生长点。毛发的一侧附有斜行的平滑肌束,称竖毛肌,收缩时,可使毛发竖立,出现"鸡皮疙瘩"。

(二)皮脂腺

皮脂腺位于毛囊和竖毛肌之间,其导管开口于毛囊。皮脂腺的分泌物叫皮脂,有润滑皮肤、保护毛发和抑菌作用。

(三)汗腺

汗腺分为外泌汗腺和顶泌汗腺。

1.外泌汗腺 又称局部汗腺,是呈弯曲的小汗腺,其分泌部位于真皮网状层内,盘曲成团;导管经真皮到达表皮,开口于皮肤表面。汗腺遍布全身大部分皮肤中,以手掌、足底和腋窝处最多。汗腺分泌汗液,可以调节体温和排泄废物。

2.顶泌汗腺 又称大汗腺,分布于腋窝、乳晕、肛门及会阴等处。分泌物较浓稠,含有较多的脂类、蛋白质等,经细菌分解后产生特别的气味,分泌过盛而气味过浓时称狐臭。

(四)指(趾)甲

指(趾)甲位于手指或足趾远端的背面,由排列紧密的表皮角质层形成。甲的前部露于体表,称甲体,后部埋入皮肤内,称甲根。甲根周围为复层扁平上皮,称甲母基,是指甲的生长点,剪指甲时不可破坏。甲体深面的皮肤为甲床,甲体两侧和甲根浅面的皮肤皱襞叫甲襞。甲襞和甲体之间的沟,称甲沟。

第二节 眼

视器俗称眼,能感受光波的刺激,由眼球及眼副器两部分组成,其中眼球又由眼球壁和眼内容物组成(图18-3)。

一、眼球壁

眼球壁由外向内依次分为眼球外膜、中膜和内膜三层(图18-3)。

1.外膜 又称纤维膜,由坚韧的致密结缔组织构成,具有保护眼球内容物和维持眼球形状的作用,可分为角膜和巩膜两部分。

(1)角膜 占纤维膜的前1/6,无色透明,富有弹性,有屈光作用,无血管,但有大量感觉神经末梢,故对触觉和痛觉敏感。角膜由前向后可分为5层:①**角膜上皮**(corneal epithelium),为未角化的复层扁平上皮,内有丰富的游离神经末梢,再生能力强;②**前界层**(anterior limiting lamina),主要由胶原纤维构成,无细胞,损伤后不能再生;③**角膜基质**(corneal stroma);④**后界层**(posterior limiting lamina),此层会随年龄增长而增厚;⑤**角膜内皮**(corneal endothelium),由一层六角形的扁平细胞构成,有参与物质转运、合成及分泌蛋白质的功能。

(2)巩膜 占眼球纤维膜的后5/6,为乳白色、坚韧、不透明的膜,有维持眼球形态和保护

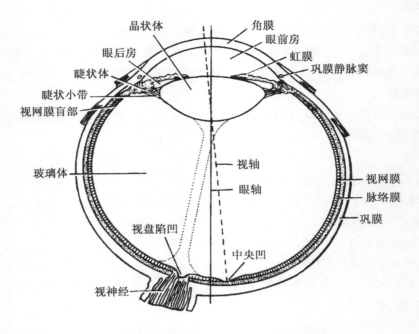

图 18-3　眼球模式图(右侧、水平切面)

眼内容物的作用。巩膜前方与角膜相接处深面有一环形的小管称巩膜静脉窦,是房水流出的通道。

2.中膜　又称血管膜,在眼球纤维膜内面,含有大量的血管和色素细胞,呈棕黑色。中膜具有营养眼球和遮光作用,从前向后分为虹膜、睫状体和脉络膜三部分(图 18-4)。

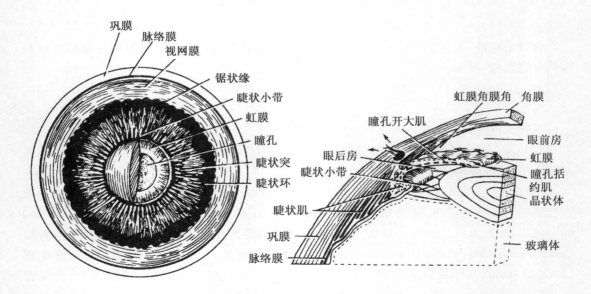

图 18-4　眼球冠状切面(后面)和眼球水平切面

（1）虹膜 位于角膜后方，为呈冠状位的圆盘形薄膜，中央有一圆孔，称为瞳孔，直径为2.5～4.0mm，是光线进入眼球的唯一通道。在虹膜与角膜交界处，构成虹膜角膜角。虹膜内有两种排列方向不同的平滑肌，一种以瞳孔为中心向四周呈放射状排列的称瞳孔开大肌，另一种环绕瞳孔周围呈环形排列的称为瞳孔括约肌，它们分别使瞳孔开大和缩小。

（2）睫状体 位于巩膜前份的内面，是眼球血管膜的增厚部分。睫状体前部有许多突起称为睫状突，由睫状突发出的睫状小带与晶状体相连。睫状体由外向内可分为三层：①睫状肌层，由平滑肌组成，肌纤维排列方向为外纵行、中间放射状、内环形，受副交感神经支配。当视近物时，睫状肌收缩，使睫状体向前内移，引起睫状小带松弛，晶状体借弹性而曲度增加；当视远物时，睫状肌舒张，起相反作用。②血管层，是一层富含血管的结缔组织。③睫状上皮层，由两层细胞构成，外层为色素上皮层，内层为非色素上皮层，后者具有分泌房水的功能。

（3）脉络膜 续于睫状体后部，占眼球血管膜的后2/3。此膜富有色素细胞和血管，有营养眼球内的组织和吸收眼内散射光线的作用。

3. 内膜 又称视网膜，位于眼球血管膜的内面，由两部分组成，其中贴在虹膜和睫状体内面的无感光作用，称视网膜盲部，贴在脉络膜内面的有感光作用，称视网膜视部。在视网膜后部视神经的起始处，有一白色盘状结构，称视神经盘，此处无感光作用，故称生理盲点。当颅内压增高时，可引起视神经盘水肿。在视神经盘的颞侧约3.5mm处有一黄色区域，称黄斑。黄斑中央凹陷，称中央凹，是感光和辨色最敏锐的地方，只有密集的视锥细胞（图18-5）。

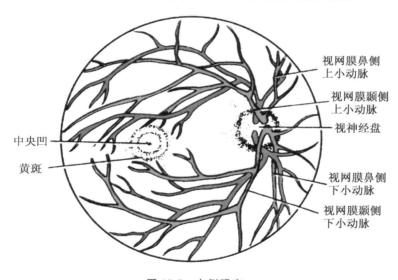

图 18-5　右侧眼底

视网膜视部主要由四层细胞构成，由外向内依次为色素上皮层、视细胞层、双极细胞层和节细胞层（图18-6）。

（1）**色素上皮层**（pigment epithelial layer） 是一层色素细胞，细胞内含有大量的色素颗粒及板层小体，它们可吸收光线，从而保护视细胞免受强光刺激。

（2）视细胞层 又称感光细胞层。视细胞分**视锥细胞**（cone cell）和**视杆细胞**（rod cell）两种。①视锥细胞，细胞细长，核大而染色浅，细胞外侧突呈圆锥状，故名视锥。视锥细胞有感受强光和辨色能力,在白天或明亮处看物时起作用。②视杆细胞,细胞也细长,核小而圆且色深。视杆细胞仅能感受弱光,在夜间或暗处看物时起作用,且无辨色作用。

(3)双极细胞层 由双极神经元构成,是视细胞与节细胞之间的联络神经元。

(4)节细胞层 位于视网膜的最内层,由多级神经元组成,其树突与双极细胞的轴突联系,轴突延伸至视神经盘处穿过巩膜,形成视神经。

视网膜的色素层及神经层之间结构疏松,病理情况下视网膜两层之间分离,称视网膜剥离。

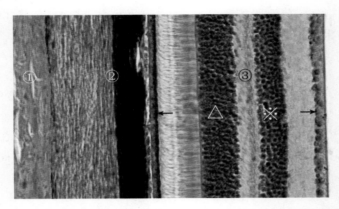

图 18-6 眼球壁、视网膜结构(HE 染色,×200) ①巩膜,②脉络膜,③视网膜,
←色素上皮层,△视细胞层,※双极细胞层,→节细胞层

二、眼内容物

眼内容物包括房水、晶状体、玻璃体。这些结构无色透明,无血管,具有屈光作用,与角膜共同组成眼的屈光系统(图 18-3)。

1.房水 由睫状体产生,是充满于眼房内的无色透明液体。除有屈光作用外,还具有营养角膜、晶状体并维持正常眼内压的作用。眼房是角膜与晶状体之间的空隙,被虹膜分隔为眼球前房和眼球后房。房水由睫状体产生后,从眼球后房经瞳孔到眼球前房,再经虹膜角膜角渗入巩膜静脉窦,最后汇入眼静脉。若房水循环障碍,则会引起眼内压增高,视网膜受压,由此所导致的视力障碍,临床上称为青光眼。

2.晶状体 位于虹膜和玻璃体之间,呈双凸透镜状,无色透明,富有弹性,无血管和神经,营养由房水供应。晶状体主要由许多平行排列的晶状体纤维构成。前表面一层单层立方上皮,称晶状体上皮。晶状体外包一层由胶原纤维组成的晶状体囊,此囊借睫状小带与睫状体相连(图 18-4)。

晶状体是眼球屈光系统中主要的调节结构,当视近物时,睫状肌收缩,晶状体依其本身弹性变凸,屈光能力增强。当视远物时,睫状肌舒张,晶状体变扁,曲光能力减弱。随年龄的增长,晶状体逐渐硬化而失去弹性,调节功能降低而成为老花眼。青少年时期,若用眼不当,睫状肌过度紧张,使晶状体曲度加大,得不到恢复,久之将会形成近视眼。若晶状体浑浊,影响视力,临床上称为白内障。

3.玻璃体 为无色透明且具有屈光作用的胶状物质,充满于晶状体与视网膜之间,具有屈光和支撑视网膜的作用,使视网膜与色素上皮紧贴,若支撑作用减弱,易导致视网膜剥离。

三、眼附属结构

眼附属结构包括眼睑、结膜、泪器和眼球外肌等,具有保护、运动和支持眼球的作用(图 18-7)。

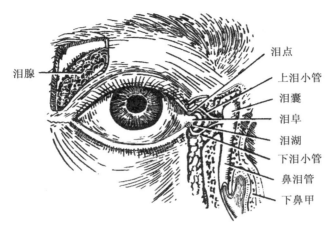

图 18-7 泪器

(一)眼睑

眼睑位于眼球的前方,保护眼球。眼睑可分上睑和下睑,上、下睑之间的裂隙称为睑裂。睑裂两侧上、下眼睑结合处分别称为内眦和外眦。睑的游离缘称睑缘,生有睫毛,如果睫毛长向角膜,称为倒睫,严重的可引起角膜的溃疡、瘢痕,甚至失明。睫毛的根部有睫毛腺,此腺的急性炎症临床上称为麦粒肿。

眼睑自外向内分为五层:①皮肤,薄而柔软;②皮下组织,为薄层结缔组织;③肌层,为骨骼肌,包括眼轮匝肌和上睑提肌;④纤维层,由致密结缔组织构成的睑板组成,内有睑板腺(一种皮脂腺),分泌皮脂,有滑润睑缘和保护角膜的作用,若睑板腺阻塞,则可形成睑板腺囊肿,亦称霰粒肿。⑤睑结膜,为平滑透明的薄层黏膜。

(二)结膜

结膜是一层薄而透明的黏膜,富有血管。按其所在部位可分为三部分,贴附于上、下睑内面的叫睑结膜,覆于巩膜前部表面的称球结膜;介于球结膜与睑结膜之间的移行部分,分别形成结膜上穹和结膜下穹。闭眼时全部结膜形成一个囊状腔隙,称结膜囊,通过睑裂与外界相通。

(三)泪器

泪器包括泪腺和泪道。

1. 泪腺 位于眼眶内眼球的外上方泪腺窝内,其排泄小管开口于结膜上穹外侧部。泪腺分泌的泪液具有冲洗结膜、湿润角膜和抑制细菌生长等作用。

2. 泪道 包括泪点、泪小管、泪囊和鼻泪管。上、下睑缘的内侧各有一个乳头状隆起,中央有一小孔,叫泪点。泪小管为连接泪点与泪囊的小管,分为上泪小管和下泪小管,分别垂直向上、向下行,继而几乎成直角地转向内侧汇合在一起,共同开口于泪囊。泪囊为一膜性囊,位于泪囊窝内,上端为盲端,下端移行为鼻泪管。鼻泪管为连接泪囊下端的膜性管道,位于骨性鼻泪管内,开口于下鼻道外侧壁的前部。

(四)眼球外肌

眼球外肌配布在眼球周围,为骨骼肌,共 7 块,其中 6 块为运动眼球的肌,1 块为运动眼睑的上睑提肌。运动眼球的肌有内直肌、外直肌、上直肌、下直肌、上斜肌和下斜肌,分别可使眼球转向内侧、外侧、内上方、内下方、外下方及外上方。

4 块直肌,除外直肌受展神经支配外,其余 3 块直肌、下斜肌和上睑提肌受动眼神经支配,上斜肌由滑车神经支配。眼球的正常运动,是各肌协同作用的结果。

第三节 耳

前庭蜗器又称耳,分外耳、中耳和内耳三部分。外耳和中耳是收集和传导声波的结构,是前庭蜗器的附属器。内耳有听觉感受器(听器)和位觉感受器(平衡器)。

一、外耳

外耳包括耳郭、外耳道和鼓膜三部分。

(一)耳郭

耳郭主要由弹性软骨作支架,外覆皮肤而成。前外面凹凸不平,有外耳门,后内面隆凸。耳郭皮下组织很少。耳郭下方小部分无软骨,含有结缔组织和脂肪,有丰富的血管、神经,称耳垂,为临床常用的采血部位。耳郭有收集声波和判断声波来源方向的作用。

(二)外耳道

外耳道为外耳门至鼓膜之间的弯曲管道,长约 2.5cm。外耳道约呈一斜形"S"状弯曲,临床检查外耳道和鼓膜时,向后上方牵拉耳郭,使外耳道变直。儿童的外耳道短而狭窄,鼓膜几乎呈水平位,检查时则将耳郭拉向后下方。

外耳道的皮肤较薄,富有感觉神经末梢、毛囊、皮脂腺及耵聍腺。皮肤与软骨膜、骨膜紧密结合,故炎症时疼痛剧烈。耵聍腺分泌耵聍,耵聍为黏稠的液体,若凝结成大块可能阻塞外耳道而影响听力。

(三)鼓膜

鼓膜位于外耳道与鼓室之间,为椭圆形半透明的薄膜,呈倾斜位。鼓膜中心向内凹陷,为锤骨柄末端附着处,称鼓膜脐。鼓膜上方 1/4 薄而松弛,称松弛部,下 3/4 为紧张部。在紧张部的前下方有三角形的反光区,称光锥,中耳的一些疾患可引起光锥改变或消失(图 18-8)。

鼓膜有三层结构:外层为复层扁平上皮,是外耳道皮肤表皮的延续;内层为单层立方上皮,与鼓室黏膜上皮相延续;中间层为薄层结缔组织,其中浅层纤维呈放射状排列,深层纤维呈环行排列,这种排列形式使鼓膜没有固有振动,能与声波同时振动,因而在声波传导中具有重要作用。

二、中耳

中耳包括鼓室、咽鼓管、乳突窦及乳突小房。

(一)鼓室

鼓室位于鼓膜与内耳之间,为颞骨内不规则的含气小腔。鼓室前壁有咽鼓管的开口,鼓室的后壁经乳突窦与乳突小房相通。鼓室内的三块听小骨由外向内依次为锤骨、砧骨、镫骨(图 18-8),三骨借关节连成听骨链,组成杠杆系统。锤骨柄紧贴于鼓膜脐,镫骨底封闭前庭窗。当声波振动鼓膜时,三块听小骨连串运动,使镫骨的底部在前庭窗上摆动,将声波的振动传入内耳。

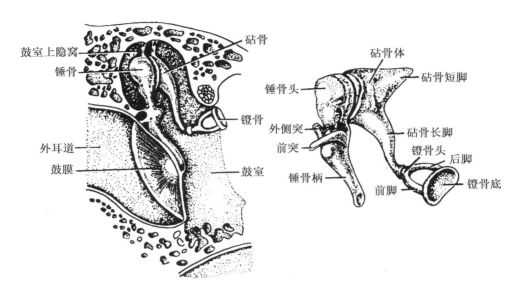

图 18-8 听小骨

(二)咽鼓管

咽鼓管是咽腔通鼓室的管道,空气沿咽鼓管进入鼓室,起到维持鼓室与外耳道压力平衡的作用,有利于鼓膜的正常振动。咽鼓管可分骨性部和软骨部,骨性部是管的外侧较短的部分,其鼓室端开口于鼓室的前壁;软骨部经咽鼓管咽口,开口于鼻咽部的侧壁。软骨部平时闭合,仅在吞咽或打呵欠时开放,以平衡中耳和外耳的气压,有利于鼓膜的正常振动。幼儿的咽鼓管短而宽,接近水平位,故咽部感染易沿此管侵入鼓室,引起中耳炎。

(三)乳突窦及乳突小房

乳突窦为鼓室后方的较大腔隙,向前开口于鼓室,向后与乳突小房相通;乳突小房是颞骨乳突内的许多含气小腔,大小、形态不一,互相连通。

中耳的各部均衬以黏膜且互相连续,并经咽鼓管与咽腔黏膜相连续。因此,上述各部的感染可互相蔓延。

三、内耳

内耳位于颞骨内,由构造复杂的管腔组成,故称迷路,是前庭蜗器的主要部分,内有位、听觉感受器,可分为骨迷路和膜迷路两部分。骨迷路是颞骨内的骨性隧道,膜迷路是位于骨迷路内的膜性小管和膜性小囊。膜迷路内含有内淋巴,膜迷路与骨迷路之间的间隙内充满外淋巴。内、外淋巴互不相通。

(一)骨迷路

骨迷路是由骨密质构成的管道,包括前庭、骨半规管、耳蜗三部分,它们互相连通(图 18-19)。

1. 前庭 位居骨迷路中部,略成椭圆形的空腔,其外侧壁即鼓室内侧壁,有前庭窗和蜗窗,前庭窗由镫骨底封闭,蜗窗被第二鼓膜封闭。前庭的后壁与骨半规管相通,前壁与耳蜗相通。

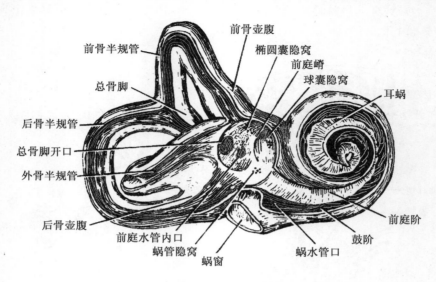

图 18-9　骨迷路

2. **骨半规管**　呈"C"形,共有三个,相互垂直排列,按其位置分为前骨半规管、外骨半规管和后骨半规管。每个半规管均有两脚连于前庭,其中有一骨脚膨大称为骨壶腹。

3. **耳蜗**　在前庭的前方,形似蜗牛壳,由一骨性蜗螺旋管环绕蜗轴旋转两圈半构成。

自蜗轴发出骨螺旋板突入蜗螺旋管内,此板约达蜗螺旋管腔的一半,其缺损处由膜迷路(蜗管)填补封闭,因此将蜗螺旋管分为上部的前庭阶,中间是蜗管,下部为鼓阶。前庭阶和鼓阶在蜗顶相通,前庭阶通前庭窗,鼓阶通向蜗窗(图 18-10)。

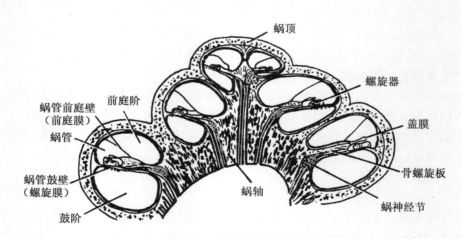

图 18-10　耳蜗轴的切面

(二)膜迷路

膜迷路包括椭圆囊和球囊、膜半规管和蜗管(图 18-11)。

1. **椭圆囊和球囊**　两者均位于前庭内,椭圆囊连通三个膜半规管,球囊与蜗管相通,两囊之间有椭圆球囊管相连。两囊腔壁上分别有椭圆囊斑和球囊斑,是位觉感受器,能感受头

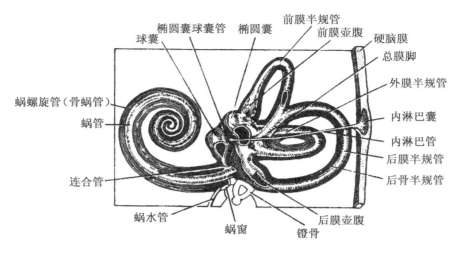

图 18-11　膜迷路

部静止时位置觉和直线变速运动的刺激。

位觉斑由结缔组织、上皮和覆盖于上面的位砂膜构成。上皮由支持细胞和毛细胞组成，支持细胞呈高柱状,底部附于基膜上,有支持、营养和分泌位砂的作用。毛细胞为感觉上皮细胞,夹在支持细胞之间,形似圆底烧瓶,顶端有许多静纤毛和一根动纤毛,伸入位砂膜内,底与前庭神经节的双极神经元的树突形成突触联系。位砂膜是一层胶质膜,膜表面有碳酸钙和蛋白质组成的晶体,称位砂。当头部位置发生变化时,位砂膜可受地心引力的作用而刺激纤毛,使毛细胞兴奋,经前庭神经将冲动传向中枢。

2.膜半规管　在骨半规管内,形状和骨半规管相似。每一个膜半规管在骨壶腹内也相应膨大,称膜壶腹。膜壶腹内壁有一嵴状隆起为壶腹嵴,也是位觉感受器,能感受头部旋转变速运动的刺激。三个膜半规管内的壶腹嵴相互垂直,可分别将人体在三维空间的运动变化转变成神经冲动,经前庭神经传入脑。

壶腹嵴构造与位觉斑基本相似,其上皮也有支持细胞和毛细胞,当头旋转时,内淋巴的流动使壶腹嵴倾斜,引起静纤毛向动纤毛侧弯曲,遂使毛细胞受刺激发生兴奋,经前庭神经将冲动传向中枢。

3.蜗管　在耳蜗内,水平切面呈三角形,位于前庭阶和鼓阶之间,有上、下和外侧三个壁,其外侧壁与蜗螺旋管相贴,上壁称前庭膜,下壁称基底膜。基底膜上有螺旋器,又称Corti器,是听觉感受器(图 18-12)。

螺旋器由支持细胞和毛细胞构成。支持细胞种类多,主要是**柱细胞**(pillar cell)和**指细胞**(phalangeal cell),它们具有支持毛细胞的作用。螺旋神经节内双极神经元的树突穿过骨螺旋板至基底膜与毛细胞基部形成突触,神经元的轴突穿出蜗轴组成蜗神经。

声波经外耳道至鼓膜,鼓膜的振动经听小骨传至卵圆窗,引起前庭阶外淋巴振动,继而使前庭膜和膜蜗管的内淋巴发生振动,前庭阶外淋巴的振动也经蜗孔传到鼓阶,使基底膜发生振动。由于基底膜含有不同长度的听弦,因此不同频率的声波以行波方式引起相应听弦发生大幅度振动。基底膜的振动相应地引起该部位毛细胞的静纤毛发生弯曲,使毛细胞兴奋,经蜗神经将冲动传至中枢。

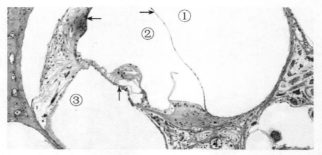

图 18-12　内耳（HE 染色，×40）

①前庭阶，②膜蜗管，③鼓室阶，④螺旋神经节，→前庭膜，←血管纹，↑螺旋器

思考与练习

选择题

1. 以下有关眼球壁的描述，错误的是　　　　　　　　　　　　　　　　（　　）

　　A. 角膜无色透明，富含血管和神经末梢　　　B. 虹膜中央有一圆孔叫瞳孔

　　C. 睫状体内含有的平滑肌叫睫状肌　　　　　D. 脉络膜含有丰富的血管和色素细胞

　　E. 视网膜分为盲部和视部

2. 视网膜中感受强光的细胞是　　　　　　　　　　　　　　　　　　　（　　）

　　A. 色素上皮细胞　　　　　B. 节细胞　　　　　　　C. 视锥细胞

　　D. 视杆细胞　　　　　　　E. 双极细胞

3. 产生房水的部位是　　　　　　　　　　　　　　　　　　　　　　　（　　）

　　A. 虹膜　　　　　　　　　B. 脉络膜　　　　　　　C. 睫状体

　　D. 晶状体　　　　　　　　E. 玻璃体

4. 视近物时眼内结构变化正确的是　　　　　　　　　　　　　　　　　（　　）

　　A. 睫状肌收缩　　　　　　B. 睫状肌舒张　　　　　C. 晶状体变扁

　　D. 睫状小带拉紧　　　　　E. 玻璃体变凸

5. 螺旋器位于　　　　　　　　　　　　　　　　　　　　　　　　　　（　　）

　　A. 膜壶腹　　　　　　　　B. 椭圆囊　　　　　　　C. 球囊

　　D. 基底膜　　　　　　　　E. 前庭膜

（唐仁美）

参考答案

第十九章　人体胚胎学概要

【学习要点】

1. 受精概念、过程和意义。

2. 植入的概念、部位和条件。

3. 卵裂、胚泡的结构。

4. 三胚层的形成过程。

5. 胎膜的组成和主要功能；胎盘的结构和功能；脐带的形成及其功能。

教学 PPT

人体胚胎的发生开始于受精卵，终止于胎儿娩出，经历约 266 天(若从女性末次月经开始算，则大约是 280 天)，可分为两个发育阶段：①胚期：受精开始至第 8 周末。至第 8 周末，人胚初具人形。②胎期：受精后第 9 周至胎儿发育成熟的阶段。

第一节　生殖细胞和受精

一、精子的获能和成熟

配子(gamete)是指具有受精能力的生殖细胞。男性配子为精子(sperm)，女性配子为卵子(ovum)。配子发生是指具有受精能力的生殖细胞的成熟过程，主要通过两次特殊的细胞分裂而完成，称减数分裂(或成熟分裂)(图 19-1)。

在第一次减数分裂中，初级精母细胞或卵母细胞进行 DNA 合成和染色体复制，致使每个初级精母细胞或卵母细胞都含有 2 倍数的染色体和 4 倍量的 DNA，当同源染色体分离并进入分裂后的两个子细胞，即次级精母细胞或卵母细胞，这时每个次级精母细胞或卵母细胞就含有 23 条单倍数的染色体和二倍量的 DNA。次级精母细胞或卵母细胞几乎不经过分裂间期便进入了第二次减数分裂，姊妹染色单体分离并分别进入两个子细胞，即精子细胞或卵子，最终每个精子细胞或卵子中既含 23 条单倍数的染色体，又含单倍量的 DNA，成为真正的单倍体细胞。

精子细胞经过形态结构的变化而成为只含有少量细胞质，由头、尾两部分构成，形似蝌蚪的精子。而卵子则不再发生形态结构的变化。

一个初级精母细胞可生成 4 条精子，其中两条精子的性染色体为 X，另外两条精子的性染色体为 Y；一个初级卵母细胞只生成一个卵子，其他 3 个细胞为极体，退化或被吸收

（图 19-1）。卵子的性染色体为 X。

精子由睾丸精曲小管产生，进入附睾内储存，在附睾上皮细胞分泌物的作用下进一步成熟，并获得较强的运动能力。精子进入女性生殖管道后，在女性生殖管道分泌物的作用下获得受精能力，此过程称精子的**获能**（capacitation）。精子在女性生殖管道内能存活 1～3 天，但受精能力仅能维持 24 小时左右。

二、卵的成熟

卵巢排出的是次级卵母细胞，还未完成第二次成熟分裂，当它进入输卵管壶腹部后若受精，则完成第二次成熟分裂，成为成熟卵子；若未受精，则在排卵后 12～24 小时内退化。其受精能力大约能维持 12 小时。

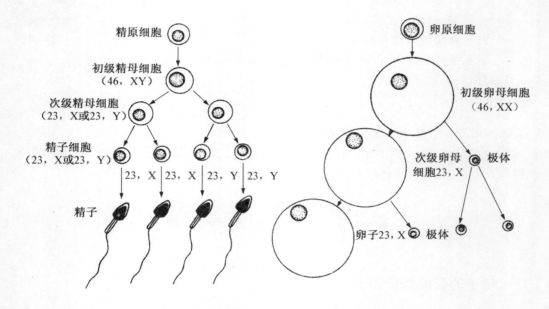

图 19-1　精子和卵子发生示意图

三、受精

精子和卵子结合为受精卵的过程称为**受精**（fertilization）（图 19-2）。受精部位通常在输卵管壶腹部。

（一）受精的过程

获能的精子游向卵子，释放顶体酶，溶解放射冠和透明带，然后精子与卵子的细胞膜迅速融合，精子进入卵内。正常受精时只有一个精子进入卵细胞。精子穿入后，立即引起透明带结构发生变化，称**透明带反应**（zona reaction），从而阻止其他精子穿越透明带，防止多精子受精。精子进入卵后，卵迅速完成第二次成熟分裂，此时精子和卵子的核分别为雄原核和雌原核。随着两核逐渐靠拢，核膜消失，各提供 23 条染色体，于是形成由 23 对染色体组成的二倍体细胞，即受精卵。

(二)成功受精需要具备的条件

男、女生殖管道必须畅通；必须有足够的精子数量，如果每毫升精液内的精子数目低于500万个，受精的可能性极小；精子的形态必须发育正常并获能，畸形精子数量不能超过40%；卵细胞发育正常且必须在排卵后12小时内与精子相遇。

(三)受精的意义

受精标志着新生命的开始。受精决定了新个体的性别：带有 Y 染色体的精子和卵细胞结合，则发育为男性胚胎；带有 X 染色体的精子与卵细胞结合，则发育为女性胚胎。受精使受精卵的染色体数目恢复到46条，其中23条来自父方，23条来自母方，使新个体具有父母双方的遗传特性。

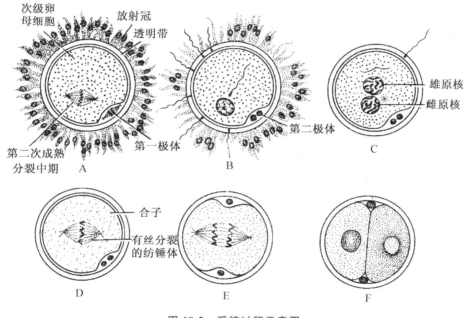

图 19-2　受精过程示意图

第二节　胚泡形成和植入

一、卵裂

受精卵早期的细胞分裂称为**卵裂**（cleavage）（图 19-3）。卵裂产生的子细胞，称**卵裂球**（blastomere）。当卵裂球数目达 12～16 个时，形如桑椹，称为**桑椹胚**（morula）。在卵裂进行的同时，受精卵逐渐向子宫腔方向移动。

二、胚泡形成

桑椹胚进入子宫腔后继续分裂，当卵裂球增至 100 个左右时，形成囊泡状结构，称胚泡。其内腔称**胚泡腔**（blastocoele），胚泡壁由一层扁平细胞构成，称滋养层，能吸收营养，供给胚胎的生长发育。在胚泡腔内的一侧有一团细胞,称**内细胞群**(inner cell mass),将来发育成为胎儿。覆盖在内细胞群外面的滋养层,称极端滋养层(图 19-3)。

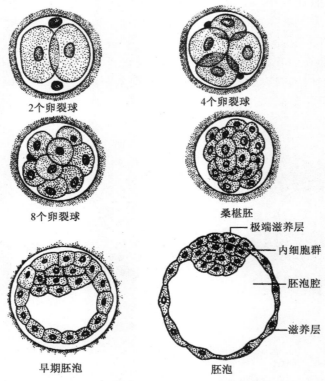

图 19-3　卵裂、桑椹胚和胚泡形成示意图

三、植入

植入(implantation)又称**着床**(imbed),是指胚泡逐渐埋入子宫内膜功能层的过程。

植入一般开始于受精后第 5～6 天,至第 11～12 天完成。

植入的部位通常在子宫体或子宫底(图 19-4)。若植入在子宫颈附近并在此形成胎盘,

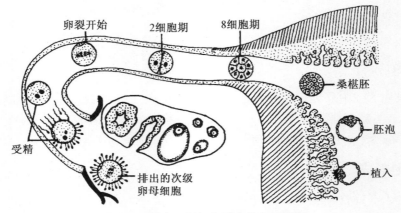

图 19-4　排卵、受精、卵裂和植入示意图

称前置胎盘;这种情况常会在分娩时发生大出血,因而多行剖宫产。若胚泡在子宫以外的部位植入,称为子宫外孕,简称宫外孕,多发生于输卵管。在宫外孕中,多数胚胎早期死亡并被吸收,少数发育较大后破裂而引起大出血。

正常植入须具备以下条件:雌、孕激素分泌正常;子宫内环境必须正常;胚泡准时进入子宫腔;子宫内膜发育阶段与胚泡发育同步。这些因素中的任何一个环节出现异常,都会引起植入不能性不孕。

植入的过程:植入时,胚泡周围的透明带完全消失,滋养层首先与子宫内膜接触,并分泌蛋白水解酶,将子宫内膜溶解出一个缺口,胚泡经此缺口逐渐埋入子宫内膜,当胚泡进入子宫内膜后,缺口修复,植入完成(图 19-5)。

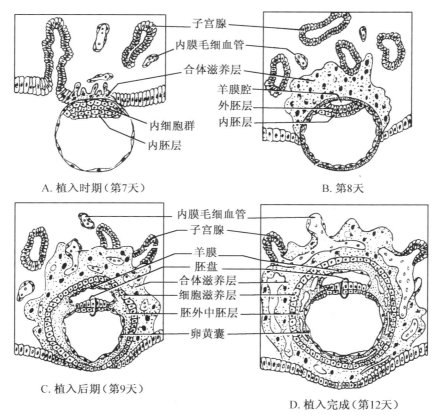

图 19-5　植入过程

四、蜕膜

植入后的子宫内膜称为**蜕膜**(decidua)(图 19-6)。根据蜕膜与胚泡的位置关系,将其分为三个部分:①基蜕膜,又称底蜕膜,是位于胚泡深面的蜕膜,将来形成胎盘的母体部分。②包蜕膜,是包被于胚泡表面的蜕膜。③壁蜕膜,是除基蜕膜和包蜕膜以外的子宫内膜。随着胚胎的发育,包蜕膜逐渐向子宫腔凸起,子宫腔逐渐变窄,最后包蜕膜与壁蜕膜相贴,子宫腔消失。

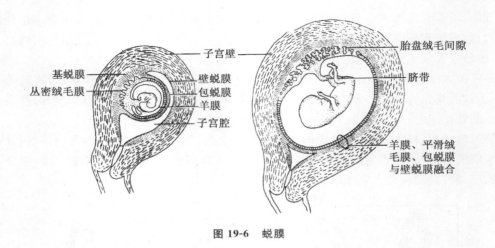

图 19-6　蜕膜

第三节　三胚层形成和分化

一、三胚层的形成

受精后 1 周末,内细胞群细胞不断分裂增生,分化为两层细胞:邻近滋养层的一层为高柱状细胞,称上胚层;靠近胚泡腔的一层为立方形细胞,称下胚层。上、下胚层相贴形成圆盘状结构,称二胚层胚盘(图 19-7)。上胚层细胞增殖向背侧延伸成羊膜上皮,羊膜上皮与上胚层围成羊膜腔,内含羊水;下胚层的边缘细胞增殖,向腹侧生长、延伸形成卵黄囊。

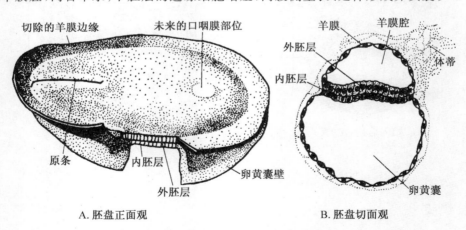

A.胚盘正面观　　　　　　　　　　B.胚盘切面观

图 19-7　胚盘(第二周末)

植入过程中,极端滋养层增生、变厚,其外层细胞互相融合,细胞间界限消失,称合体滋养层;内层细胞界限清楚,称细胞滋养层。

卵黄囊与羊膜腔形成的同时,它们与细胞滋养层之间出现了一层疏松的网状结构,称胚外中胚层。受精后第 2 周末,在胚外中胚层内出现了一些小的腔隙,继而融合成一个大的腔隙,称胚外体腔。胚外体腔的出现,将胚外中胚层分隔成了两部分:衬贴在滋养层的内表面并覆盖在羊膜囊的外表面,称胚外体壁中胚层;覆盖在卵黄囊的表面,则称胚外脏壁中胚层。少部分连于胚盘尾端与滋养层之间的胚外中胚层,称为**体蒂**(body stalk),将发育成为脐带的主要部分。

胚胎第 3 周初,上胚层细胞迅速增生,并向胚盘一侧的中轴汇聚,形成一条细胞索称**原条**(primitive streak)。它的形成决定了胚盘的头尾方向,原条出现的一端为胚盘尾端。原条头端细胞增殖迅速,形成原结。原结细胞迅速增殖并向深部迁移,形成沟状的原沟。原沟底部的细胞在上、下胚层之间扩展形成一新的细胞层,称中胚层(胚内中胚层)。部分中胚层细胞迁入下胚层,逐渐替换下胚层细胞,形成一层新的细胞层,称内胚层。此时的上胚层改称为外胚层。它们共同构成三胚层胚盘,三个胚层均来源于上胚层(图 19-8、图 19-9)。

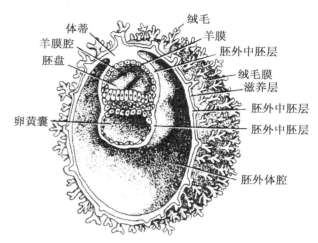

图 19-8　三胚层

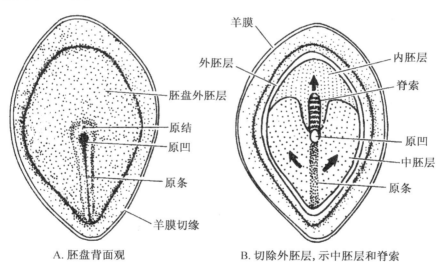

A. 胚盘背面观　　　　B. 切除外胚层,示中胚层和脊索

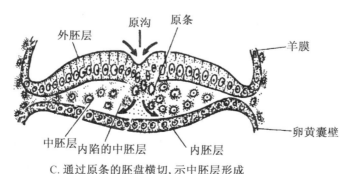

C. 通过原条的胚盘横切,示中胚层形成

图 19-9　三胚层形成

原结细胞增殖、下陷形成原凹。原凹的上胚层细胞向头端迁移,在内、外胚层之间形成一条单独的细胞索,称**脊索**(notochord)。脊索以后逐渐退化,形成椎间盘的髓核(图19-10)。原条和脊索构成了胚盘的中轴。随着胚盘的发育,脊索由尾端向头端生长,而原条由头端向尾端逐渐退化消失。若原条细胞残留,则在人体骶尾部可分化形成由多种组织构成的畸胎瘤(图19-11)。

在脊索的头端和尾端各有一无中胚层小区,此处内、外层直接相贴,分别称口咽膜和泄殖腔膜。

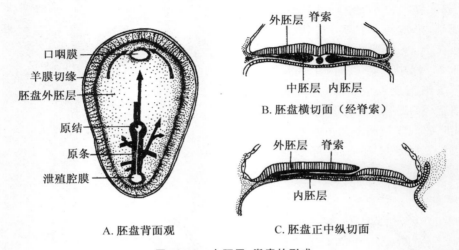

A. 胚盘背面观　　C. 胚盘正中纵切面

图 19-10　中胚层、脊索的形成

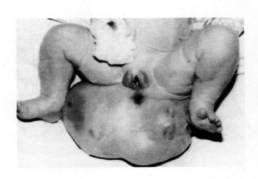

图 19-11　畸胎瘤

二、三胚层的分化

在胚胎发育过程中,结构和功能相同的细胞分裂增殖形成结构和功能不同的细胞,称分化。三胚层形成后,随即分化成为不同组织和器官的原基(图19-12)。

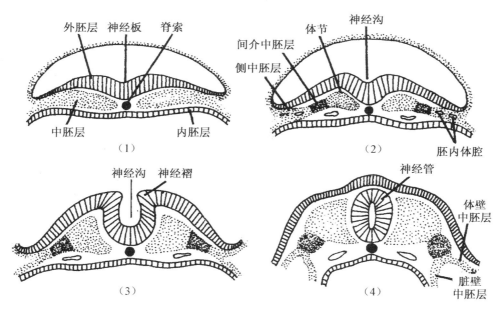

图 19-12　中胚层的早期分化、神经管的形成

　　第 3 周末,中轴背侧外胚层在脊索的诱导下增厚呈板状,称**神经板**(neural plate)。神经板的两侧隆起形成**神经褶**(neural fold),中央下陷形成**神经沟**(neural groove)。随着神经沟的深陷,神经褶从神经沟的中段逐渐靠拢且互相融合,并继续向头、尾扩展,形成一条神经管(图 19-13)。

　　在神经管的头、尾端各留有一孔,分别称前神经孔和后神经孔。第 4 周末,两个孔相继闭合。神经管是中枢神经系统的原基,将来分化为脑和脊髓。若前神经孔未闭将形成无脑儿;若后神经孔未闭将形成脊髓脊柱裂(图 19-14)。最后,完全封闭的神经管与背侧的外胚层脱离而埋入体内,位于体表外胚层的下方。

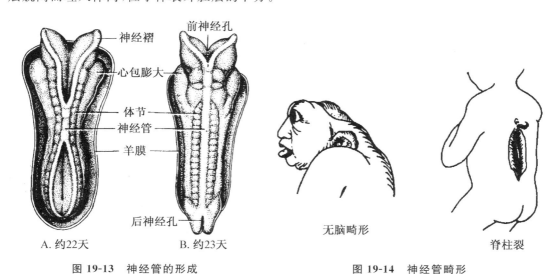

图 19-13　神经管的形成　　　　　图 19-14　神经管畸形

在神经沟闭合形成神经管的过程中,神经褶边缘的一些细胞迁移到神经管的背侧形成两条纵行的细胞索,称**神经嵴**(neural crest)。神经嵴是周围神经系统的原基,将来形成脑神经节、脊神经节、自主神经节及其外周神经。另外,神经嵴细胞还远距离迁移,形成甲状腺内的滤泡旁细胞、肾上腺髓质中的嗜铬细胞等。外胚层的其余部分演变成皮肤的表皮及其附属结构等。

受精后第 17 天左右,脊索两侧的中胚层细胞增厚各形成一条细胞带,这部分中胚层称轴旁中胚层。胚胎发育至第 20 天左右,轴旁中胚层呈节段性增生,形成位于中轴两侧的分节状中胚层团块,称**体节**(somite)。体节从胚的头端向尾端依次出现,大约每天出现 3 对,至第 5 周末共出现 42～44 对。体节将来主要分化为背侧的皮肤真皮、骨骼肌和中轴骨。

邻近轴旁中胚层的中胚层,称间介中胚层。间介中胚层分化成泌尿系统和生殖系统的大部分器官和结构。

间介中胚层外侧、胚盘的边缘为侧中胚层。侧中胚层内先出现一些小腔隙,然后融合为一个大腔隙,称胚内体腔(图 19-15)。胚内体腔将来形成心包腔、胸膜腔和腹膜腔。由于胚内体腔的出现,它将侧中胚层分成两层:与内胚层相贴的称胚内脏壁中胚层,它与内胚层共同形成消化器官、呼吸器官的壁;与外胚层相贴的称胚内体壁中胚层,它们共同参与胸腹部前外侧壁的形成。

在内、中和外三个胚层之间有一些散在的中胚层细胞,称间充质细胞,可进一步分化为心、血管、平滑肌、结缔组织、软骨与骨等。

在三胚层胚盘期,内胚层为卵黄囊的顶。随着羊膜腔的增大,胚盘的周缘部向腹侧卷折,使平膜状的胚盘变成圆桶状的胚体。在胚体内,内胚层被包卷成原始消化管,其头端起自口咽膜,中部借卵黄管与卵黄囊相连,尾部止于泄殖腔膜。原始消化管主要形成消化管、消化腺、气管和主支气管、肺、膀胱和尿道等处的上皮(表 19-1)。

第 8 周末,胚体初具人形(图 19-16),各器官的原基已形成,可见四肢和眼、鼻、耳、口,但性别还不能分辨。以后的发育主要是器官组织的生长和进一步分化。

表 19-1　三胚层分化形成的组织和器官

胚　层	分化形成的组织和器官
外胚层	表皮及皮肤的附属结构、乳腺;鼻腔和鼻旁窦的上皮;唾液腺的上皮;口腔及肛管下段的上皮;角膜、视网膜和结膜的上皮;虹膜的平滑肌;神经系统;垂体,肾上腺髓质及嗜铬细胞
中胚层	结缔组织、软骨、骨和血液;肌组织;胸膜、腹膜、心包膜;肾、输尿管、膀胱三角区上皮;睾丸、附睾、输精管、精囊;卵巢、输卵管、子宫、阴道穹窿部;肾上腺皮质;心、血管、淋巴管、淋巴结、脾、骨髓
内胚层	咽至直肠各段的上皮;肝、胆、胰的上皮;呼吸道(喉以下)及肺泡的上皮;甲状腺和甲状旁腺的上皮;胸腺和扁桃体的上皮;咽鼓管和鼓室的上皮;膀胱的小部分和后尿道的上皮;阴道前庭及阴道上皮

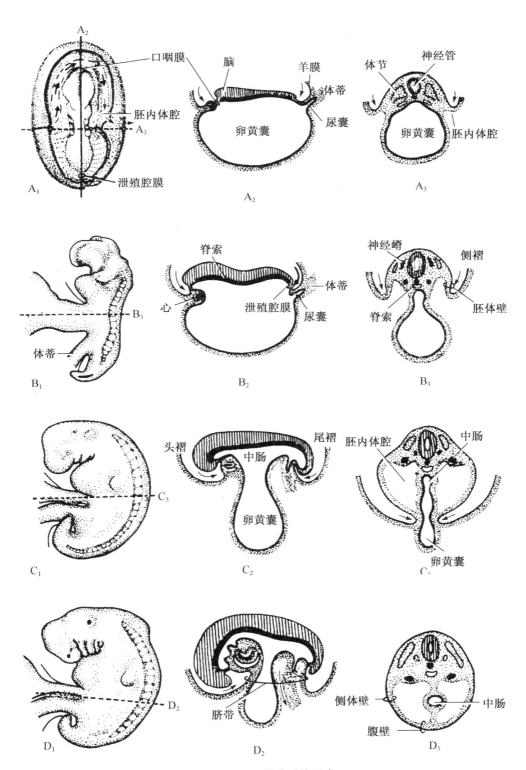

图 19-15 胚体外形的形成

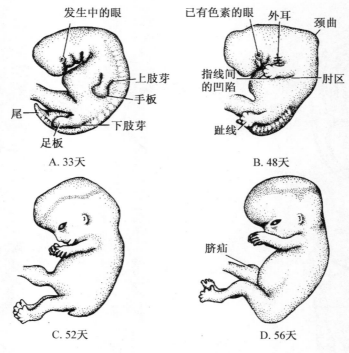

A. 33天　　　　　　　　　　　　B. 48天

C. 52天　　　　　　　　　　　　D. 56天

图 19-16　5～8 周人胚外形

三、胚体形成

随着胚层的分化,扁平形胚盘逐渐变为圆柱形胚体。这是通过胚盘边缘向腹侧卷折形成头褶、尾褶和左右侧褶而实现的,也与羊膜腔和卵黄囊的演变有关。胚盘卷折主要是由于各部分生长速度的差异引起的,胚盘中部的生长速度快于边缘部,外胚层的生长速度快于内胚层,致使外胚层包于胚体外表,内胚层卷到胚体内,胚盘头尾方向的生长速度快于左右方向的生长,头侧的生长速度又快于尾侧,因而胚盘卷折为头大尾小的圆柱形胚体,胚盘边缘则卷折到胚体腹侧。随着胚的进一步发育,胚体腹侧的边缘逐渐靠近,最终在胚体腹侧形成圆索状的原始脐带,与绒毛膜相连。

圆柱形胚体形成的结果:胚体凸入羊膜腔的羊水内;体蒂和卵黄囊连于胚体腹侧脐处,外包羊膜,形成原始脐带;口咽膜和泄殖腔膜分别转到胚体头和尾的腹侧;外胚层包于胚体外表;内胚层卷折到胚体内,形成头尾方向的原始消化管,管中份的腹侧借缩窄的卵黄蒂与卵黄囊通连,管头端由口咽膜封闭,尾端由泄殖腔膜封闭。至第 8 周末,胚体外表已可见眼、耳和鼻的原基及发育中的四肢,初具人形(图 19-17)。

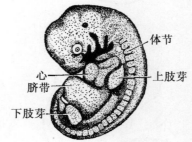

图 19-17　5～8 周人胚示意

第四节　胎膜与胎盘

胎膜与胎盘是胚胎发育过程中的附属结构,对胚胎起保护、营养、呼吸和排泄作用;胎盘还有内分泌功能。

一、胎膜

胎膜(fetal membrane)包括绒毛膜、羊膜、卵黄囊、尿囊和脐带(图 19-18)。

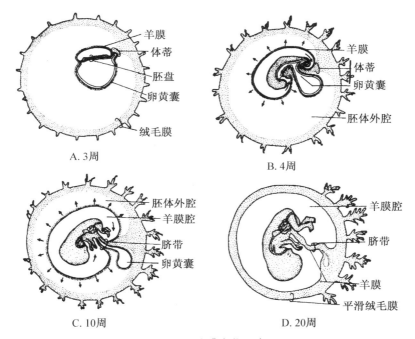

图 19-18　胎膜变化示意图

绒毛膜(chorion)由滋养层发育而成。胚泡植入后,滋养层迅速增殖,其中部分向外伸出形成绒毛,此时的滋养层改称绒毛膜。绒毛膜内富含血管,其内流动着胚胎血液;绒毛浸泡在胎盘的母体血液中,胚胎借绒毛从母体血吸收 O_2 和营养物质并排出代谢产物(图 19-19)。

受精第 8 周后,靠近基蜕膜的绒毛膜,因营养丰富而生长茂密,称**丛密绒毛膜**(chorion frondosum),其将来形成胎盘的胎儿部分;包蜕膜处的绒毛膜,因营养不足而退化、消失,称**平滑绒毛膜**(smooth chorion),其最终与羊膜融合。

羊膜(amnion)主要由羊膜上皮构成,较薄,半透明,参与形成脐带,产生羊水。

羊膜腔内充满**羊水**(amniotic fluid)。羊水由羊膜上皮细胞分泌物和胚胎的排泄物组成。羊水不断产生,又不断地被羊膜吸收和胎儿吞饮入消化管,使羊水得以不断更新。羊水的主要作用是:保护胎儿,缓冲外力的压迫和震荡;防止胎儿粘连;有利于胎儿肢体的运动,促进其生长发育;分娩时可扩展子宫颈和冲洗、润滑产道,有利于胎儿的娩出。

正常足月胎儿的羊水约为 1000ml。羊水超过 2000ml 称为羊水过多,常见于消化管闭

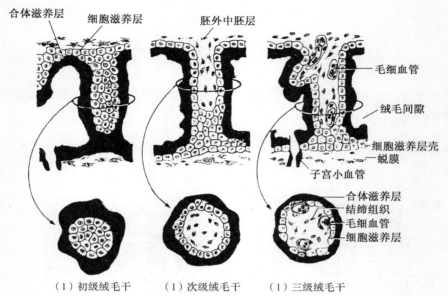

合体滋养层　细胞滋养层　胚外中胚层　毛细血管　绒毛间隙　细胞滋养层壳　蜕膜　子宫小血管　合体滋养层　结缔组织　毛细血管　细胞滋养层

（1）初级绒毛干　　（1）次级绒毛干　　（1）三级绒毛干

图 19-19　绒毛干的分化发育
上图为绒毛干纵切面，下图为绒毛干横切面

锁、无脑儿；少于 500ml 称为羊水过少，常见于胎儿无肾或尿道闭锁等。

脐带系胚体与胎盘间相连接的圆索状结构，内含 2 条脐动脉和 1 条脐静脉，是胎儿和母体进行物质交换的唯一通道。正常足月胎儿的脐带长约 55cm。若脐带过长，则容易缠绕胎儿，造成胎儿供氧不足或营养不良；若脐带过短，则分娩时可造成胎盘早期剥离而出血过多。

二、胎盘

胎盘（placenta）是由胎儿的丛密绒毛膜和母体子宫的基蜕膜共同构成的圆盘状结构（图 19-20）。

胎盘的形态：足月胎盘呈中央厚、边缘薄的圆盘状，直径为 15～20cm，重约 500g。胎盘分母体面和胎儿面。母体面粗糙，其表面有子宫的基蜕膜覆盖；胎儿面因覆盖羊膜而较光滑，脐带附着于胎盘胎儿面的中央。

胎盘的结构包括母体部分和胎儿部分（图 19-21）。

母体部分：母体的基蜕膜相隔一定距离向绒毛间隙伸出若干小隔，称**胎盘隔**（placental septum），将胎盘母体面分隔成 15～30 个胎盘小叶，每个胎盘小叶含有 1～4 条绒毛干及其分支。母体的子宫螺旋动脉和小静脉穿过蜕膜开口于绒毛间隙，故间隙内充满母体血。

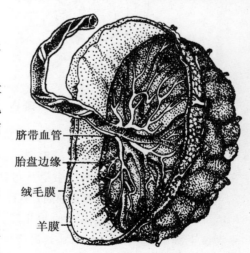

脐带血管　胎盘边缘　绒毛膜　羊膜

图 19-20　胎盘的外形模式图

胎儿部分：胎儿丛密绒毛膜发出 40～60 根绒毛干，每根绒毛干又发出许多细小绒毛浸泡于绒毛间隙的母血内。脐血管的分支沿绒毛干进入绒毛内，形成毛细血管，内含胎儿血。

胎盘内的血液循环：胎盘内有母体和胎儿两套血液循环系统，两者的血液在各自的封闭管道内循环,互不混合,但可以进行物质交换。母体的血液经子宫螺旋动脉流入绒毛间隙,在此与绒毛毛细血管内的胎儿血进行物质交换后,再经子宫静脉流回母体;胎儿的静脉血经脐动脉及其分支流入绒毛毛细血管,与绒毛间隙内的母体血进行物质交换后,汇集入脐静脉回流到胎儿。

胎儿血与母体血进行物质交换所通过的结构,称**胎盘屏障**(placental barrier)或胎盘膜,它由合体滋养层、细胞滋养层及其基膜、绒毛内结缔组织、毛细血管基膜及内皮细胞构成。

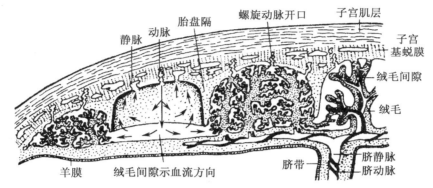

图 19-21　胎盘结构模式图(纵切)

胎盘有物质交换、屏障作用及内分泌作用等。

胎儿通过胎盘从母血中获得 O_2 和营养物质,并排出 CO_2 和代谢产物。

胎盘的屏障作用不完善,部分细菌、病毒和药物可通过胎盘屏障,导致胎儿感染疾病。如孕妇患风疹、艾滋病、梅毒后,病原体可通过胎盘屏障引起胎儿感染、先天畸形,甚至死亡。

胎盘的合体滋养层能分泌多种激素。

人绒毛膜促性腺激素,具有促进母体妊娠黄体发育,维持妊娠正常进行,还具有抑制母体对胎儿及胎盘的免疫排斥功能。受精后第 2 周末,母体血液中即出现人绒毛膜促性腺激素;第 3 周时,可在孕妇尿液中出现人绒毛膜促性腺激素。检查孕妇血或尿中此类激素,可诊断早期妊娠。

雌激素和孕激素,于妊娠第 4 个月开始分泌,逐渐替代黄体,继续维持妊娠。

人胎盘催乳素,促进母体乳腺及胎儿的生长发育。

第五节　胎儿血液循环的特点及出生后的变化

一、胎儿心血管系统的特点

胎儿血液循环是指胎儿出生前的心血管系统分布及其血液流通途径。胎儿营养物质、氧的摄取以及代谢废物排出等都要经脐带到胎盘进行物质交换,因而其血液循环途径与出生后有很大差异。

二、胎儿血液循环的途径

来自胎盘的营养物质丰富和氧含量较高的血液,经脐静脉进入胎儿体内,从肝门入肝,然后再分为两条途径,一部分与肝门静脉血液相混,经肝静脉汇入下腔静脉,另一部分经静脉导管入下腔静脉。来自脐静脉的血液与来自胎儿身体下部回流的血液在下腔静脉中混合后进入右心房，绝大部分的混合血经卵圆孔入左心房，再经左心室进入主动脉，主要供应胎儿的脑部及心脏营养。右心房内来自下腔静脉的少量血液与来自头部及上肢的上腔静脉的血液相混流入右心室，再进入肺动脉。由于胎儿的肺尚无呼吸功能，所以仅有少量血液入肺，大部分血液则经动脉导管进入降主动脉。降主动脉中的大部分血液经脐动脉返回胎盘，小部分血液供应身体下部。胎儿体内循环的血液，都是动脉血与静脉血的混合，只是混合成分的比例不同。流入上肢、头部、心及肝的血液含氧及养分较多，而流入胎儿肺部及身体下部的血液含氧及养分较少（图 19-22）。

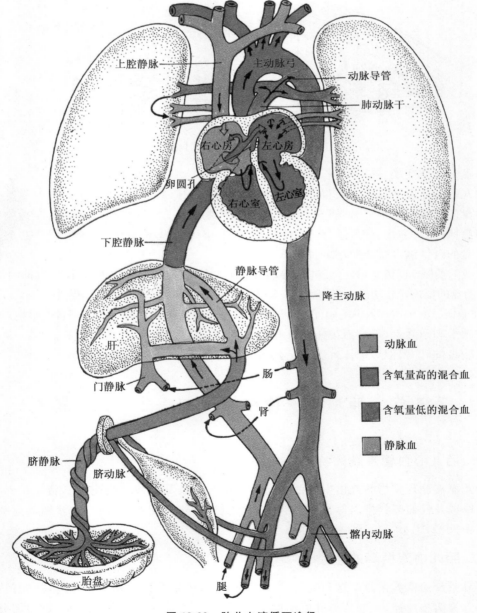

图 19-22　胎儿血液循环途径

三、胎儿出生后心血管系统的变化

胎儿出生后,由于胎盘内的血液循环停止,肺开始进行呼吸活动,动脉导管、静脉导管和脐血管等均逐渐废弃,心血管系统即发生一系列适应性改变(图 19-23)。

1.卵圆孔关闭　左、右心房间隔上有卵圆孔,使两心房相沟通,血液可自右心房经卵圆孔流入左心房。胎儿出生后,由于肺循环的回流急剧增加,左心房的压力大大超过右心房,致使卵圆孔封闭,于出生后 1 年左右完全闭合。

2.动脉导管关闭　在主动脉与肺动脉之间有动脉导管连接,来自上腔静脉的含代谢废物较多的静脉血,进入肺动脉后,大部分经由动脉导管注入降主动脉,以保证重要器官得到较新鲜血液。在胎儿出生后,动脉导管变成韧带,即动脉韧带。若胎儿出生后不闭锁或闭锁不全,称动脉导管未闭。

3.脐动脉　胎儿出生后近侧段形成髂内动脉,远侧段萎缩后形成韧带。

4.脐静脉、静脉导管　胎儿出生后均关闭,分别形成肝圆韧带和静脉韧带。

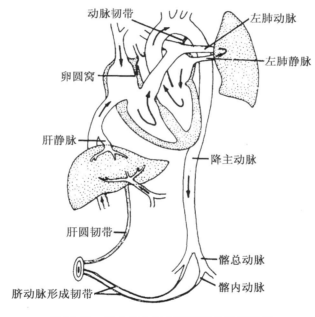

图 19-23　胎儿出生后血液循环途径的变化

第六节　胚胎龄的推算和胚体各期外形特征

一、胚胎龄的推算

临床常以月经龄推算胚胎龄,即从孕妇末次月经的第一天算起,至胎儿娩出共约 40 周。胚胎学家则常用受精龄,即从受精之日为起点推算胚胎龄,受精一般发生在末次月经第一天之后的 2 周左右,故从受精到胎儿娩出约经 38 周。但由于妇女的月经周期常受环境变化的

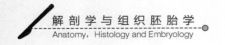

影响,故胚胎龄的推算常有误差。

二、胚体各期外形特征

胚胎学研究工作者所获得的人胚胎标本,大多缺乏产妇月经时间的准确记录。胚胎学家根据大量胚胎标本的观察研究,总结归纳出各期胚胎的外形特征和长度,以作为推算胚胎龄的依据,如第1~3周,主要根据胚的发育状况和胚盘的结构,第4~5周,常利用体节数及鳃弓与眼耳鼻等始基的出现情况,第6~8周,则依据四肢与颜面的发育特征(表19-2)。

表 19-2　胚的外形特征与长度

胚龄(周)	外形特征	长度(mm)
1	受精、卵裂、胚泡形成,开始植入	
2	圆形二胚层胚盘形成,植入完成,绒毛膜形成	0.1~0.4(GL)
3	梨形三胚层胚盘形成,神经板和神经褶出现,体节初现	0.5~1.5(GL)
4	胚体渐形成,神经管形成,体节3~29对,鳃弓1~2对,眼、鼻、耳始基初现,脐带与胎盘形成	1.5~5.0(CRL)
5	胚体屈向腹侧,鳃弓5对,肢芽出现,手板明显,体节42~44对	4~8(CRL)
6	肢芽分为两节,足板明显,视网膜出现色素,耳郭突出现	7~12(CRL)
7	手(足)板相继出现指(趾)初形,体节不见,颜面形成,乳腺嵴出现	10~21(CRL)
8	手指(足趾)明显,指(趾)出现分节,眼睑开放,尿生殖膜和肛膜先后破裂,外阴可见,性别不分,脐疝明显	19~35(CRL)

胎龄的推算,主要根据颜面、皮肤、毛发、四肢、外生殖器等的发育状况,并参照身长、足长和体重等(表19-3)。

表 19-3　胎儿外形主要特征及身长、足长与体重

胎龄(周)	外形特征	身长(CRL,mm)	足长(mm)	体重(g)
9	眼睑闭合,外阴性别不可辨	50	7	8
10	肠襻退回腹腔,指甲开始发生	61	9	14
12	外阴可辨性别,颈明显	87	14	45
14	头竖直,下肢发育好,趾甲开始发生	120	20(22.0)	110
16	耳竖起	140	27(26.3)	200
18	胎脂出现	160	33(32.9)	320
20	头与躯干出现胎毛	190	39(37.9)	460
22	皮肤红而皱	210	45(43.2)	630

续表

胎龄（周）	外形特征	身长（CRL,mm）	足长（mm）	体重（g）
24	指甲全出现,胎体瘦	230	50(49.8)	820
26	眼睑部分张开,睫毛出现	250	55(54.0)	1000
28	眼重新打开,头发出现,皮肤略皱	270	59(61.9)	1300
30	趾甲全出现,胎体平滑,睾丸开始下降	280	63(63.4)	1700
32	指甲平齐指尖,皮肤浅红光滑	300	68(67.4)	2100
36	胎体丰满,胎毛基本消失,趾甲平齐趾尖,肢体弯曲	340	79(73.4)	2900
38	胸部发育好,乳腺略隆起,睾丸位于阴囊或腹股沟管,指甲超过指尖	360	83(77.1)	3400

注:足长括弧内数据是应用 B 超测国人妊娠胎儿足长所得均数,其他数据均参照 Moore 1988 年测量胎儿结果

胚胎长度的测量标准有三种:①**最长值**(greatest length,GL),多用于测量第 1～3 周的胚;②**顶臀长**(crown-rump length,CRL),又称坐高,用于测量第 4 周及以后的胚胎;③**顶跟长**(crown-heal length,CHL),又称立高,常用于测量胎儿(图 19-24)。用 B 超测定孕妇体内胚胎的顶臀长等与直接测量胚胎标本的数据很接近,故应用 B 超测量是一个值得开展的工作。

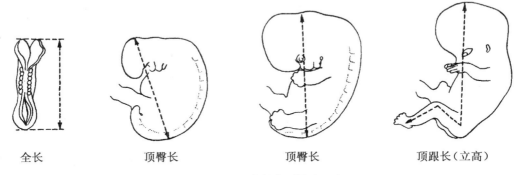

全长　　　　　顶臀长　　　　　顶臀长　　　　　顶跟长（立高）

图 19-24　胚胎长度测量法示意

三、预产期的推算

问明孕妇末次月经日期,按末次月经第一日算起,月份减 3 或加 9,日数加 7。如末次月经第一日为 2017 年 9 月 3 日,预产期应为 2018 年 6 月 10 日。若以阴历推算预产期,月份仍为减 3 或加 9,日数加 15。如末次月经第一日为阴历 2017 年 6 月 6 日,预产期应为阴历 2018 年 3 月 21 日。实际分娩日期与推算的预产期可以相差 1～2 周。

第七节 双胎、多胎和联胎

一、双胎

一次妊娠分娩出两个胎儿，称双胎，又称**孪生**（twins）。孪生发生率占新生儿的百分之一，孪生分为以下两类：

1. 双卵双胎 卵巢一次排出两个卵细胞，两个卵细胞各自受精后发育成两个胎儿，称**双卵双胎**（dizygotic twins），又称假孪生。双卵双胎是两个受精卵同时发育的结果，有各自独立的胎膜和胎盘，两个胎儿的性别相同或不同，出生后的相貌、体态等遗传特征如同一般兄弟姐妹。

2. 单卵双胎 由一个受精卵发育成两个胚胎，称**单卵双胎**（monozygotic twins）（图 19-25），又称真孪生。单卵双胎的两个胎儿由于来自一个受精卵，因而其遗传基因完全一致，性别一致，且出生后的相貌和生理特征也极为相似，血型和组织相容性抗原均相同，其组织器官可相互移植而不被排异。

单卵双胎可能表现为：两个体分离的时间早晚不同；两个胎儿与胎膜及胎盘的关系也不同。如果在卵裂期分离，两个孪生儿有各自独立的绒毛膜、羊膜和胎盘，与双卵双胎者相同；

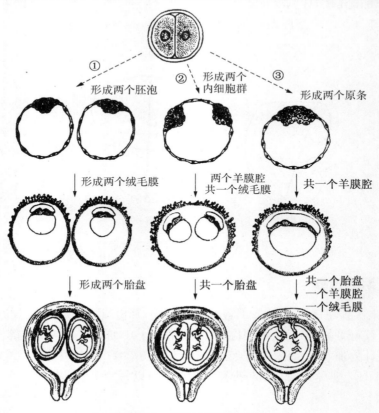

图 19-25 单卵双胎形成示意

如果在胚泡期的内细胞群分离,两个孪生儿就会共用一个绒毛膜和一个胎盘,但各自有独立的羊膜腔;如果在胚胎期原条分离,两个孪生儿就会共有一个羊膜腔、绒毛膜和胎盘。

二、多胎

一次娩出两个以上的新生儿,称**多胎**(multiple birth)。发生原因可为单卵性、多卵性和混合性。多胎发生率很低,三胎约占新生儿的万分之一,四胎约占新生儿的百万分之一。

三、联胎

联胎即**联体双胎**(conjoined twins),来自两个未完全分离的单卵双胎。当一个胚泡出现两个内细胞群或一个胚盘出现两个原条,分别发育为两个胚胎时,若胚胎分离不完全,发生局部连接,称联体双胎或联体孪生。如果头连在一起,称头联双胎;如果胸部或腹部连在一起,称为胸联双胎或腹联双胎;如果臀部连在一起,称臀联双胎。如果联体的两个胎儿发育相当、大小一致,称对称型联体双胎;否则,称不对称型联体双胎(图 19-26)。

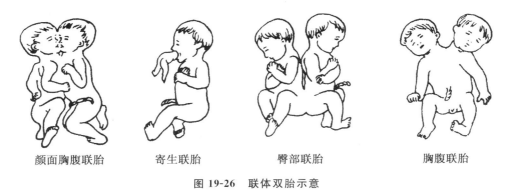

| 颜面胸腹联胎 | 寄生联胎 | 臀部联胎 | 胸腹联胎 |

图 19-26　联体双胎示意

第八节　先天性畸形和优生

一、先天性畸形

胚胎发生过程中出现的组织器官形态结构异常,称**先天性畸形**(congenital malformation)。胎儿畸形是死胎、流产和早产的主要原因。随着现代工业的发展和环境污染的加重,先天性畸形发生率逐渐上升。

(一)先天性畸形的主要类型

1.器官不发育或发育受阻　应该发生的器官没有发生,或已发生的器官中途停止发育,如短肢、隐睾、肛门闭锁和脐疝等。

2.合并不全　有些器官的发生是由两部分合并而成的,如在发生过程中没有合并,或合并不全,可致畸形,如唇裂、多囊肾和双子宫等。

3.器官发育过度　如多指等。

4.器官异位　器官的位置与正常者相反或不同,如右位心和盆肾等。

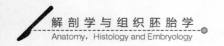

5.返祖现象 人类在进化过程中,有些器官已因失去作用而退化,但有的胎儿仍保留应退化的一些器官,称返祖现象,如多毛、多乳头和有尾等。

(二)引起先天性畸形的主要因素

1.遗传因素 人的体细胞正常染色体是成对的,男性有22对常染色体和1对性染色体(XY),女性有22对常染色体和1对性染色体(XX)。如果染色体的数目发生改变,导致染色体组型异常,或染色体缺失、易位等,称染色体畸变,可引起先天性畸形。不同的染色体畸变,可引起不同的畸形,如先天愚型、室间隔缺损及双侧唇裂等。基因突变可引起畸形,但较染色体畸变所引起的要少得多。基因突变所引起的畸形,如多指(趾)、多囊肾等。

2.环境因素 妊娠早期感染病毒的致畸发生率较高。风疹病毒所引起的畸形主要有小头、白内障、耳聋及心血管畸形等;巨细胞病毒所引起的畸形主要有脑积水、脑钙化、耳聋及大脑麻痹等;另外,其他病毒或病原体也有一定的致畸作用,如单纯疱疹病毒、梅毒螺旋体等。

3.化学因素 某些药物和环境污染物有致畸作用。如氨基蝶呤(抗肿瘤药物)可致无脑、脑积水及四肢畸形等;肝素(抗凝血药物)可致白内障或耳聋等;可的松(激素)可致腭裂或心畸形等;孕妇食用被有机汞污染的鱼或农作物等,可致大脑麻痹等。

4.物理因素 大剂量X线照射和α、β、γ射线都可引起染色体畸变或基因突变而导致畸形,如腭裂或脊柱裂等。

二、优生

各种致畸因素的作用与细胞的分裂速度和分化程度有密切关系。

受精后2周内,细胞分裂分化程度低,受到致畸因素的作用时,如果大部分细胞受到损害,则导致早期流产;少数细胞受到损害,可由邻近尚未分化的细胞补偿,故不出现畸形。

胚胎第3～8周,细胞分裂分化程度高,多数器官原基在此期内形成,故对致畸因素高度敏感,称致畸敏感期或临界期。各器官的致畸敏感期不尽相同,延续的时间也不一致,若器官发生较早或发生的延续时间较短,对致畸因素的敏感期则出现较早或持续时间较短;反之,对致畸因素的敏感期则出现较晚或持续时间较长。

思考与练习

一、选择题

1.人胚胎发育经历约 （   ）
   A.40周　　　　　　　　B.266天　　　　　　　　C.36周
   D.280天　　　　　　　　E.300天

2.受精卵植入后的子宫内膜称为 （   ）
   A.基蜕膜　　　　　　　　B.壁蜕膜　　　　　　　　C.蜕膜
   D.包蜕膜　　　　　　　　E.底蜕膜

3.不属于胎儿附属结构的是 （   ）
   A.胎盘　　　　　　　　B.羊膜　　　　　　　　C.脐带

D. 蜕膜   E. 卵巢

4.以下关于脐带的描述,错误的是   （   ）

    A. 脐带有 2 条动脉,1 条静脉   B. 为连接胎儿与胎盘的纽带

    C. 脐带平均长度为 55cm   D. 脐带表面无羊膜覆盖

    E. 脐带过长可缠绕胎儿颈部

二、简答题

1.简述受精的概念及意义。

2.简述植入的概念、条件及部位。

（陈绍县）

参考答案

参考文献

[1]窦肇华,吴建清.人体解剖学与组织胚胎学[M].7 版.北京:人民卫生出版社,2014.

[2]高英茂.组织学与胚胎学[M].北京:人民卫生出版社,2005.

[3]李和,李继承.组织学与胚胎学[M].3 版.北京:人民卫生出版社.2015.

[4]罗建文,谭毅,史铀.人体解剖学与组织胚胎学[M].2 版.北京:科学出版社.2014.

[5]牟兆新,夏广军.人体形态与结构[M].北京:人民卫生出版社,2014.

[6]王怀生,李召.解剖学基础[M].2 版.北京:人民卫生出版社,2008.

[7]邹锦慧,张雨生.人体形态结构[M].2 版.北京:人民卫生出版社,2013.

[8]邹仲之,李继承.组织学与胚胎学[M].8 版.北京:人民卫生出版社.2013.

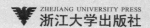
ZHEJIANG UNIVERSITY PRESS
浙江大学出版社

互联网+教育+出版

立方书

教育信息化趋势下，课堂教学的创新催生教材的创新，互联网+教育的融合创新，教材呈现全新的表现形式——教材即课堂。

 轻松备课
 分享资源
 发送通知
 作业评测
 互动讨论

"一本书"带走"一个课堂"　教学改革从"扫一扫"开始

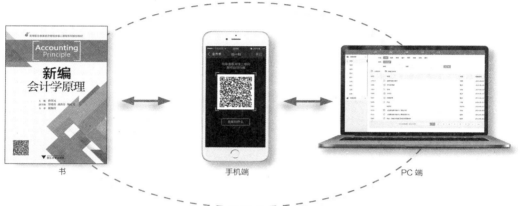

书　　　　　　　　手机端　　　　　　　　PC 端

打造中国大学课堂新模式

【创新的教学体验】

开课教师可免费申请"立方书"开课，利用本书配套的资源及自己上传的资源进行教学。

【方便的班级管理】

教师可以轻松创建、管理自己的课堂，后台控制简便，可视化操作，一体化管理。

【完善的教学功能】

课程模块、资源内容随心排列，备课、开课，管理学生、发送通知、分享资源、布置和批改作业、组织讨论答疑、开展教学互动。

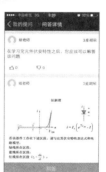

扫一扫 下载APP

教师开课流程

➡ 在APP内扫描封面二维码，申请资源
➡ 开通教师权限，登录网站
➡ 创建课堂，生成课堂二维码
➡ 学生扫码加入课堂，轻松上课

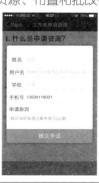

网站地址：www.lifangshu.com
技术支持：lifangshu2015@126.com；电话：0571-88273329